救急研修標準テキスト

[監修]
日本救急医学会

[編集]

島崎修次 杏林大学教授
浅井康文 札幌医科大学教授
有賀　徹 昭和大学教授
杉本　壽 大阪大学大学院教授
前川剛志 山口大学教授
益子邦洋 日本医科大学教授
行岡哲男 東京医科大学主任教授

医学書院

救急研修標準テキスト

発　行	2005年8月15日　第1版第1刷Ⓒ
監修者	日本救急医学会(にほんきゅうきゅういがくかい)
編集者	島崎修次(しまざきしゅうじ)・浅井康文(あさいやすふみ)・有賀　徹(あるがとおる)・杉本　壽(すぎもとひさし) 前川剛志(まえかわつよし)・益子邦洋(ましこくにひろ)・行岡哲男(ゆきおかてつお)
発行者	株式会社　医学書院 代表取締役　金原　優 〒113-8719　東京都文京区本郷5-24-3 電話 03-3817-5600(社内案内)
印刷・製本	三美印刷

本書の複製権・翻訳権・上映権・譲渡権・公衆送信権(送信可能化権を含む)
は㈱医学書院が保有します．

ISBN 4-260-00067-5　￥5600

JCLS〈㈱日本著作出版権管理システム委託出版物〉
本書の無断複写は著作権法上での例外を除き，禁じられています．
複写される場合は，そのつど事前に㈱日本著作出版権管理システム
(電話 03-3817-5670，FAX 03-3815-8199)の許諾を得てください．

執筆者（執筆順）

島崎修次	杏林大学教授・救急医学
杉本　壽	大阪大学大学院教授・救急医学
井上悠輔	京都大学医学部附属病院・卒後臨床研修センター
堀　進悟	慶應義塾大学助教授・救急医学
塩野　茂	大阪府立中河内救命救急センター副所長
益子邦洋	日本医科大学教授/付属千葉北総病院・救命救急センター長
行岡哲男	東京医科大学主任教授・救急医学
猪口貞樹	東海大学教授・救命救急医学
澤野宏隆	大阪府立千里救命救急センター医長
佐藤通洋	済生会神奈川県病院・放射線科部長
当麻美樹	大阪府立中河内救命救急センター副所長
吉野秀朗	杏林大学教授・第2内科
八木正晴	河北総合病院・救急部部長
澤村成史	公立昭和病院・麻酔科主任医長
石原　晋	県立広島病院・救命救急センター部長
三宅康史	昭和大学助教授・救急医学
山口　均	大垣市民病院・救命救急センター長
鈴木宏昌	茨城西南医療センター病院・救命救急センター長
福家伸夫	帝京大学医学部附属市原病院・救急集中治療センター長
堀江重郎	帝京大学教授・泌尿器科
本間正人	国立病院機構災害医療センター・副救命救急センター長
佐々木　勝	東京都立府中病院・救命救急センター部長
小倉真治	岐阜大学大学院教授・救急・災害医学
丸川征四郎	兵庫医科大学教授・救急・災害医学
八木啓一	鳥取大学教授・救急・災害医学
武田多一	熊本大学大学院助教授・侵襲制御医学
宮加谷靖介	国立病院機構呉医療センター・救命救急センター部長
鴻野公伸	兵庫県立西宮病院・救急医療センター部長
田中礼一郎	岡山大学大学院・救急医学
肥留川賢一	青梅市立総合病院・救急医学科副部長
浅井康文	札幌医科大学教授・救急集中治療部
青木良記	社会保険中京病院・救急科
鍛冶有登	大阪市立総合医療センター・救命救急センター部長
大川元久	川崎医科大学講師・救急医学
林　成之	日本大学総合科学大学院・生命科学系
奥寺　敬	富山医科薬科大学教授・救急災害医学
辻井厚子	日本医科大学・救急医学
前川剛志	山口大学教授・高度救命救急センター

執筆者

西田輝夫	山口大学教授・分子感知医科学（眼科学）
岡元和文	信州大学教授・救急集中治療医学
坂本照夫	久留米大学教授・救急医学（高度救命救急センター）
笠岡俊志	山口大学医学部附属病院・高度救命救急センター講師
箕輪良行	聖マリアンナ医科大学教授・救急医学
野口　宏	愛知医科大学教授・高度救命救急センター
坂田育弘	近畿大学教授・救急医学
小池　薫	東北大学大学院助教授・救急医学
荒木恒敏	藤田保健衛生大学教授・救急部
松本　尚	日本医科大学講師・救急医学
村田希吉	国立病院機構災害医療センター・救命救急センター
遠藤重厚	岩手医科大学教授・救急医学
新藤正輝	昭和大学助教授・救急医学
濱邊祐一	東京都立墨東病院・救命救急センター部長
木下順弘	熊本大学大学院教授・侵襲制御医学
須崎紳一郎	武蔵野赤十字病院・救命救急センター長
河野元嗣	筑波メディカルセンター病院・救命救急センター副センター長
坂本哲也	帝京大学教授・救命救急センター
池上敬一	獨協医科大学越谷病院・救命救急センター教授
根本　学	埼玉医科大学助教授・救急部
杉山　聡	埼玉医科大学総合医療センター・高度救命救急センター助教授
篠﨑正博	和歌山県立医科大学教授・救急集中治療部・救命救急センター長
有馬　健	春日部市立病院・診療部長
明石勝也	聖マリアンナ医科大学・救急医学
鈴木　忠	東京女子医科大学教授・救急医学
太田祥一	東京医科大学助教授・救急医学
杉山　貢	横浜市立大学附属市民総合医療センター・高度救命救急センター部長
池田一美	東京医科大学八王子医療センター・特定集中治療部部長
渋谷正徳	松戸市立病院・救急部部長
横田順一朗	市立堺病院副院長
嶋津岳士	大阪大学大学院助教授・救急医学
前田裕仁	神戸大学大学院・災害・救急医学
相馬一亥	北里大学教授・救命救急医学
田中秀治	国士舘大学大学院・救急救命システムコース教授
齋藤大蔵	防衛医科大学校講師・救急部
山城尚人	東京医科大学病院・精神神経科
山口芳裕	杏林大学助教授・救急医学
山本保博	日本医科大学教授・救急医学
髙津光洋	東京慈恵会医科大学教授・法医学
有賀　徹	昭和大学教授・救急医学

序

　卒後臨床研修医制度が発足し早や2年が経過した．この新制度の改革は細分化された専門領域しか関心がない現状の"職人的"な医師では，現在の多様化された医療ニーズに対応することができないといったことを背景に，36年間続いた臨床研修制度を根本的に改革する形で行われた．

　改革のポイントは，2年間の研修期間中に基本研修科目（コア）である内科，外科とともに救急医療（麻酔を含む）を研修することを義務づけていることである．この制度下では，その理念を考えると，救急医療に関わる知識・技術を学習するばかりでなく，プライマリ・ケアに関わる臨床医としての診療能力を効率よく修得することを必要としているのは当然と考えられる．したがって，新制度下に教育を受ける研修医だけではなく，指導医の側にも大きな意識改革が必要となる．しかしながら救急医療の領域は広く，致死的病態の患者からプライマリ・ケアの初療まで広く受け入れている医療機関は少なく，真の意味でその実践は今後，大きな問題である．

　本書刊行にあたっては，現在の救急医療の最前線で診療・教育にたずさわっておられる先生方にお願いし，救急医療の基本となる手技・検査から，頻度の高い症候別診療，重症病態別の診断・治療といった救急領域研修に必要不可欠な内容を執筆いただいた．

　内容に関しては，初療室・集中治療室の実際に即しているばかりでなく，その理論的背景にまで言及し，また，近年の社会情勢から，大規模災害，テロリズムを含む災害時医療に関して特に項目を設け，そのエッセンスを解説していただいており，充実したものになっていると自負している．

　前述したように，本書のターゲットは，新研修医ばかりでなくその直接的指導に当たられる医師をも対象としている．今回の新制度施行を機に，今一度臨床医が「病気のみを見ずに，人を診よ」という原点に立ち返る必要がある．本書がその適切かつ有用な指針となり，よりよい医師の育成，生涯教育に役立つことを願って止まない．

　平成17年7月

編集者代表　島崎修次

目次

I．日本救急医学会の研修カリキュラム　　島崎修次　1

II．救急医療システムの理解

 1．救急医療システム………………………………杉本　壽　6
 2．チーム医療……………………………………井上悠輔　11

III．救急医療の基本

 1．バイタルサイン………………………………堀　進悟　16
 2．身体所見………………………………………塩野　茂　21
 3．重症度と緊急度………………………………益子邦洋　26

IV．救急診療に必要な検査

 1．検査計画………………………………………行岡哲男　32
 2．緊急性の高い異常検査所見
  a．検体検査……………………………………猪口貞樹　38
  b．画像検査
   (1) 単純X線………………………………澤野宏隆　41
   (2) エコー（胸部，腹部）………………佐藤通洋　52
   (3) CT（頭部，胸部，腹部）……………当麻美樹　57
  c．心電図………………………………………吉野秀朗　68

V．必修手技

 1．気道確保………………………………………八木正晴　86
 2．気管挿管………………………………………澤村成史　89
 3．人工呼吸………………………………………石原　晋　94
 4．心マッサージ…………………………………三宅康史　98
 5．除細動…………………………………………山口　均　102
 6．注射……………………………………………鈴木宏昌　108

7. 採血法	福家伸夫	117
8. 導尿法	堀江重郎	121
9. 穿刺法	本間正人	124
10. 胃管の挿入と管理	佐々木　勝	134
11. 圧迫止血法	小倉真治	137
12. 局所麻酔法	丸川征四郎	139
13. 切開・排膿法	八木啓一	142
14. 皮膚縫合法	武田多一	146
15. 創傷の処置	宮加谷靖介	153
16. 包帯法・副子固定法	鴻野公伸	158
17. ドレーン・チューブの管理	田中礼一郎	161
18. 緊急薬剤の使用法	肥留川賢一	166
19. 緊急輸血法	浅井康文	173
20. 輸液法	青木良記	176

VI. 頻度の高い症状の診断と対処

1. 発疹	鍛治有登	180
2. 発熱	大川元久	183
3. 頭痛	林　成之	187
4. めまい	奥寺　敬	191
5. 失神	辻井厚子	194
6. けいれん発作	前川剛志	199
7. 視力障害，視野狭窄，眼の痛み	西田輝夫	201
8. 耳の痛み	岡元和文	206
9. 鼻出血	坂本照夫	209
10. 胸痛	笠岡俊志	212
11. 動悸	箕輪良行	216
12. 呼吸困難	野口　宏	219
13. 咳・痰	坂田育弘	222
14. 嘔気・嘔吐	小池　薫	224
15. 喀血・吐血・下血	荒木恒敏	226
16. 腹痛	松本　尚	231
17. 便通異常(下痢・便秘)	村田希吉	235
18. 腰痛	遠藤重厚	238
19. 歩行障害	新藤正輝	242
20. 四肢の運動・知覚障害	濱邊祐一	245
21. 血尿	木下順弘	250
22. 排尿困難	須崎紳一郎	254
23. 異物	河野元嗣	256

VII．緊急を要する病態とその初期治療

- 1．心肺停止 ………………………………………… 坂本哲也　260
- 2．ショック ………………………………………… 池上敬一　268
- 3．意識障害 ………………………………………… 根本　学　275
- 4．脳血管障害 ……………………………………… 杉山　聡　283
- 5．急性呼吸不全 …………………………………… 篠﨑正博　290
- 6．急性心不全 ……………………………………… 有馬　健　295
- 7．急性冠症候群 …………………………………… 明石勝也　303
- 8．急性腹症 ………………………………………… 鈴木　忠　309
- 9．急性消化管出血 ………………………………… 太田祥一　314
- 10．急性肝不全 ……………………………………… 杉山　貢　318
- 11．急性腎不全 ……………………………………… 池田一美　323
- 12．急性感染症 ……………………………………… 渋谷正徳　327
- 13．外傷 ……………………………………………… 横田順一朗　334
- 14．虐待と被虐待 …………………………………… 嶋津岳士　340
- 15．急性中毒 ………………………………………… 前田裕仁　344
- 16．誤嚥と誤飲 ……………………………………… 相馬一亥　348
- 17．熱傷 ……………………………………………… 田中秀治　352
- 18．環境異常（日射病，低体温など） ……………… 齋藤大蔵　358
- 19．精神科救急 ……………………………………… 山城尚人　362

VIII．災害時医療

- 1．トリアージ ……………………………………… 山口芳裕　370
- 2．災害時の救急医療体制と医師の役割 …………… 山本保博　375

IX．付録

- 1．救急医療に必要な法的知識 ……………………… 髙津光洋　380
- 2．医療事故 ………………………………………… 有賀　徹　385
- 3．救急研修の自己評価チェックリスト …………… 笠岡俊志　391

索引 ───────────────────────── 395

Ⅰ 日本救急医学会の研修カリキュラム

杏林大学 救急医学 島崎修次

　平成12年医師法が改正され，36年間続いた臨床研修制度が平成16年から卒後臨床研修の必須化の形で抜本的改革が行われた．この背景には現行の臨床研修が早い時期から狭い専門分野に特化し，「人を診ずに専門の病気のみを診る」と評されるように，現場の医療ニーズに必ずしも対応しきれておらず，さらに少子高齢化，社会の複雑化，多様化への医師としての柔軟な対応が今後ますます必要となってきている現状があるためである．そこで，医師としての基盤形成の時期に，将来の専門性を問わず，一般的に遭遇する病気や病態に十分対応し，患者を全人的に診る医師として当然持つべき基本的臨床能力を身につけるための臨床研修が，この新しい制度下で行われることになった．

　厚生労働省より提示された研修プログラムの原案の骨子は，基本研修科目（コア）である内科，外科とともに救急部門（麻酔を含む）を研修することを義務づけている．卒後臨床研修目標の基本的なコンセプトを考えると，救急医療が基本研修の中に入っているのは当然のことと思われるが，救急医療に関わる臨床教育が現在の社会情勢上，重要な使命を担っていることは間違いない．

　以上のような状況下，日本救急医学会は早々に救急医学領域教育研修委員会（委員名：明石勝也，猪口貞樹，篠崎正博，杉山貢，田伏久之，瀧健治，寺沢秀一，平出敦，横田順一朗）において，「卒後医師臨床研修における必修救急研修カリキュラム」の作成を行った．その内容については日本救急医学会誌JJAAM 2003；14：790-1に「学会通信」として掲載すると同時に，日本救急医学会のホームページ（http://www.jaam.jp）にも2003年12月3日付けの「お知らせ」として掲示した．本書は基本的にこのカリキュラムに準拠して構成されている．以下にカリキュラムの概要を示すので，卒後臨床研修の履修およびその指導の参考にされたい．

　本カリキュラムはまず冒頭で，カリキュラムの趣旨および麻酔研修，集中治療との関連について次のように記載している．

　救急医療は医の原点であり，かつ，すべての国民が生命保持の最終的な拠り所としている根元的な医療である．新医師臨床研修制度において必修科目に位置づけられているのは当然のことと言えよう．しかしながら救急医療の領域は広く，基本単位である3ケ月の研修期間で到達可能なカリキュラムの設定には本制度の基本設計である「プライマリイケアにおける基本的な診療能力を修得する」を重視することとした．

　具体的には厚生労働省による新医師臨床研修制度検討ワーキンググループの作成したカリキュラム案の救急医療関連項目をすべて包含し，これに日本救急医学会認定医診療実績において必要とされる項目の中から，研修期間中にも修得可能なものを加味して作成した．

　なお，救急部門の研修期間中に麻酔研修も行われる施設も多いが，本カリキュラムには含めていない．また多くの救急医療施設には集中治療室が併設されているが，プライマリイケアを重視する観点からあえて集中治療については本カリキュラムからは除外している．そしてこれらに関しては選択科目として履修することを推奨している．

　以下に本カリキュラムの実際を示す．

Ⅰ．一般目標（GIOs：General Instructional Objectives）

1. 生命や機能的予後に関わる，緊急を要する病態や疾病，外傷に対する適切な診断・初期治

表Ⅰ-1　経験しなければならない手技

1) 気道確保
2) 気管挿管
3) 人工呼吸
4) 心マッサージ
5) 除細動
6) 注射法(皮内，皮下，筋肉，点滴，静脈路確保，中心静脈路確保)
7) 緊急薬剤(心血管作動薬，抗不整脈薬，抗けいれん薬)
8) 採血法(静脈血，動脈血)
9) 導尿法
10) 穿刺法(腰椎，胸腔，腹腔)
11) 胃管の挿入と管理
12) 圧迫止血法
13) 局所麻酔法
14) 簡単な切開・排膿
15) 皮膚縫合法
16) 創部消毒とガーゼ交換
17) 軽度の外傷・熱傷の処置
18) 包帯法
19) ドレーン・チューブ類の管理
20) 緊急輸血

表Ⅰ-2　経験しなければならない症状・病態・疾患
**　　　A：頻度の高い症状**

1) 発疹
2) 発熱
3) 頭痛
4) めまい
5) 失神
6) けいれん発作
7) 視力障害，視野狭窄
8) 鼻出血
9) 胸痛
10) 動悸
11) 呼吸困難
12) 咳・痰
13) 嘔気・嘔吐
14) 吐血・下血
15) 腹痛
16) 便通異常(下痢，便秘)
17) 腰痛
18) 歩行障害
19) 四肢のしびれ
20) 血尿
21) 排尿障害(尿失禁・排尿困難)

療能力を身につける．
2．救急医療システムを理解する．
3．災害医療の基本を理解する．

Ⅱ．行動目標(SBOs：Specific Behavioral Objectives)

1．救急診療の基本的事項
(1) バイタルサインの把握ができる．
(2) 身体所見を迅速かつ的確にとれる．
(3) 重症度と緊急度が判断できる．
(4) 二次救命処置(ACLS*)ができ，一次救命処置(BLS)を指導できる．
(5) 頻度の高い救急疾患・外傷の初期治療ができる．
(6) 専門医への適切なコンサルテーションができる．
(7) 大災害時の救急医療体制を理解し，自己の役割を把握できる．

2．救急診療に必要な検査
(1) 必要な検査(検体，画像，心電図)が指示できる．
(2) 緊急性の高い異常検査所見を指摘できる．

3．経験しなければならない手技(表Ⅰ-1)
- 必修項目：下線の手技を自ら行った経験があること．

4．経験しなければならない症状・病態・疾患
A．頻度の高い症状(表Ⅰ-2)
- 必修項目：下線の症状を経験し，レポートを提出する．「経験」とは，自ら診療し，鑑別診断を行うこと．

B．緊急を要する症状・病態(表Ⅰ-3)
- 必修項目：下線の病態を経験すること．「経験」

---

*：ACLS(Advanced Cardiovascular Life Support)は，バッグ・バルブ・マスクなどを使う心肺蘇生法や除細動，気管挿管，薬剤投与などの一定のガイドラインに基づく救命処置を含み，BLS(Basic Life Support)には，気道確保，心臓マッサージ，人工呼吸等の，機器を使用しない処置が含まれる．なお，日本救急医学会の認定するACLS基礎コースを受講することが望ましい．

表I-3 経験しなければならない症状・病態・疾患
　　　　B：緊急を要する症状・病態

1) 心肺停止
2) ショック
3) 意識障害
4) 脳血管障害
5) 急性呼吸不全
6) 急性心不全
7) 急性冠症候群
8) 急性腹症
9) 急性消化管出血
10) 急性腎不全
11) 急性感染症
12) 外傷
13) 急性中毒
14) 誤飲，誤嚥
15) 熱傷
16) 流・早産および満期産（当該科研修で経験してもよい）
17) 精神科領域の救急（当該科研修で経験してもよい）

とは，初期治療に参加すること．
- 重症外傷症例の経験が少ない場合，JATEC (Japan Advanced Trauma Evaluation and Care)の研修コースを受講するのが望ましい．

5．救急医療システム
(1) 救急医療体制を説明できる．
(2) 地域のメディカルコントロール体制を把握している．

6．災害時医療
(1) トリアージの概念を説明できる．
(2) 災害時の救急医療体制を理解し，自己の役割を把握している．

おわりに

　卒後臨床研修が始まり，ほぼ1年が経過したが，システム，研修内容などに関して未だ問題が多い．とくに，プライマリー・ケア研修を真に行える施設は極めてわずかであり，そもそもそのような教育システムを国レベルあるいは教育医療機関で全く考えてこなかったのは大きな問題である．今後カリキュラムの内容ばかりでなく，研修医療機関の充実や指導医研修も含めて検討していく必要がある．

II

救急医療システムの理解

# 救急医療システム

大阪大学大学院 救急医学　杉本　壽

「救急医療は"医"の原点であり，かつ，すべての国民が生命保持の最終的な拠り所としている根源的な医療と位置付けられる．」(救急医療基本問題検討会報告書，平成9年12月11日，厚生省健康政策局)と指摘されているように，救急医療は国民が健康で文化的な生活を営むために欠かすことができない社会基盤である．"いつでも，どこでも，だれでも"が適切な救急医療を受けられるようにするためには，限られた医療資源を効率よく利用するシステムの構築が必要である．それが救急医療システム(emergency medical service system；EMSS)である．

救急医療システムは，病院前救護システム，救急診療システム，救急情報システムによって構成されている．それぞれのシステムが有機的に連携したときに初めて救急医療システムは最大の機能を発揮する．救急診療を円滑に進めるには，わが国の救急医療システムをよく知り活用することが求められる．

病院前救護システム

一般の医療は患者さんが医療機関の玄関を入ったときから始まるのに対して，救急医療は救急病態が発生・発症したその現場から始まっている．救急医療においては，時に病院前救護の良し悪しが患者さんの予後を決定することがある．その典型例は院外心肺機能停止(CPA；cardiopulmonary arrest)である．救命の鎖(chain of survival)の上流(市民による bystander CPR，救急隊による paramedic CPR)がうまく機能しなければ，下流でいくら優れた hospital CPR を行っても，社会復帰率の改善が望めないのは容易に理解できるであろう．救急医療の上流部分である病院前救護(prehospital care)を担っているのは，市民と救急隊員・救急救命士である．優れた救急医療を行うためには，病院前救護における市民の役割や救急隊員・救急救命士の職務内容を正しく理解し，良好な協力関係のもとにチーム医療を展開することが欠かせない．

■非医療従事者による除細動

CPA について言えば最上流部は CPA が発生した現場である．院外 CPA に対する心肺蘇生術(CPR；cardiopulmonary resuscitation)の中で効果が最もはっきりしているのは Vf/VT を伴う心原性 CPA に対する電気的除細動である．しかも除細動は早ければ早いほど効果が大きい．実際，国際基準であるウツタイン様式に基づいて府内で起こった院外 CPA が全例集計されてきた大阪府内のデータによると除細動が5分以内に行われたものは100%生存しているが，5分を超えると生存率が急激に低下することが明らかにされている．他方，救急隊員が救急要請を受けて現場に到着するまでに要する時間は全国平均で6.3分であり，5分以内は1/3以下に過ぎない(平成16年度消防白書：http://www.fdma.go.jp/html/hakusho/h16/h16/index.html)．救急隊の到着を待っていたのでは2/3で救命の一番のチャンスを逃すことになってしまう．ところが幸いなことに音声の指示に従って行えば自動的に除細動の適応まで判断してくれる自動体外式除細動器(AED)が開発され市販されている．実際，欧米では現場に居合わせた一般市民(非医療従事者)がこの器械を使って除細動を行い大きな効果を上げていることもわかっている．そこで本邦でもこの問題について検討が行われ，その報告(非医療従事者による自動体外式除細動器(AED)の使用のあり方検討会報告書 http://www.mhlw.go.jp/shingi/

表Ⅱ-1　救急救命士による救急救命処置の範囲

(1) 半自動式除細動器による除細動
(2) 乳酸加リンゲル液を用いた静脈路確保のための輸液
(3) 食道閉鎖式エアウェイまたはラリンゲアルマスクによる気道確保
(4) 精神科領域の処置
　　精神障害者で身体的疾患を伴う者および身体的疾患に伴い精神的不穏状態に陥っている者に対しては，必要な救急救命処置を実施するとともに，適切な対応をする必要がある．
(5) 小児科領域の処置
　　・基本的には成人に準ずる．
　　・新生児については，専門医の同乗を原則とする．
(6) 産婦人科領域の処置
　　・墜落産時の処置：臍帯処置(臍帯結紮・切断)，胎盤処理，新生児の蘇生(口腔内吸引，酸素投与，保温)
　　・子宮復古不全(弛緩出血時)：子宮輪状マッサージ
(7) 聴診器の使用による心音・呼吸音の聴取
(8) 血圧計の使用による血圧の測定
(9) 心電計の使用による心拍動の観察および心電図伝送
(10) 鉗子・吸引器による咽頭・声門上部の異物の除去
(11) 経鼻エアウェイによる気道確保
(12) パルスオキシメーターによる血中酸素飽和度の測定
(13) ショックパンツの使用による血圧の保持および下肢の固定
(14) 自動式心マッサージ器の使用による体外式胸骨圧迫心マッサージ
(15) 特定在宅療法継続中の傷病者の処置の維持
(16) 口腔内の吸引
(17) 経口エアウェイによる気道確保
(18) バッグマスクによる人工呼吸
(19) 酸素吸入器による酸素投与

2004/07/s0701-3.html)に基づき，一般市民による自動体外式除細動器を用いた除細動が認められることになった(http://www.med.osaka-u.ac.jp/pub/hp-gm/acls_osaka/top/aed_tsuuchi.pdf)．

■**救急救命士制度**

　消防機関による救急業務は1963(昭和38)年に初めて法制化されたが，業務内容は傷病者を医療機関へ搬送することに限定されており，医療行為を行わないことが前提であった．しかし，現実には搬送中に傷病者の病態が急変し，応急処置が必要なことが当然生じる．そこで方便として，救急隊員が搬送中に行う応急処置は業務ではなく，あくまでも緊急避難としてやむをえず行うものであるという解釈が用いられてきた．このいささか強引ともみえる解釈の背景には，医療行為を繰り返し行うと業務となるが，医療業務は医師をはじめとする医療関連職種の国家資格取得者にのみ許されているという医事法制の枠組みがある．解釈はよいとして，搬送中の応急処置が業務ではなく緊急避難であれば，繰り返し行わない応急処置を教育・訓練することは明らかに矛盾であり自ずから限界がある．救急隊員の能力や病院前救護のレベルにおいて，欧米先進国と差が生じるのは必然である．病院前救護の充実，特に院外心肺機能停止の治療成績の改善を目的として，1991(平成3)年4月に救急救命士法が成立した．

　救急救命士は病院前救護をもっぱら担当する新しい医療業種であり，れっきとした国家資格である．救急救命士には病院前救護の一環として「救急救命処置」を行うことが許されている(**表Ⅱ-1**)．ただし，他の医療業種と同様に，救急救命士の行う「救急救命処置」はあくまでも「診療の補助」であり，原則的には医師の指示に基づいて行われるものである．特に特定行為〔表1の(1)除細動，(2)静脈路確保・輸液，(3)気道確保〕については医師の具体的な直接指示に基づいて行うことが定められている．救急救命士の求めに応じて的確

な指示・助言を与えられる能力がすべての医師に求められるのは当然であろう．

■メディカルコントロール体制

　平成4年の第1回から第24回（平成14年）国家試験までの間に，25,374人の救急救命士が誕生し，半数近くが全国の消防機関で救急業務に従事している．病院前救護における救急救命士の業務の遂行を支援し，能力の一層の向上を図るために，全国の都道府県に救急業務高度化推進協議会のもとにメディカルコントロール体制が構築されている．これは医師による救急救命士の活動に対する直接的な指示や助言（on-line control），救急業務の事後検証や教育・指導（off-line control）などからなる．このメディカルコントロール体制のもとに十分な教育・訓練を受け，一定の条件を満たした救急救命士に対しては，包括的指示（事前に示された手順内であれば個別の事例毎に改めて医師に具体的な指示を求めなくてもよい；時間が短縮できる効果がある）による除細動（平成15年4月実施），気管挿管（平成16年7月実施），薬剤（エピネフリン）投与（平成18年4月実施予定）を行うことが認められている．このように救急救命士による病院前救護は急速に高度化しつつあることを，医師は正しくわきまえて協働すべきである．

■ヘリコプターによる傷病者搬送

　消防機関による救急業務が開始されたときから，傷病者の搬送手段は救急車に限られていた．しかし，阪神淡路大震災の経験などを経てヘリコプター搬送の必要性が認識されるようになった．平成10年には消防法施行令が改正され，ヘリコプターによる傷病者搬送が法制化され，平成12年には救急ヘリコプターの具体的な出動基準が示された．ヘリコプター利用は救急医療に新しいチャンスを与えている*．

---

*：救急ヘリコプターの出動基準ガイドラインの詳細は，http://www.fdma.go.jp/html/data/tuchi1202/120207kyu_21.htm を参照．

救急診療システム

　患者調査や消防統計から，わが国では年間に2,200～2,300万人程度が救急患者として医療機関を受診していると推測される．このうちの95%程度は外来診療あるいは経過観察入院だけでよい軽症患者である．入院治療を必要とする重症患者は5%程度，呼吸・循環管理などのcritical care が必要な最重症患者は1%未満とされている．"いつでも，どこでも，だれでも"を実現するためには，この症度が大きく異なる年間2千数百万人の救急患者を組織的に効率よく診療するシステムが不可欠であり，わが国では症度別救急医療システムが採用されている．

■症度別救急医療システム

　救急医療機関を収容患者の症度別に初期，第二次，第三次に機能分化させ，人員や設備の効率的配置を目指したシステムである．このシステムはあくまでも役割分担に過ぎず，救急患者を常に初期→第二次→第三次の順に転送することを意味するものではない．重症患者が初期救急医療機関をとばして第二次や第三次救急医療機関へ直送されるべきことは当然である．

［初期救急医療機関］
　外来診療によって重症救急患者の医療を担当する医療機関であり，救急医療に携わることを表明する医療機関．具体的には，在宅当番医，休日・夜間急患センター．市町村が中心になって整備する．

［第二次救急医療機関］
　入院治療を必要とする重症救急患者の医療を担当する医療機関．具体的には，精神科救急を含む24時間体制の救急病院，病院群輪番制病院および有床診療所．都道府県が中心になって整備する．

［第三次救急医療機関］
　第二次救急医療機関では対応できない複数の診療科領域にわたる重篤な救急患者に対し，高度な

医療を総合的に提供する医療機関．具体的には，救命救急センター．国が中心になって整備する．

それぞれの救急医療機関の設置基準は以下の通りである．

1）休日・夜間急患センター

地域住民の急病患者の医療を確保するために，地方公共団体が整備した初期救急医療機関で，休日は午前8時から午後6時まで，夜間は午後6時から翌日午前8時まで診療を行うとされている．

2）救急病院

医療計画で入院が必要な重症救急傷病者を収容する第二次救急医療機関と位置付けられた病院．次の基準を満たすことが求められている．
① 救急医療について相当の知識および経験を有する医師が常時診療に従事していること．
② X線装置，心電図，輸血および輸液などのための設備，その他救急医療を行うために必要な施設および設備を有すること．
③ 救急医療を要する傷病者のために優先的に使用される病床または専用病床を有すること．
④ 救急隊による傷病者の搬送に容易な場所に所在し，かつ，傷病者の搬入に適した構造設備を有すること．

3）救命救急センター

医療計画で第三次救急医療機関と位置付けられた施設．次の基準を満たすことが求められている．
① 重篤な救急患者を，常に必ず受け入れることができる体制をとること．
② ICU，CCUなどを備え，常時，重篤な患者に対し高度な治療が可能なこと．
③ 医療従事者（医師，看護師，救急救命士など）に対し，必要な研修を行う体制を有すること．

4）高度救命救急センター

救命救急センターに収容される患者のうち，特に広範囲熱傷，指肢切断，急性中毒等の特殊疾病患者を受け入れる施設．

■特殊科目の救急医療体制

精神科，産科，低出生体重児，眼科，耳鼻科などの領域に関する救急傷病者については，診療の専門性や特殊な診療機器を要することから，一般の救急診療体制では必ずしも適切に対応できない．地域医師会のそれぞれの専門医会が在宅当番や輪番制など地域の実情に応じて個別の救急診療体制を取っているのが実情である．これらの特科救急については，未整備の地域も未だ多く残されている．特に小児救急については，少子化が進んでいるにもかかわらず小児救急患者は急増している一方で，小児科医の志望者の減少傾向が重なり深刻な社会問題にまで発展している．

■地域医療計画と救急医療体制

「救急病院等を定める省令の一部を改正する省令」（平成10年3月27日）で，医療計画に基づいた救急医療体制の整備を進めることが定められた．基本的には二次医療圏単位で初期から三次救急医療までを完結できるように，初期，二次，三次救急医療機関を担当する施設の具体名を医療計画に記載することが求められている．救急医療情報センターについても記載することが求められている．

■救急医療情報システム

適切な救急業務を行うためには救急医療機関の稼動状況をリアルタイムで把握することが不可欠である．これは広域災害時には特に重要である．この観点から，都道府県が全県を対象とした救急医療情報センター（広域災害・救急医療情報システム）を整備することが求められている．一部の都府県ですでに稼動し，医療関係者のみならず一部は一般市民にも公開しているところがある．

救急医療機関から救急医療情報センターにリアルタイムで，診療科別医師の存否，診療科別の手術および処置の可否，病室の空床状況（診療科別，男女別，集中治療室などの特殊病室，その他）などの情報を送り，救急医療情報センターはこれらの情報をもとに医療施設，消防本部および住民か

らの問い合わせに対して適切に受入れ施設の選定，確認または回答を行うこととされている．また，災害時には，医療施設状況，患者転送要請，医薬品等備蓄状況，受入れ患者状況，ボランティアの提供および状況の情報収集と提供を救急医療情報センターが行うとされている．

救急医療はすべての医師に等しく課せられた義務である．将来どの専門領域を目指していても救急患者に適切な"initial treatment"ができなければならない．とはいっても急性病態のすべてに精通することは容易ではない．その医療機関の能力をわきまえ，その救急患者の病態や症度に応じて，最も望ましい医療を受けられる手配・工夫をすることが，自ら診療するよりもはるかに大切で，またよい結果に結びつくことがあるのを忘れてはならない．わが国の救急医療体制の全体像をよく理解したうえに，その地域の救急医療体制の特殊事情にも通じておくことが必要である．

チーム医療

京都大学医学部附属病院 卒後臨床研修センター　井上悠輔

　チーム医療の実地研修での重要性については，日常的に痛感させられるものの，従来，正面から取り上げられることは少なかった．しかし，必修化された新医師臨床研修においては，「医療チームの構成員としての役割を理解し，保健・医療・福祉の幅広い職種からなる他のメンバーと協調する」という行動目標が厚生労働省の研修目標に明示されるなど，チーム医療の重要性が改めて強調されている．チーム医療というと，単に医療専門職の閉鎖的な分業の形態として狭い視点でみなされがちであるが，患者や患者家族も含めた，診療に関わる人々の間の自然で普遍的なコミュニケーションのうえにつちかわれていくものとして，広い視点から見つめ直すことが求められる．

■なぜ，「チーム医療」が取り上げられるのか？

　チーム医療の理念が，今日あえて強調されているのはなぜか．診療に関わる人々の間の自然で普遍的なコミュニケーションが求められるようになった一方で，若い人々の間に，自然な形で人間関係を構築していくコミュニケーションの能力が欠けているということが最近特に指摘されるようになったこともあるかもしれない．一方で，この背景には，医療の専門職の相互の位置づけについて，さらに構造的な問題が存在することも事実である．長年の間，当たり前のようにみなされてきた構造が近年大きく変化していることは，チーム医療を診療の前提とする救急医療を志す者にとって，再度認識を新たにすべき点である．

■医師による「専門職支配」の構造

　チーム医療では，医師とそれ以外の職種の関係が1つの焦点となる．なぜなら，チーム医療を考えるとき，医師による専門職支配の問題を避けて通れないからである．

　医師以外の医療の職種としては，最も早く認知された看護師をはじめ，現在に至るまで続々と資格職が誕生している．しかし，日本では医師法による医業独占規定のもと，医師に医業が一極集中されるという構造が確立してきた．例えば，保健師は「保健指導」，助産師は「助産又は妊婦，じょく婦若しくは新生児の保健指導」，看護師は「傷病者若しくはじょく婦に対する療養上の世話又は診療上の補助」を業務とすることが公に保証されている．一方で，例えば「診療機械を使用し，医薬品を授与し，又は医薬品について指示」を与えるといった医療行為に携わる場合には医師の指示が必要とされている．診療放射線技師，理学療法士，作業療法士，視能訓練士，臨床工学技士，義肢装具士においても，それぞれの業務遂行に当たっては「医師の指示のもとに」という条文が明確に規定されている．この構造は，Freidsonが「制度化された専門技能の階層性」と表現した状況にあてはまるものである．すなわち，すべての医療従事者は，その業務が法律で限定されていることに加え，その業務遂行のほとんどについて「医師の指示」を必要としていることになる．これが医療における「専門職支配」という構造である．

　このような構造は，一般の人々をいわゆる"にせ"医療行為の被害から守るなど，日本の厚生に重要な役割を果たしてきたが，同時に，チーム医療におけるそれぞれの職種の役割分担にゆがみをもたらしてきた．医師がこうした専門職支配の現実があることを知っておくことは，たいへん重要なことである．

■新しいチーム医療の理念

　医療職における専門職支配は，基本的に，医療職種のヒエラルキーと医師によるパターナリズム

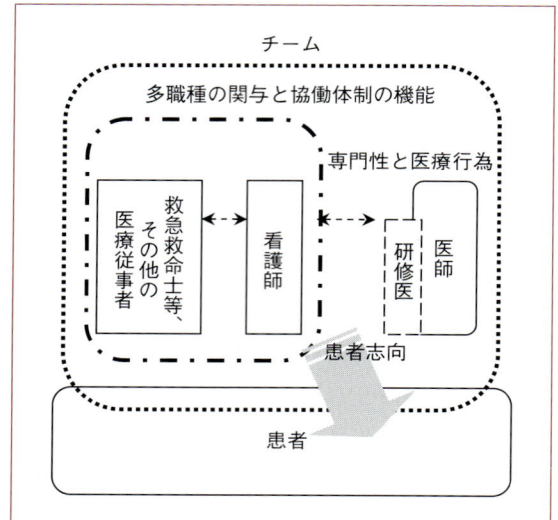

図Ⅱ-1　新しいチーム医療の概念
単に，複数の職種が関与しているという次元を超えて，専門性の発揮とお互いの情報や知識を積極的に補足しあうものでなければならず，個々の現場において問題志向の組織的検討が必要になる．

を伴っていた．父親たる医師の胸のうちで診療方針が決定され，その一方的な指示によって専断的に診療が行われていたのである．したがってこの構造は，必然的に医療の閉鎖性に結びついていた．しかし，近年，患者意識と医療環境の激変は，こうした閉鎖的な医療の形態を大幅に変えつつある．この要因の1つは，まず1970年代以降の診断・治療技術における急速な技術革新である．すなわち診療過程が複雑化し，医師単独では成立しなくなった点が挙げられる．重症治療を行う機会が多い救急医療では，特にこの点は重要である．また，患者意識の変化に伴い，単に質の高い医療が社会的に求められるだけでなく，医療の透明性が求められるようになったこともある．医療の協働作業が，医師の医療専門職支配のもとに閉鎖的に構築されているという前提では，診療の内向性から脱却できず，時として不信の温床にもなる．情報の思いがけないリークによって医療事故が明らかになるという状況は，こうしたことと無縁ではない．従来型の専門職支配の協働医療から，新しいチーム医療の理念のもとでの協働が求められている．

チーム医療の議論について細田は，専門性を備えてそれを発揮しようとする「専門性志向」，患者の声を最優先にしようとする「患者志向」，チームのメンバーとして複数の職種が位置づけられていることに関心を寄せる「職種構成志向」，複数の職種が対等な立場で協力して業務を行うことに関心を寄せる「協働志向」といった4つの視点の相反と相補から整理し，理念としてのチーム医療とそれを阻む諸要因を整理している．これらの要因は「チーム医療」とされるものに共通して含まれている一方，必ずしも調和せず，時に相互が激しく対立することもある．例えば，分担された専門性を発揮することが患者の利得とは解離してしまうこともあれば，多様な職種の関与が「協働」の次元に至らず，一部の者に自己犠牲を強いることもある．チーム医療における新しい理念は，一律に定められるものではないが，少なくとも医師を頂点とする閉鎖的医療職集団のチームという考え方ではなく，現在の医療における役割分担の多様性を十分踏まえ，オープンな体制を念頭に置いて患者の医療ニーズに結びつく形態を個々の現場で構築することが必要である（図Ⅱ-1）．

■救急医療における「チーム医療」

「Chain of Survival」は「救命の鎖」と訳されているが，プレホスピタルケアの蘇生におけるチーム医療の精神を明示したものととらえることができる．すなわち，個々の心停止患者に対する様々な蘇生行為が効果的にリンクすることによってのみ蘇生が成功するのであって，このようなチーム医療が実現しない限り患者を救命することはできない．

この「救命の鎖」の概念にも明示されているように，救急医療はその本質としてはチーム医療である．したがって救急医は，単に自分自身の診療行為にのみ気をとられるのではなく，チームがどのように機能するかを考えながら診療を進めなければならない．

ACLSコースは，1970年代の初頭に米国のネブラスカ州で始まった．このコースが始まる前の院内における心停止に対する処置は，しばしば混

乱した大騒ぎの状況であったといわれるが，これは，コースが普及していない医療機関では現在も珍しくないことである．こうしたコースの趣旨が一部の医師に理解されにくい一因として，コースによるトレーニングが個々の医師の蘇生技能の習得のために行われているという誤解がある．しかし実際は，シナリオに基づいてチームで蘇生をシミュレートするとき，これは救急現場でのチーム医療のシミュレーションそのものであることがわかる．現実の救急医療では，患者の緊急性が高い場合は，特にチーム医療の効率が患者の利得に直接関連してくることは日常的に経験することである．

■救急医に対する倫理綱領とチーム医療

American College of Emergency Physiciansでは，専門職集団としての倫理綱領(code of ethics for emergency physicians)(表Ⅱ-2)を示しているが，その骨子は「救急医と患者の関係」「他の専門職との関係」「社会との関係」の3つである．ここでチーム医療は，倫理綱領の大きな支柱の1つとなっている．救急医療にとっては，多様な協力とチームワークが必須であり，救急医は，他の領域の専門医に比較してより直接的に，他の関係者との関わりが重要である．このような関わりの倫理的な一般則は，正直であり，尊敬をもって他者にあたり，自分と異なる見方や他者の必要性を尊重することであり，何よりも患者の利得に関心を有することにある．

■専門医へのコンサルテーションとチーム医療

チーム医療では，前述したように医療現場でのコメディカルスタッフとの閉鎖的な分業だけに目を向けるのではなく，診療に関わる人々の間の自然で普遍的なコミュニケーションのうえに培われた関係に広く目を向ける必要がある．他の医師への関わりは，チーム医療の中でも重要な部分である．中でも，救急医にとって専門医へのコンサルテーションは，現実に差し迫ったニーズがある．診療面での経験や技能が低い医師でコンサルテー

表Ⅱ-2 救急医と看護師をはじめとする他の医療従事者との関係

- 医師が患者の福利については主に責任を負っているにしても，救急医療は，ほとんどの場合，チームの力によって成り立っている．どんな患者に対しても，医師は看護師をはじめとする医療スタッフの力を統合して診療しなければならない．
- 救急医は救急部にやってきた患者に対し，効果的な診療ができるような汎用のシステムやプロトコールを開発しておかなければならない．そのデザインや運用に組み込まれるすべての医療スタッフの専門的技術や知識が，最も効果的に活かされるように検討すべきである．
- プレホスピタルの状況においては，どのような資格の救急隊員にとっても，救急医の協力は，頼りがいのあるものであり，尊重されるものとなっている．司令本部からの医師の指示は，患者に対して最大限の治療効果が施されることをめざして，現場の救急隊員たちが協調的に処置できるように努めなければならない．患者中心の，価値判断にこだわらない，オープンなコミュニケーションが，医療上の倫理に関わる指示を与える場合，重要である．医療施設の内外を問わず救急医療に従事する者は，患者の秘密やすべての関係者の尊厳を尊重しなければならない．
- 救急医は科学的知識や技能の点ですぐれているかもしれないが，道徳的判断という点では，他のスタッフと同等である．救急医は，倫理的に問題となるケースについては，他のスタッフにもできるだけ関与してもらうべきである．

(米国救急医協会の倫理綱領 'Code of Ethics for Emergency Physicians' より)

ションの頻度が高いように思われるが，一般診療での観察では，興味深いことに，ある臨床科の知識が増大すると，むしろその科へのコンサルテーションの頻度が増大したという．しかし，考えてみれば日常診療現場でも，臨床に堪能な医師は，上手にしかも頻繁にコンサルテーションを活用していることはよくみられることである．救急医療において，コンサルテーションは，患者に対して最良の医療を提供するために不可欠の診療行為であり，コンサルトを行う側と受ける側のチーム医療そのものである．勉強熱心で診療能力に自信がある若い医師が，コンサルテーションに消極的なために引き起こされる患者への不利益は，医師本人も気がついていないことが多く，上司や管理者にとって，しばしば"隠れた"悩みの種になっていることがある．

コンサルテーションを上手に行う一般則の1つ

は，なぜ困っているのか，何をしてほしいのかを明確にすることであろう．中でも，いわゆるコンサルテーションと紹介（referral）を混同しないことは重要である．前者は他の医師に助言や意見を求めるものであり，後者は，医療上の責任や権限を委譲することである．コンサルテーションを求めているのか，紹介したいのか，その点が不明確であると，医療上の責任が宙に浮いたり，思わぬ摩擦が生じたりしてトラブルのもととなる．

　重要なコンサルテーション，相手に負担となる紹介，緊急性の高い病態の相談などについては，ルーチンの院内ルートだけでなく，ためらわず個人的なルートを活用することも重要である．こうした点で，コンサルテーションの仕方をとっても，臨床経験の豊かな医師と若い医師とでは異なる．特に若い医師によるコンサルテーションは，相手にどの程度の負担がかかるのか十分に把握できず，配慮や気持ちが伝わらないことがしばしばあるなど，感情的なトラブルを生じやすい．このことは，研修医が深く肝に銘じることであると同時に，臨床研修の開始時には指導医も注意し配慮すべきことである．

■まとめ

　(1) チーム医療とは，単に医療専門職の閉鎖的な分業の形態ではなく，患者や患者家族も含めた診療に関わる人々の間の，自然で普遍的なコミュニケーションのうえに培われていくものである．
　(2) 医療職に対する医師の専門職支配の構造が，チーム医療の構築にゆがみを与えていることを認知する必要がある．
　(3) 近年の，医療形態の多様化，分業化とともに，医師の専門職支配の構図も変化しつつある．

専門職支配は，医師のパターナリズムとともに，医療の閉鎖性の要因となっていたが，患者意識と医療環境の激変が，こうした構造に急激な変化をもたらしている．
　(4) チーム医療は，救急医の倫理綱領の大きな支柱の1つであり，救急医は，他の領域の専門医に比較してより直接的に他の医療関係者と関わっている．その中では，自分と異なる見方や意見を尊重することが求められ，何より患者の利得にかなう選択が前提となる．
　(5) 救急医療において，コンサルテーションは，患者に対して最良の医療を提供するために不可欠の診療行為であり，臨床上の経験が豊かになっても専門医へのコンサルテーションは，決して頻度が少なくなるわけではない．何をしてほしいのかを明確にすることが重要であるが，中でも，いわゆるコンサルテーションと紹介を混同しないことが肝要である．

◆文献
1) 「保健師助産師看護師法」，第35条，第37条，平成13年最終改正
2) Friedson E : Professional Dominance : The Social Structure of Medical Care. Atherton Press, 1970（邦訳『医療と専門家支配』，恒星社，1992）
3) 細田美和子：「チーム医療」の理念と現実．日本看護協会出版会，2003
4) Cummins RO, Ornato JP, Thies WH, et al : Improving survival from sudden cardiac arrest : the "chain of survival" concept. Circulation 83 : 1832-1847, 1991
5) 岡田和夫，青木重憲，金　弘（監訳）：ACLSプロバイダーマニュアル．p 9, 中山書店，2004
6) Calman NS, Hyman RB, Licht W : Variability in consultation rates and practitioner level of diagnostic certainty. J Fam Pract 35 : 31-38, 1992

III

救急医療の基本

1 バイタルサイン

慶應義塾大学 救急医学　堀　進悟

バイタルサインとは

　バイタルサイン(vital sign)の本来の意味は「生命兆候」である．皮膚の温かみ(体温)，脈拍，呼吸は，誰にも直感できる生命の証しであり，バイタルサインの原義は「死」に対極する生命兆候の意味である．医学におけるバイタルサインは，脈拍，呼吸，血圧，体温の総称で，生命活動に伴う基本的な生理指標である．バイタルサインは数値データであるから理解が容易であり，短時間に測定方法を履修できる．このため，バイタルサインは医療のあらゆる場所で，種々の職種に活用される基本的な医療情報(身体所見)となった．

　さらにバイタルサインは重症度，緊急性の指標として用いられるようになり，救急医療では，診療の最初にバイタルサインを測定することが標準である．実際には，バイタルサイン4項目に「意識レベル」を含めて，5項目を評価する．脈拍，呼吸，血圧，体温の4項目は連続性のある数値データであるが，意識レベルは数値データではなく，異常病態を数字に置き換えた分類である．

脈拍

■測定部位

　脈拍を体表面から触知しやすい部位として，①総頸動脈，②上腕動脈，③橈骨動脈，④大腿動脈，⑤膝窩動脈，⑥後脛骨動脈，⑦足背動脈などがある．ショックなどで血圧(血管内圧)が低下すると，末梢動脈では脈拍の触知が困難となり，頸動脈，大腿動脈など太い動脈でのみ触知するようになる．

■測定方法

　通常は，脈拍の触知部位として橈骨動脈が用いられる．第2, 3, 4指を軽く曲げ，指尖(爪の生え際)で橈骨動脈の拍動を触知する(図Ⅲ-1)．指を軽く曲げ，指尖を用いる理由は，指先の感覚を鋭敏にするためである．

　この脈拍触診は，簡易な血圧測定にも応用される．図Ⅲ-1のように被検者の橈骨動脈に置いた検者の中枢側の指で圧迫すると末梢側の指に拍動を触知しなくなり，中枢側を緩めると末梢側の指に拍動を感じる．この圧迫と触知のバランスにより，練習すれば血圧200，150，100 mmHg，それ以下を判定できる．熟練すれば，20 mmHg刻みの収縮期血圧値を判定できる．このようにして，脈の緊張度(内圧)の評価に習熟すると，左右の橈骨動脈の同時触診により，血圧左右差の有無を触診で評価できるようになる．

■脈拍数の正常値

　脈拍数の測定は，15秒間測定を行い4倍する

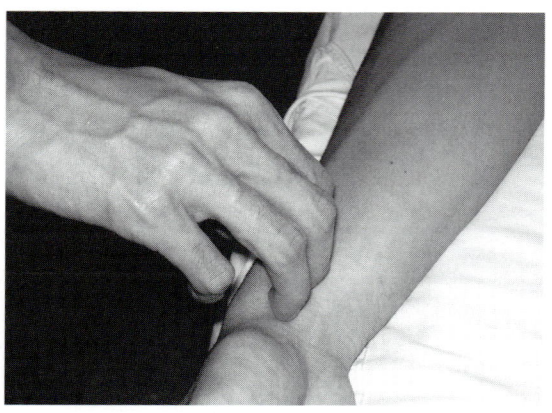

図Ⅲ-1　脈拍の測定部位と測定法

方法を用い，18×4のように表記する．脈に不整がある場合には，30秒，あるいは60秒間の測定を行う．正常値は，60～80回/分で，100回以上を頻脈，50回以下を徐脈という．小児は健常でも頻脈で，乳児では120回前後，新生児では130～140回前後となる．

■不整脈

脈拍測定により，不整脈を評価できる．不整脈には，期外収縮（上室性，心室性），絶対性不整脈（心房細動），洞性不整脈などがある．期外収縮は脈拍1回分のリズムが異常となる場合であるが，期外収縮が頻発すると，二段脈，三段脈などのリズムを呈することがある．

■脈拍の性状

大動脈弁閉鎖不全症，甲状腺機能亢進症，発熱など，1回拍出量が大きくなる病態では，脈圧が大きくなる．喘息や心タンポナーデでは，吸気相に血圧が低下し，脈を触れにくくなる（奇脈）．

呼吸

■測定方法

呼吸筋（肋間筋，横隔膜など）により胸郭が拡張，収縮する動きを観察する．呼吸は意識的に止めることができるため，患者に気づかれないように測定し，1分間の回数を測定する．呼吸回数とともに換気量（胸郭の動きの大きさ），吸気時の呼吸補助筋（胸鎖乳突筋）の使用，鎖骨上窩や肋間の陥凹，喘鳴の有無などを観察する．

■正常値

成人では12～20回/分，乳児では30～40回，新生児では40～60回．

■異常な呼吸

呼吸不全では呼吸数が増加し（頻呼吸），胸鎖乳突筋の緊張，鎖骨上窩や肋間の陥凹などがみられる．喘息では喘鳴を聴取する．心不全や呼吸不全では，起座呼吸となる．過換気症候群では，呼吸回数が多いはずであるが，実際には呼吸数を測定しにくい．これに対して，代謝性アシドーシスのKussmaul大呼吸では，換気量が大きいので頻呼吸を確認しやすい．下顎呼吸は，重症ショックなどで呼吸中枢が抑制され，十分な換気量が得られない呼吸である（あえぎ呼吸）．Cheyne-Stokes呼吸は，弱い呼吸が次第に強く大きな呼吸となり，また次第に弱くなり，無呼吸となるサイクルを繰り返す呼吸で，代謝性脳障害，脳血管障害，睡眠時無呼吸症候群などで認められる．心肺停止患者などで無呼吸を確認するには，耳を被検者の口，鼻に近づけ，呼吸音を聞き，呼気を感じ，胸郭の動きを水平面から観察する．この場合には緊急症であるから，10秒以上をかけないようにする．

血圧

■測定部位

マンシェットと聴診器のKorotkoff音による血圧測定は，上肢では上腕動脈の肘窩部（図Ⅲ-2），下肢では膝窩動脈の膝窩部で測定する．そのほかに足背動脈での測定も可能であるが，Korotkoff音が聞きにくいので小児用の聴診器が適し

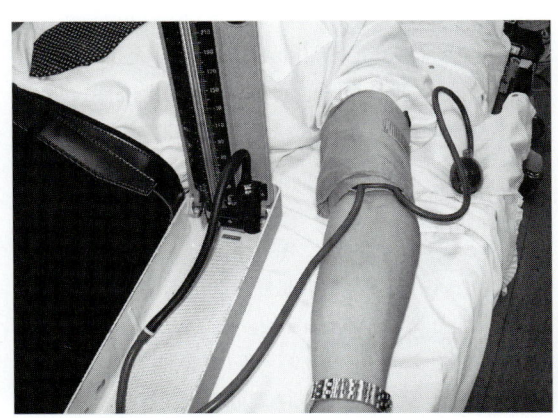

図Ⅲ-2　血圧の測定部位と測定法

ている．

■測定方法

マンシェットにより動脈周囲の軟部組織を均等に加圧する．動脈内圧よりも組織圧が高まると動脈は閉塞し血流は停止する．減圧により血流が再開すると，乱流が生まれ振動音(Korotkoff音)が発生する(収縮期血圧)．さらに減圧すると，Korotkoff音を聴取しなくなる(拡張期血圧)．

使用する機器としては水銀血圧計が最も正確であるが，適切なマンシェットのサイズを選ぶことが必要である．マンシェットのゴム囊(ブラダー)が腕周囲の2/3を巻く長さであることが大切で，ゴム囊が動脈の直上にあることが必要である．マンシェットと腕との間に指2本がやっと入るくらいに巻き，その際に肘関節を巻き込まないように注意する．厳密な測定は以下のように行う．

まず収縮期血圧を橈骨動脈の触診により推定し，その圧よりも30 mmHgだけマンシェットを加圧し，徐々に(1秒あたり3 mmHg)減圧し，肘窩部に聴診器をあててKorotkoff音を聴取する．被検者の体位は座位が適当であるが，救急医療では仰臥位での測定が多い．

■平均血圧

心周期における血圧値の平均で，〔拡張期血圧＋脈圧/3〕の式により計算する．脈圧は収縮期血圧と拡張期血圧との差である．

■正常値

Seventh Joint National Committee(JNC7)では正常血圧を収縮期血圧120 mmHg未満，拡張期血圧を80 mmHg未満と定義している．

■異常値

JNC7では高血圧を程度により分類し，pre-hypertensionを収縮期血圧120〜139，あるいは拡張期血圧80〜89 mmHg，高血圧(Stage 1)を収縮期血圧140〜159，あるいは拡張期血圧90〜99，高血圧(Stage 2)を収縮期血圧160 mmHg以上，あるいは拡張期血圧100 mmHg以上と定義している．

低血圧については，収縮期血圧100 mmHg未満は低血圧症とする医学的習慣があるが，確たる根拠があるものではない．小児や思春期女性は正常でも血圧が低く，また血圧が低くとも正常に生活していれば疾病とはいえない．しかし救急医療では，低い血圧値を認めたらショックを疑う必要がある．有症状で普段の血圧がわからずに収縮期血圧90 mmHg以下，あるいは90 mmHg以上であっても普段の血圧より30 mmHg以上低い血圧を呈していればショックの可能性を考える．

体温

■測定部位

腋窩，鼓膜，口腔，直腸などで測定する．高体温，低体温の場合には，さらに特殊な体温計(膀胱，SGカテーテルなど)を用いる場合がある．

■測定方法

以前には水銀体温計が用いられたが，現在では電子体温計が汎用されている(図Ⅲ-3)．リセットした電子体温計を腋窩にはさむと，体温上昇カーブを解析して1分程度で体温を測定し，音を発して測定終了を告げる．電子体温計の測定範囲は35〜41℃で，範囲外ではエラー表示される．腋窩測定の欠点は被検者が腕を体幹に密着して腋窩に閉鎖腔を作る必要があることで，意識障害や瘦せている被験者では測定が困難となる．口腔測定にも同様の欠点があり，また直腸も温度計が便塊に挿入されると不正確となる．このため，救急医療では鼓膜温度の測定が行われることが多くなってきた(図Ⅲ-4)．

鼓膜体温計は赤外線の反射から温度を測定する方法で，プローブを外耳道に挿入して鼓膜表面の温度を測定するものである．瞬間的に体温を測定できる利点があるが，外耳道の解剖学的構造によっては赤外線が鼓膜にあたらず外耳道の温度を測定しやすい欠点がある．

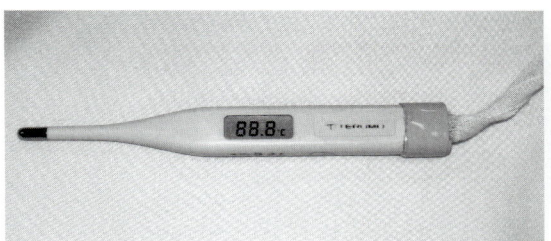

図Ⅲ-3　電子体温計

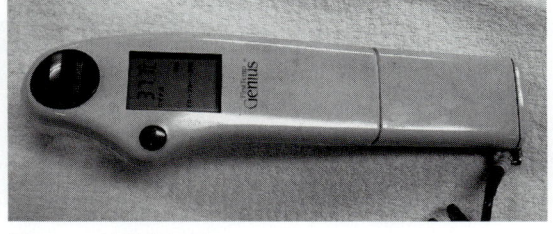

図Ⅲ-4　鼓膜体温計

■正常値

成人では腋窩で36〜37℃，直腸では腋窩より0.5℃高く，口腔は両者の中間である．

■異常値

37℃以上は高体温，35℃未満は低体温である．

意識レベル

■Japan Coma Scale(JCS)

脳血管障害をモデルとして作成された本邦独自の意識評価スケールで，3-3-9度方式とも呼ばれる．数値が大きくなるほど意識障害が重いことを示す(表Ⅲ-1)．

■Glasgow Coma Scale(GCS)

国際的に用いられ，記述は「E○点，V△点，M△点，合計○点」のように表現する．正常は15点で，深昏睡では3点となる．点数が小さいほど重症である(表Ⅲ-2)．

表Ⅲ-1　Japan Coma Scale

Ⅰ　覚醒している(1桁の点数で表現)
0　意識清明
1(Ⅰ-1)　見当識は保たれているが意識清明ではない
2(Ⅰ-2)　見当識障害がある
3(Ⅰ-3)　自分の名前，生年月日がいえない
Ⅱ　刺激に応じて一時的に覚醒する(2桁の点数で表現)
10(Ⅱ-1)　普通の呼びかけで開眼する
20(Ⅱ-2)　大声で呼びかけたり，強く揺ると開眼する
30(Ⅱ-3)　痛み刺激を加えつつ，呼びかけを続けると辛うじて開眼する
Ⅲ　刺激しても覚醒しない(3桁の点数で表現)
100(Ⅲ-1)　痛みに対して払いのけるなどの動作をする
200(Ⅲ-2)　痛み刺激で手足を動かしたり，顔をしかめたりする
300(Ⅲ-3)　痛み刺激に対し全く反応しない

(注)　R(restlessness)：不穏状態，I(incontinence)：失禁，A(akinetic mutism, apallic state)：無動性無言・自発性喪失

記載例：100-I，20-RI

表Ⅲ-2　Glasgow Coma Scale

開眼機能(Eye opening) E
4点：自発的に，または普通の呼びかけで開眼する
3点：強く呼びかけると開眼する
2点：痛み刺激で開眼する
1点：痛み刺激でも開眼しない
言語機能(Vervbal response) V
5点：見当識が保たれている
4点：会話は成立するが見当識が混乱
3点：発語はみられるが会話は成立しない
2点：意味のない発声
1点：発語みられず
運動機能(Motor response) M
6点：命令に従って四肢を動かす
5点：痛み刺激に対し手で払いのける
4点：指への痛み刺激に対して四肢を引っ込める
3点：痛み刺激に対して緩徐な屈曲運動
2点：痛み刺激に対して緩徐な伸展運動
1点：運動みられず

表Ⅲ-3　小児のバイタルサイン

年齢	脈拍数/分		呼吸数/分		収縮期血圧(mmHg)	
	min	max	min	max	min	max
0〜1(月)	100	160	30	60	60	
〜1	100	140	20	40	70	100
1〜2	90	130	20	30	70+2×年齢	105
2〜6	75	120	20	30	70+2×年齢	105〜110
6〜14	60	110	15	25	70+2×年齢	115〜130

(Mayer TA : Multiple trauma. *In* Harwoodnuss A (ed) : The Clinical Practice of Emergency Medicine, 3rd ed, p1336, Lippincot Williams & Wilkins, Philadelphia, 2001 より転載)

小児のバイタルサイン

表Ⅲ-3に新生児，乳児を含めた小児のバイタルサインを示した．

バイタルサインとモニタリング

重症患者では，分刻みでバイタルサインをモニタリングすることが診療に必要となる．このため，多チャンネルモニタリング装置が救急室や集中治療室で利用されることが多い．心電図，自動血圧計(観血的，非観血的)，呼吸波形，SpO_2，体温などが基本的な測定項目である．

◆文献

1) Beevers G, Lip GY, O'Brien E : ABC of hypertension. Blood pressure measurement. Part I Sphygmomanometry : Factors common in all techniques. BMJ 322 : 981, 2001
2) Beevers G, Lip GY, O'Brien E : ABC of hypertension. Blood pressure measurement. Part II Conventional sphygmomanometry : Technique of auscultatory blood pressure measurement. BMJ 322 : 1043, 2001
3) Chobanian AV, Bakris GL, Black HR, *et al* : The seventh report of the joint national committee on prevention, detection, evaluation, and treatment of high blood pressure : the JNC 7 report. JAMA 289 : 2560-2572, 2003
4) Mayer TA : Multiple trauma. *In* Harwoodnuss A (ed) : The Clinical Practice of Emergency Medicine, 3rd ed, p1336, Lippincott Williams & Wilkins, Philadelphia, 2001

 # 身体所見

大阪府立中河内救命救急センター　塩野　茂

救急医療における身体所見

　救急医療では，最初に切迫する生命危機を把握し，それに対して救急処置を実施し全身状態の安定化を図る．ここで大切なことは，迅速に病態を診断することであり，詳細な確定診断をつけることではない．搬送されてきた交通事故の患者に胸部外傷の疑いがあれば，すぐに緊張性気胸などの緊急の病態を検索し，救急処置を実施することが必要である．気胸の原因となる肺や気道系の損傷部位を診断し根本治療を実施するのは次の段階である．このような病態診断の重要性が救急医療の特徴といえるが，病態診断は生理学的徴候からの解析が中心であり，まさに身体所見がその中心となる．緊張性気胸のような病態では画像検査を待たずに，身体所見により診断できることが要求される．

　次のステップである原因疾患を診断する際の身体所見の重要性は従来から強調されているとおりである．画像検査などの診断技術が進歩したとはいえ，病歴と身体所見から鑑別診断を絞り込み，必要な検査を選択して確定診断に至るという手順に変わりはない．時間的制約のある救急医療でこそ，身体所見を大切にして，必要な検査を取捨選択することが求められる．このように病態診断，そして原因疾患の診断，どちらにおいても身体所見は重要であり，五感を駆使して身体所見を迅速かつ的確にとれることは，救急医療では必須の能力といえる．

　身体所見のとり方にも，救急診療の特徴が反映される．救急患者は病態が多様であり，また緊急度に応じて時期を失することなく治療することが必要である．そのため診なければならない身体所見も，診察のために許容される時間も患者ごとに異なり，すべての患者に一様な診察の手順では対応できない．それぞれの患者に応じて鑑別診断に必要な身体所見を見落としなく，一方では無駄に時間を費やすことなく観察しなければならない．また，診察や検査の順序も，治療方針の決定に直結するものから優先して実施することが要求される．例えば，重度の意識障害で病歴から脳卒中が疑われる場合には，意識レベル，瞳孔所見，四肢麻痺程度を診てすぐに頭部CT検査を施行するべきで，その他の詳細な神経学的検査は後回しでよい．救急の場では，時間的制約，患者の状態により十分な診察が困難なことも多いが，大まかな異常をとらえればよいと割り切ることも時には必要である．系統的な診察法を身につけておくことは大切であるが，それをもとに臨機応変に対応する．

　救急患者では病態が刻々と変化することも特徴である．経時的に繰り返し身体所見をとり患者の変化をつかまえる．また，得られた身体所見は，必ずカルテに詳細に記載する．初診から時間をおいて上級医や他科の医師が患者を診察するようなことも多いが，誰が見ても経時的な変化をとらえることができるようなカルテ記載が望ましい．

身体所見をとる前に

　医療従事者自らの感染防御は，救急医療では必須であり，標準予防策としてキャップ，ガウン，手袋，シールド付きマスクなどを着用する．ただ，素手によるいわゆる「手当て」を必要とするような患者が存在することも事実で，物々しい装備が診療の妨げとなる場合もあり，状況に応じて着用する．

救急初療では，医師と患者は初対面で，さらに患者は突然の事故や発病で精神的にも混乱した状態にあることが多い．そのような状況で，救急医には，患者を安心させ，良いコミュニケーションのとれる関係を構築するための配慮が一般診療以上に求められる．よほど切迫した状況でないかぎり，挨拶と自己紹介から診察を始め，常に冷静にまた丁寧に応接することを心がける．診察に際しては，患者に手順を説明し，了解を得る．意識障害がありそうだからといって，断りもなく疼痛刺激を加えるなどはもってのほかである．また，手や聴診器を温めるなど患者が不快に感じないような配慮を心がける．

　診察時には全身を観察できるように患者に裸になってもらうのが原則であり，少なくとも上半身は脱衣してもらう．緊急時には衣服をはさみで切り取るが，ほんとうにそれが必要かどうかは常に考慮すべきである．脱衣後はタオルなどをかけ，保温とともに患者の羞恥心に配慮する．なお，診察には立会い人を同席させるが，通常は看護師がこの役割を果たす．特に患者が異性である場合には，必ず立会い人が必要である．

全身の観察

　診察は，患者が救急車からストレッチャーで搬入されてきた時や，初療室に歩いて入ってきた時から始まる．呼吸状態や意識レベルはもちろん，顔貌，顔色や皮膚の所見から患者の重症度を第一印象としてとらえることが大切である．ストレッチャー上の患者が，心不全の起座位や腹痛時の膝屈曲位など特徴ある体位をとっていることもある．歩いてきた患者では，歩行の状態から麻痺，小脳失調，四肢の骨折などをチェックできる．疼痛部位を押さえている様子なども診断の参考となる．

　診察の最初には，バイタルサインをチェックし，患者の性別，年齢を確認し，身長，体重，栄養状態，体格を把握する．けいれんや振戦その他の不随意運動の有無も観察する．顔全体をながめて，顔貌が苦悶状や無欲状でないか，苦悶状の顔貌からは疼痛の程度が読み取れるし，不安や興奮などの精神的な状態も把握できる．その他，Parkinson病の仮面様顔貌や破傷風の痙笑などが特徴的である．全身の皮膚から，蒼白，チアノーゼ，黄疸，発汗状態などを観察し，触診で湿潤，浮腫の程度をみる．出血傾向による出血斑，アナフィラキシーに随伴する皮膚症状，肝硬変でみられるクモ状血管腫や手掌紅斑にも注意する．

頭頸部の診察

　視診，触診で頭部の大きさ，形を観察する．頭部外傷では，毛髪をかきわけて丁寧に打撲痕，陥没，開放創を探す．頭蓋底骨折では，耳介後部の皮下出血（Battle's sign）や眼窩周囲の皮下出血（black eye）が受傷後数時間で出現する．顔面では，左右対称性から顔面神経麻痺を診断できる．眼部は，眼球突出や眼瞼下垂の有無を観察し，眼瞼結膜で貧血，眼球結膜で黄疸の有無がわかる．意識障害患者では眼球偏位，瞳孔の大きさ，左右差，対光反射は最低限チェックする．耳部では耳鏡による外耳道，鼓膜の観察に慣れておく．口腔内は，前方から口唇，歯，歯肉，頬粘膜，硬口蓋，軟口蓋，舌，口蓋扁桃，咽頭後壁と順次観察する習慣をつけておく．意識障害患者では口臭のアルコール臭や有機リン臭をチェックするが，そのほか特有の口臭として糖尿病性昏睡のアセトン臭，尿毒症の尿臭，肝不全のネズミ臭などが診断の参考となる．

　頸部では，甲状腺，リンパ節などの診察のほかに，心不全や閉塞性ショックの所見である外頸静脈の怒張，緊張性気胸でみられる気管の偏位が重要である．気胸や食道・気管の損傷で頸部に皮下気腫（握雪感）を認めることもある．

　頭頸部の聴診は，血管雑音の聴取が中心である．こめかみや眼球上の血管雑音は脳動脈瘤や動静脈奇形を，頸部では頸動脈の病変を疑わせる．眼球突出と眼球上での血管雑音は頸動脈海綿静脈洞瘻の特徴的所見である．上気道狭窄では頸部で

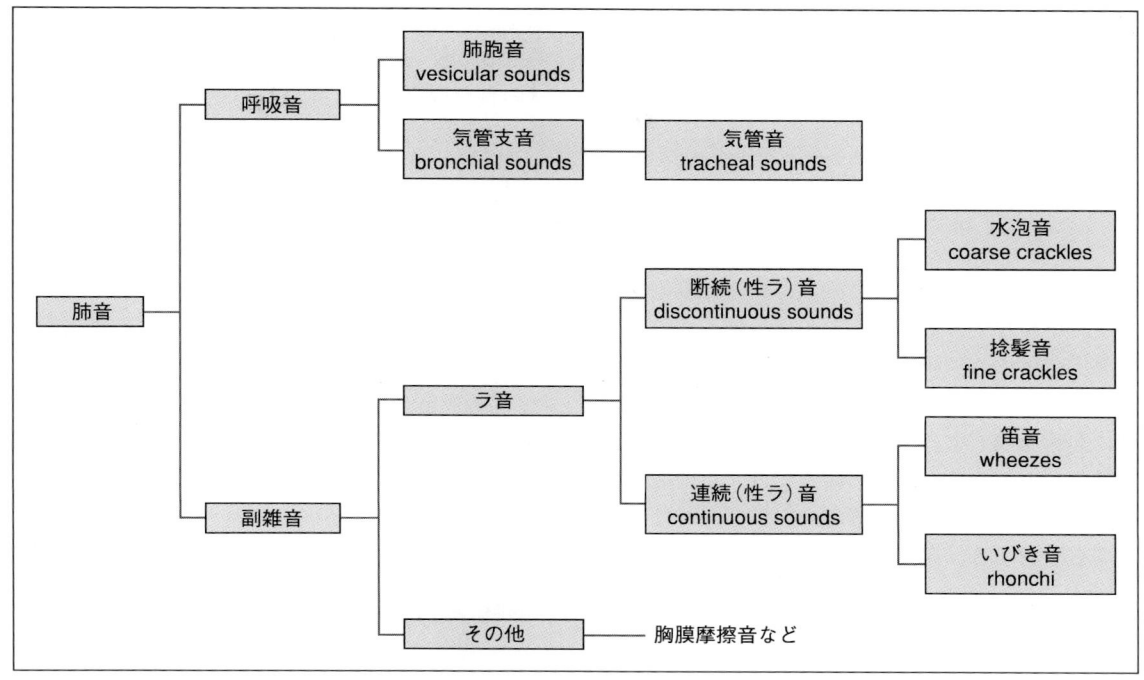

図III-5 肺音の分類

狭窄音を聴取できる．

胸部の診察

　胸郭は左右の対称性，前後径を観察する．胸郭の変形には，漏斗胸などの先天的なものと，肺気腫でみられる樽状胸などの後天的なものがある．女性化乳房などの皮膚所見にも注意する．胸部外傷では胸郭動揺，皮下気腫，鎖骨・胸骨・肋骨の異常可動性と圧痛の有無をチェックする．フレイルチェストは胸郭動揺により身体所見から診断すべき病態である．皮下気腫があれば気胸の可能性が高い．骨の異常可動性や圧痛の存在は骨折を疑わせるが，同時に近傍の内臓の損傷を疑うことが大切である．胸部の打診では気胸の際の鼓音や胸水貯留の濁音を診るが，診断的意義は高くない．

　肺音の聴診では，まず正常の呼吸音が左右差なく聴取できるかを確認する．病的な副雑音のうちラ音の聴取が救急診療では重要である．ラ音は，従来は湿性ラ音と呼ばれた断続音と，乾性ラ音と呼ばれた連続音に分けられる．断続音のうち粗な水泡音は気道分泌物を反映し肺炎，肺水腫で聴取できる．細かい捻髪音は，末梢気道の開口を反映するとされ間質性肺炎などで聴かれる．連続音は高音性の笛音と低音性のいびき音があり，いずれも気道の狭窄部を空気が通過する際に生じるが，笛音は気管支喘息で，いびき音はより太い気管，気管支の狭窄で発生する（図III-5）．

　心音は，第I音，第II音，収縮期雑音，拡張期雑音を別々に聴くつもりで，大動脈弁領域の第2肋間胸骨右縁，肺動脈弁領域の第2肋間胸骨左縁，三尖弁領域の第4〜5肋間胸骨左縁，僧帽弁領域の心尖部の順に聴診する．心雑音があれば，強さ，最強点の部位，性状，放散の有無と範囲，収縮期性か拡張期性かを記載する．

　仰臥位の救急患者では背部の観察がおろそかになりやすいので注意する．脊椎の保護を要する場合にはログロール，フラットリフトなどの手技を用いて観察する．視診，触診で脊柱の異常による変形を観察する．腎盂腎炎や脊椎疾患では，背部の叩打痛をみる．腎盂腎炎の診断には左手掌を肋

骨脊椎角(costovertebral angle；CVA)に置き，右こぶしで叩く．脊椎は棘突起を確認して打鍵器で叩く．

腹部の診察

　腹部の診察は，視診，聴診，打診，触診の順に行う．下着を十分に下ろして，鼠径部や外陰部まで必ず観察する．腹痛の患者で鼠径ヘルニアを見落とすことがあってはならない．腹部全体の輪郭，形状を観察する．膨隆は肥満のほか腹水貯留や鼓腸でみられる．皮膚の観察では，手術瘢痕を見逃さないようにする．静脈の怒張があれば血流方向も確認する．急性膵炎の際には，後腹膜の血性滲出液による着色斑が時にみられ，Cullen徴候(臍周囲)やGrey Turner徴候(側腹部)として知られている．

　聴診による腸蠕動音の聴取は腹部診察では欠かせない．亢進した金属性の音は機械的イレウスを疑う．麻痺性イレウスや絞扼性イレウスでは，腸蠕動音は減弱し，さらに病状が進行すると消失する．大動脈や腎動脈の血管雑音が聴取できることもあるが，必ずしも病的とは限らない．

　打診で，腹部全体の状況や痛みの部位を把握しておく．胃や腸管内のガスの貯留で鼓音が聴かれる．叩打痛は肝腫大の診断の参考になる．

　触診(図III-6)の際には痛みのある部位は最後に診察する．患者の膝を立ててもらい腹壁の緊張をとる．圧痛の部位，特に指先1本に限局した圧痛点は病変部を示すことが多い．患者自身に自分の指で圧痛点を押さえてもらうことも役立つ．急性虫垂炎のMcBurney点やLanz点，急性胆嚢炎のMurphy徴候などが有名である．腹膜刺激症状の有無は今なお腹膜炎の診断と治療方針決定に最も重要な所見である．腹膜炎から腹壁の筋緊張が起こり，触診時に腹壁を硬く感じる筋性防御や板状硬と呼ばれる所見や，圧痛点を押さえたときより急に離したときにより強い痛みを感じる反跳痛(Blumberg徴候)がある．

　直腸指診は，急性腹症や骨盤骨折，脊髄損傷の診察では欠かせない．便塊，便潜血反応，Douglas窩の圧痛や液体貯留，前立腺の性状・位置の異常，肛門括約筋の収縮を診る．女性では骨盤内炎症性疾患(PID)で子宮頸部の圧痛や可動痛がみられる．

神経学的診察

　救急診療では，意識障害患者の診察で必要な①瞳孔径と対光反射の有無，②眼球位置と眼球運

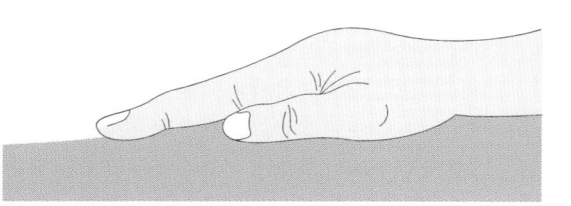

図III-6　腹部の触診方法
肘関節を固定して肩関節を支点にして上肢全体の動きにより，指から手掌まで全体で均一に腹壁を押さえる．

表III-4　主な神経学的診察
1. 意識レベル
2. 脳神経
   - I　　　　　嗅覚
   - II　　　　 対光反射
   - III, IV, VI　眼球運動の観察
   - V　　　　　顔面の触覚，咬筋の収縮の診察
   - VII　　　　前頭筋，眼輪筋，口輪筋の診察
   - VIII　　　 聴力検査
   - IX, X　　　発声時の軟口蓋の観察
   - XI　　　　 僧帽筋の診察
   - XII　　　　舌出しの左右偏位の観察
3. 運動機能
   - 上，下肢のBarré徴候
   - 握力の検査
4. 小脳機能
   - Finger-Nose-Finger test
   - Diadochokinesis
5. 知覚機能
   - 触覚，痛覚の診察
6. 深部腱反射
   - 上腕二頭筋腱反射，上腕三頭筋腱反射
   - 膝蓋腱反射，アキレス腱反射
   - 病的反射：Babinski反射
7. 髄膜刺激症状
   - 項部硬直，Kernig徴候

動，③運動麻痺の有無，④四肢の異常肢位：除脳硬直，除皮質硬直，⑤錐体路症状：深部腱反射の亢進，病的反射（Babinski 反射など），⑥髄膜刺激症状，などが重要である．スクリーニングのための主な神経学的診察を表Ⅲ-4 に示す．それぞれの詳細は，成書を参照してほしい．

四肢の診察

四肢の変形，腫脹を観察し，外傷が疑われる場合には必ず末梢の循環，知覚運動機能を評価する．capillary-refilling time は爪床または小指球を圧迫し，再充満までの時間が 2 秒以上かを観察する手技で，出血性ショックや当該四肢の末梢循環不全を早期に診断できる．関節の可動域をみる際には，高齢者では力を入れすぎないように十分注意する．

3 重症度と緊急度

日本医科大学付属千葉北総病院 救命救急センター　**益子邦洋**

卒後臨床研修においては救急部門での研修が必須とされている．その理由は，さまざまな自覚症状を訴えて救急外来を受診する患者の重症度や緊急度を的確に判断し，適切なタイミングで必要な医療を実施し，あるいは適切な医師の応援を求めたり，適切な医療機関へ転送させる能力が，すべての臨床医に求められているからである．そこで本項では，重症度と緊急度の判断に係る基本的事項について述べる．

重症度・緊急度を判断する必要性

救急医療が一般診療と根本的に異なる点は，時間軸によって医療が規定されることである．すなわち，医師が適切な時間内に，適切な診断と治療を実施しなければ，時に患者の死亡や重度後遺症という，取り返しのつかない結果がもたらされることがある．

一般の医療では，例えば胃のあたりの不快感を訴えて内科外来を受診した胃癌患者の場合，担当医は血液・尿検査，単純X線検査，上部消化管の造影検査や内視鏡検査，腹部超音波検査，腹部CT検査，さらにはMRI検査や血管造影検査などを予約し，これらの結果がすべて揃ったところで，データや画像所見を詳細に検討して胃癌の診断を確定し，治療方針を立案することになる．診断結果が得られるまでには数週間を要することも稀ではないが，この程度の時間的遅れは通常問題とならない．また，引き続き根本治療を依頼された外科医は，胃のどの部分にどれくらいの大きさの癌ができていて，深達度や周囲臓器への浸潤，さらには遠隔臓器への転移やStageはどの程度かを十分把握したうえで，手術術式を決定するだけの時間的余裕がある．

これに対して，食事中に突然呼吸困難に陥ったとの通報で救急搬送され，意識レベル低下，呼吸弱く脈拍頻数微弱，チアノーゼを呈している高齢者の場合には，血液検査を行い，X線検査やCT検査を行い，診断を確定してから治療を開始するようなことをしていれば，この間に患者は低酸素血症から死に至る危険性がある．窒息の原因が何であれ，病歴と身体所見から窒息が疑われるこのような患者では，すべての検査を後回しにして気道を確保し，十分な酸素投与を行いつつ，一刻も早く異物の除去を図ることが最優先であり，これが速やかに行われれば早期の社会復帰という良好な転帰がもたらされることになる．

このように，救急医療の現場では，バイタルサインや身体所見から，個々の救急患者の重症度や緊急度を瞬時に判断し，それに従って検査や治療の優先順位を決定し，適切な時間内に必要な治療を実施するという作業が日常的に行われている．それゆえ，診断手法や治療手段の優先順位を適切に判断するうえでも，重症度・緊急度の判断は極めて重要である．

重症度・緊急度の定義と判断基準

重症度とは，患者の生命予後または機能予後を示す概念であり，重症度が高い患者は基本的に生命の危険や後遺症の危険が高い患者と考えることができる．一方，緊急度とは，その重症度を時間的に規定した概念と定義され，緊急度が高い患者とは，速やかに治療が行われないと，死亡や重度後遺症など予後不良が予想される患者と考えることができる．

緊急度の概念を最もよく表わしているのはCaraの曲線であり，心臓停止では約3分後に死

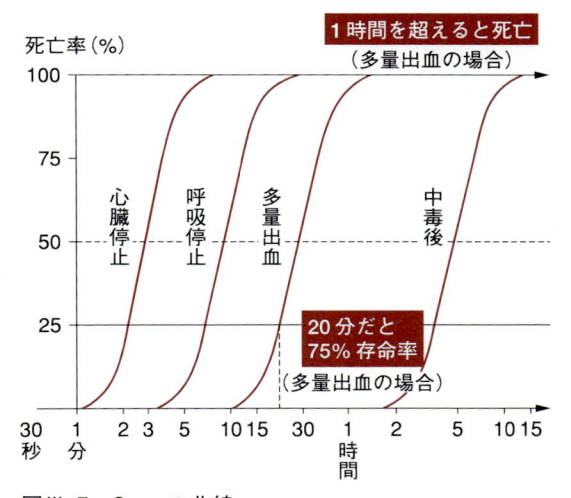

3．重症度と緊急度　27

図Ⅲ-7　Caraの曲線

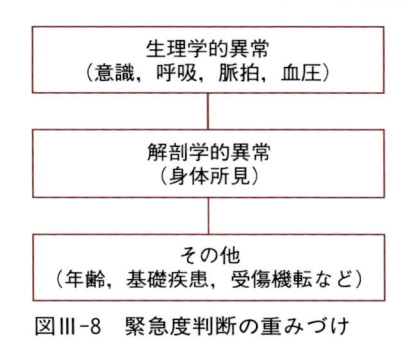

図Ⅲ-8　緊急度判断の重みづけ

亡率が 50％ となり，呼吸停止では約 10 分後に死亡率が 50％ となり，多量出血では約 30 分後に死亡率が 50％ となり，薬物中毒では約 5 時間後に死亡率が 50％ になるといわれる（図Ⅲ-7）．

また，緊急度判断においては，重症度を判断するための因子により重みづけが異なり，生理学的異常を伴うものが最も緊急度が高く，次いで解剖学的異常を伴うもの，その他の因子によるものの順となっている（図Ⅲ-8）．

重症度を縦軸，緊急度を横軸にとり，内科的疾患や病態の重症度と緊急度を図Ⅲ-9（次頁）に示す．心肺停止，出血性ショック，急性心筋梗塞，急性大動脈解離，脳出血，くも膜下出血，穿孔性腹膜炎などは緊急度が高く，救命のためには迅速な診断と治療を必要とするが，適切な診療を実施しても時に予後不良のことがあり，重症度も高い．これに対し，上気道閉塞，低血糖性昏睡，アナフィラキシーショック，喘息発作，急性睡眠薬中毒の緊急性は極めて高く，治療開始が遅れると，死亡に至ったり，低酸素血症に基づく難治性の遷延性昏睡を合併する．しかしながら，早期に適切な呼吸・循環管理が行われるならば，予後は一般的に良好であり，重症度はそれほど高くない．

緊急度は低いが重症度が高い群の例として，各種進行癌，脳腫瘍，肝硬変，糖尿病性腎症，閉塞性動脈硬化症がある．消化器癌による単純性イレウス，肝硬変に伴う腹部膨満，糖尿病性腎症に伴う全身浮腫などは，通常，緩徐な経過で進行し，必ずしも迅速な治療を必要とするものではないが，疾患や病態そのものの重症度は高く，予後不良の場合も決して稀ではない．救急外来を受診する患者の中で多くを占める感冒，上気道炎，急性胃腸炎，片頭痛，尿路結石，過換気症候群などは，緊急度も重症度も低い．

外傷に伴う損傷や病態の重症度と緊急度を図Ⅲ-10（次頁）に示す．胸腔内出血，腹腔内出血，骨盤骨折に伴う後腹膜出血が原因の出血性ショックは，緊急度，重症度ともに極めて高く，迅速に医療機関へ搬送して根本的止血を行えるか否かが生死を分ける．Cowley は，出血性ショックなど，緊急性の高い外傷患者では，受傷から 1 時間以内に手術療法などの根本的治療を行えば救命率が最大になるとして，受傷後の 1 時間を golden hour と命名した．その他，急性硬膜外血腫や急性硬膜下血腫などの急性頭蓋内血腫，心損傷に伴う心タンポナーデ，胸部大動脈損傷，膵・十二指腸損傷，クラッシュ症候群なども，重症度・緊急度が高い．

一方，緊張性気胸は，一刻を争って胸腔内の脱気処置を行わなければ高度な呼吸・循環不全から急速に死に至るが，適切なタイミングで胸腔内の減圧処置がなされれば良好な経過を辿り，重症度は決して高くない．また，指趾切断の場合，生命的予後からみた重症度は高くないが，早期の再接着術が行われれば機能障害を回避できることから，緊急度は高い．これに対し，眼球破裂や脊髄

重症度			
高	各種進行癌 脳腫瘍 肝硬変 糖尿病性腎症 閉塞性動脈硬化症	心肺停止 出血性ショック 急性心筋梗塞 急性大動脈解離 脳出血，くも膜下出血 穿孔性腹膜炎	
低	感冒，上気道炎 急性胃腸炎 片頭痛 尿路結石 過換気症候群	上気道閉塞 低血糖性昏睡 アナフィラキシーショック 喘息発作 急性睡眠薬中毒	
	低　　　　緊急度　　　　高		

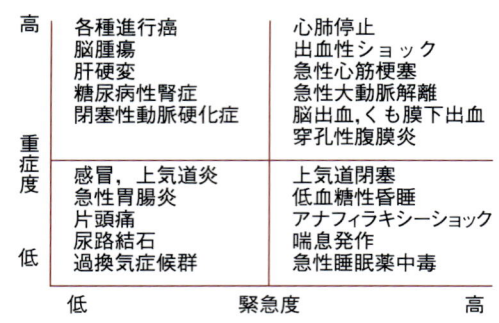

図Ⅲ-9　内科的疾患・病態の重症度と緊急度

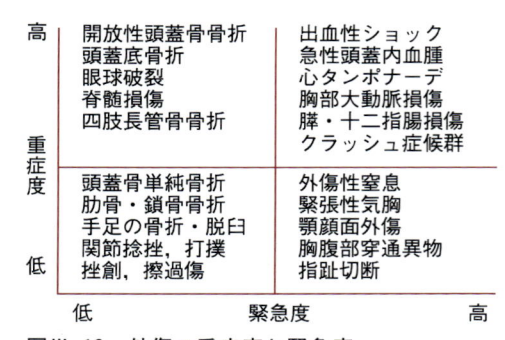

重症度			
高	開放性頭蓋骨骨折 頭蓋底骨折 眼球破裂 脊髄損傷 四肢長管骨骨折	出血性ショック 急性頭蓋内血腫 心タンポナーデ 胸部大動脈損傷 膵・十二指腸損傷 クラッシュ症候群	
低	頭蓋骨単純骨折 肋骨・鎖骨骨折 手足の骨折・脱臼 関節捻挫，打撲 挫創，擦過傷	外傷性窒息 緊張性気胸 顎顔面外傷 胸腹部穿通異物 指趾切断	
	低　　　　緊急度　　　　高		

図Ⅲ-10　外傷の重症度と緊急度

損傷では重大な後遺障害がもたらされるが，その多くは，早期の治療開始によって後遺症の軽減を図ることが極めて困難であり，緊急度は低い．

参考までに，救急隊員のための外傷の重症度・緊急度判断基準を図Ⅲ-11に示す．全国の救急隊員はこの重症度・緊急度判断基準に従って搬送先病院を選定していることを理解しておかなければならない．

重症度・緊急度を判断する場とその特徴

■プレホスピタルケア

近年，ドクターカーやドクターヘリの運用が全国的に進められており，医師が救急現場に出動する機会が増えている．救急現場は医療機関のERと異なり，基本的に血液検査，X線検査，超音波検査，CT検査はできず，輸血も行えず，通常，医師は自分しかいないという環境である．したがって，出動要請時や現場到着時の救急隊員からの情報，患者自身や家族・付添人からの情報とともに，患者の症状・徴候，身体所見だけから重症度や緊急度を判断せざるをえない．特に，多数傷病者事故においては，重症度や緊急度の判断を基に，誰から治療を開始するか，誰から，どのような手段で医療機関へ搬送するかを決定することが肝要である（field triage）．救急現場での判断ミスは防ぎうる死亡（preventable death）に直結することを忘れてはならない．

■救急外来（ER）

ER（emergency room）における重症度・緊急度の判断は原則的に3段階で行われる．第1段階はprimary surveyと呼ばれ，症状，徴候，身体所見から，意識障害の有無，気道開放の有無，呼吸の適不適，循環動態の異常を迅速に評価し，これらのうち1つでも異常が認められれば，緊急度が最も高いと判断する．この際，動脈血ガス分析や迅速超音波検査（FAST）の所見も参考にする．当然のことながら，呼吸・循環管理は並行して行われなければならない．

第2段階はsecondary surveyと呼ばれ，頭頂部から足のつま先まで，身体所見を詳細にチェックし，解剖学的異常の存在を見つけ出し，その結果に基づいて重症度・緊急度を判断する．必要があれば，X線検査，CT検査，MRI検査，血管造影検査，内視鏡検査なども実施する．

第3段階はtertiary surveyと呼ばれ，それまで一通り全身の検索が終了し，緊急度や重症度を判断し，治療計画を立案した段階で，何かおかしい，どうも納得できない，未だ隠されている異常があるのではないか，などと考えられる場合に，さらに詳細な身体観察と血液検査，画像診断などを実施して，最終診断を下すプロセスである．

■災害現場

災害現場では，迅速かつ適切な災害医療を実施し，最大多数の負傷者に最良の結果をもたらすこと（the greatest good for the greatest number of

3．重症度と緊急度

第1段階　　　　　　　　　　　生理学的評価

意　識：JCS 100 以上
呼　吸：10 回/分未満または 30 回/分以上
　　　：呼吸音の左右差
　　　：異常呼吸
脈　拍：120 回/分以上または 50 回/分未満
血　圧：収縮期血圧 90 mmHg 未満または収縮期血圧 200 mmHg 以上
SpO_2：90% 未満
その他：ショック症状
※上記のいずれかが認められる場合

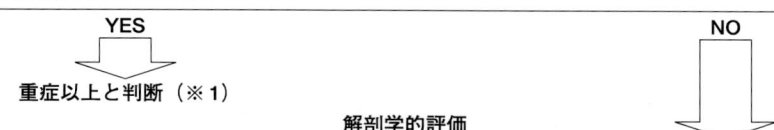

　　　YES　　　　　　　　　　　　　　　　　　　　　NO
　　↓　　　　　　　　　　　　　　　　　　　　　　　↓
重症以上と判断（※1）

第2段階　　　　　　　　　　　解剖学的評価

・顔面骨骨折
・頸部または胸部の皮下気腫
・外頸静脈の著しい怒張
・胸郭の動揺，フレイルチェスト
・腹部膨隆，腹壁緊張
・骨盤骨折（骨盤の動揺，圧痛，下肢長差）
・両側大腿骨骨折（大腿の変形，出血，腫脹，圧痛，下肢長差）
・頭部，腹部，胸部，頸部または鼠径部への穿痛性外傷（刺創，銃創，杙創など）
・15% 以上の熱傷を複合している外傷，顔面または気道の熱傷
・デグロービング損傷
・多指切断（例えば手指2本，足指3本）
・四肢切断
・四肢の麻痺

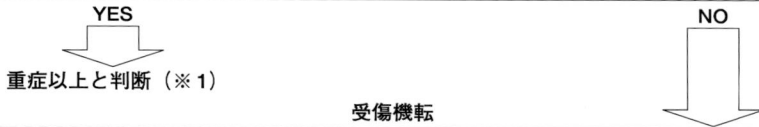

　　　YES　　　　　　　　　　　　　　　　　　　　　NO
　　↓　　　　　　　　　　　　　　　　　　　　　　　↓
重症以上と判断（※1）

第3段階　　　　　　　　　　　受傷機転

・同乗者の死亡
・車から放り出された
・車に轢かれた
・5 m 以上跳ね飛ばされた
・車が高度に損傷している
・救出に 20 分以上要した
・車の横転
・転倒したバイクと運転者の距離：大
・自動車が歩行者・自転車に衝突
・機械器具に巻き込まれた
・体幹部が挟まれた
・高所墜落

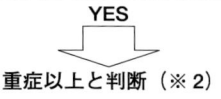

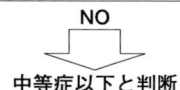

　　　YES　　　　　　　　　　　　　　　　　　　　　NO
　　↓　　　　　　　　　　　　　　　　　　　　　　　↓
重症以上と判断（※2）　　　　　　　　　　　　　中等症以下と判断

原則，重症度・緊急度を評価する優先順は，第1段階，第2段階，第3段階の順とする．

（※1）重症以上と判断した場合の医療機関の選定は，救命救急センター等の三次救急医療機関，あるいはこれに準ずる二次救急医療機関および地域の基幹病院とすること．
（※2）原則，※1と同様であるが，搬送病院の選定に苦慮する場合には，医師の助言，指導を受けること．

───────────── 留意点 ─────────────

その他の評価

以下の項目に該当している場合は，第1段階から第3段階までの各項目に該当していなくても，重症以上となる可能性があるので，搬送病院の選定に苦慮する場合には，医師の助言，指導を受ける．

・小児または高齢者
・心疾患または呼吸器疾患の既往
・糖尿病（特にインスリン使用中）
・肝硬変
・透析患者
・悪性腫瘍
・出血性疾患（紫斑病，血友病等）
・抗凝固薬服用中
・薬物中毒
・病的肥満
・妊婦

図Ⅲ-11　外傷の重症度・緊急度判断基準

victims)が求められ，3つのT〔Triage(トリアージ)，Treatment(治療)，Transportation(搬送)〕が鍵となる．このうち，トリアージは傷病者の緊急度と重症度を短時間内に判定し，治療の優先順位を決定するうえで欠くことができない作業である．

災害時におけるトリアージの詳細は他項に譲るが，少数の医療スタッフが多くの傷病者を短時間内にトリアージするためには，START式トリアージ(Simple Triage and Rapid Transportation)が有用である．本法は，歩行可能か否か，呼吸をしているか，呼吸回数はどうか，循環の状態はどうか，簡単な呼び掛けに答えられるか，によって傷病者の緊急度を迅速に選別することが可能な方法であるが，特殊な治療や手術の必要性については判断できないという欠点がある．

■おわりに

以上，重症度・緊急度を判断する必要性，重症度・緊急度の定義と判断基準，重症度・緊急度を判断する場とその特徴につき述べた．救急外来を受診し，あるいは救急室に搬送される傷病者のスペクトルは極めて広く，一刻を争って外科治療やカテーテル治療を行わなければ救命できないものから，特に治療を必要とせず，自宅での経過観察が可能なものまでさまざまである．厄介なことは，重症患者が初診時に，必ずしも重症感を伴っているとは限らないことである．多くの救急患者の重症度と緊急度を的確に判断し，その中から，迅速に診断・治療を行わなければならない患者を見つけ出す能力は，数多くの実践を積み重ねることでしか身につかない．救急部門での臨床研修において，数多くの救急患者に接し，患者から学ぶことは，百冊の教科書を読破するのに等しいことを強調してまとめとしたい．

◆文献

1) 救急振興財団：救急搬送における重症度・緊急度判断基準作成委員会報告書．2004.3
2) Cara M: The Emergency Medical Service of Paris. Bull Acad Natl Med 165: 365-372, 1981
3) Cowley RA, Hudson F, Scanlan E, et al: An economical and proved helicopter program for transporting the emergency critically ill and injured patient in Maryland. J Trauma 13: 1029-1038, 1973
4) 金　弘：ドクターカー運用とメディカルコントロール；船橋市の現状から．救急医学 25: 1793-1797, 2001
5) 益子邦洋, 松本　尚：千葉県ドクターヘリ活用の実績と展望．病院 62: 321-325, 2003
6) 益子邦洋：第16回日本外傷学会シンポジウム「外傷患者の搬送先；適切な選定は？」司会者のまとめ．日外傷会誌 16: 330-333, 2002
7) Ruiz E: Initial approach to the trauma patient. In Tintinalli JE, Krome RL, Ruiz E (eds): Emergency Medicine. pp 905-909, McGraw-Hill, 1992
8) Mashiko K: How best to utilize triage tag. Asian Med J 43: 249-253, 2000
9) Benson M, Koenig KL, Schultz CH: Disaster triage: START, then SAVE—a new method of dynamic triage for victims of a catastrophic earthquake. Prehospital Disaster Med 11: 117-124, 1996

IV

救急診療に必要な検査

検査計画

東京医科大学 救急医学　行岡哲男

　目的をもった人の活動は，「① 情報収集・分析 → ② 計画 → ③ 行動 → ④ 評価」と定式化されることがある．この定式を医療に当てはめると，①→② までが診断と治療法の選択に相当し，③ が治療ということになる．最後の評価（④）では，情報収集とその分析が必要で（① に戻ることになり），螺旋階段を登るように目的に向かって進む，と理解される．一見明解な定式化であるが，これにはある暗黙の前提が存在する．それは，情報収集・分析し計画を立案している間は，状況（患者の病状）は変化しないという前提である．例えば，癌の診療では，癌であることの診断と同時に病期（ステージ）分類がなされ，これに応じた治療法が選択される．これが①→② に相当する．この場合，例えば，診断から治療開始まで10日要したとして，この間に病期は変化しないことが前提となる．すなわち，①→②→③→④ という時間経過はその範囲内において，患者の病状に変化がないことを前提とする．表現を変えれば，この定式化された診療過程には，時間因子は組み込まれていないことになる．

　さて，救急診療の大きな特徴は，その診療過程で時間因子を無視できないという点にある．最初の状況で，①情報収集・分析し，これに基づき②計画を立てて，治療（③行動）へと進む．その間に，状況（患者の病状）それ自体が変化する可能性がある．この場合，治療（③行動）は現状に合わない可能性大である．この救急診療の特性を反映し，例えば「外傷初期診療ガイドライン」（JATEC）では，診療開始直後の primary survey は「生理学的兆候による全身状態の把握」とされているが，手順に基づき情報収集・分析してその後に計画を立てて治療へと進むのではない．primary survey では「生命兆候を把握，必要なら並行して蘇生を行う」とされ，①・②・③ が並行して進むことも示唆されている．冒頭に示した，①→②→③→④ という整然とした診療過程は，救急医療の現場では必ずしも成立しないということになる．これは救急診療が時間因子を組み込んだ結果であるが，この問題は診療の本質に深く関わる事柄である．このことを踏まえ，救急診療における検査をどのように考えるか総論的解説を行う．

救急診療におけるモニターと検査

　救急診療でモニターといえば，心電図であれ，SpO_2 であれ，一般には持続モニターを意味する．モニター（monitor）の語源はラテン語の monere で，これは"忠告する（advise）"とともに，"思い出させる（remind）"という意味を持ち，今より前のことを参照することが含意される．モニターのアラーム設定は，しばしばそれ以前の状態を参考にセットされることがある．また，トレンド表示は，一定幅を持った時間経過の中で，変化の傾向をとらえようとするものである．このように，モニター，特にトレンドデータはそれまでの経過の積み重ねを背景にした，その時点での情報として解釈されるべきである．同時に，今後到達すべき目標を可能性の１つとして意識しつつ，これに向かう道標という観点から解釈されることになる．

　具体例を提示する．図IV-1 a-e は，転落外傷（骨盤骨折・肝損傷III b）例の収縮期血圧と脈拍および輸液量を，それぞれの時間帯までのトレンドモニターとして表示したものである．データの向かって右端がそれぞれの時点での「現在のデータ」となる．

　図IV-1a は，来院１時間後の「時点１」までのト

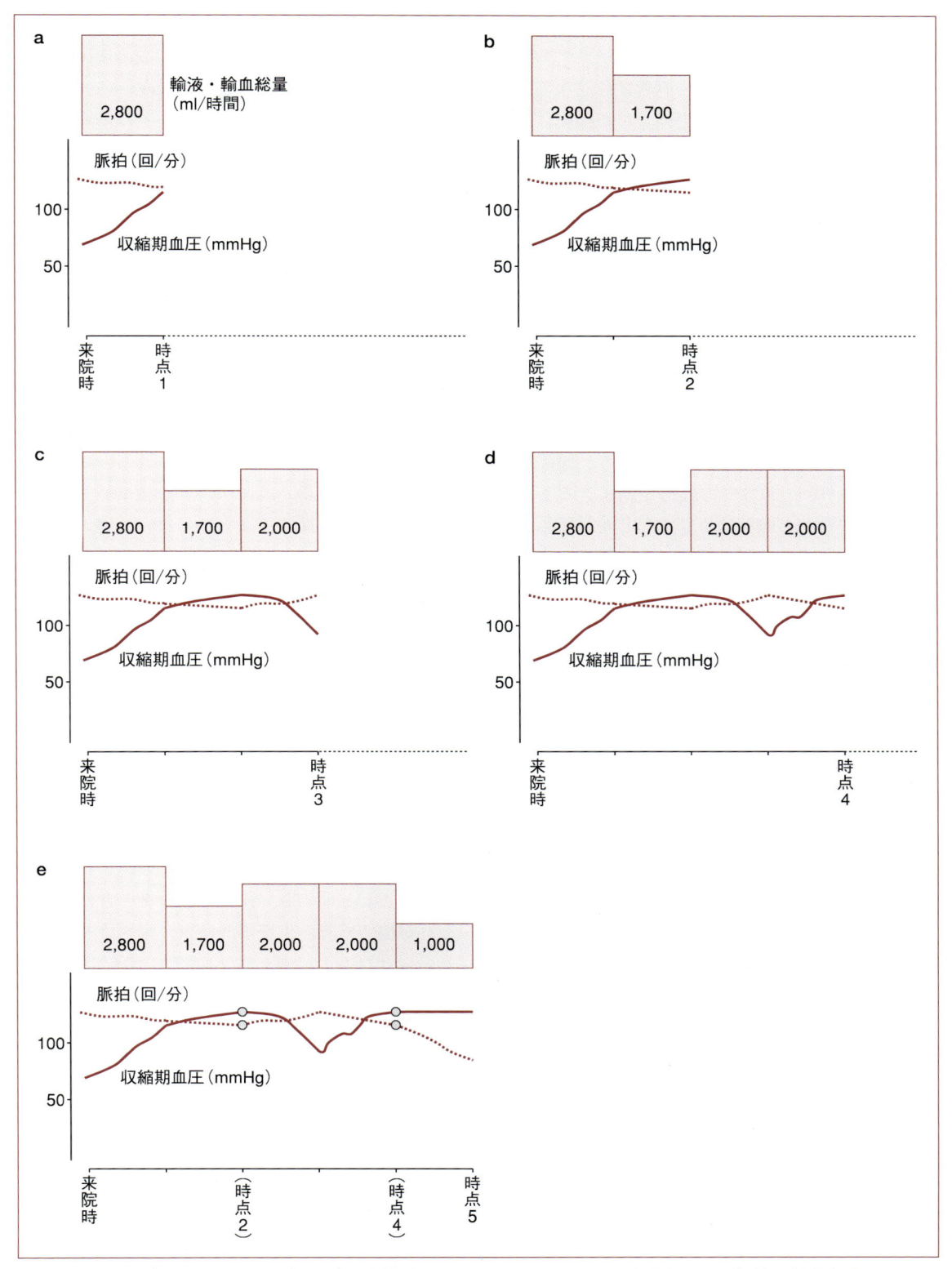

図IV-1　外傷例（骨盤骨折・肝損傷Ⅲb）の各時点までのトレンドデータと時間当たりの輸液・輸血総量

レンドデータである．来院時は血圧70 mmHg・脈拍120/分と低血圧・頻脈を認めショック状態であったことが理解される．直ちに急速な輸液を開始し，これにより血圧は上昇したが頻脈は持続している(収縮期血圧：110 mmHg，脈拍：115/分)．この時点での今後の最良の予測は，輸液を減量しつつ血圧が維持され頻脈が改善する展開である．これは，とりもなおさず，重大な出血の持続はなく，輸液療法で循環血液量が確保されたことを意味することになる．しかし，出血の持続があれば再びショックに陥ることもこのデータから予見できる．

図IV-1b(収縮期血圧：120 mmHg，脈拍：110/分)は2時間後の「時点2」のデータである．輸液量は相変わらず多くが必要であり，頻脈が続いている．「時点2」までの経過を踏まえると，重大な出血が持続し輸液によりなんとか循環動態が維持されていることが示唆される．このまま出血が続けば再度ショック状態に至ることが懸念され，血管造影による検索を行うこととなった．

図IV-1c(収縮期血圧：85 mmHg，脈拍：120/分)は3時間後の「時点3」のデータで，カテーテル塞栓術による止血実施直前のデータである．再度ショック状態となるも，この時点で内腸骨動脈領域にのみ造影剤の動脈性血管外漏出を確認し，この直後に止血を完了した．この時点3では未だショック状態ではあるが，止血の完了により今後は循環動態の安定化が期待される．

図IV-1d(収縮期血圧：120 mmHg，脈拍：110/分)は4時間後のデータ(「時点4」)で，低血圧は是正されているが未だ頻脈は続いている．

図IV-1e(収縮期血圧：120 mmHg，脈拍：90/分)は来院5時間後の「時点5」のデータであり，血圧は1時間前と同じで安定し，頻脈は認めない．輸液量も減量されつつある．

この経過で，注目すべきは「時点2」と「時点4」のデータで，数値(収縮期血圧：120 mmHg，脈拍：110/分)は同じである．しかし，それ以前の経緯を背景にすれば，前者は出血を輸液で補い循環動態を維持している状態であり，後者は止血が完了したが，未だ輸液が十分に足りていない状態

と解釈される．この解釈の相違は，それまでの経過に大きく依存する．また，その後の展開を考慮すれば，「時点2」は何らかの止血操作の検討を要請するデータであり，また「時点4」は循環動態の安定化への通過点という理解が妥当と思われる．

診療の全経過をみてその内容を検討することは，いわば「ゲーム」の勝敗を知っての論評である．この"論評"はそれとして意義はある．しかし，救急診療とは，まさに「ゲーム」を行うことであり，その進行中の各時点での妥当な判断が求められる．すなわち，図IV-1aから1eまでの，各時点でこれに至る経緯を振り返り，同時に先を予見しつつ，その時点のデータが評価されるべきである．

救急診療に時間因子が組み込まれるという意味は，時刻ごとに得られたデータを標準値と比較してその高低を判断することではない．過去を敷衍し(押し広げ)つつ，同時に可能性としての目標から現状に立ち戻り(遡及し)，データを了解することを意味する．このことが理解できれば，来院時の収縮期血圧75 mmHg，脈拍120/分というデータでも，それが交通外傷受傷後30分で搬送された事例と，山岳遭難で転落し3日目に救出され搬入された事例では，病院前の経過の違いがデータ解釈に及ぼす影響の大きさが理解されるはずである．

さて，以上のことを踏まえれば，モニターが時間因子を取り込んだ救急診療で重要視されるのは当然のことといえる．検査はモニターとは違い，それが検体検査，生理学的検査，画像診断など，どのようなものであっても，ワンポイント(ある時点)のデータと理解される．しかし，救急診療は時間因子が組み込まれており，モニターの場合と同様にそれまでの経過と今後の可能性の両面を念頭に置き，検査結果の意味を解釈すべきである．

交通外傷受傷30分後の来院時，収縮期血圧75 mmHg，脈拍120/分でヘモグロビンが12 g/dlであったとする．また，来院時の診断は骨盤骨折と大量の腹腔内出血であったとする．受傷後早期，特に輸液開始前は大量出血があっても未だ組

織間液が血管床に移動しておらずヘモグロビンは低値を示さない．とすれば，受傷後30分で来院という経過が，来院時ヘモグロビン値にとって重要な意義を持つ．この値は，それ以後の低下から出血のおよその程度を評価するための基準値として意義付けられる．また，人工呼吸管理を実施している場合，呼吸器設定条件を変更すると血液ガス分析が行われる．このデータをみる場合，それ以前の一連の条件変更と血液ガス所見の履歴を確認すべきである．同時に今後どのような推移をとるのかの予見をもとに，得られたデータの評価がなされるべきである．

例えば，酸素濃度を0.8から0.6と下げてもPaO_2が維持されている場合，予見される酸素毒性による傷害を回避すべく酸素濃度をさらに0.5以下にまで下げる検討がなされるべきである．急性冠症候群が疑われれば，12誘導心電図は臨床症状など経過を追って繰り返し記録される．循環器疾患の診療に熟練した医師は最初の心電図記録で診断ができたとしても，経過を追った心電図変化の確認を怠ることはない．特定の検査が，たとえ救急診療で一度しか行われないものであっても，その評価にはデータを得た以前と以後の関わりの中で，その意味が解釈されることを忘れてはならない．

救急診療の研修を行うにあたって検査データは，それ以前の経緯と以後の展開の予見から評価されるべきであり，救急診療における時間性とは，このような意味で理解されるべき，というのが本節の結論である．

諸検査の結果を合わせることの意味

救急診療では，1つの検査で診断することはなく，諸検査の結果を複合し重ね合わせることが求められる．これは決して必要なすべての検査を実施せよ，というのではない．まず重要なことは，どの視点から情報を得ているかを自覚することである．異なる視点からの眺めを総合したほうが全体像を把握しやすいことは理解できるが，ある検査情報が得られたら，その次に実施すべき検査を考えながら診療を進めるべきである．例えば突然の激しい胸痛を訴えて来院した患者に対し，心電図・血液検査・心エコーを実施したとする．これらの検査はいわばそれぞれ別の視点からの眺めであり，この一連の所見が心筋の梗塞像と一致すれば，心筋梗塞という診断が妥当ということになる．同様な症状で，心電図で虚血変化はないが，右軸偏位・肺性P波，右脚ブロック(右心負荷所見)，血液検査は異常なく，心エコーで右室拡張・中隔奇異性運動(右心負荷所見)を認めれば，肺血栓症が疑われる．もし，そうなら肺酸素化能の障害があるはずで，血液ガス分析は極めて重要な検査項目と理解される．

検査結果の評価で注意すべきことは，諸検査の意味を理解せず異常程度でこれを点数化し，その幾つかから計算した値から機械的に診断を下す方法の扱いである．この手法は，ある点数以上の症例を群として集め，特定の治療法の有無で群間比較し，その有効性を検討するには便利である．しかし，1人の救急患者の診療では，検査結果による病態理解を曖昧にするという意味で，幾つかの検査データの機械的な計算値を根拠とする診断法は補助的と理解すべきである．

救急診療で検査を実施し病態を把握することは，暗闇に潜む何者かを，その周りを廻りつついろいろな視点からライトを照射し何者かを割り出す作業に似ている．ライトを照射する場所の違いが，検査の違い(生理学的検査，検体検査，画像診断など)に相当する．それぞれの位置の違いを念頭に置き，全体像を描き出すことになる．また，時間をおいた同じ検査の繰り返しは，先に述べたように時間の経過の中で，妥当な判断を導くうえで大きな意義を持つ．

では事前の検査計画とはどのような意味を持つのであろうか．妥当な判断に至るには，暗闇に向けるライトの照射を，過去の経験の集積から得られた一定の手順で行うのが効率的であることは想像に難くない．この手順が事前の検査計画ということになる．したがって，初心者であれば，このレディメードの検査計画に従い経験を積むことは

意義がある．しかし，事前の計画は，遵守すべき規則ではない．この手順から外れる事例が多々あるのは事実である．また，その手順では妥当な判断をむしろ困難にする可能性もある．経験を重ねれば，予め固定された検査手順より，より素早い判断が可能な場合があることを知ることになり，また，そのような事態に気づくはずである．これには，それぞれの検査の意義やその結果の分析を怠らないよう研修を積むことが前提となる．なぜなら，事前の検査手順を変更し，別の検査を先にする，または計画されていない検査を実施するには，その検査の意義の理解が必要であり，これを説明できなければ，手順変更は自分が行っている診療それ自体を見失う原因になる．

本節の結論は，まず，各種の検査はその結果の意義を病態に則して理解することを心がけること，次いで，各種検査を複合し病態の全体像を摑む努力を怠らぬことが重要ということである．事前の検査計画などを利用する場合は，前記のことを踏まえたうえで研修が行われるべきである．

検査に基づく「妥当な判断」

検査は病態・病名を確定するためではなく，どのような対処を今後なすべきか，その判断根拠を求めるために実施される．判断の正しさを，人が判断（予測）したことと客観的事実（結果）の一致をもって評価するとすれば，診療の現場では「正しい判断」を得ることはできない．治療は患者の病状の改善を目指すものであり，ある治療法の選択は，それにより病状が改善すると医師が判断したからこそ選択されることになる．この医師の予測通りに患者の病状が改善したら，治療選択の判断が正しかった，ということになる．しかし，この判断に基づき治療が実施されるのだから，実施前にこの選択が「正しい判断」，すなわち，必ず病状改善をもたらす，とはいえないことは理解されるであろう．

例えば，諸検査から病態Aが判断されたとする．この病態Aに対しては多施設での比較試験で，治療αにより80％の例が治癒に至り，治療αなしの例に比べ有意に治癒率が高いというエビデンスがあるとする．ただし，治療αでは数万例に1例の割合でアナフィラキシーショックによる死亡例があることも知られている．では，諸検査に基づき病態Aに対する治療αの選択は「正しい判断」であろうか．治療αを実施したら病名A 10名のうち2名は治癒には至らないことになり，この場合医師の「病状は改善する」という判断と結果は一致しない．さらに，ショックによる死亡例では，病状の改善どころか最悪の結果であり，治療αの選択は「正しい判断」（予測と結果の一致）とは言いえない．医師が判断したことを含み，人が思ったことは常に一定の事実（例えば，病状の改善）と結びつくわけではない．このように「正しい判断」の意味を理解すれば，医師はこれを得ることができないのは自明なことが納得されるであろう．

一方，「妥当な判断」とは，その時点で最適と思われる判断を意味する．先の例でいえば，治療αの選択は「妥当な判断」といえる．すなわち，「妥当な判断」とは結果が予測とは異なる可能性（可疑性）を含んでいる．妥当性とは，良い結果の到来の予測程度で評価されることになり，この妥当性の根拠として諸検査が総合され検討される必要があるということである．

「正しい判断」と「妥当な判断」の相違は単なる言葉の問題と誤解を受けるかもしれないが，この相違の理解は診療に臨む姿勢に決定的な違いを生じさせる．「正しい判断」とは，医師が思ったことが，必ず一定の客観的事実に必ず結びつく判断と理解すれば，これを得ることはできない．得られる判断は，あくまでも「妥当な判断」であり常に可疑性を持つ．このことを知れば，予測される結果を外す原因を予見し，これを回避する方策検討の重要性が理解できる．また，患者への説明では妥当性の根拠を示すことが重要であると同時に，判断が妥当であること，すなわち，最適であっても一定の結果を約束するものではないことの説明が極めて重要なことも理解されるはずである．また，予測と結果の相違の原因となる具体的な説明

(合併症や偶発症の説明)の重要性も了解される．

　法的にも医師には「正しい判断」，すなわち自らの判断と結果の一致，が常に求められてはいない．しかし，判断を行った時点でそれが妥当である根拠を確認しつつ医療を進めることが求められる．

　諸検査に基づく判断は，その「正しさ」ではなく，現代の医学・医療に照らし，医師として，また同時に1人の人間として，その「妥当性」の確認が常に厳しく求められる．救急研修では，諸検査の実施に際してこのことを忘れることなく経験を重ねる姿勢が必要である．

2 緊急性の高い異常検査所見

a．検体検査

東海大学 救命救急医学　**猪口貞樹**

　救急外来における検体検査は，救急疾病の診断や重症度の判断において重要な役割を果たすものである．一方，急性期の検体検査は，単独では感度(sensitivity)および特異度(specificity)が十分でないものも多く，過信するのは危険である．臨床的には，病歴，診察所見，画像診断，生理検査や複数の検体検査から総合的な判断をすること，また疑わしい場合には経過を観察し，必要に応じて検査を繰り返すことが重要である．

　初期臨床研修においては，救急患者に必要な検査を実施あるいは指示し，また結果を解釈できることが目標である．各疾病の診断に必要な検体検査は各論で詳述されるので，本項では一般的に行われている緊急検体検査の項目を示すとともに，その特性や意義を概説する．

■救急外来における検査の特徴(表IV-1)

表IV-1　救急診療における検体検査の注意点
1．検体検査のみに頼らず，病歴，診察所見，画像診断，生理検査などとともに総合的な判断をすること．
2．疑わしければ，経過を観察し，検査を繰り返すこと．

　救急診療における検査は，汎用性があり，重篤な病態に対して感度が高く，常時実施可能であるとともに迅速に結果の得られるものが有用である．救急患者は通常の外来受診者よりも重症・重篤な病態である可能性が高く，時間的に切迫していることも少なくない．したがって，限られた時間内に診療を行い，かつ重篤な疾病を見逃さないようにすることが求められる．診断と同時に緊急度・重症度の判断が必要なためである．

　また，救急患者の多くは初診であり，意識障害などのため既往歴や現病歴が判然としないことも多いので，ある程度スクリーニング的なルーチン検査が必要となる．また手術などの観血的手技を実施する場合や全身麻酔を行う可能性がある場合には，リスク評価としての検査や感染症検査，血液型検査なども行っておかねばならない(いわゆる術前検査)．このような特殊事情のため，救急外来では，主たる疾病の診断を目的とした検査以外の検査も同時に実施される．

　さらに，救急診療においては，発症から検査までの時間にばらつきが大きく，非常に短いこともある．このため，疾病が存在しても検査上異常値を示さないことが多くなるので注意を要する(特に心筋逸脱酵素やCRPなど)．症状や診察所見などから特定の疾病が疑われる場合には，検査結果に異常がなくても検査を経時的に反復して実施すること，また検体検査のみに頼らず，病歴，診察所見，画像診断，生理検査とともに総合的な判断をすることが大切である．

■救急診療における検体検査

　救急診療で一般的に実施されている検体検査項目と，それぞれに想定される重篤な疾病・病態について以下に記載する(表IV-2)．また疾患の診断とは関係ないが，感染症検査，血液型の注意点についても述べる．

表IV-2 救急診療における一般的な検体検査とその意義

検査の種類	検査項目		異常値で示唆される病態・疾病
末梢血検査	白血球	◎	炎症・感染
	赤血球，ヘモグロビン，	◎	貧血
	血小板	◎	血液凝固異常（DIC，肝硬変，消耗性凝固異常，血液疾患）
	白血球分画	○	重症感染症，血液疾患
血液生化学検査	血糖	◎	糖代謝異常
	AST，ALT	◎	肝機能障害
	BUN，クレアチニン	◎	腎機能障害
	ナトリウム，カリウム，クロール	◎	水・電解質の異常
	ケトン体	○	糖尿病，代謝性の意識障害
	CK	○	組織壊死，悪性症候群，横紋筋融解症
	CK-MB，心筋トロポニン	○	胸痛，急性冠症候群，心筋炎，心外傷
	アルブミン，総ビリルビン，アンモニア	○	肝不全，肝硬変，肝炎
	アミラーゼ	○	急性の腹痛，膵炎，膵外傷
	乳酸	○	循環不全，低酸素（一酸化炭素中毒，窒息など），代謝性アシドーシス
	CRP	○	炎症，感染
血液凝固機能検査	PT，PTT，フィブリノーゲン	○	肝障害，DIC，消耗性凝固異常，血液疾患，手術時
動脈血液ガス分析	pH，PaCO₂，PaO₂，AB，BE	○	呼吸機能および酸・塩基平衡の異常，意識障害，全身麻酔下手術，ICU収容
尿検査	潜血	◎	尿路感染，結石，外傷
	蛋白	◎	腎疾患
	糖，ケトン体	◎	糖尿病
	尿沈渣	○	腎障害，尿路感染
髄液検査	外観，細胞数，糖，蛋白	○	脳炎，髄膜炎，くも膜下出血
喀痰検査	グラム染色，抗酸菌染色，培養	○	呼吸器感染，肺結核
感染症検査	HB，HCV，HIV，HTL	△	観血的手技を実施する可能性
血液型	ABO型，RhD型	△	輸血，手術の可能性

◎は病態にかかわるルーチン検査，○は症状・病態に応じて実施される検査，△は重症度とはほぼ無関係な検査を示す．

1）末梢血検査

　白血球，赤血球，ヘモグロビン，血小板はルーチン検査として実施される．白血球数は，炎症，感染などで非特異的に高値を示し，一般に重症度が高いとより高値となるが，重篤例では消耗により低値を示すこともある．赤血球，ヘモグロビンは貧血，血液濃縮の評価ができる．一方，急性失血の指標にはならないので注意を要する．血小板数は凝固機能検査の一環として価値があり，DIC，肝硬変，消耗性凝固異常，血液疾患などで低下する．

　重症感染症，血液疾患などが疑われれば，白血球分画にて左方移動などを確認する．溶血性尿毒症症候群/特発性血小板減少性紫斑病（HUS/TTP），マラリアでは赤血球塗抹検査が緊急に必要である．

2）血液生化学検査

　血糖，AST，ALT，BUN，クレアチニン，ナトリウム，カリウム，クロールは，ほぼルーチン検査として行われ，また術前検査としても必須の検査項目である．それぞれ，糖代謝，肝・腎機能，水・電解質の指標として用いられる．

　血中ケトン体は，飢餓や糖尿病性ケトアシドーシスで高値となり，代謝性意識障害の鑑別に必要である．

　CKは組織の壊死，悪性症候群，横紋筋融解症などで高値となるため，外傷やこれらの疾患が疑われる意識障害・高熱などの状態に対して検査する．

　CK-MB，心筋トロポニン（I，T）は心筋逸脱酵素で，急性冠症候群，心筋炎，心外傷などで高値となるので，胸痛などの症状があってこれらの疾

患が疑われれば、検査する必要がある。一方、急性冠症候群の発症直後においては、心筋逸脱酵素の検査はどれも特異性が高いものの感度はかなり低いので注意を要する。経時的に検査を繰り返すか、心エコーなどと組み合わせると感度が高くなるが、不十分である。

　肝硬変、肝炎などで肝不全が疑われる場合には、アルブミン、アンモニア、総ビリルビンによりある程度肝機能の定量的な評価が可能である。アルブミンは、栄養状態の評価、浮腫の鑑別にも有用である。

　アミラーゼは膵炎や消化管穿孔などで高値となるため、腹痛、腹部外傷ではルーチンに検査する必要がある。急性腹症に対する膵炎の診断では、感度、特異度ともに十分高いが、それでもなお偽陰性、偽陽性があるので、異常値の意義については診察所見や他の検査（リパーゼなど）、CTなどの画像診断とともに総合的な判断が必要である。

　乳酸は、主に嫌気性の代謝（解糖）によって生ずるので、循環不全、低酸素状態の定量的評価が可能である。ショック、一酸化炭素中毒、窒息などに有用であり、また代謝性アシドーシスの鑑別時にも必要である。

　CRPは、炎症・感染の程度を定量的に評価できるが、値がピークとなるのに6〜12時間を要する。入院中の重症患者における感染の検出および経過観察には非常に有用であるが、救急外来での感染症に対する感度、特異度はやや劣る。感染・炎症の指標には様々なものが検討されているが、現在のところはそれでもなおCRPが最も信頼性がある。

　LDH、ALPは臓器特異性の低い逸脱酵素で、単独での診断的意義は乏しい。しかしながら、他の検査結果などと組み合わせて、診断や病態の消長を判断するのに用いられる。

3）血液凝固機能検査

　肝機能障害、DIC、消耗性凝固異常、血液疾患などで出血傾向が想定される場合には、血液凝固機能検査が必要である。また、手術などの観血的手技を行う際には、状況が許す限り血小板とともに血液凝固機能を確認しておくことが望ましい。

4）動脈血液ガス分析

　呼吸機能および酸・塩基平衡に異常が想定される場合には、動脈血液ガス分析は必須である。また、全身麻酔下で手術を実施する場合や重篤な病態ではルーチンに検査する。

5）尿検査

　尿定性検査（潜血、蛋白、糖、ケトン体）は、ルーチン検査である。尿路結石、尿路感染では尿潜血陽性となる。尿蛋白は腎疾患、尿糖は高血糖、糖尿病を示唆する。ケトン体は糖尿病性昏睡の鑑別に役立つ。

　腎障害、尿路感染が疑われる場合には、尿沈渣が有用である。円柱の性状などから急性尿細管壊死や腎炎の存在が確認できる。白血球、細菌の有無によって、尿路感染の診断も容易となる。

6）髄液検査

　髄膜刺激症状や意識障害などがあり、脳炎、髄膜炎、くも膜下出血が想定される場合には、髄液検査によって診断を確定できる。少なくとも、性状、圧、糖、蛋白、細胞数を検査する。脳炎、髄膜炎では細胞数が増加し、細菌性では多核白血球の増加と糖の低値、ウイルス性ではリンパ球の増加と蛋白の高値がみられる。くも膜下出血では血性もしくはキサントクロミーを呈する。近年画像診断が進歩したため、くも膜下出血は髄液検査なしに診断できる場合も多い。

　なお、脳圧亢進、出血傾向などがみられれば、髄液検査は禁忌である。

7）喀痰検査

　呼吸器の細菌感染が疑われれば、喀痰のグラム染色を行い、同時に細菌培養も指示しておくことが望ましい。グラム染色により、大まかな起因菌の推定と抗生剤の選択を行う。結核の疑いのある場合には、二次感染予防のためにも、抗酸菌染色により排菌を確認することが必須である。

8) 感染症検査

手術などの観血的手技の実施，体液による汚染などが想定される場合には感染症検査が必要である．HBs抗原，抗HCV抗体はルーチン検査として行う．できるだけHIV，HTLの検査も実施するが，検査前に患者本人の同意を得る必要がある．

9) 血液型，血液交叉適合試験

観血的手技の実施や輸血の可能性が少しでもあれば，血液型検査（ABO型，RhD型）をルーチンに行う．これによって，希少な血液型や不規則性抗体の存在をあらかじめ確認して，準備をすることができる．

輸血の実施時には，極めて緊急度が高い場合を除き，血液交叉適合試験が必要である．なお，このとき血液型検査と異なる検体を用いると，検体取り違えによる誤判定の確率を減らすことができる．

◆文献

1) Balk EM, Ioannidis JP, Salem D, et al : Accuracy of biomarkers to diagnose acute cardiac ischemia in the emergency department : a meta-analysis. Ann Emerg Med 37 : 478-494, 2001
2) Butler J, Mackway-Jones K : Serum amylase or lipase to diagnose pancreatitis in patients presenting with abdominal pain. Emerg Med J 19 : 430-431, 2002
3) Povoa P, Almeida E, Moreira P, et al : C-reactive protein as an indicator of sepsis. Intensive Care Med 24 : 1052-1056, 1998
4) Chan YL, Tseng CP, Tsay PK, et al : Procalcitonin as a marker of bacterial infection in the emergency department : an observational study. Crit Care 8 : R 12-20, 2004

b. 画像検査—(1)単純X線

大阪府立千里救命救急センター　**澤野宏隆**

■救急診療におけるX線検査

救急医療では扱う傷病が多発外傷，ショック，重篤な急性疾患，中毒など内科系・外科系を問わず多岐にわたっており，しかも全身の臓器を対象としている．それらの診断・治療を進めるうえで，種々の検査が必要となってくるが，放射線検査は極めて重要な検査の1つである．

過去には診断の補助的手段に過ぎなかった放射線検査が，現在は診断・治療の中心的役割を担うようになってきている．CT，MRI，血管造影などの装置は年々高性能化し，診断精度・技術も向上してきた．そのため，以前なら手術前には診断不能であった病態が明らかになる場合や，より侵襲度の低い検査で同様の診断が可能になる場合もある．しかしながら，現在でも単純X線検査は最も基本的な放射線検査であり，患者への侵襲や被曝量も少なく，簡便に繰り返し施行できるため，救急疾患のほぼ全例の患者に対して初期の画像診断として施行されている．

単純X線写真では主として骨，水，脂肪，空気の4段階のX線透過性の差異により画像が描出されており，これらの情報から異常所見を検出する．単純X線写真で得られる情報量は決して多いとはいえないが，胸部・腹部単純X線写真は救急患者にとって最も重要な呼吸・循環に関する情報を得るのに極めて有用である．

重症の救急患者は病態が刻一刻と変化することがあり，素早い対応が必要とされる．救急医は限られた時間のなかで治療と並行して，最大限の効果を得るような検査を順序よくコーディネートしていくが，中には1枚の単純X線写真で十分に診断可能な病態もあり，それのみで治療方針を決定していかなければならないこともある．そのため，普段から単純X線写真の読影に精通しておく必要がある．

本項では救急領域で検査される単純X線写真と代表的な病態のX線所見について述べる．

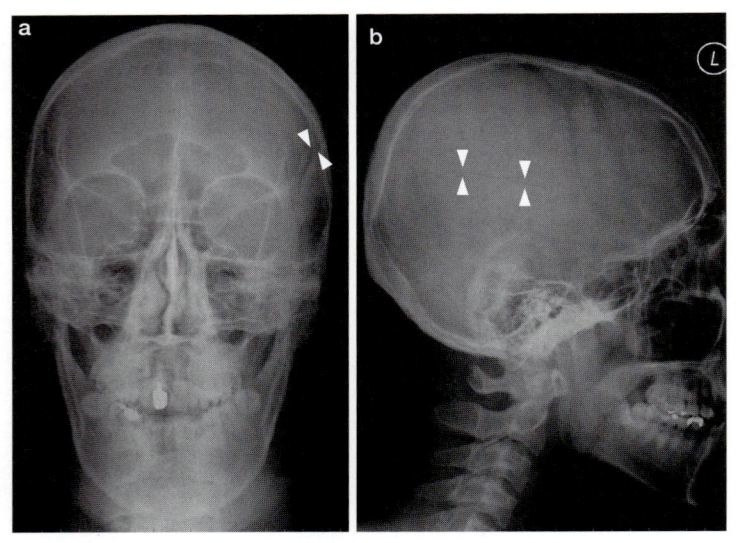

図IV-2　頭蓋骨線状骨折　左側頭骨領域に線状骨折線を認める（矢頭）．
a：頭部単純X線写真正面像，b：頭部単純X線写真側面像

■頭頸部X線検査

1）頭部

　頭部の救急疾患としては頭部外傷や脳血管障害が多く，これらの診断には頭部CT検査や頭部MRI検査が優れており，頭部単純X線検査よりも優先される．そのため，頭部単純X線検査の意義は少なくなってきてはいるが，頭蓋骨骨折や一部の頭蓋底骨折の診断には依然として有用な診断法である．これら傷病が疑われる場合には頭部単純X線を撮影する．特に頭蓋骨の水平方向の線状骨折に対しては，CTでは検出できずに単純写真で初めて判明することもある．また，頭蓋底骨折に合併した頭蓋内気腫（気脳症）も空気の量が多ければ，X線透過性が亢進するため，単純撮影でも検出可能である．

　頭部単純X線検査では，その読影の基本として頭蓋の解剖を熟知しておく必要がある．頭蓋は多数の頭蓋骨と顔面骨から形成される集合体であるので，重点的に検査を行いたい部位によって撮影方法を変える必要がある．一般的に救急疾患で撮影されるのは側面撮影と正面撮影の2方向であり，その他に前後方向半軸位撮影（Towne撮影）や軸位撮影（頭蓋底撮影）などを必要に応じて追加する．

　頭部への外力の加わり方によって頭蓋骨の骨折の様子も異なり，骨折形態から線状骨折（linear fracture），陥没骨折（depressed fracture），粉砕骨折（comminuted fracture），縫合離解（sutural diastatic fracture）に分類される．線状骨折は大きな外力が加わることにより直線状の骨折線を認めるもので，打撲部位の直下で骨折線の幅が最も広い．骨折線と正常の骨縫合・血管溝との区別がしにくい場合があるが，読影のポイントは縫合線が左右対称であるため左右をよく比較することと，骨折線は枝分かれが少なくシャープな境界をもつことにより鑑別する（図IV-2a, b）．要注意の骨折として，中硬膜動脈や静脈洞を横切る骨折線は大量出血をきたして硬膜内外血腫を起こすことがあるため，必ずCTでの評価も行う．陥没骨折は円蓋部に骨折を認め，骨片が頭蓋内に陥没するものを指す（図IV-3a-d）．一般的に陥没が10 mm以上になると手術適応となる．粉砕骨折は衝撃部に限局して骨が損傷され，多数の骨折線が走り，大小不規則な骨折片ができる．骨折片の一部が脳実質に刺さっていたり，脳内に埋入していることがある．縫合離解は頭蓋縫合部に外力が加わり，縫合線が2 mm以上解離するもので，主に小児

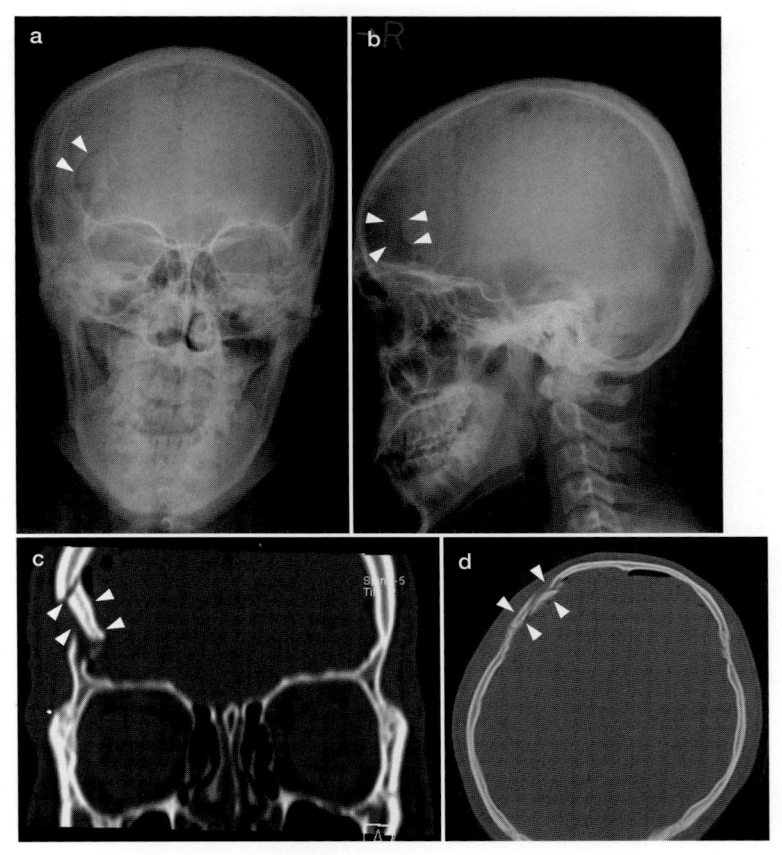

図Ⅳ-3 頭蓋骨陥没骨折 前頭骨に陥没骨折を認める(矢頭). CT で見ると陥没の程度が明瞭に観察できる.
　a：頭部単純 X 線写真正面像, b：頭部単純 X 線写真側面像,
　c：頭部単純 CT 写真(冠状断骨条件), d：頭部単純 CT 写真(水平断骨条件)

や若年者にみられることが多い.

2) 顔面骨, 副鼻腔

　救急領域では主として頭部顔面外傷の患者に対して施行される検査である. もちろん CT 検査は非常に有用な検査であるが, 顔面骨撮影でも上顎骨・下顎骨・頬骨・眼窩・鼻骨などの骨折は診断可能である. また, 前頭洞, 篩骨洞, 上顎洞, 蝶形骨洞からなる副鼻腔の精査も行え, 副鼻腔内の液体貯留も観察可能である.
　顔面骨や副鼻腔の撮影には一般的に Caldwell 撮影(正面像)と Waters 撮影を行う. Caldwell 撮影は前頭骨・眼窩・下顎骨・前頭洞・篩骨洞の観察に, Waters 撮影は主として上顎骨・頬骨・鼻骨・眼窩・上顎洞などの観察に適している. その他, 下顎骨骨折に対しては顔面側位やパノラマ撮影を, 鼻骨骨折に対しては鼻骨撮影などの追加検査を行うことがある.
　上顎骨骨折は骨壁の菲薄な部分に沿って骨折線が走ることが多く, 衝撃の加わり方により Le Fort 分類が用いられる. 簡潔にいうと, 上顎骨の下 1/3 を横断する骨折をⅠ型, 鼻骨や眼窩下縁を含めて上顎中央部の骨折をⅡ型, 顔面の中央部が頬骨を含めて頭蓋骨と離断されて骨折したものをⅢ型と呼ぶ.
　副鼻腔の観察所見で腔内の含気が失われて不透明になる場合や患側に液体貯留による鏡面像(ニボー)を形成する場合には出血が強く示唆される

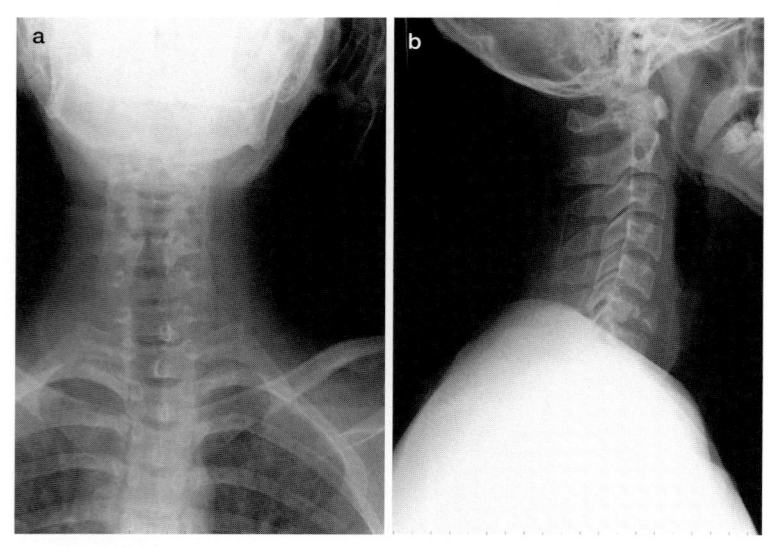

図IV-4 頸椎脱臼骨折 C5, C6のアライメントの不整があり脱臼・骨折を認める. a：頸部単純X線写真正面像, b：頸部単純X線写真側面像

ため, 必ず骨折の有無の評価を行う.

3) 頸椎

頸椎は7個の脊椎骨からなり, 上位頸椎である第1・第2頸椎以外はほぼ同様の構造をとる. 各脊椎は椎体, 椎体上面外側にある鉤状突起, 横突起, 椎弓, 椎弓根, 上関節突起, 棘突起からなる. 第1頸椎は環椎と呼ばれ, 椎体と棘突起がなく前弓と後弓からなる環状の形態をしている. 第2頸椎は軸椎と呼ばれ歯突起が特徴的で, 環椎の前弓と環軸関節を形成する.

頸椎X線検査は救急領域では主として外傷患者に対して行われることが多く, 正面像, 開口位正面像, 側面像を撮影する. 頸髄損傷が疑われる患者では撮影時も必ず頸椎の保護を行い, 頸部を過伸展させないように注意する必要がある.

正面像では椎体, 椎間腔, 横突起, 棘突起などの観察が可能で, 椎体の変形, 椎間腔の状態, 骨折・脱臼の有無を評価する (図IV-4a).

開口位正面像は仰臥位で口をできるだけ大きく開き撮影する. 第1・第2頸椎の椎体, 歯突起の観察に適している.

側面像では椎体, 椎間板腔, 椎間関節, 棘突起, 前椎体軟部組織などが描出される. 撮影時, 患者の両上肢および両肩を尾側へ牽引すれば, 下位頸椎が良好に描出されやすい. 椎体前縁・椎体後縁・棘突起・椎体前面脂肪組織のアライメントの不整の有無, 骨の破壊, 椎間腔の狭小化, 脊柱管の前後径, 骨棘形成などの所見について観察する (図IV-4b). また, 靱帯や軟部組織の損傷の診断もX線から推定できる.

第1頸椎前弓と第2頸椎との間隔 (ADI：atlanto-dental interval) が成人で3 mm, 小児で5 mm以上の場合, 横靱帯損傷 (環軸椎亜脱臼) が示唆される. 下咽頭後壁と軸椎前壁下面との距離が7 mm以上あれば出血や浮腫を疑う. なお, 脊柱管の前後径は成人で15 mm程度が正常であり, 12 mm以下は異常とされている.

その他, 頸椎X線写真では靱帯の石灰化や軟部組織の異常陰影も検出できる. 頸椎に好発し椎体後縁に沿って帯状に石灰化を認める後縦靱帯骨化症 (OPLL) が存在する患者では, 脊柱管の狭窄を起こしていることがあり, 頸椎への衝撃が軽微でも脊髄損傷をきたすことがあるので注意が必要である. また, 軟部組織内に空気の含有がある場合は気胸や気管損傷に伴う皮下気腫を疑う (図IV-5a, b).

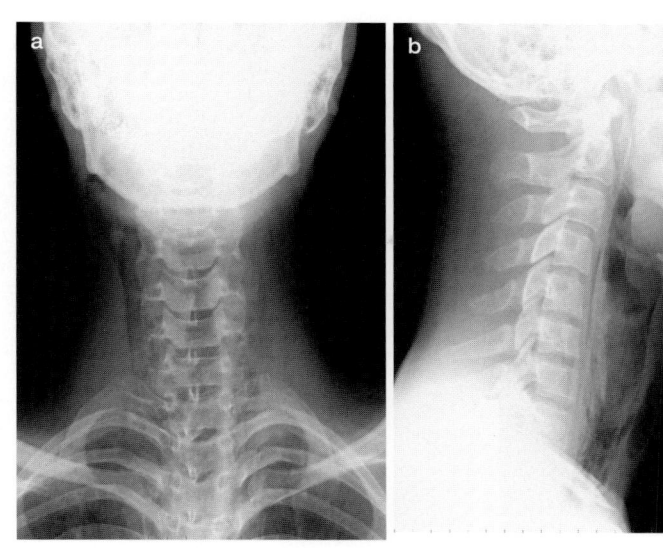

図Ⅳ-5　頸部気管損傷
外傷に伴い頸部気管損傷を起こしたため，頸部軟部組織内に皮下気腫を認める．
　a：頸部単純X線写真正面像，b：頸部単純X線写真側面像

■胸椎・腰椎X線検査

　胸椎は12個の脊椎骨からなり，腰椎は5つの椎体骨からなる．なお，腰椎は全脊椎中最大の骨である．胸椎・腰椎の検査では，一般的には正面像と側面像を撮影するが，必要に応じて斜位での撮影も加える．正面像では椎体の性状，棘突起の配列，横突起，肋骨，椎間板腔，傍椎体軟部影などが観察できる．側面像では椎体の構造，前縁・後縁の配列，椎間板腔，脊柱管の状態を観察する．なお，胸椎は生理的前彎を，腰椎は生理的後彎を示す．胸腰椎では骨折像や椎間腔の状態，椎間板ヘルニアなどの所見に注意する．圧迫骨折は屈曲外力による前方支柱の損傷であり，椎体は楔状に変形するもので，胸腰椎移行部であるTh 10〜L 3に多発する．破裂骨折は垂直圧迫力による前方と中央支柱の損傷であり，骨片の脊柱管転位を認め，脊髄損傷を合併することがある．

■胸部X線検査

　各種単純X線検査の中で最も撮影機会が多く，重要な情報を提供してくれる検査が胸部X線検査であろう．救急疾患か否かにかかわらず，入院対象の初診患者に対してルーチンに撮影されることも多い．一般的に胸部単純X線では胸郭（骨格を含めて），軟部組織，心大血管，縦隔，肺門部，肺野の検討が必要である．胸部単純X線撮影では立位で撮影するのが基本であるが，救急患者では立位にさせるのが困難なこともあり，背臥位前後像を撮影することが多く，しかも患者移動が困難な場合はポータブルによる撮影を行うこともある．そのため，立位像に比べて情報量が少なくなることは避けられず，読影上でも，①上縦隔や肺門が拡大して見える，②心陰影が拡大して見える，③横隔膜が挙上して見える，④少ない胸水の検出が困難，などの点に注意が必要である．

　胸郭の検討では形の異常や胸郭の左右差を見る．肺気腫や気管支喘息では樽状胸を呈し肋間が拡大する所見がある（図Ⅳ-6）．片側の含気が少なければ，無気肺，胸膜肥厚，胸水貯留などを疑う．また，正面像では肋骨・肩甲骨・鎖骨が，側面像では胸椎・胸骨が描出されるので，これら骨格の異常の有無も確認する．横隔膜は通常，右横隔膜が左横隔膜に比して高い位置にある．左右の高さの差が3 cm以内で辺縁が平滑であることを確認する．

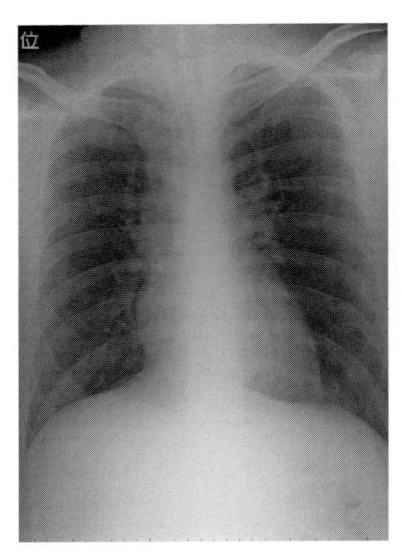

図Ⅳ-6 気管支喘息 肺野の透過性が亢進し，肋間の拡大を認める．胸部単純X線写真正面像．

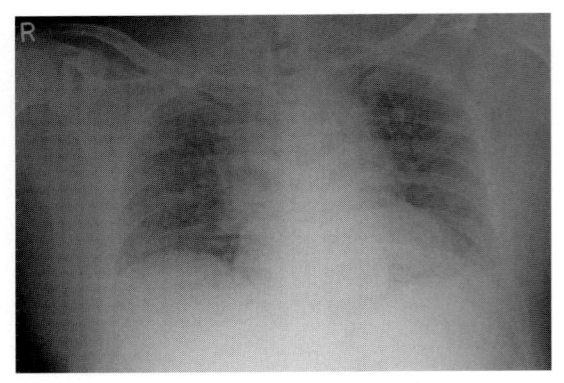

図Ⅳ-7 急性大動脈解離（Stanford A 型） 上縦隔の著明な拡大を認める．胸部単純X線写真正面像．

縦隔は中央陰影として観察され，心臓や大血管が含まれている．縦隔の輪郭は滑らかな曲線を形成し，肺野との境界として右には2弓，左には4弓がみられる．それぞれ右第1弓は上大静脈，右第2弓は右心房辺縁を示し，左第1弓は大動脈弓，左第2弓は肺動脈，左第3弓は左心耳，左第4弓は左心室を示している．上縦隔の拡大（8 cm以上）を見た場合，縦隔血腫，大動脈解離，胸部大動脈瘤，縦隔腫瘍を疑う（図Ⅳ-7）．心肥大の指標として用いられる心胸郭比（CTR）は一般に50％以下が正常とされているが，背臥位正面撮影では横隔膜が挙上して心陰影が拡大するので注意が必要である．無気肺などで肺容量の減少があるときには縦隔は患側へ偏位し，大量の胸腔内液体貯留や緊張性気胸では縦隔は健側へ偏位する．縦隔気腫の場合，縦隔内に空気の透亮像がみられる．

肺門部は解剖学的に肺動脈，肺静脈，気管支から構成されているが，気管支は透亮像として存在するため，肺門陰影は主として肺動静脈の陰影である．肺高血圧や肺動脈血栓塞栓症では肺動脈根部の拡張を認める．リンパ節腫大や腫瘍でも肺門部異常陰影を示すことがあり，血管陰影との鑑別が重要である．

肺紋理は肺血管の陰影であり，心不全などで肺血流のうっ血があると陰影が太く末梢まで追えるようになる（図Ⅳ-8）．立位撮影では重力の影響を受けて下肺野の肺血管陰影が増強して見えるが，背臥位撮影では上肺野で増強していることがあり，注意が必要である．

肺野の観察では異常陰影の検出と性状の評価を行う．両肺野は均等なX線透過性を示すはずなので，左右差を注意深く観察する．気胸，慢性閉塞性肺疾患，肺血栓塞栓症などの場合には肺野の透過性が亢進している．一方，肺野の透過性の低下所見を認めたら，無気肺，胸水，血胸，肺炎，肺挫傷，腫瘍などの鑑別が必要である．無気肺では肺胞内の含気がなくなるため，容積の減少が起こる．

なお，胸水は少量の場合，単純X線検査のみでは診断困難であるが，量がある程度増加してくると立位像で側胸部の帯状影としてみられ，肋骨横隔膜角（costophrenic angle）も鈍化する．しかし，背臥位像ではこのような所見は乏しく，大量胸水が貯留する場合のみ肺野の透過性低下で診断される．

肝硬変，腎不全，低蛋白血症などの疾患では両側性に胸水が貯留することが多いが，急性膵炎では左側に，心不全では右側優位に胸水を認めることがある．片側性の場合は炎症性や腫瘍性のこともあり，精査が必要である．

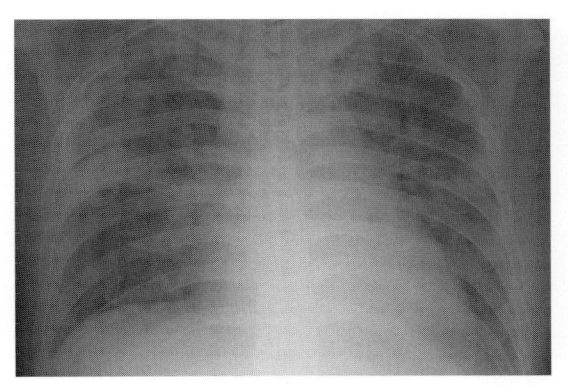

図IV-8　うっ血性心不全　心陰影の拡大と肺血管陰影の増強を認める．胸部単純X線写真正面像．

救急の現場で胸部X線検査が最も重要視されるのは胸部外傷時である．胸部外傷では生命に危険を及ぼす病態を合併している可能性があり，これらは早急なる診断・治療が必要である．単純X線検査のみで以下の病態が読影可能である．

1）緊張性気胸

主として肺の損傷に伴い，空気が胸腔内に入り胸腔内圧が上昇し閉塞性ショックを起こす（図IV-9a）．胸腔ドレナージ施行により病態は速やかに改善することが多い（図IV-9b）．なお，最初は軽度の気胸でも人工呼吸管理などで陽圧換気をした場合に緊張性気胸になる場合がある．

2）大量血胸

胸水と同様で，少量の場合は検出困難であるが，大量に貯留すると診断は容易である（図IV-10）．急速に大量の血胸が起こると循環血液量の減少と胸腔内圧の上昇をきたす．

3）フレイルチェスト（多発肋骨骨折）

肋骨が2カ所以上でしかも連続3本以上にわたって骨折した場合，吸気時に胸郭が陥没し，呼気時に胸郭が膨隆する（図IV-11）．

4）肺挫傷

肺内の血管が損傷を受け，肺間質や肺胞内に出血が起こるとX線にて斑状陰影を示す．

5）気管・気管支損傷

呼吸困難や胸痛などの臨床症状に加えてX線にて皮下気腫や縦隔気腫を認めた場合に診断される（図IV-12）．鋭的外傷では頸部気管損傷が，鈍的外傷では気管分岐部付近の損傷が多い．

6）胸部大動脈損傷

左鎖骨下動脈分岐後の下行大動脈に好発し，上縦隔陰影の拡大，左側apical cap，気管の右方偏位などの所見がみられる．

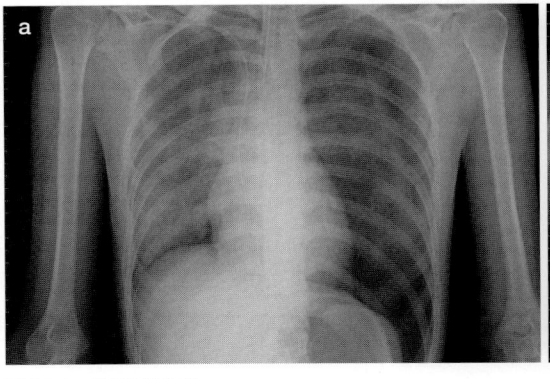

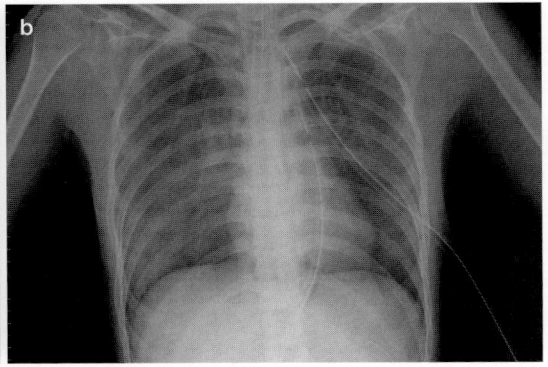

図IV-9　緊張性気胸
　a：左肺は虚脱し，気胸により心陰影は右方へ著明に偏位している．胸部単純X線写真正面像．
　b：胸腔ドレナージ施行後．閉塞性ショックになっており，左胸腔内に胸腔ドレーンを挿入して脱気を図ったところ緊張性気胸は速やかに解除された．胸部単純X線写真正面像．

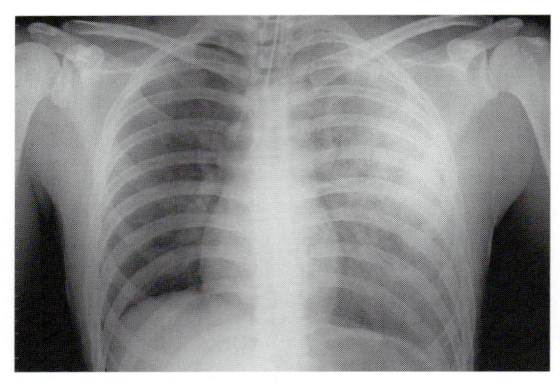

図IV-10　**大量血胸**　左側の肺野透過性が著明に低下し，気管・縦隔の右方への偏位がみられる．胸部単純X線写真正面像．

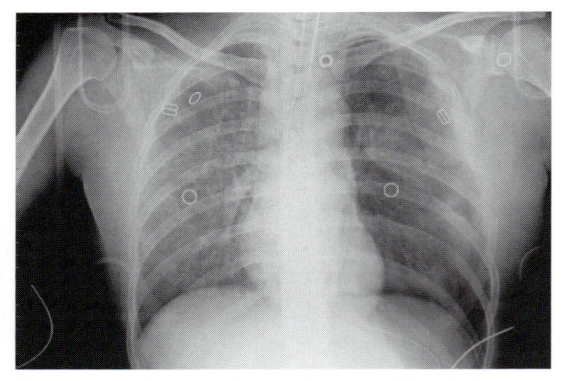

図IV-11　**左第2-7多発肋骨骨折，両側肺挫傷**　左側はフレイルチェストになっている．胸部単純X線写真正面像．

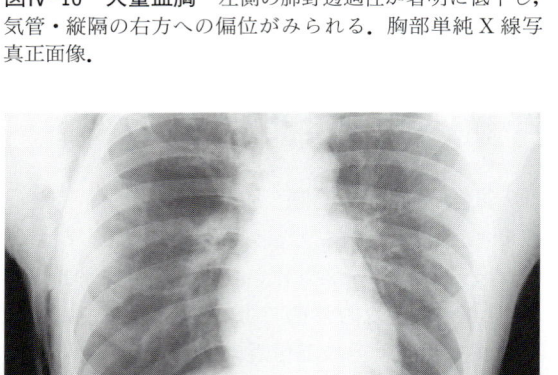

図IV-12　**縦隔気腫**　外傷性気管損傷により縦隔内に気腫像を認める．また側胸部にも皮下気腫が認められる．胸部単純X線写真正面像．

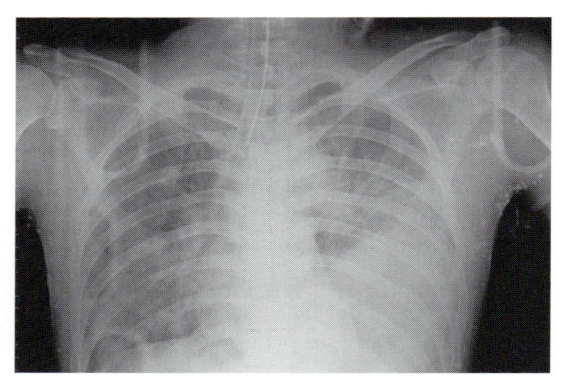

図IV-13　**横隔膜損傷**　左横隔膜が損傷を受け，左胸郭の容量が低下している．縦隔は右に偏位し，気管も右方偏位している．胸部単純X線写真正面像．

7）横隔膜破裂

患側の横隔膜の挙上，肺陰影の消失，胸腔内の腸管ガス像などの所見を認める（図IV-13）．右側下面には肝臓があるため横隔膜損傷は左側に発症しやすい．

■腹部X線検査

腹部単純X線撮影は胸部単純撮影とともに救急領域ではルーチンで行われることが多い検査である．特に外傷，急性腹症などの救急疾患では必須の検査である．腹部救急疾患ではCT検査や超音波検査の有用性が高く，単純X線検査のみで検査が終了することは少ないが，腹部単純写真から得られる情報量も多い．単純写真のみで診断可能な病態もあり，基本的な所見の読影方法は理解しておく必要がある．

一般的に背臥位正面像と立位正面像を撮影することが望ましいが，救急の場合は起立不能な重症患者もおり，背臥位正面撮影のみとなることが多い．背臥位正面撮影は腹部X線検査の中では情報量が最も多い撮影方法であり，立位に比して腹腔内臓器が均一に分布し，臓器の輪郭や腸管ガス像の把握に適しており，腫瘤や石灰化陰影の描出も可能である．この撮影では恥骨上縁を含み，腹部全体が描出され，ガス像，腸腰筋，側腹線が明瞭に描出されていることが必要である．ただし，腹腔内遊離ガスを検出するためには背臥位撮影は不利であり，立位撮影を行うのが望ましい．立位正面像は急性腹症には不可欠の検査で，腹腔内遊離ガス像や腸管内異常ガス像の検出に有用であ

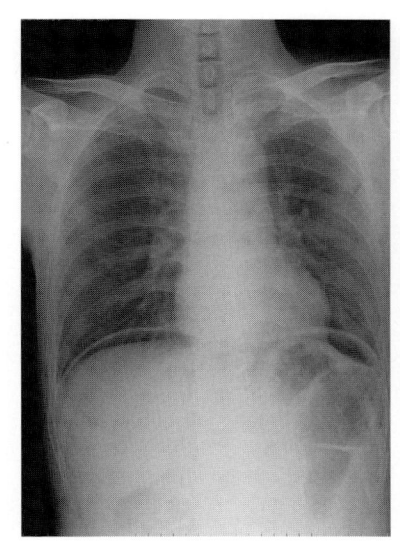

図Ⅳ-14 十二指腸球部潰瘍穿孔 両側横隔膜下に腹腔内遊離ガス像を認める．遊離ガスは腹部X線写真より胸部X線写真のほうが検出しやすい．胸部単純X線写真正面像(坐位)．

る．横隔膜を含み腹部全体が描出され，腸管内ガス像が鮮明にみられるように撮影する．腹部異常陰影の読影に関しては以下の事項に注意する．

1) 腹腔内遊離ガス像

十二指腸潰瘍穿孔をはじめとした消化管穿孔では腹腔内遊離ガス像が認められる．立位や坐位による撮影では横隔膜下に三日月様の空気像を認めるが，急性腹症患者で起立不能の場合には左側臥位正面撮影(lateral decubitus view)を行う．この撮影方法では遊離ガスを肝右葉に沿って集めることにより，遊離ガス像が検出しやすくなる．しかし，消化管穿孔例でも単純写真のみでは遊離ガス像を認めないこともあり，病歴と身体所見から穿孔を強く疑う場合は腹部CT検査を追加する．なお，一般的に横隔膜下の遊離ガス像は腹部撮影よりも胸部立位(坐位)撮影のほうが検出しやすい(図Ⅳ-14)．

2) 腸管内ガス像

正常では胃と大腸に少量のガスがほぼ均一に散在しているが，小腸ガスはほとんど検出されない．麻痺性イレウスでは腸管の均一な拡張がみられ，機械的イレウスでは閉塞部より近位腸管の拡張像がみられ，遠位腸管はガス像が消失している(図Ⅳ-15)．また，イレウスでは立位像で液面形成(ニボー)を認めることが多い．腸管壁の厚さは正常では2〜3mmであり，これ以上あるものは腸管の浮腫，血腫，腫瘍などの存在を疑う．また，腸管壁内にガス像を認める場合は腸管壊死や腸管気腫性嚢胞症(図Ⅳ-16)を考える．

3) 側腹線条(flank stripe)

側腹部にみられる腹膜外脂肪層の透亮像のことで，腹壁の外傷，浮腫，炎症などで不鮮明となる．

4) 傍結腸溝

壁側腹膜と結腸の間を傍結腸溝(paracolic gutter)といい，ここに5mm以上の均等な水濃度陰影を認めた場合は腹腔内の液体貯留(腹腔内出血，腹水)が示唆される(図Ⅳ-17)．

5) Dog's ear sign

骨盤腔内に貯留した血液の陰影と尿が充満した膀胱の陰影が犬の耳と顔のように見える．

6) Floating sign

腹腔内に大量の液体が貯留すると腸管が液体の中に浮かぶため，腸管ガスが中央に集中して見える(図Ⅳ-17)．

7) Hepatic angle sign

腹腔内液体貯留により肝下外側縁の陰影が不明瞭になる．

8) 腸腰筋陰影(psoas shadow)

腸腰筋外側に沿う帯状の透亮像を指す．腎損傷，腰椎骨折，腰動脈損傷などによる後腹膜血腫があると，同側の腸腰筋陰影が不鮮明化もしくは消失する(図Ⅳ-18)．左右差を注意して検証する．

9) 腰椎

腰椎の観察では側彎，椎体の骨折，横突起骨折の有無を検討する．

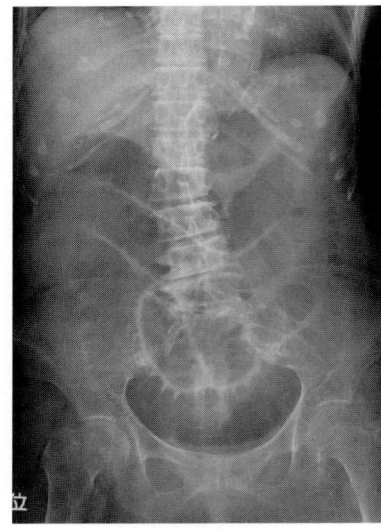

図Ⅳ-15　回腸絞扼性イレウス
著明に拡張した腸管ガス像を認める．Kerckring皺襞がみられるので，これらの腸管はすべて小腸である．激しい腹痛，嘔吐があり，腹膜刺激症状を認め，緊急開腹手術が行われた．腹部単純X線写真正面像．

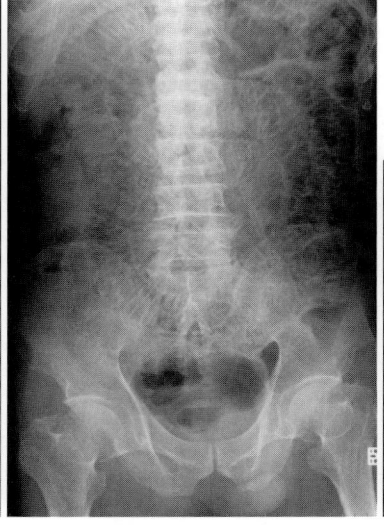

図Ⅳ-16　腸管気腫性囊胞症
小腸全体が拡張しており，腸管壁内に均一にガスが貯留している．腹部単純X線写真正面像．

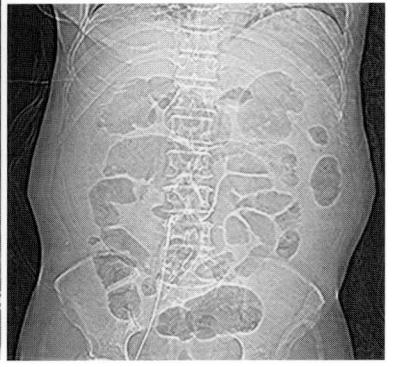

図Ⅳ-17　大量腹水貯留（劇症肝炎）
傍結腸溝の開大と腸管の正中偏位がみられ，腹腔内に大量の液体が貯留していることがわかる．腹部単純X線写真正面象．

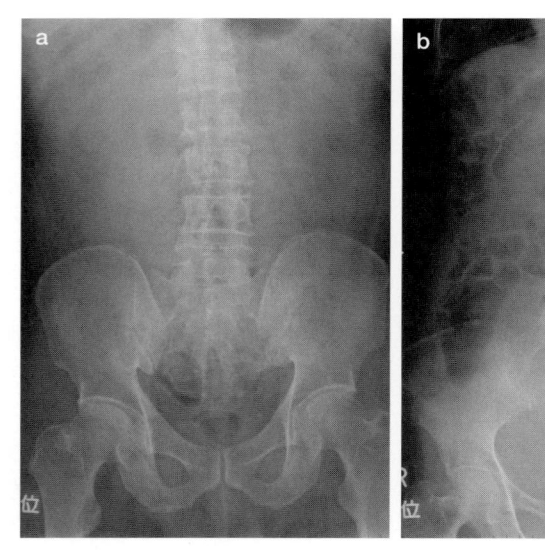

図Ⅳ-18　後腹膜血腫
a：左側に比して右側腸腰筋陰影が不明瞭になっており，右側中心に大量出血の存在が示唆される．腹部単純X線写真正面像．
b：腸管ガスが右方へ偏位しており，後腹膜の血腫が左側中心に貯留していることが示唆される．腹部単純X線写真正面像．

10) 病的石灰化陰影

急性腹症の原因疾患となりうる胆石, 腎結石, 尿管結石, 虫垂結石, 膵の石灰化などの有無を観察する.

■骨盤・四肢 X 線

1) 骨盤

骨盤は左右の寛骨(腸骨, 坐骨, 恥骨)と脊椎下部の仙骨で構成されている. 前方は恥骨結合で, 後方は仙腸関節で結合し, 多くの靱帯で支持されて骨盤腔を囲んでいる. 骨盤の X 線検査は主として交通外傷や転墜落外傷による骨折, 脱臼を検出するために施行する. 正面像が基本であるが, 必要に応じて 45°斜位, 側面像を追加する.

骨盤骨折の分類は様々なものが提唱されているが, 主として形態から分けると, 安定型骨折(骨盤の輪状構造に破綻をきたさないもの), 不安定型(骨盤輪に破綻をきたしたもの), 寛骨臼骨折(股関節に骨折が及ぶもの)に分類される. また, 加わった外力の方向からは前後圧迫型, 側方圧迫型, 垂直剪断型に分類される.

骨盤骨折症例(図IV-19)では後腹膜腔への大量出血を合併して出血性ショックになることもあるため, 常に全身状態に注意が必要である. バイタルサインが不安定な症例には血管造影を行い, 動脈性出血が認められた場合は経カテーテル的血管塞栓術(TAE)を行う. 股関節脱臼が認められる

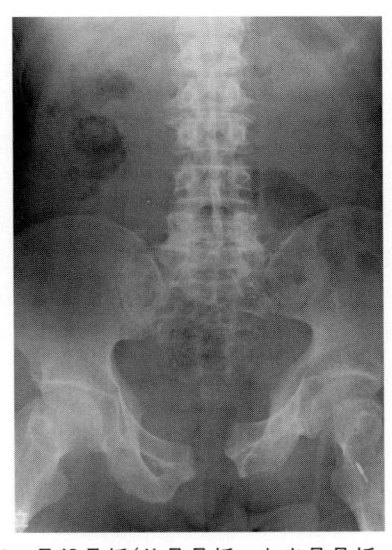

図IV-19 骨盤骨折(仙骨骨折, 右坐骨骨折, 恥骨結合離開) 墜落により受傷し, 出血性ショックとなったため, 内腸骨動脈造影, 選択的経カテーテル的血管塞栓術(TAE)を施行した. 骨盤単純 X 線写真正面像.

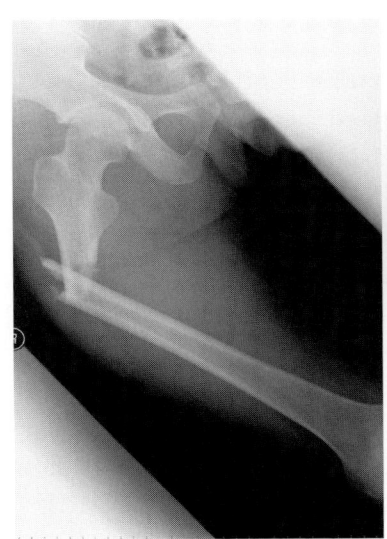

図IV-20 右大腿骨骨幹部骨折がみられ, 偏位が著しい. 大腿単純 X 線写真.

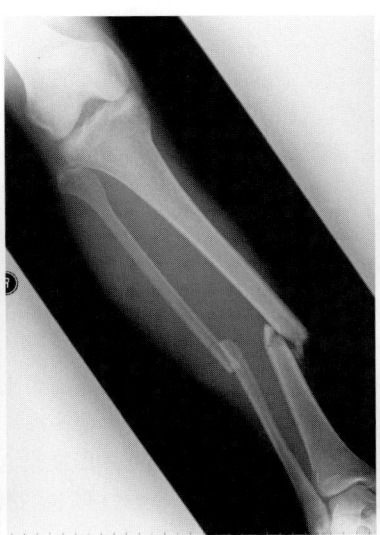

図IV-21 右脛骨・腓骨の骨幹部に骨折線が認められる. 下腿単純 X 線写真.

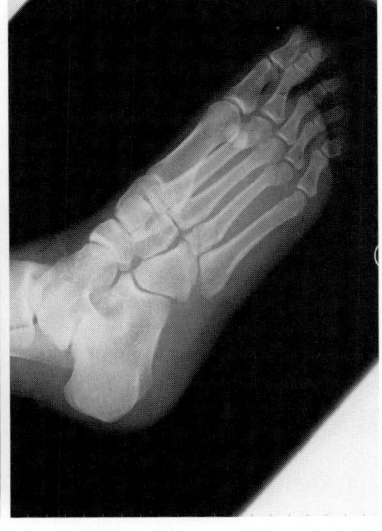

図IV-22 右第 4 中足骨に骨折線を認める. 偏位はほとんどない. 足部単純 X 線写真.

症例では大腿骨頭壊死を発症しやすいので，早期の修復が必要となる．また，骨盤骨折では膀胱や尿道の損傷を合併することもあり，これらを疑えば逆行性膀胱・尿道造影を行う．

2) 四肢

主として外傷患者に撮影することが多く，骨折，脱臼，軟部組織損傷などの異常の有無を観察する．1方向のみの撮影では病変を立体的に把握することが困難であり，通常は正面像，側面像の2方向の撮影を行う．関節の構造などは左右を比較して検討することが有用な場合もあり，必要に応じて健側も撮影することがある．転位を伴う骨折では診断は容易だが，時として1回の検査では診断困難な骨折もあり，臨床所見で損傷を強く疑えば再検することも重要である．

四肢 X 線によるチェックポイントとして，骨折に関しては部位，骨折型の評価(横骨折，らせん骨折，粉砕骨折など)，第3骨片の有無，転位の有無，粉砕骨折の有無などを観察する(図IV-20〜IV-22)．また，関節の脱臼に関しては脱臼方向，骨折の合併などに注目する．小児の場合は骨端線が閉じていないので，骨端線と骨折線の鑑別が困難なことがある．肘関節など関節周囲の骨折では脱臼も併発しやすいので，必ず脱臼の確認も行う．骨病変以外に軟部組織内のガラスや金属片などの異物も単純 X 線で検出可能である．

◆文献

1) 高島　力，佐々木康人(監修)：標準放射線医学，第6版．医学書院，2001
2) 日本救急医学会(監修)：標準救急医学，第3版．医学書院，2001
3) 石井清一，平澤泰介(監修)：標準整形外科学，第8版．医学書院，2002
4) 前川和彦，相川直樹(編)：今日の救急治療指針．医学書院，1996
5) 中村　實(監修)：X 線撮影法．医療科学社，1999
6) 松井宣夫(編)：整形外科救急外傷ハンドブック．メジカルビュー社，2002
7) 日本外傷学会外傷研修コース開発委員会(編)：外傷初期診療ガイドライン．ヘルス出版，2002
8) 片山　仁，大澤　忠，大場　覚(編)：胸部 X 線写真の ABC．医学書院，1992

(2) エコー (胸部，腹部)

済生会神奈川県病院 放射線科　**佐藤通洋**

急性疾患の病態は，穿孔・破裂，出血，閉塞，血行障害，炎症に要約され，これらに基づく疾患の超音波所見には，液体貯留(腹水，胸水，心嚢液，出血，膿瘍，仮性嚢胞)，異常ガス，実質臓器の腫大・内部エコーの変化，管腔臓器の閉塞・拡張・壁肥厚・穿孔，臓器や腫瘍および動脈瘤の破裂，血管閉塞，結石，異物などがある．緊急処置を必要とする所見のうち，臓器病変以外で注意すべきものは，液体貯留と異常ガスである．

■液体貯留

心嚢液や胸水と腹水は慢性疾患でも認められるが，心タンポナーデ，出血性ショックを起こす可能性のある血胸や腹腔内出血および後腹膜血腫，消化管破裂や絞扼性イレウスなどにおける腹水は，緊急性の高い液体貯留である．外傷患者に対する FAST (focused assessment with sonography for trauma) は，短期間で習得可能な液体検出のための超音波検査手技であり，外傷以外でもこれに準じて液体貯留の検索を行うとよい．

貯留液は，通常，無エコーであるが(図IV-23a)，出血では内部に微細エコーや弱いエコーを認めることがある(図IV-23b)．また，外傷や肝腫瘍破裂，卵巣出血などにおいて，損傷部や病変部付近に低〜高エコーの凝血を認めることがあり，局在診断に役立つ(図IV-23c)．消化管内容の漏出や膿性腹水，膿瘍でも弱いエコーを認め，液体の種類を判断することは難しい．少量の腹腔内液体貯留は骨盤腔か Morison 窩で検出されやすいが，体位変換による移動があり，腸管と腸管の間に検

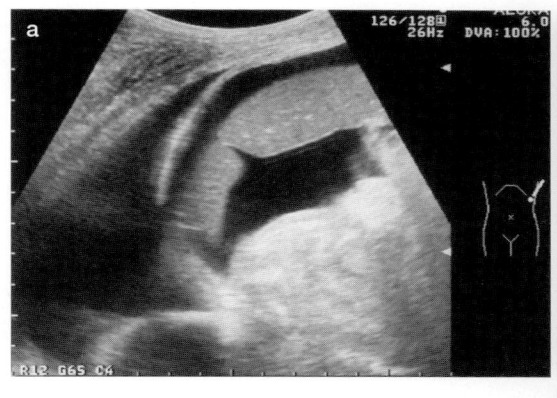

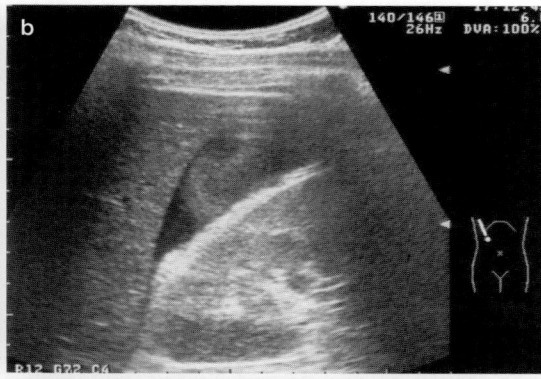

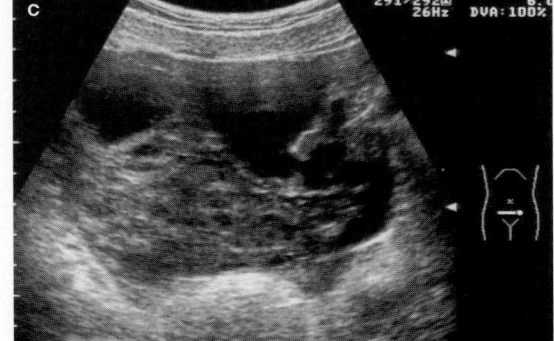

図IV-23 液体貯留
a：胸水・腹水．左横隔膜を境に，胸水と脾周囲の腹水が認められる．
b：腹腔内出血（脾損傷）．Morison窩の貯留液内に弱いエコーが認められる．
c：腹腔内出血（卵巣出血）．Douglas窩に液体と凝血が認められる．

出されることもある．女性ではDouglas窩にごく少量の生理的腹水を認めることがある．腹腔内貯留液の算出方法が報告されているが，少量限局性であれば，貯留液のサイズを測り直方体として概算すればよい．腎外傷，腎血管筋脂肪腫からの出血や大動脈瘤破裂では後腹膜に血腫を認める．

■ **異常ガス**

腹腔内遊離ガス（free air）は消化管穿孔・破裂を確診できる重要な所見で，肝表面で検出されやすく，多重反射を伴う高エコーを示し，呼吸や体位変換による不規則な動きが観察される（図IV-24）．十二指腸や大腸で後腹膜側に穿孔すると後腹膜気腫になる．

胆道の術後にしばしばみられる胆道気腫（pneumobilia）は，病的には胆嚢と消化管が瘻孔を形成した内胆汁瘻で生じ，胆嚢および胆管内に高エコーのガスが認められる．腸管壊死でみられる腸管気腫では，肥厚した腸管壁にガスを認め，

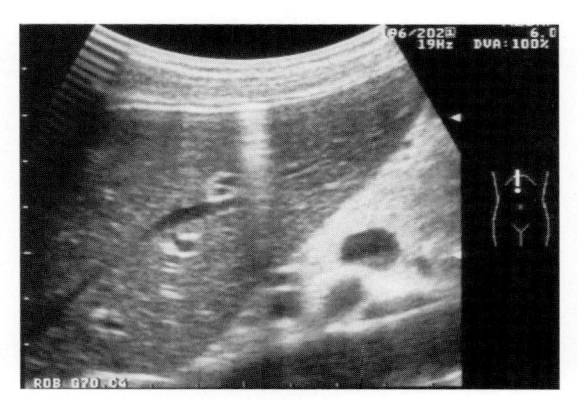

図IV-24 遊離ガス（結腸癌穿孔）
肝左葉表面に高エコーのガスが認められる．

これによる門脈内ガスは肝臓の辺縁近くまで分布する．ガス産生菌による炎症を生じた臓器や膿瘍のガスも超音波で検出され，気腫性胆嚢炎，気腫性腎盂腎炎，気腫性膀胱炎では，壁や周囲および内腔や腎盂・腎杯内にガスが認められる．

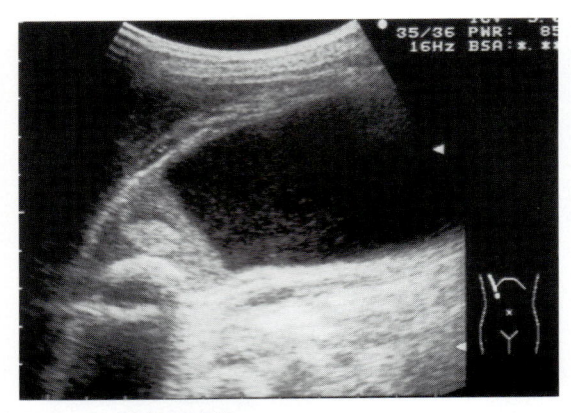

図Ⅳ-25　急性胆嚢炎
胆嚢は腫大し、肥厚した壁の一部に sonolucent layer、内腔に胆石と debris が認められる。

■臓器別の主な急性疾患

1) 肝臓

a) 肝腫瘍破裂
右上腹部痛で発症して貧血や血圧低下を伴い、慢性肝炎や肝硬変の病歴があれば肝細胞癌破裂を疑う。肝硬変に伴う腹水の可能性もあるが、弱い内部エコーは血性の疑いを示しており、凝血を認めることもある。肝腫瘍の存在で確診できる。

b) 肝膿瘍
胆道感染が起因となることの多い細菌性肝膿瘍は、低エコー中心の混合パターンを呈するが、比較的均一な低〜等エコーを、初期では高エコーを示すことがある。経門脈性に感染するアメーバ性肝膿瘍は、円形あるいは類円形の均一な低エコー腫瘤で、肝辺縁に位置する傾向がある。カンジダによる真菌性肝膿瘍は target 状を呈する。

c) 急性肝炎
急性肝炎では、軽度の肝脾腫、肝実質エコーレベルの低下を認めることもあるが、肝に異常がなく、壁肥厚および内腔虚脱の胆嚢所見のみのことが多い。劇症肝炎では、肝組織の残存部と壊死部の混在を反映する不均一な地図状を呈し、肝萎縮とこれに伴う肝内脈管の密集像や腹水が認められる。

d) 肝損傷
損傷部は、肝実質に比べ高エコー域あるいは高低エコー混在域を示し、挫滅組織や介在する血腫、胆汁に相当する。比較的均一な高エコー域を示す損傷は重症度が低い。被膜下血腫は肝表面のレンズ状の無〜低エコー域を呈する。

2) 胆道

a) 急性胆嚢炎
急性胆嚢炎では、胆嚢腫大、胆石、debris のほか、肥厚壁は層状で sonolucent layer と呼ばれる漿膜下浮腫が認められ(図Ⅳ-25)、sonographic Murphy sign 陽性である。無石性のこともある。進行すると胆嚢穿孔、胆嚢周囲膿瘍を生じる。気腫性胆嚢炎におけるガスは、量が多いと消化管との鑑別が難しい。

b) 胆嚢捻転
胆嚢捻転は遊走胆嚢が胆嚢管や頸部を軸に捻転するため、捻転部は腫瘤様を呈し、体部から底部の肥厚壁には虚血により血流信号を認めず、血流が増加する急性胆嚢炎と鑑別できる。

c) 胆道閉塞
結石や腫瘍などによる胆道閉塞では、胆管拡張(parallel channel sign, shotgun sign)や胆嚢拡張を認め、ドレナージが必要となる。急性閉塞性化膿性胆管炎では胆管拡張のほか、胆管内 debris、胆管壁肥厚を認めることがある。

3) 膵臓

a) 急性膵炎
急性膵炎の所見は、浮腫による膵腫大とエコーレベルの低下、膵周囲の浸出液、腹水、胸水などであるが、軽症例では診断が困難である。重症膵炎における出血や壊死は内部を不均一にする。仮性嚢胞、時に仮性動脈瘤を形成するので、カラードプラ法を併用するとよい。

b) 膵損傷
損傷部は腫大し、内部不均一で低エコーを呈するが、離断していることもある。膵管損傷を伴う重症例でないと超音波による検出は難しい。

4) 脾臓

脾の急性疾患は外傷以外は稀で、脾梗塞、脾膿

瘍，脾囊胞破裂，特発性脾破裂などがある．

a）脾損傷
損傷部のエコーパターンは様々であるが，等エコー型は見落としやすく，内部エコーの粗さや脾辺縁の不整に注意する．

b）脾梗塞
梗塞巣は脾実質に比べ粗い低エコー域を示し，血流信号は消失している．

5）腎・尿路
a）急性腎不全
腎後性腎不全（水腎症）の診断に超音波が有用であるが，急性尿細管壊死に代表される腎性腎不全は，腎腫大，髄質の腫大，皮質エコーレベルの上昇を示す．

b）尿路結石
腎および尿管上部の結石の描出は良好であるが，尿管中部から下部の結石は消化管ガスに妨げられやすい．尿管口近くの結石は，膀胱を音響窓とするためほとんど描出できる．

c）炎症性腎疾患
急性腎盂腎炎では腎腫大の判断が難しい場合があり，腎に一致する圧痛の確認が必要である．急性巣状細菌性腎炎の病巣や腎膿瘍は低エコー腫瘤を呈し，腎腫瘍との鑑別を要することがある．膿腎症では，拡張した腎盂・腎杯内に膿による内部エコーが認められる．

d）腎腫瘍破裂
大きな腎血管筋脂肪腫の破裂は比較的頻度が高く，高エコー主体の腫瘤内あるいは周囲に低エコーの血腫が認められる．

e）腎損傷
腎実質損傷を直接描出することは，肝や脾に比べて難しく，多くの損傷は腎周囲血腫や尿漏の存在で診断される．周囲血腫は薄いこともあり，注意深い観察が必要である．実質損傷は腎輪郭の不整や実質内の異常エコー域を示す．

6）消化管
急性腹症では消化管疾患の占める割合が大きい．日常的に消化管走査に慣れていないと消化管

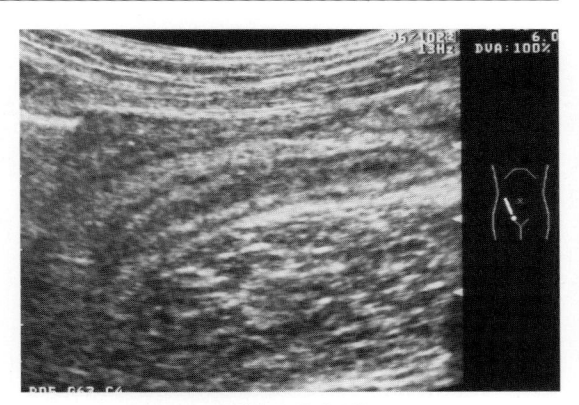

図Ⅳ-26　急性虫垂炎（蜂窩織炎性）
虫垂は約8mm径に腫大し，肥厚した壁の層構造は保たれている．

病変の診断は難しい．

a）急性虫垂炎と鑑別疾患
熟練者であれば，急性虫垂炎の直接検出率は約90％と高く，条件がよければ正常虫垂の描出も容易で，虫垂炎の除外に役立つ．外径6mmまでが正常とされるが，炎症のない虫垂は探触子による圧迫で楕円形の断面を呈し，短径は3mmぐらいである．蜂窩織炎性虫垂炎の虫垂は8～10mm前後に腫大し，肥厚壁の層構造は保たれ，血流が多い（図Ⅳ-26）．壊疽性では壁の層構造に乱れや消失がみられ，進行すると形態が崩れる．壊疽性ほど穿孔しやすく，穿孔すると内腔が虚脱し腫大が軽減することがある．虫垂結石と腹水はしばしば認められ，高エコーの大網が周囲を覆う．膿瘍形成は虫垂近傍に限局するが，重症例では骨盤腔内に拡大することがあり，腸閉塞も認められる．腫大リンパ節は腸間膜リンパ節炎に比べ大きくなく，数も少ない．

虫垂炎検出率を低下させる原因として，retrocecal appendix，骨盤腔深部の位置，distal appendicitis，穿孔，軽微な炎症，多量の消化管ガス，極度の肥満が挙げられる．

鑑別疾患として大腸憩室炎（時に回腸憩室炎），回腸末端炎，腸間膜リンパ節炎の頻度が高く，ほかに腹膜垂炎，Meckel憩室炎などがあり，超音波による鑑別は難しくない．憩室炎は腸管壁から突出する低エコー腫瘤を示し，周囲の壁肥厚や時に糞石，膿瘍形成が認められる．回腸末端炎は，

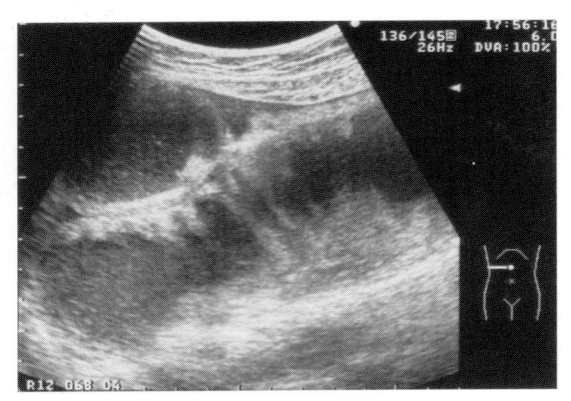

図IV-27　腸閉塞(癒着性)
keyboard sign を示す拡張した小腸と少量の腹水が認められる．

Bauhin 弁への連続性で同定できる回腸末端部の腫大と壁肥厚により診断する．腸間膜リンパ節炎は，回盲部近傍から臍部右側に位置する，圧痛を伴う低エコー結節として描出される．腹膜垂炎は，大腸前壁や前外側壁を圧排する卵円形の高エコー腫瘤として認められる．

b) 感染性腸炎

急性感染性腸炎は，回盲部から上行結腸，時に横行結腸までの右側結腸の全周性壁肥厚が特徴的であるが，全結腸に及ぶこともある．主に粘膜下層が肥厚し，血流は増加して，時にリンパ節腫大や腹水が認められる．病原性大腸菌のベロ毒素による溶血性尿毒症性症候群では，腎皮質のエコーレベルが上昇する．

c) 虚血性腸炎

虚血性大腸炎は，下行結腸からS状結腸の全周性壁肥厚が特徴的である．低エコーを示す壁の層構造は不明瞭化し，不整な漿膜面を呈することがある．血流の増加する感染性腸炎とは逆に血流は乏しい．

d) 腸閉塞

腸閉塞における拡張腸管(小腸)には，内容液の貯留と往復運動(to and fro movement)，Kerckring 皺襞による keyboard sign が認められる(図IV-27)．単純性腸閉塞では腸管壁の肥厚はなく，腹水はあっても少量のことが多い．大腸閉塞では閉塞部より近位の大腸が拡張し，高エコーの内容物とハウストラが認められる．絞扼性腸閉塞では，腸蠕動と腸内容の動きの減弱あるいは停止した拡張腸管が認められるが，これが closed loop か，絞扼部より口側の腸管かの鑑別は難しい．ほかに，絞扼腸管内容物の沈殿や高エコー化，Kerckring 皺襞の不明瞭化・消失，多量の腹水あるいは経時的増加，腹水の混濁化(出血)，時に壊死腸管の壁肥厚が認められる．腸重積では腸管壁が重なって multiple concentric ring sign, target sign, hayfork sign を示す．腸閉塞の原因として，鼠径ヘルニア，大腿ヘルニア，閉鎖孔ヘルニアの外ヘルニアも超音波で検索すべきである．

e) 急性胃粘膜病変(AGML)

AGML は，胃前庭部を中心に粘膜層主体の壁肥厚(低エコー)を呈する．胃アニサキス症も同様の所見を示し，小腸アニサキス症では著明な壁肥厚と腹水が認められる．

f) 消化管穿孔・破裂

潰瘍や腫瘍，炎症，外傷などに起因する消化管穿孔・破裂は，遊離ガスの検出で確診する．胃十二指腸潰瘍では，潰瘍周囲の壁肥厚と壁を貫く線状高エコーのガスを描出できることがある．消化管損傷では遊離ガスのほか，損傷部の浮腫による壁肥厚や壁内血腫，腸間膜血腫がみられるが，超音波による検出は難しい．

7) 血管系

a) 大動脈瘤破裂

大動脈瘤と周囲血腫を描出する．腹部大動脈瘤の多くは腹腔内に出血することがあり，稀に腸管内に破裂する．稀に破裂して発症する腹部内臓動脈瘤は，カラードプラ法で他の囊胞性病変と鑑別できる．

b) 大動脈解離

大動脈解離の多くは胸部から始まり，腹部限局解離は少ない．内膜片を描出すればよいが，真腔と偽腔はカラードプラ法で血流速度や時に血流方向の違いで鑑別される．血栓閉塞型解離では偽腔は血栓化している．

c) 上腸間膜血管閉塞症

急性上腸間膜動脈閉塞症のうち，動脈硬化によ

る血栓症は起始部に生じるため，超音波で検出可能である．心疾患による塞栓症は中結腸動脈分岐部の末梢側に多いため，塞栓の検出は困難であるが，腸管気腫や門脈内ガスを認めることがある．上腸間膜静脈血栓症では，経過が動脈閉塞に比べ緩徐であるが，浮腫による壁肥厚腸管や血栓が描出される．

8）産婦人科領域

a）子宮外妊娠

妊娠反応陽性で子宮内に胎嚢が確認されない場合に子宮外妊娠を疑う．90％以上は卵管妊娠で，子宮外胎嚢が検出されれば確診できる．破裂によりDouglas窩を中心に出血が認められる．

b）卵巣出血

卵胞や黄体の破裂による卵巣出血は，子宮外妊娠と同様の出血像を認めるが，妊娠反応陰性である．出血性卵巣嚢胞は卵胞嚢胞や黄体嚢胞内に出血がとどまるもので，嚢胞性と充実性の混在，網状や海綿状エコーが認められる．

c）卵巣腫瘍茎捻転

茎捻転を起こす卵巣腫瘍のサイズは手拳大ぐらいが多く，皮様嚢腫が最多で，次に嚢胞腺腫である．機能性嚢胞，卵管留水腫，有茎性漿膜下子宮筋腫でも起こるが，内膜症性嚢胞は癒着のために捻転しにくい．稀に，正常卵巣も捻転し，腫大卵巣と拡張した多数の卵胞を認める．捻転の有無を判断することは容易ではなく，まず腫瘤を確認することである．皮様嚢腫は，dermoid plug, fat-fluid level, hair ball, 石灰化像（骨，歯牙）が特徴的である．

d）卵巣腫瘍破裂

内膜症性嚢胞や皮様嚢腫の破裂で，血液や消化酵素を含む内溶液が流出しchemical peritonitisによる腹膜刺激症状を起こすことがある．内膜症性嚢胞では内部に微細エコーや凝血が認められる．

e）骨盤腹膜炎

上行感染により子宮周囲炎，付属器炎，卵管卵巣膿瘍を生じる．卵巣炎では腫大した卵巣に卵胞が目立って認められる．卵管留膿腫は内部低エコーの嚢胞状に拡張した管腔構造物として，膿瘍は嚢胞性あるいは低エコー腫瘤として認められる．

f）卵巣過剰刺激症候群

排卵誘発剤使用中に起こる本症候群では，腫大した卵巣に多数の卵胞と腹水や胸水が認められ，捻転，破裂は手術適応となる．

◆文献

1) 佐藤通洋：超音波診断 update. 急性腹症. 臨床放射線 43：1665-1670, 1998
2) 佐藤通洋：救急消化管疾患の超音波検査. 臨床画像 15：142-153, 1999
3) 佐藤通洋：腹部エコー診断メモ, 第5版. 中外医学社, 2002
4) 佐藤通洋, 吉井 宏：腹部超音波検査. 腹部外傷. 救急・集中治療 15：73-79, 2003
5) Sato M, Yoshii M: Reevaluation of ultrasonography for solid-organ injury in blunt abdominal trauma. J Ultrasound Med 23：1583-1596, 2004

(3) CT（頭部，胸部，腹部）

大阪府立中河内救命救急センター　　当麻美樹

■救急診療におけるCT検査

CTは，臓器特異性がなく空間分解能に優れており，すべての領域にわたり短時間で客観性の高い情報を得ることができる．さらにhelical CTやmultidetector row CT（MDCT）の登場により，救急領域における有用性も飛躍的に拡大し，必要不可欠な診断modalityとなっている．

一方，病態が不安定で時間的制約を受ける状況下でのCT検査は，リスクを伴うことも認識する必要がある．すなわち，「CT検査中に治療は行えない」のである．救急患者にCTを施行する場

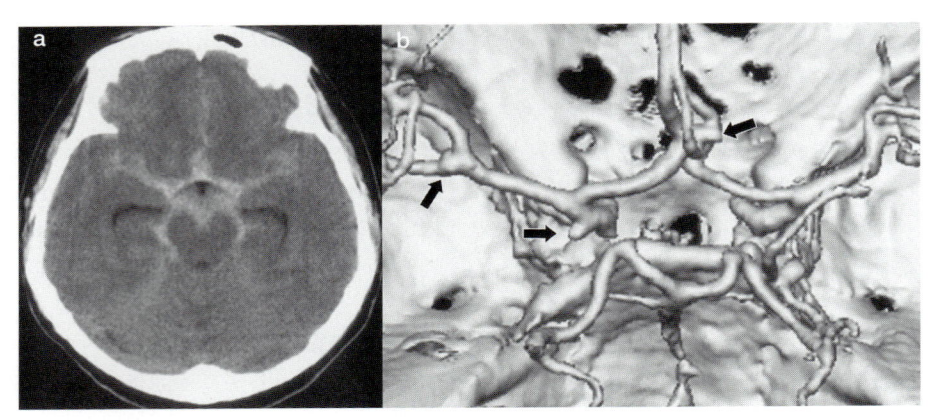

図IV-28 くも膜下出血 54歳，女性．WFNS分類：Grade III．
a：脳幹周囲槽からシルビウス裂にかけてのSAHを認める（Fisher CT分類：Group 3）．
b：3D-CT angiographyでは，前交通動脈，左内頸動脈，左中大脳動脈に計3個の脳動脈瘤（矢印）を認めた．破裂部位は前交通動脈瘤であった．

合は，必ず患者のバイタルサインが把握できるよう各種モニターを装着し，担当医はCT施行中の患者の病状に十分な注意を払う必要がある．そして気道・呼吸・循環状態が不安定な場合は，CT検査は禁忌と考えるべきである．

実際の施行に際しては，診療放射線技師にすべて任せるのではなく，自ら最適なCT撮影法（撮像範囲，造影CTの必要性と造影プログラム，使用する造影剤の種類―静脈内投与か消化管内投与か，など）は何かを考えて検査計画を立てる必要がある．また，読影に際しては，現像されたフィルムのみならず，モニター画面でウインドウ幅やウインドウレベルを変えてチェックし，自らの読影所見に対して第3者―特に放射線診断医の評価を仰ぐことが重要である．

■**緊急性の高い異常検査所見**

確定診断や治療方針決定に有用で，かつ緊急性が高い病態のCT所見について述べる．

1）頭部
a）非外傷性疾患

中枢神経系病変の質的診断の中心は，CTから磁気共鳴画像（MRI：magnetic resonance image）に移りつつある．しかしながら，緊急度が高く時間的制約を受けることの多い救急疾患では，初期治療で呼吸循環状態が安定した後にまず行われるべき画像検査は，MRIではなくCTである．初めに急性期出血性脳血管障害の有無を診断し，次いで虚血性脳血管障害や脳脊髄膜炎，脳膿瘍などの感染性疾患，脳腫瘍などの器質的疾患の有無を鑑別する．また，質的診断以上に重要なことは，頭蓋内圧亢進や切迫脳ヘルニアの所見を見逃さないことであり，CTでこれらの所見を認める場合は，可及的速やかに手術治療も含めた頭蓋内圧降下療法を行う必要がある．

① 急性期出血性脳血管障害

(1) くも膜下出血（SAH：subarachnoid hemorrhage）：SAHでは，脳槽の形に一致した高吸収域（HDA：high density area）が，トルコ鞍上部を中心に半球間裂やシルビウス裂などに認められる（図IV-28a）．近年では，MDCTによる3D-CT angiographyで血管造影に匹敵する画像が得られ，動脈瘤の部位を立体的に把握できるようになった（図IV-28b）．

(2) 脳内出血：脳内出血の多くは高血圧性脳内出血であり，脳幹，小脳，被殻，視床，皮質下に好発し，CTでは境界明瞭なHDAとして描出される（図IV-29）．定型例の診断は比較的容易であるが，皮質下や脳室内出血，脳室周囲出血などでは，血腫形成型SAHや動静脈奇形，もやもや病による脳内出血との鑑別が必要である．

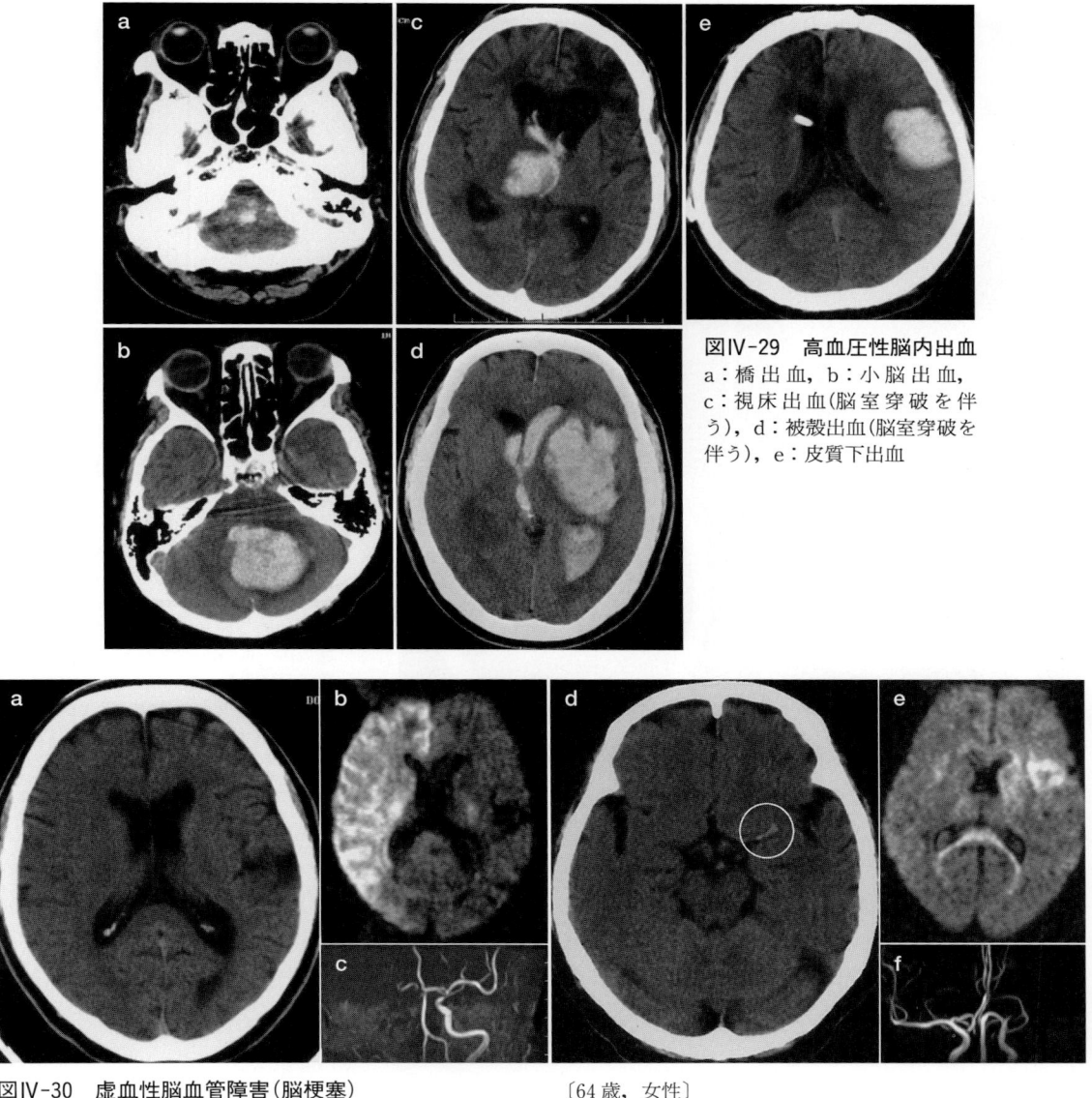

図IV-29　高血圧性脳内出血
a：橋出血，b：小脳出血，c：視床出血（脳室穿破を伴う），d：被殻出血（脳室穿破を伴う），e：皮質下出血

図IV-30　虚血性脳血管障害（脳梗塞）
〔74歳，男性〕
a：搬入直後の頭部CT．右大脳半球の脳溝の不鮮明化と左陳旧性梗塞像を認める．
b：CT直後のMRI拡散強調画像．右MCA領域に一致して高信号を認める．
c：MR angiography．右内頸動脈閉塞を認める．

〔64歳，女性〕
d：搬入直後の頭部CT．左MCAが健側と比べてhigh densityに描出される（○印）．
e：CT直後のMRI拡散強調画像．左MCA領域内に高信号を認める．
f：MR angiography．左MCAの閉塞を認め，その後血栓溶解療法を施行した．

② 急性期虚血性脳血管障害

　脳梗塞は，発症直後には典型的な低吸収域（LDA：low density area）が出現しないため，CTでの診断は困難である．しかし，梗塞が広範囲に及ぶ場合は，淡いLDA，皮髄境界の不鮮明化，脳溝の不明瞭化などの所見を呈することがあり，また，閉塞動脈が高吸収域として描出されることもあるので，これらの所見を見逃さないようにする．早期診断にはMRIでの拡散強調画像が有用である（図IV-30）．

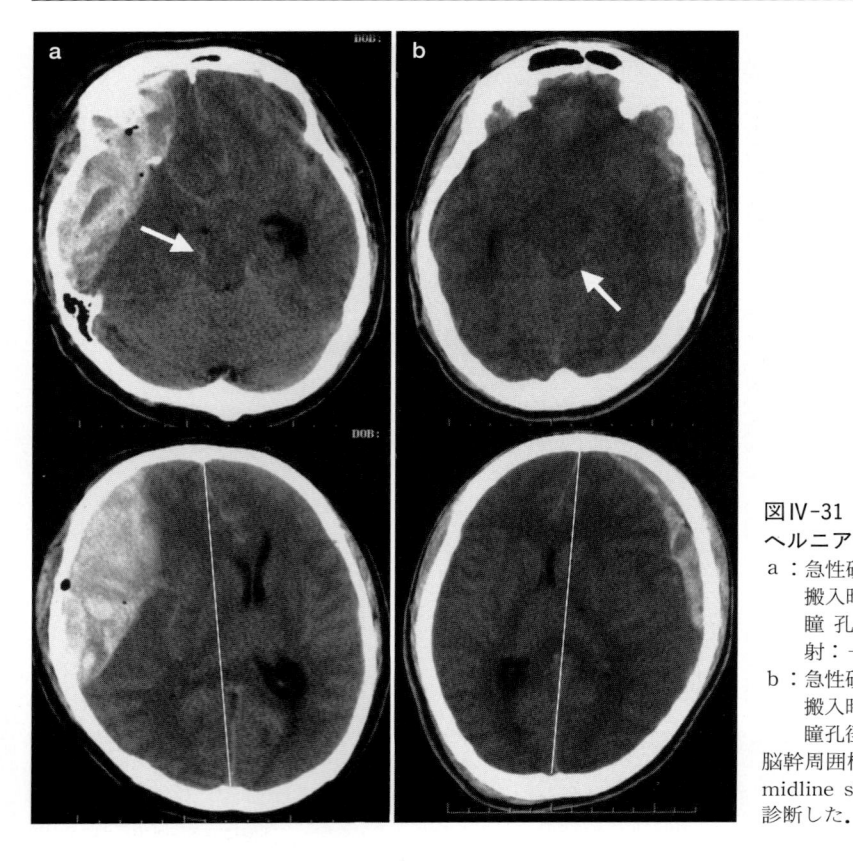

図IV-31 局所性脳損傷による切迫脳ヘルニア
a：急性硬膜外血腫（26歳男性）
　搬入時 GCS＝5（E 1/V 1/M 3）
　瞳孔径：5.0/4.0 mm，対光反射：－/＋
b：急性硬膜下血腫（16歳男性）
　搬入時：GCS＝4（E 1/V 1/M 2）
　瞳孔径：3.5/6.5 mm，対光反射＋/－
脳幹周囲槽の消失（矢印）と，5 mm 以上の midline shift を認め，切迫脳ヘルニアと診断した．

b）頭部外傷

頭部外傷は，頭蓋骨骨折（頭蓋骨円蓋部骨折や頭蓋底骨折），局所性脳損傷（急性硬膜外血腫，急性硬膜下血腫，脳挫傷，外傷性脳内血腫），びまん性脳損傷（軽症脳震盪，古典的脳震盪，びまん性軸索損傷，びまん性脳腫脹）に分類され，搬入時の Glasgow Coma Scale（GCS）合計点により重症度評価が行われる（3〜8点を重症，9〜13点を中等症，14〜15点を軽症）．GCS が 8 点以下の症例，経過中に GCS が 2 点以上低下する症例，または，脳ヘルニア徴候（瞳孔不同や Cushing 現象）を認める場合は，primary survey の後，速やかに頭部 CT を行い，5 mm 以上の正中偏位や鞍上槽，迂回槽，四丘体槽などの脳幹周囲槽の変形，圧迫，消失があれば脳ヘルニアの危険性が高いと診断し，一刻も早く緊急開頭術を含めた頭蓋内圧降下療法を施行する必要がある．

① 局所性脳損傷

急性硬膜外血腫（AEH：acute epidural hematoma）は，受傷部位直下に生じることが多い（coup injury）．CT 上，血腫近傍の軟部組織腫脹を認めることが多く，血腫は凸レンズ状の HDA を呈する（図IV-31a）．急性硬膜下血腫（ASH：acute subdural hematoma）は，対側損傷（contra-coup injury）で発生することが多く，CT 上，三日月状，凹レンズ状の HDA を呈する．脳挫傷を合併していることが多く，AEH に比べ予後は悪い（図IV-31b）．脳挫傷は，CT 上，salt and pepper appearance を呈し，挫傷性変化の中にある程度の大きさの血腫が出現したものを挫傷内血腫という．

② 外傷性脳血管損傷

外傷性脳血管損傷では，脳血管の閉塞，仮性動脈瘤，動脈解離，動静脈瘻，動静脈洞瘻などが生じ，くも膜下出血や脳梗塞を呈する．頭蓋底骨折

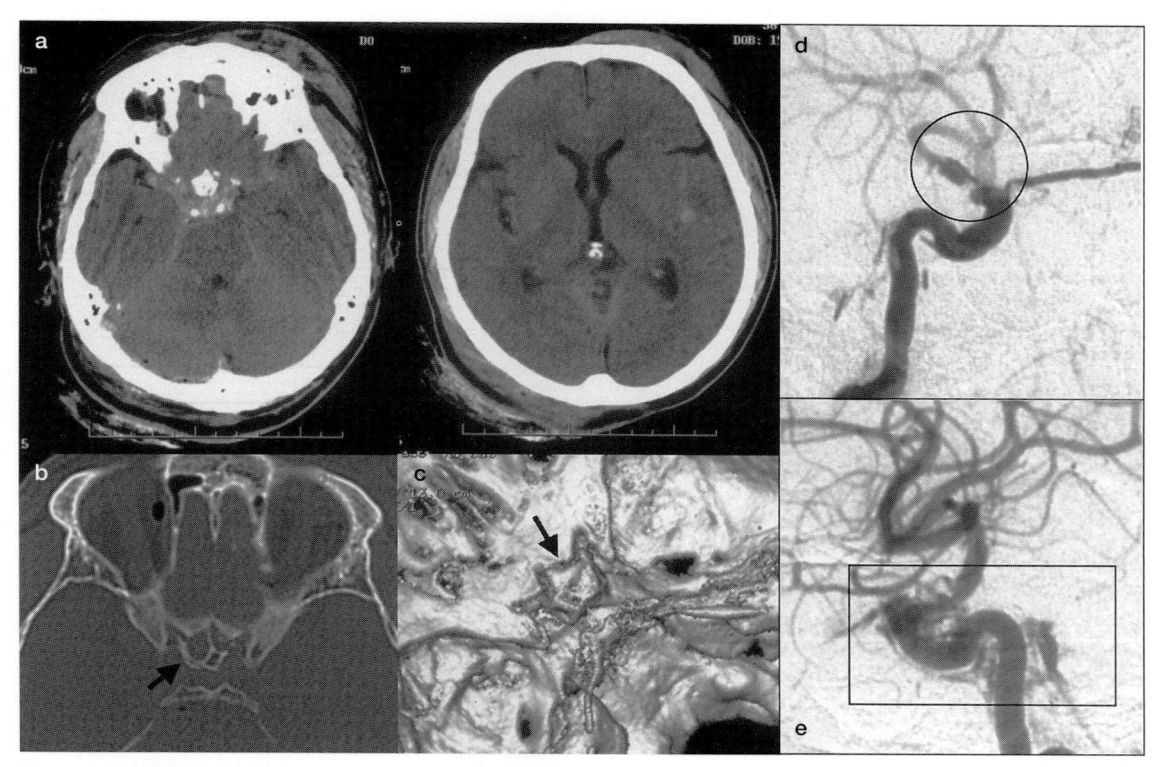

図IV-32　外傷性脳血管損傷
a：搬入時CTでは，鞍上槽に多量の外傷性くも膜下出血を認める．
b，c：頭蓋底CT，3D-CTでは，トルコ鞍結節の骨折（矢印）を認めた．
d：右内頸動脈造影では，C2に動脈解離を認めた（○印）．
e：左内頸動脈造影では，CCF（内頸動脈-海綿静脈洞瘻）を認めた（□印）．

(トルコ鞍や斜台など主要脳血管近傍の骨折)を伴うことが多く，CT上このような所見を認めた場合は，積極的に脳血管造影を施行して外傷性脳血管損傷の有無を診断する必要がある(図IV-32)．

③びまん性脳損傷

(1)びまん性軸索損傷：びまん性軸索損傷(DAI：diffuse axonal injury)では，CT上明らかな頭蓋内占拠性病変を認めないにもかかわらず，受傷直後より高度の意識障害が持続する．MRIによる診断が有用で，大脳深部白質，脳梁，上部脳幹(中脳・橋上部)背外側の異常信号が出現することが多い．

(2)びまん性脳腫脹：びまん性脳腫脹(diffuse brain swelling)では，受傷直後のショック，低酸素血症，高二酸化炭素血症などの二次性脳損傷の関与により両側大脳半球が腫脹し，著しい頭蓋内圧上昇をきたす．成人における予後は極めて不良である．

2) 胸部
a) 非外傷性疾患

胸部CTは，肺内異常陰影の拡がりや性状評価，高分解能CT(HRCT：high resolution CT)による病態把握など，胸部疾患においても有用性が高い．これらの中で，緊急性が高く，かつCTが確定診断や治療方針決定にきわめて有用である病態としては，①低酸素血症の原因としての両側広範囲背側無気肺，②肺血栓塞栓症，③胸部大動脈瘤，急性大動脈解離などの大血管病変が挙げられる．

①両側広範囲背側無気肺

集中治療領域における低酸素血症の原因の1つ

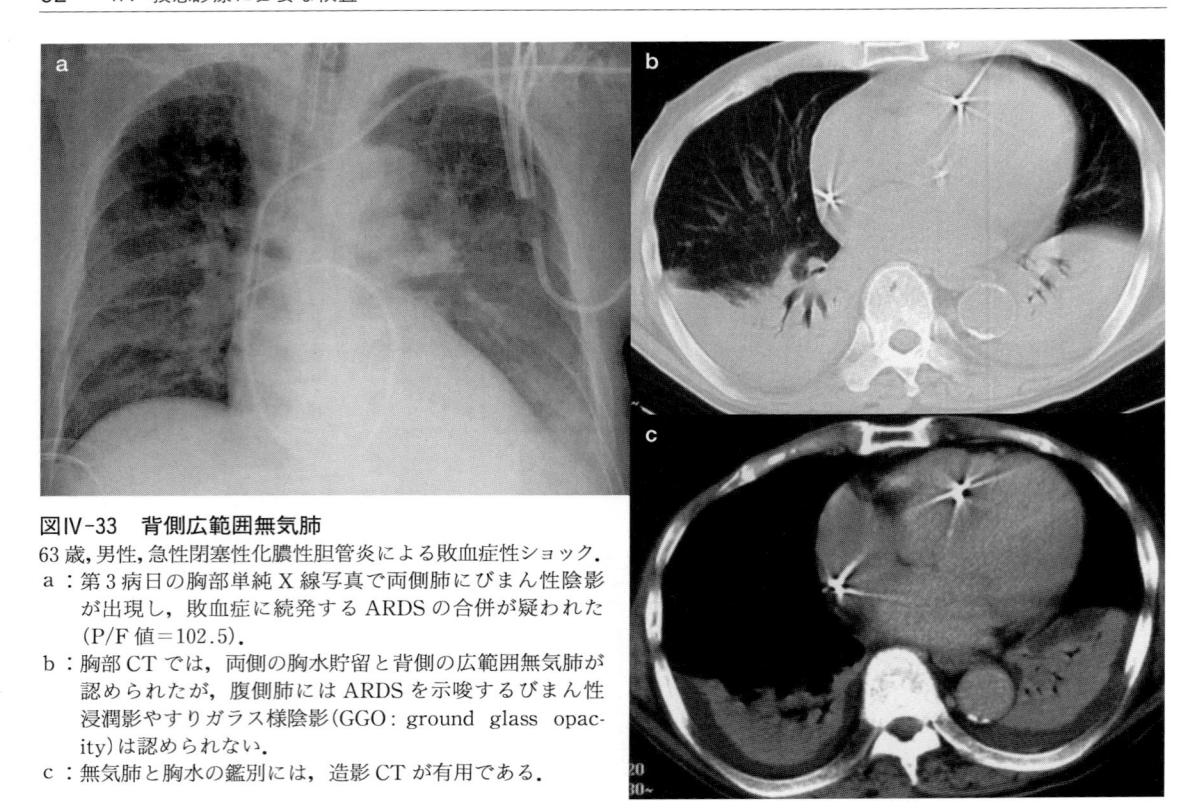

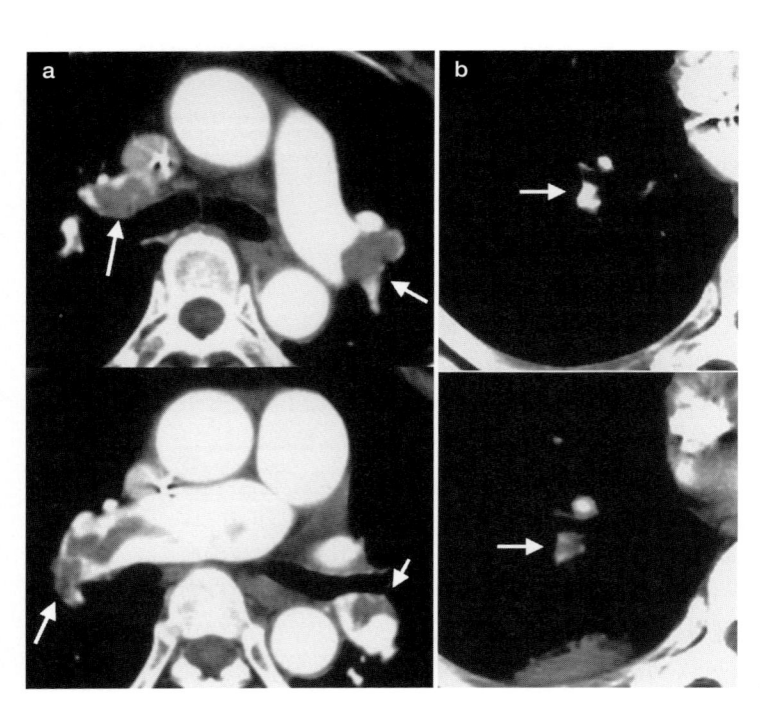

図IV-33　背側広範囲無気肺
63歳，男性．急性閉塞性化膿性胆管炎による敗血症性ショック．
a：第3病日の胸部単純X線写真で両側肺にびまん性陰影が出現し，敗血症に続発するARDSの合併が疑われた（P/F値＝102.5）．
b：胸部CTでは，両側の胸水貯留と背側の広範囲無気肺が認められたが，腹側肺にはARDSを示唆するびまん性浸潤影やすりガラス様陰影（GGO：ground glass opacity）は認められない．
c：無気肺と胸水の鑑別には，造影CTが有用である．

図IV-34　肺動脈血栓塞栓症
a：63歳，女性．SAH術後に発症したPTE．両側肺動脈中枢部に広範な血栓像を認める（矢印）．
b：25歳，男性．骨盤骨折治療経過中に発症したPTE．右肺動脈末梢に陰影欠損を認め（矢印），肺血流シンチにても肺梗塞像が確認された．
上段：搬入日，下段：PTE発症2日後

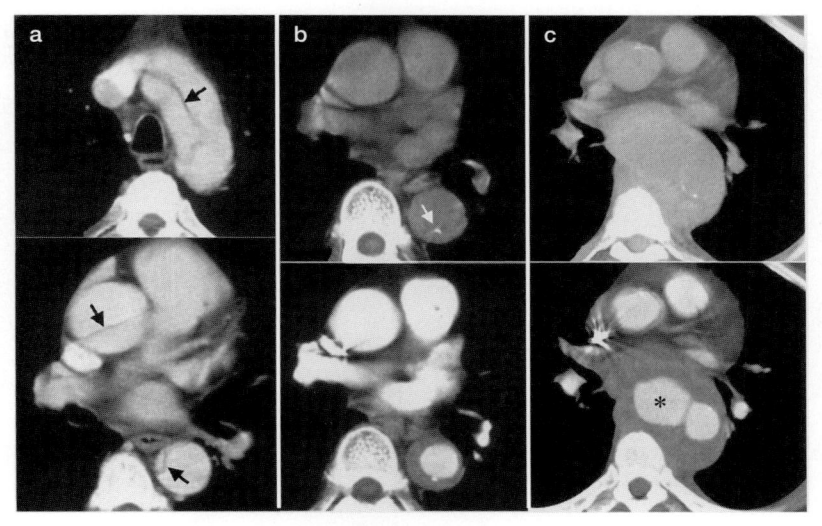

図IV-35 胸部血管病変．急性動脈解離と大動脈瘤
a：急性大動脈解離・偽腔開存(Stanford A型，DeBakey I)．内膜解離は上行大動脈より弓部，下行大動脈に及ぶ(黒矢印)．
b：急性大動脈解離・早期血栓閉塞(Stanford B型，DeBakey Ⅲb型)．内膜の石灰化像(白矢印)の外側に帯状の低吸収域を認め，偽腔の早期血栓閉塞が示唆される．
c：胸部下行大動脈瘤・嚢状動脈瘤(*)．

である広範囲背側無気肺・胸水貯留の診断には，単純X線撮影に比べ胸部CTのほうがはるかに有用である(図IV-33)．

② 肺動脈血栓塞栓症

わが国でも近年増加傾向にある肺動脈血栓塞栓症(PTE：pulmonary thromboembolism)の診断には，胸部造影CTが必須である．肺動脈主幹部の血栓塞栓症のみならず，末梢領域での診断も可能である(図IV-34)．

③ 胸部大血管病変

急性大動脈解離と大動脈瘤の確定診断に造影CTの果たす役割は大きく，解離の有無，瘤内血栓の程度，真性瘤，仮性瘤の診断を行う(図IV-35)．解離の場合は，解離範囲，内膜亀裂の位置やflapの存在，偽腔血栓化の進行度を把握し，主要分枝の灌流状態，臓器血流の有無などを評価する．真性瘤の場合は，壁在血栓の程度，形状を把握する．さらに，胸腔，心嚢，縦隔，後腹膜，消化管など血管外への造影剤漏出の有無を診断し，手術適応をはじめとする治療方針が決定される．

b）胸部外傷

胸部CTは，わずかな気胸(陽圧換気を行う際に重要)や血胸の診断，肺挫傷や外傷性肺囊胞など肺損傷の程度の把握，脊椎損傷や縦隔内臓器損傷(特に胸部大血管損傷，気管・食道損傷)の診断，ドレナージチューブや血管内留置カテーテルの位置異常の検出に優れている．

① 胸部大血管損傷

胸部大血管損傷では，胸部単純X線写真での上縦隔の拡大所見が診断の端緒となることが多く，引き続いて施行する造影CTで診断が確定される(図IV-36)．

② 縦隔内臓器損傷

胸部単純X線写真では判別できないような縦隔内ガス像も，CTでは明瞭に描出される．このような所見を認めた場合は，気管・気管支損傷，食道損傷を疑い気管支鏡や食道造影検査，上部消化管内視鏡検査を行い，早急に診断を確定する必要がある．放置すれば，縦隔炎が進展し致死的となる．

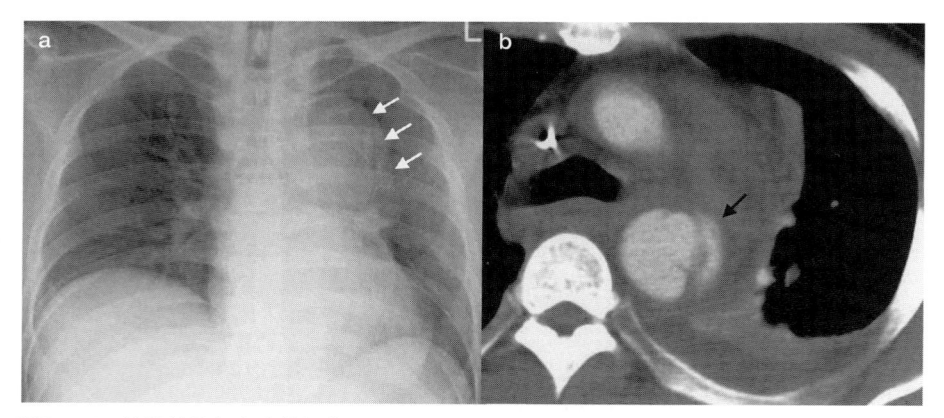

図Ⅳ-36　外傷性胸部大血管損傷
a：胸部単純X線写真にて，左第一弓の突出（白矢印）を伴う上縦隔の拡大と，左肺の透過性低下を認めた．
b：造影CTにて，縦隔内血腫，血胸とともに，下行大動脈に仮性動脈瘤（黒矢印）を認めた．

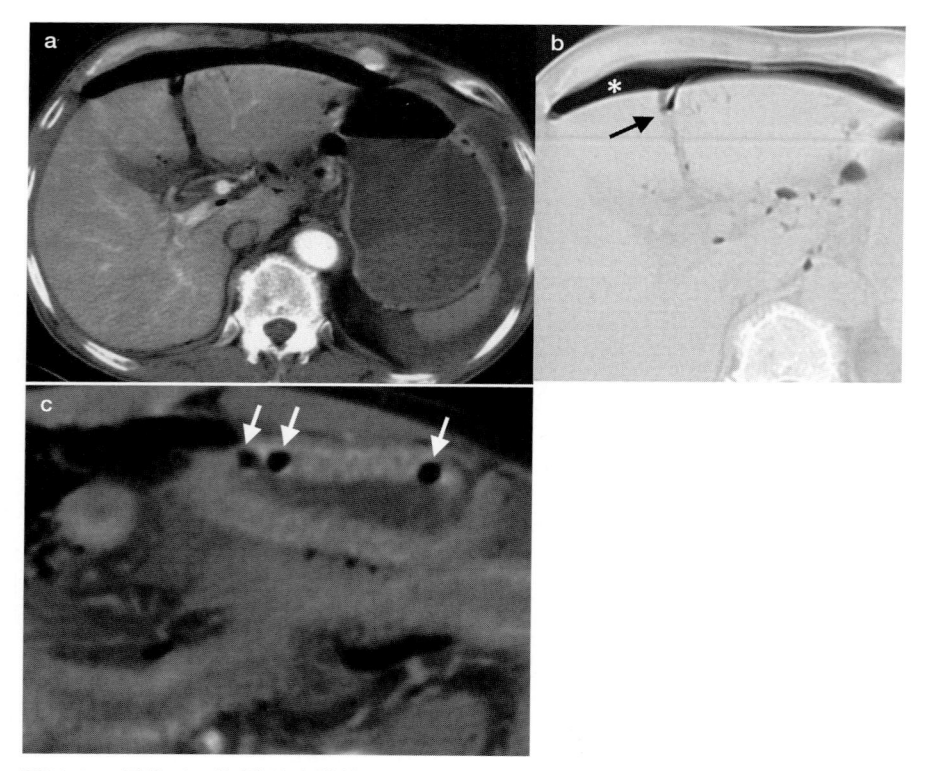

図Ⅳ-37　異常ガス像（腹腔内遊離ガス像，門脈内ガス像，腸管壁内ガス像）
62歳，男性．回盲部特発性穿孔による汎発性腹膜炎，敗血症性ショック．
　a：造影CT門脈相，b：同部のwide window view（WW＝1,500 HU，WL＝−500 HU），
　c：同じ症例の単純CT（WW＝250 HU，WL＝40 HU）．
腹腔内遊離ガス像や鎌状間膜内気腫像は，wide window viewで明瞭に描出される（b：＊印と黒矢印）．門脈内気腫像は，門脈の走行に沿ったhigh density lesionとして描出される．腸間膜気腫像は，肥厚した腸管壁内のガス像で診断できるが（c：白矢印），腸管内のガス像や腸間膜係蹄内のガス像との鑑別を要する．

1) 腹部

a) 急性腹症

急性腹症では，目的に応じて単純CTと造影CTを使い分ける必要がある．虫垂結石，胆道結石，尿路系結石などの石灰化病変の検出には単純CTが有用であり，炎症性病変，血管病変，腸管循環障害の診断には造影CTが必須となる．

① 異常ガス像

腹腔内遊離ガスや門脈内気腫の検出には，wide window view（WW＝1,500 H.U.，WL＝－500 H.U.）での読影が有用である．腸管の壁内気腫は，肥厚した腸管壁内のガス像の存在で診断できるが，腸管内や腸間膜係蹄内のガス像との鑑別が必要である（図IV-37）．

② 腸間膜血管閉塞

上腸間膜動脈起始部の閉塞では，造影CT動脈相より造影欠損が認められる．また，上腸間膜静脈閉塞症では，血栓の存在のため単純CTでのCT値が高くなる一方，平衡相においても造影効果が認められない（図IV-38）．

③ 絞扼性イレウス

腹水貯留，絞扼部口側の腸管拡張・壁腫脹とともに絞扼腸管の血流障害による腸管壁の造影不良所見を認める．また，腸間膜血管が絞扼部に巻き込まれた場合には，渦巻き状の陰影—whirl signが出現する（図IV-39）．

④ 重症急性膵炎

重症急性膵炎重症度分類には造影CTが必須である．膵臓自体の変化（壊死性変化，浮腫性変化など）のみならず，膵周囲への炎症の波及程度を正確にとらえることが重要である（図IV-40）．

b) 腹部外傷

受傷早期の腹部外傷では，実質臓器損傷（肝・脾・腎損傷など）や腸間膜血管損傷などによる腹腔内・後腹膜への出血と管腔臓器損傷による腹膜炎が問題となる．腹部CT検査でとらえるべき緊急性の高い異常所見としては，①実質臓器損傷の有無（損傷程度と損傷に伴う造影剤の血管外漏

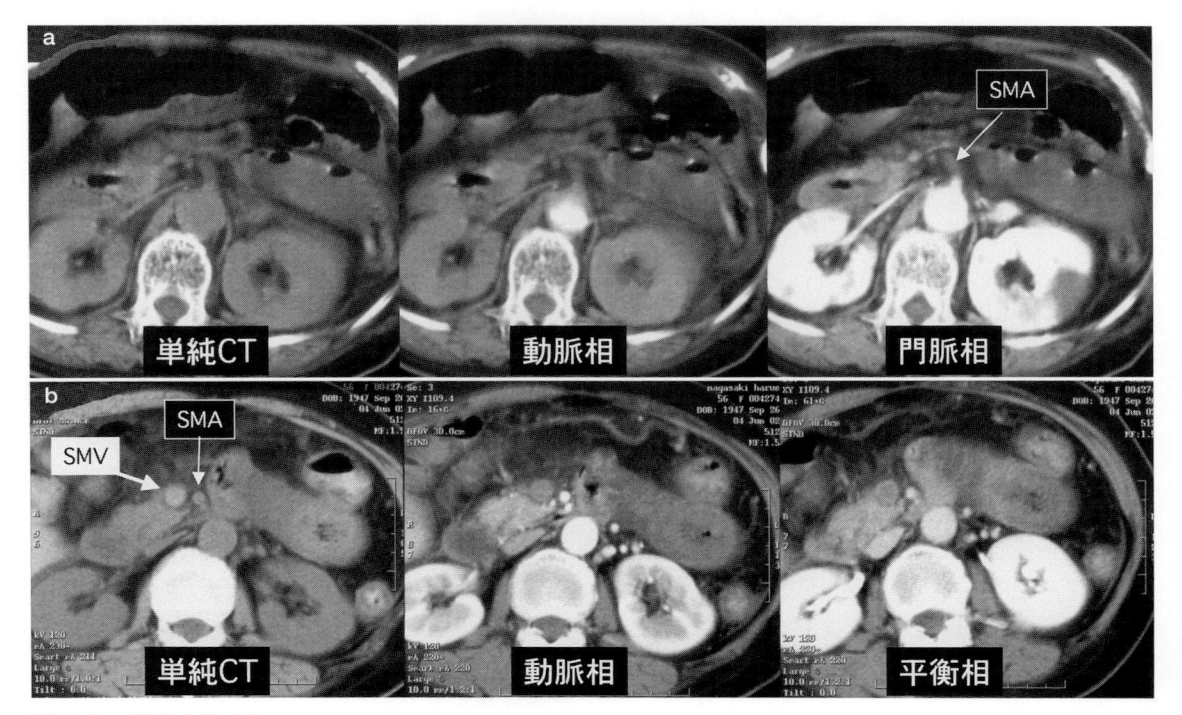

図IV-38 腹部血管病変
a：75歳，女性．SMA塞栓症による小腸〜横行結腸壊死，敗血症性ショック．
b：56歳，女性．SMV〜門脈血栓症による小腸壊死．

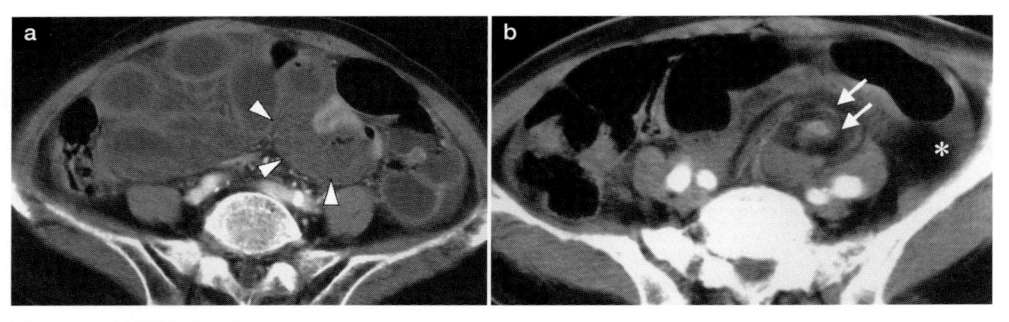

図Ⅳ-39　絞扼性イレウス
a：71歳，女性．腸管係蹄の腹水貯留と腸管拡張および壁の腫大がみられ，左側小腸の腸管壁は造影効果がなく，同部の腸管壊死が疑われる（白矢頭）．
b：63歳，女性．S状結腸の著明な拡張所見と左側腹部に囊胞様の病変（＊）があり，腸間膜血管を巻き込んだ渦巻き状の陰影（whirl sign）が認められる（白矢印）．
S状結腸軸捻症を疑ったが，開腹にて左卵巣囊腫および卵管によるS状結腸のclosed-loop obstructionが認められた．

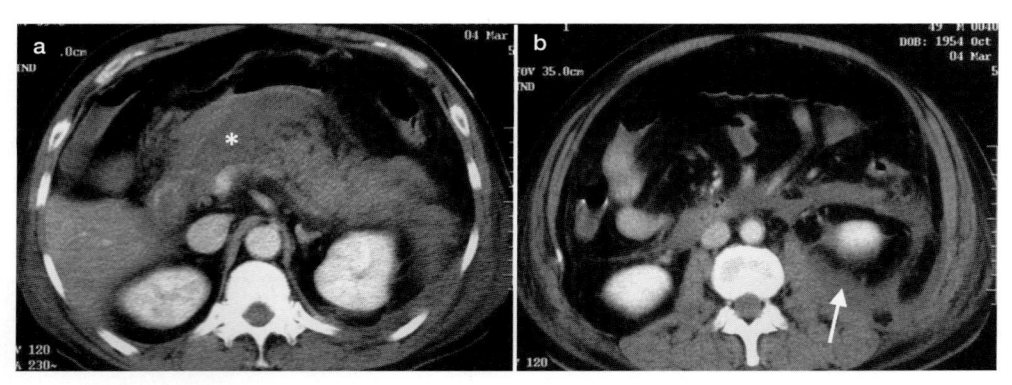

図Ⅳ-40　重症急性膵炎
51歳，男性（発症後日：重症度分類：Stage 3，CT grade：V）．発症3日目の腹部造影CT．
a：膵は腫大し造影効果も不均一であり，特に膵頭部を中心に造影不良が認められる（＊）．
b：炎症は膵周辺にも波及し，浸出液の貯留は左後腎傍腔にも及んでいる（白矢印）．

出像），②腹腔内出血量や後腹膜血腫量およびその拡がり，③腹腔内遊離ガスや後腹膜腔気腫など管腔臓器損傷を示唆する所見である．

CTの撮像範囲は，横隔膜上縁から恥骨結合までとするのが一般的である（骨盤骨折を伴う場合は，坐骨結節まで）．また，必ず非イオン性造影剤の静脈内投与による造影CTを施行する（インジェクターを用いて，動脈相，門脈相，平衡相の3相に加え，腎損傷合併例では尿排泄相での撮影を行い，腎盂・腎杯損傷による尿溢流の有無を診断する）．

① 実質臓器損傷
腹部実質臓器損傷では，臓器の損傷形態ととも

に出血の程度も評価する．出血の評価では，出血量と造影CTでの造影剤の血管外漏出所見—現時点で活動性出血があるか否か—の診断が重要である（図Ⅳ-41）．

② 管腔臓器・腸間膜損傷
管腔臓器損傷による腹腔内遊離ガス像の出現頻度は決して高率ではないので，遊離ガス像以外にも，①限局性の腸管壁の肥厚，②腸間膜の鋸歯状変化，③腸間膜血腫，④腹腔内液体貯留などの間接所見をCTでとらえることが管腔臓器損傷の診断に重要である．

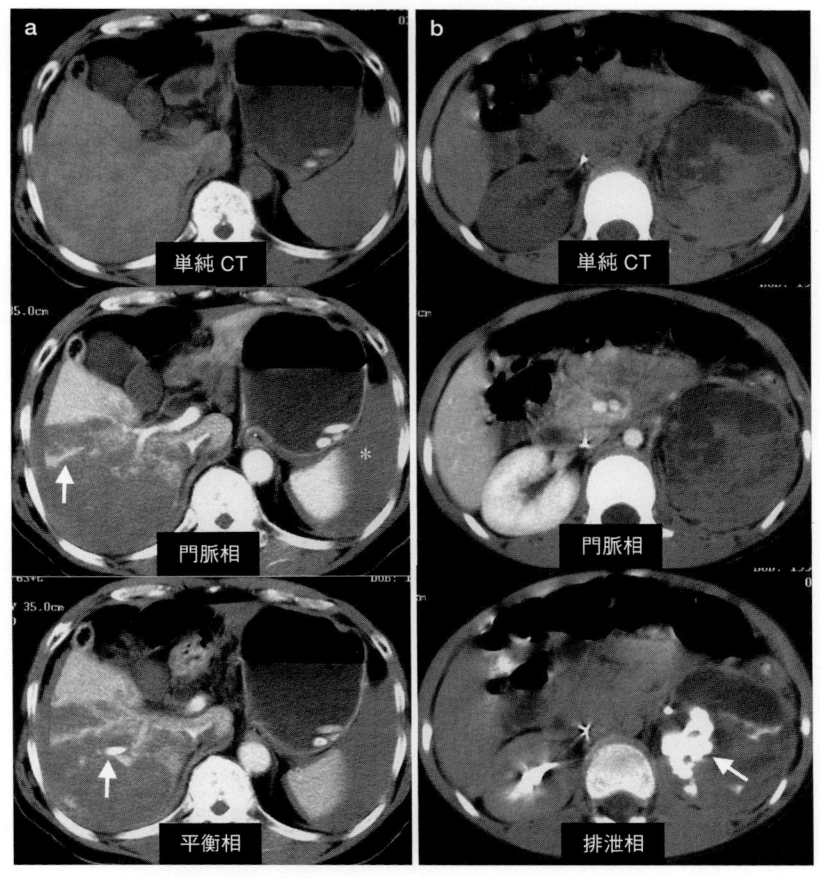

図IV-41 腹部実質臓器損傷

a：64歳，男性．高所墜落．単純CTでは，損傷形態，出血量ともに不明瞭である．造影CTにより，大量の腹腔内出血（＊）と広範囲な右葉損傷（造影効果を認めない部分）が明らかとなった．造影剤の血管外漏出像（白矢印）も認められ，Ⅲb型（日本外傷学会肝損傷分類）に分類される．

b：6歳，女性．ブランコよりの墜落．通常の造影CT（動脈相-門脈相-平衡相）では，腎盂・腎杯系損傷による尿漏（urine extravasation）は明らかではないが，平衡相の15分後に撮影した排泄相では，濃縮された造影剤の漏出像（白矢印）が描出され，腎盂・腎杯系に損傷が波及していることが明らかとなった．Ⅲb型（日本外傷学会腎損傷分類）に分類される．

◆文献

1) 磯部義憲：CTスキャン．総合臨床 53：828-834, 2004
2) 渡部恒也：頭部CT. medicina 40：322-325, 2003
3) 新美 浩, 中島康雄：救急画像診断の基本と実際. 日本救急医学会（監修）．救急診療指針，第2版. pp 47-65, へるす出版, 2003
4) Abbuhl SB：Principles of emergency department use of computed tomography. In：Tintinalli JE, Kelen GD, Stapczynski JS (eds)：Emergency Medicine: A Comprehensive Study Guide. pp 1878-1883, McGraw-Hill, New York, 2004
5) Huppert P：CT Examination protocols in abdominal trauma. In：Dondelinger RF (eds)：Imaging and Intervention in Abdominal Trauma. pp 17-23, Springer, Berlin, 2004

c. 心電図

杏林大学 第2内科　**吉野秀朗**

救急診療において心電図は，欠くことのできない検査である．通常「心電図」とは「標準12誘導心電図」を指すが，本項では，救急外来における「モニター心電図」をも含めて述べる．

救急診療において心電図が必要となるのは，心筋虚血の診断と不整脈診断である．救急現場で必要となる「不整脈」には，徐脈性不整脈と頻脈性不整脈がある．

標準12誘導心電図は，種々の循環器系検査法のなかでは，安価かつ簡易で再現性が高く，結果がリアルタイムに評価できるという長所をもつ．この長所を十二分に生かし，結果の示す意味をよく理解することによって，多くの情報を得ることができる．標準12誘導心電図は，心臓の2点間の相対的電位差を誘導する双極誘導と，電極直下の電位情報を取り出す単極誘導が一般的に用いられている．そのほか，胸部誘導は V_1〜V_6 のほか，V_7〜V_9 や V_{3R}〜V_{9R} などの誘導をも記録すると心臓の後面や右室の情報を得ることができる（表IV-3）．

■12誘導心電図で得られる情報

① 心臓の傾き

双極誘導 I，II，III，単極誘導 aV_R，aV_L，aV_F の波形から電気軸が，単極誘導 V_1〜V_6 の波形から心臓の回転が判定できる．

② 不整脈診断

刺激発生の異常および刺激伝導系の興奮伝達異常など，不整脈診断に欠くことができない．不整脈症例に対しては，とかく心電図モニターのみで観察しがちであるが，12誘導心電図で得られる情報は多く，診断や治療指針の決定を左右する場合が少なくない．頻脈・徐脈性不整脈では，モニターのみではP波やF波の形が明瞭に見えないことがあり，可能な限り12誘導心電図を記録したほうがよい．また，不整脈発生の基礎疾患を発見するためには，T波の形状，ST変化，QT時間の長さなどが重要な情報になる場合が多い．このためにも12誘導心電図を記録したほうがよい．

③ 心筋の異常

心筋の虚血性変化の発見や部位診断には，12誘導心電図は特に威力を発揮する．弁膜症，高血圧，肥大型心筋症などにみられる左室肥大の所見，肺高血圧による右心負荷所見，心房に負荷がかかった場合にはP波の異常として変化が捉えられる．

④ 電解質異常・薬剤の効果

カリウム，カルシウムなど電解質の血中濃度に異常があるとST-T変化が認められる．ジギタリス効果と呼ばれるST-Tの特徴的変化がある．

■記録の際の注意点

肋間の上下のずれ，位置の間違い，肢誘導電極の左右間違いがしばしばみられる．診断のための重要な情報が無駄になることがあり，特に注意を要する．胸部誘導の位置は，V_7〜V_9 や V_{3R}〜V_{9R} を記録した際に，直ちに記録用紙に誘導名を記載することが大切である．心電図を記録した直後にメモないし記入がないと，あとで思い出すことはなく，まったく役に立たなくなる．

表IV-3 胸部誘導の電極位置

導子	装着部位
V_1	第4肋間胸骨右縁
V_2	第4肋間胸骨左縁
V_3	V_2 と V_4 の中点
V_4	第5肋間と左鎖骨中線の交点
V_5	V_4 の高さで左前腋窩線との交点
V_6	V_4 の高さで左中腋窩線との交点
V_7	V_4 の高さで左後腋窩線との交点
V_8	V_4 の高さで左中肩甲線との交点
V_9	V_4 の高さで左脊椎傍線との交点
V_{3R}〜V_{9R}	V_3〜V_9 の右側誘導（正中線に対し対称点）

■救急診療における心電図

循環器救急で緊急性を要し，かつ頻度の高い重要な疾患群は2つある．①不整脈であり，②急性心筋虚血である．いずれも，12誘導心電図およびモニター心電図が診断・治療に重要な武器になる．

1）虚血性心疾患

虚血性心疾患の心電図変化で特に注目すべきものは，ST偏位，異常Q波，異常T波などである．

a）ST偏位

心電図上の用語として，心筋傷害（injury）は異常ST偏位として表現され，心筋壊死（necrosis）は異常Q波として，心筋虚血（ischemia）は対称性陰性T波として表現される．心筋虚血が生じると膜電位変化としては活動電位の短縮，次いで静止電位の減少が起こる．活動電位の短縮はST部の異常，静止電位の減少はTQ部の異常として表される．正常ではST部もTQ部も外界には電場が生じないので基線の上にある．静止電位は変わらず，活動電位のみ短縮する場合には傷害部で再分極が早く始まり，ST部の時相に傷害部から健常部に向かって細胞外を電流が流れる．このため，傷害部に面した誘導ではST上昇が認められる．また，傷害心筋が正常心筋と電極の間に存在する場合には（心外膜下虚血，実際には心外膜に限局した虚血は起こらない．むしろ，心内膜側から外膜側まで貫壁性の虚血の場合），ST部は上昇し，正常心筋が傷害心筋と電極の間に存在する場合にはSTは低下する．

急性心筋梗塞の際に生じたST上昇は，多くは経過とともに消失しST部は基線に戻る．ST上昇が残存することがあり，これは，梗塞範囲が広く，前壁梗塞であること，心室瘤を伴っている症例でみられる．

ST上昇部位は，その電極の直下の心筋の虚血を表す．これは，心外膜下まで虚血が及び，貫壁性の心筋虚血を発症していることを意味する．冠れん縮狭心症の発作の最中には，矩形波のようなST部分の著しい水平上昇が認められることがある．

異常ST上昇のみられる疾患としては，冠動脈疾患以外に，心膜炎（心外膜炎）がある．高度な左室肥大の場合にはST部は低下する．この場合に，心内膜下に限局した心筋虚血と左室肥大の鑑別はしばしば困難なことがある．

b）異常Q波

幅が広く（0.04秒以上），深い（R波高の1/4以上）Q波を一般的に異常Q波としている．急性心筋梗塞の経過中に出現する異常Q波は，心筋壊死の存在を意味している．12誘導心電図で異常Q波が記録されるには，ある程度心筋壊死領域が大きくなければならない．必ずしも，心筋壊死が心内膜側から始まり心外膜側まで達していなくても異常Q波は出現する．このことは，最近の心臓MRIを用いた研究でも確認されている．

異常Q波は，通常，解剖学的な心筋壊死を意味しているが，急性心筋梗塞の経過中に一過性の異常Q波を認めることがある．異常Q波の消失は，急性心筋梗塞の再灌流療法が成功し，虚血心筋が救済できたときにしばしば観察される．おそらく，広範な心筋虚血があり，再灌流療法によって貫壁性心筋梗塞とならず，心内膜下にとどまる心筋梗塞の場合に，このような現象が出現するものと考えられる．解剖学的に壊死とならなくても虚血が強く，心筋細胞の電気的興奮が消失すると異常Q波が出現し，再灌流療法の成功によって，心筋の電気的活動が再び回復してr波が出現（異常Q波が消失）したものと考えられる．

急性心筋梗塞症例では，来院までの時間が経過している症例の場合や，発症から来院までが短時間であっても側副血行路の発達が悪く虚血傷害の進行が急速な場合などでは，救急外来に来院した際にすでに異常Q波を認めることがある．しかし，発症から来院までが短時間であれば来院時心電図では異常Q波を認めない．したがって，急性心筋梗塞の心電図診断の基準として，以前は異常Q波の存在が挙げられていたが，現在は異常Q波ではなく，T波の増高やST-T変化の存在が挙げられている．

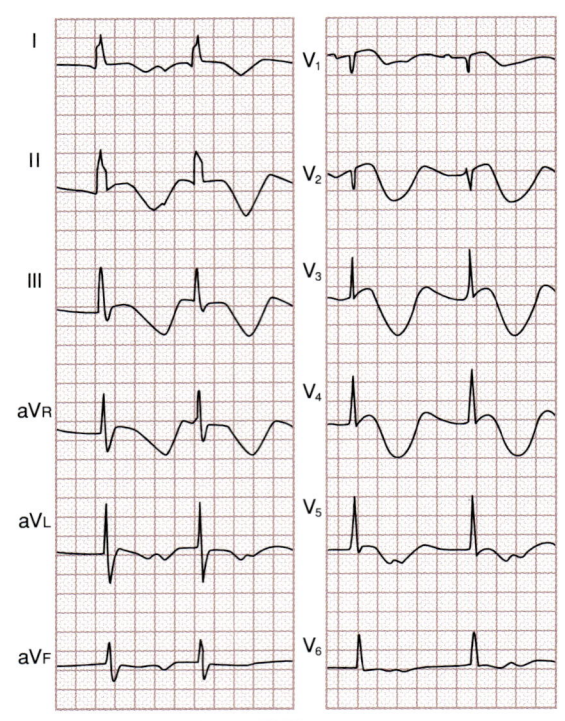

図IV-42　陰性T波の心電図

表IV-4　心筋梗塞の部位診断

梗塞部位	ST上昇の出現する誘導
中隔	V_1, V_2
前壁	V_3, V_4
前壁中隔	$V_1 \sim V_4$
側壁	I, aV_L, $V_5 \sim V_6$
前側壁	I, aV_L, $V_3 \sim V_6$
下壁	II, III, aV_F
後壁	V_1, V_2 に幅の広いR

異常Q波は心室中隔の肥大によっても出現する．

c) 異常T波

T波の逆転には2種類ある．1つは，心内膜下層に虚血が存在する場合である．T波の逆転はSTの低下を伴い，QT時間は延長しない．もう1つは，心内膜下層のみならず心外膜下層にも虚血が存在する場合である．陰性T波は対称性でQTの延長を伴う（図IV-42）．心外膜下心筋への興奮伝達が遅れ，そこでの興奮消退が他の健常部に比べ遅延することによって生じる．貫壁性心筋虚血の回復期に出現する深い陰性T波は，典型例である．冠性T波とも呼び，電極直下の心筋虚血の有無を直接反映する．心筋虚血がどの冠動脈領域に存在するのか，虚血の局在の判定に役立つ．また，胸部誘導の$V_3 \sim V_5$のみに陰性T波を認める場合，isolated negative T と呼び，前下行枝の有意病変を示唆する．

T波の増高は次のような場合に起こる．心筋虚血が心電図記録する電極の領域の心内膜下層に存在する場合は，心内膜下心筋の興奮消退がその他の部位と比較し遅延するため，T波の増高とQT延長が生じる．急性心筋梗塞発症直後（super acute phase）のいまだST上昇のみられない時期にこの所見を認める．

d) 陰性U波

胸部誘導を中心に陰性U波が認められた場合，特に狭心症発作時や負荷心電図直後の心電図で認められた場合には，前下行枝近位部の病変の存在を強く示唆する．

1) ST上昇型急性心筋梗塞
a) 梗塞部位の診断

梗塞部位は，急性期のST上昇の存在する誘導部位によって，または，慢性期には異常Q波の存在する誘導部位によって，推定することができる（表IV-4）．救急外来へ搬送された直後の心電図では異常Q波が出現していないことが多く，ST上昇を認める誘導から梗塞部位を推定する．急性心筋梗塞患者の発症から来院までの時間は必ずしも一定しない．したがって，12誘導心電図を急性心筋梗塞の診断に用いる際には，冠動脈閉塞の後の時間経過による心電図変化を十分理解しておく必要がある（表IV-5）．冠動脈が自然再開通する場合もあれば，側副血行の発達によって虚血傷害の進行が遅い場合もある．一般に，12誘導心電図は，冠動脈閉塞とほぼ同時に変化が始まる．狭心症例に対するPCIを施行する際に同様の心電図変化が観察される．PCIの際にバルンカテーテルで冠動脈を閉塞すると体表面12誘導心電図では15〜30秒以内に変化が現れる．自覚症状の発現とほぼ同時である．冠動脈内心電図（PCIの

表IV-5　ST上昇型急性心筋梗塞の心電図変化

1. 梗塞発症直後（発症20〜30分後）は，ST上昇を伴わないT波の増高のみ観察される．
2. ST上昇が出現する．
3. ST上昇に遅れて，異常Q波が出現する．
4. ST上昇は数日，時に数週間持続する．再灌流療法が成功すると数時間でST上昇は軽快する．
5. 上昇したST部分の低下（回復）とともにT波の終末部から徐々に陰性化し，左右対称性の陰性T波（冠性T波）が形成される．
6. 冠性T波は経過とともに深さを減少し，ついに消失し正常T波を呈するようになることもある．
7. 異常Q波はその深さが減少することはあっても長時間にわたって残存する．

際にガイドワイヤを電極にして電位を取ったもの）では，数拍以内にST-T変化がみられる．

Surawiczらによる心電図用語標準化委員会によれば，心尖部梗塞，前壁-下壁梗塞，後側壁梗塞という診断名は用いてもよいが，高位側壁梗塞，高位後壁梗塞などは正確さを欠くか特異性が少ないために用いるべきでないとしている．また，脚ブロックのためにST上昇の誘導の判定が困難な症例があるが，実はこの群が最も重症群であるという報告がある．

b）梗塞責任冠動脈の判定

心筋梗塞の急性期心電図と来院直後の急性期冠動脈造影所見を対比することによって，12誘導心電図のST上昇を示す誘導と冠動脈の閉塞部位との関係が明らかとなった．1枚の心電図から，心筋梗塞の梗塞責任病変部位を推測するのみならず，冠動脈の支配領域の大きさもある程度推測し，心筋梗塞の重症度を判定できるようになった．

しかし，最も重症とされる左冠動脈主幹部病変の急性心筋梗塞は，特定の誘導でST上昇を示さず，肢誘導，胸部誘導の多くの誘導で同時にST下降を示すことが多い．急性左心不全を合併し，このような心電図変化を示す場合には，左冠動脈主幹部病変を念頭に置く必要がある．また，完全右脚ブロック＋左脚前枝ブロックを認める場合には広範な心筋虚血を発症している可能性があり，梗塞部位を特定できないけれども最も重症な症例の範疇に入る．

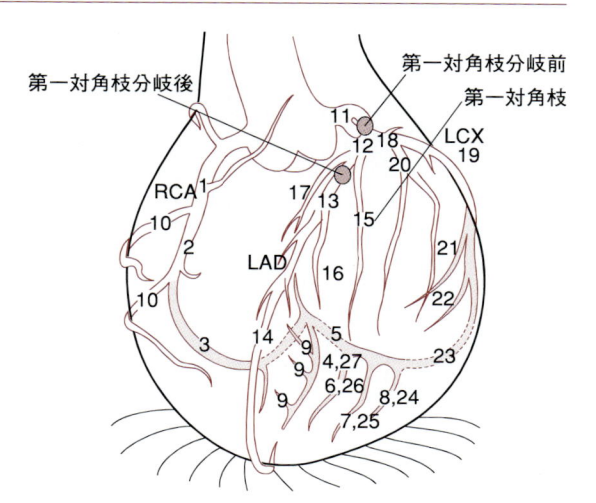

図IV-43　CASS（Coronary Artery Surgery Study）分類

［左冠動脈前下行枝閉塞の心電図］

前壁中隔梗塞は，左冠動脈前下行枝の閉塞によって起こるが，閉塞部位が近位部であるか遠位部であるかによって支配領域の大きさが異なってくる．この閉塞部位を1枚の心電図から判定できる．

心筋梗塞の重症度は，閉塞部位以遠の灌流領域の大きさに関係する．AHA分類は第一中隔枝分岐部より近位側に閉塞部位があればAHA#6，遠位に閉塞部位があればAHA#7と呼んでいるが，AHA#6群とAHA#7群とで分類するより，閉塞部位が第一対角枝分岐部の近位側にあるか遠位側にあるかで分類するCASS（Coronary Artery Surgery Study）分類（図IV-43）のほうがより重症度を反映することが判明した．

第一対角枝分岐部より近位側に閉塞部位があるか（CASS#12，図IV-44），遠位部にあるか（CASS#13）によって支配領域の大きさが大きく異なる．CASS#12群のほうが虚血範囲はより広範囲であり，十分な再灌流療法を行っても残存狭窄があると慢性期には左室拡大が起こりやすい．前壁中隔梗塞では，胸部誘導でST上昇を認めるほか，CASS#12群ではIとaVL誘導でST上昇の頻度が高く，CASS#13群ではI，aVL誘導でST上昇しない症例が多い（図IV-45）．

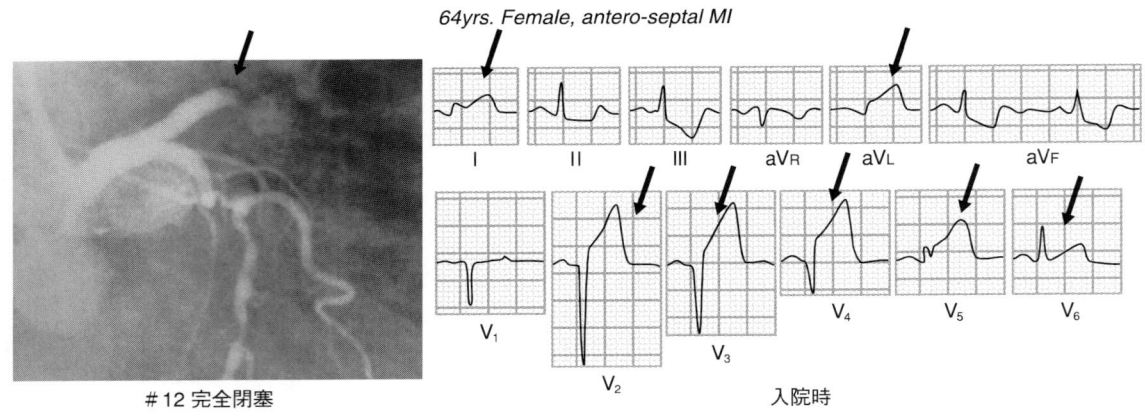

図IV-44 広範前壁中隔梗塞の冠動脈造影と心電図

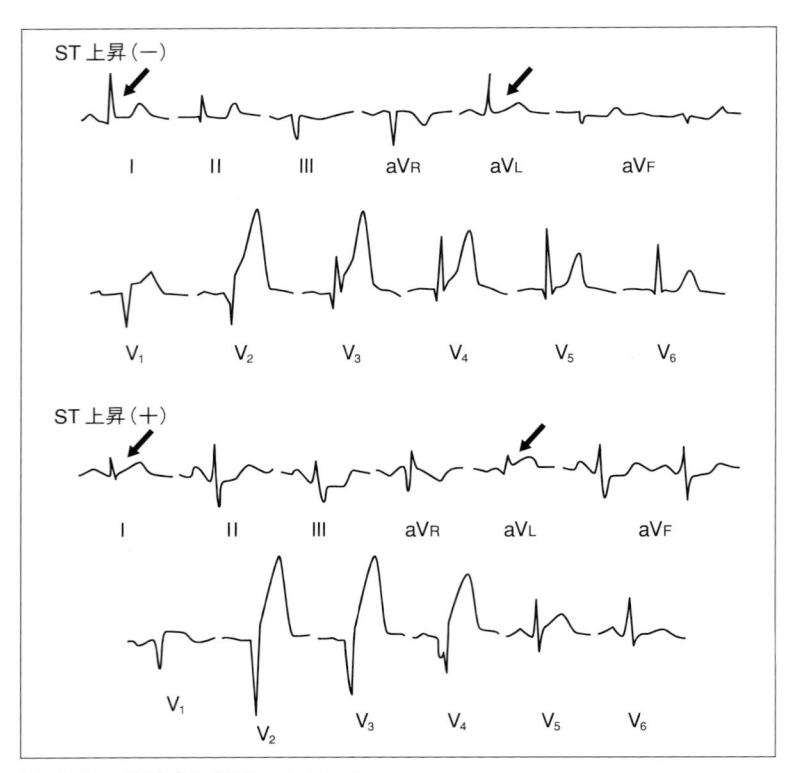

#12 完全閉塞

64yrs. Female, antero-septal MI

入院時

図IV-45 前壁中隔梗塞における I, aVL

　CASS 分類などの解剖学的分類よりも心電図変化のほうが虚血領域の大きさをよく表す．第一対角枝がよく発達し，大きな支配領域の症例もあれば，第一対角枝よりも第二対角枝のほうが大きい場合もある．したがって，前下行枝の分岐部との関係で分類するよりも心電図変化のほうが，虚血領域の広がりをよく表すものと考えられる．

　いずれにしても，急性前壁中隔心筋梗塞の1枚の12誘導心電図で，心筋梗塞の重症度が判定できる．aVL 誘導の ST 上昇する前壁中隔梗塞症例では，慢性期に梗塞責任病変に高度狭窄が残存すると左室収縮機能は低下したままであるが，

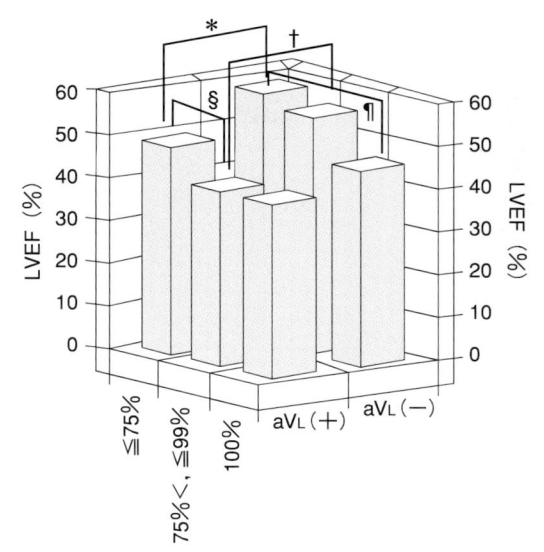

図IV-46　前壁中隔梗塞における心機能と aVL

aVLの非ST上昇例では病変が開通さえしていれば高度狭窄が残存していても左室収縮機能はよく回復することが判明した（図IV-46）．また，前壁中隔梗塞例では，aVL誘導のST上昇例に左室自由壁破裂が多いが，aVL誘導の非ST上昇例にはほとんど心破裂は起こらないことが判明した．また，前壁中隔梗塞例でaVL誘導のST上昇する症例は，長期予後が不良であることも判明した．

以上より，前壁中隔梗塞では，aVL誘導のST上昇の有無が予後および心機能に重要であることが判明した．

前下行枝が心尖部を大きく回る場合には，II，III，aVF誘導でもST上昇が認められる（図IV-47）．閉塞部位が第一対角枝分岐後の前下行枝中部か遠位部であるほうがその特徴が出やすい．閉塞部位が第一対角枝分岐前の前下行枝近位部にある場合，前下行枝が心尖部を大きく回っていても，左室前側面の誘導のST上昇にII，III，aVF誘導のST上昇がキャンセルされて明瞭に出現しない．II，III，aVF誘導のST低下は，左室前側面のST上昇の mirror image であるから，前下行枝近位部閉塞の可能性が高く，虚血領域が大きく重症例になりやすいといわれている．それに比べ，II，III，aVF誘導のST上昇例は，比較的予後良好で軽症例が多い．

胸部誘導のST上昇とともにV_{3R}誘導でST上昇を認める場合，第一中隔枝分岐の手前で前下行枝が閉塞している場合が多いと報告された．心室中隔の心基部からの広範な虚血が示唆される．したがって，後述する下壁梗塞だけでなく，前壁中隔梗塞の際にも右側誘導（V_{3R}，V_{4R} 誘導）を記

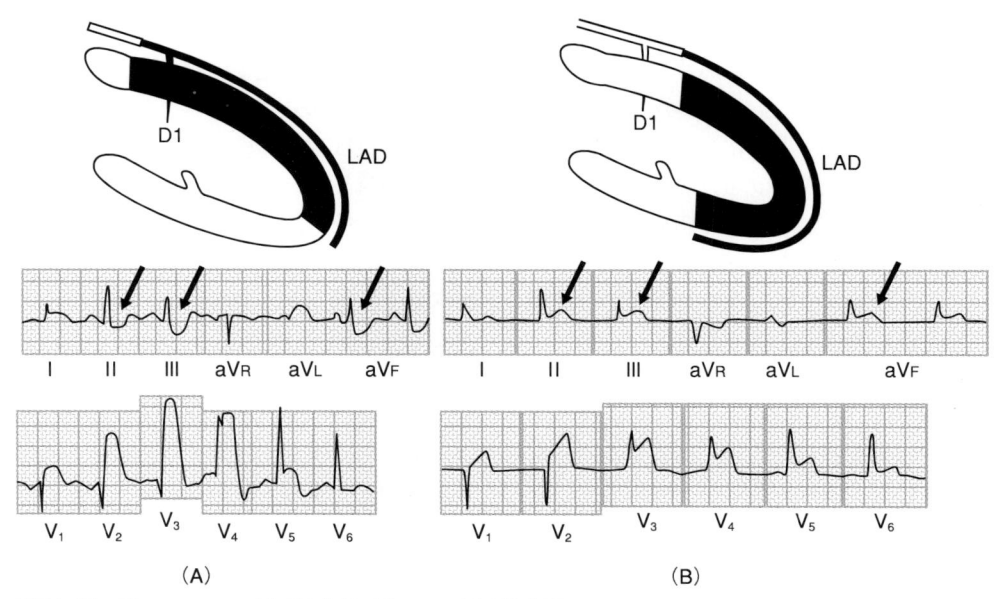

図IV-47　Non-wrapped LAD #12, Wrapped LAD #13

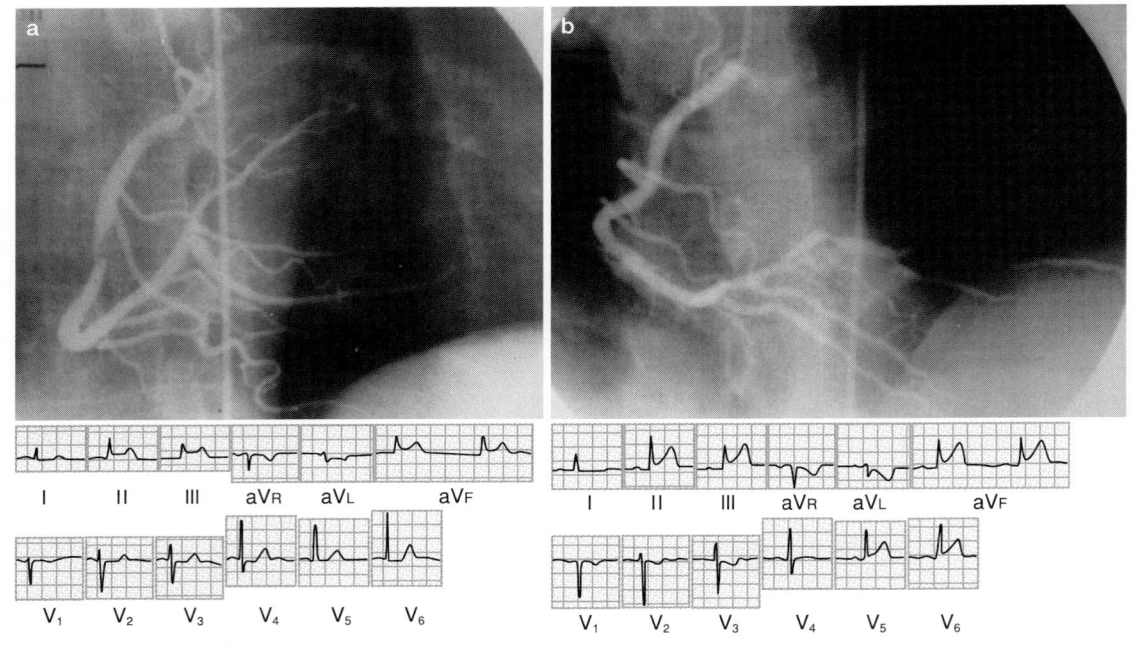

図IV-48　急性下壁梗塞の心電図と右冠動脈の支配領域

録したほうがよい．

[右冠動脈閉塞の心電図]

　右冠動脈の閉塞では，Ⅲ，aVF 誘導で ST 上昇ないし異常 Q 波は 70〜80％ の症例に認められる．下壁梗塞では，(1)閉塞部位が近位部（AHA #1）であるか遠位部であるか，(2)後側壁枝の発達がよいか否か，が予後を左右する（図IV-48）．右室枝分岐より近位側での閉塞があると下壁梗塞とともに右室梗塞を発症する（図IV-49）．この際の心電図は，V_{3R}，V_{4R} の 0.1 mV 以上の ST 上昇の頻度が高い．特に，V_{4R} の 0.1 mV 以上の ST 上昇は右室梗塞の診断基準として研究報告によく使用されている．また，V_1，V_2 誘導の ST 上昇がみられることがある．右室梗塞合併例では再灌流療法非施行例は著しく予後不良であり，再灌流療法は必須である．また，高度狭窄の残る右冠動脈近位部病変例は PCI 施行例に比べ右室機能回復が遅れると報告されている．しかし，右冠動脈遠位部閉塞例では，再灌流療法の予後への効果は少なく，下壁梗塞全体では，血栓溶解療法の予後改善効果はほとんどないとされている．

　Ⅱ，Ⅲ，aVF 誘導とともに V_6 誘導の ST 上昇が観察される場合，大きく発達した posterolateral branch が虚血領域の支配血管である．これだけでは回旋枝なのか右冠動脈なのか判定できない．大きな右冠動脈が閉塞した場合，ST 上昇はⅡ＜Ⅲとなり，発達した回旋枝が閉塞すると ST 上昇はⅡ＞Ⅲとなる可能性がある．しかし，この基準を用いても，実際には回旋枝なのか右冠動脈なのか判定困難な症例も多い．

[回旋枝閉塞の心電図]

　左回旋枝は左室の後側壁へ血液を供給する．下壁にも灌流している症例もある．回旋枝閉塞によって，下壁梗塞，側壁梗塞，後壁梗塞が生じる．回旋枝の閉塞では，側壁誘導（Ⅰ，aVL，V_5，V_6）での ST 上昇は 50％ の症例にしか認められず，異常 Q 波の出現頻度はさらに少ない（15〜19％）．後壁梗塞（posterior infarction）と呼ばれる梗塞は，心電図では梗塞の診断が急性期には困難である．数日後に V_1 で高い R 波が観察され診断される（図IV-50）．回旋枝の中部から末梢にかけての閉塞によってしばしば発生する．この部位の心筋梗塞は心電図上の死角である．急性期の断層心エコーが役立つが，心エコーでもこの部位は見にく

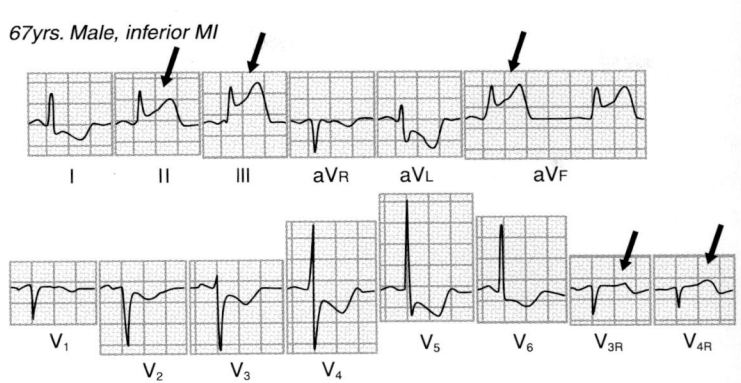

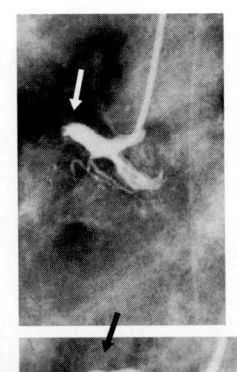

2．緊急性の高い異常検査所見／c．心電図

67yrs. Male, inferior MI

PTCA 前

PTCA 後

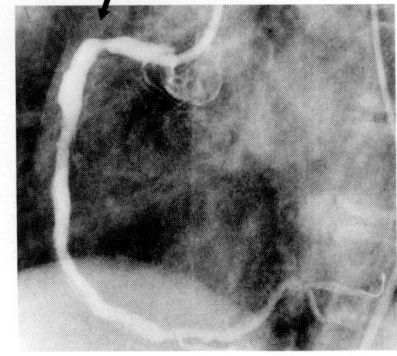

図IV-49　右室梗塞合併下壁梗塞

下壁梗塞（II，III，aV$_F$のQ波）

後下壁梗塞（II，III，aV$_F$のQ波＋V$_1$の高いR波）

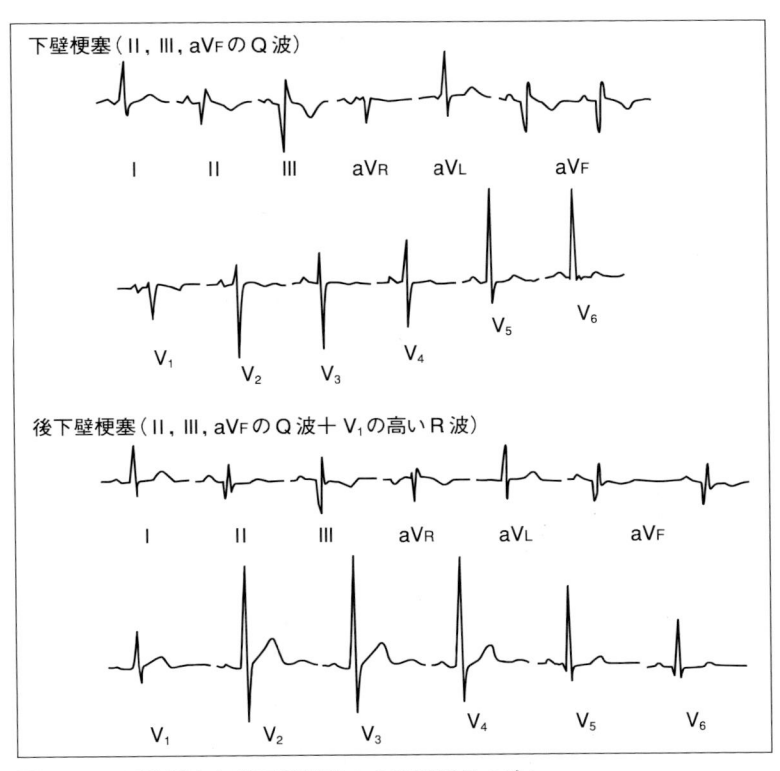

図IV-50　下壁梗塞と後下壁梗塞の心電図所見の違い

い．後壁に隣接する誘導がないことや壊死範囲が小さいことが心電図上の死角になる理由である．

[急性心筋梗塞の対側性変化]

下壁梗塞における対側性ST変化は，mirror imageのほかに，遠位部の虚血(remote ischemia)や後壁，後側壁の広範囲な虚血を合併していることが原因の場合がある．前胸部誘導のST下降が広範囲な下壁梗塞によるものなのか前壁の虚血によるものなのか，明確に判別できないが，いずれにしてもこのような変化の認められる症例は心機能障害が強く，合併症の頻度も高い．予後も不良である．

前壁梗塞における対側性ST変化(II，III，aVFのST下降)は，広範な心筋虚血，多枝病変，低心機能を示唆する．

[梗塞サイズと心電図変化]

実験ならびに臨床報告では，ST上昇の認められる誘導数は梗塞サイズと相関するという．しか

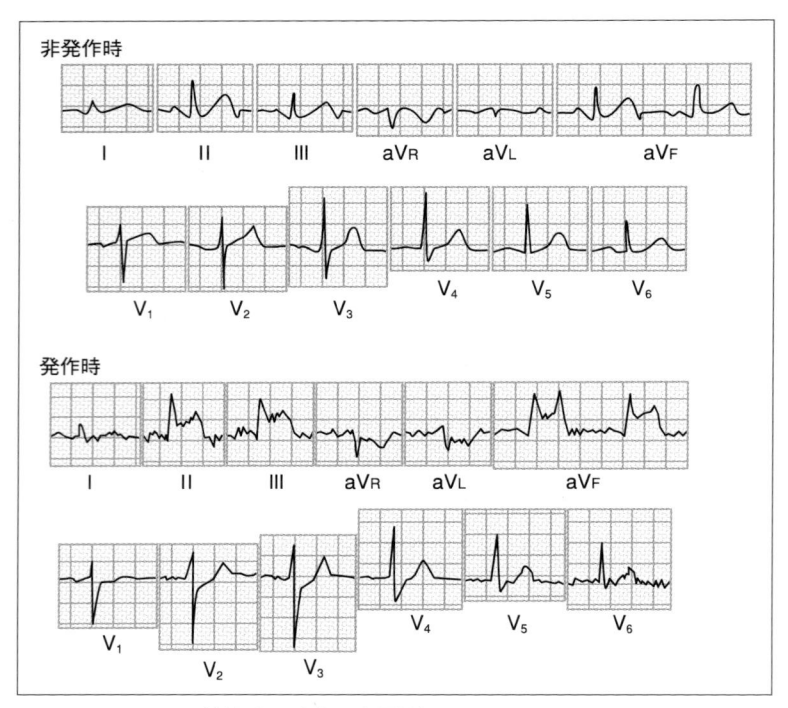

図IV-51a　冠れん縮性狭心症(67歳男性)

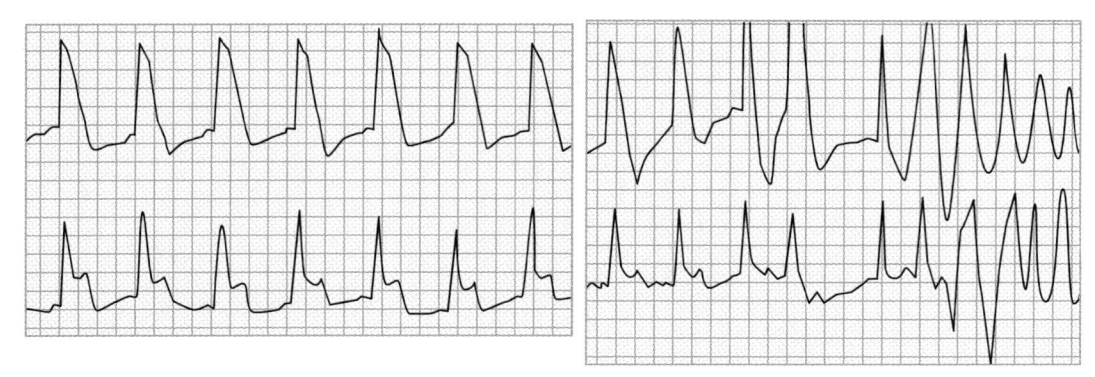

図IV-51b　冠れん縮性狭心症発作時のホルター心電図記録
ST上昇に引き続きVTを発生した．

し，ST上昇の程度と梗塞サイズとは必ずしも相関しない．QRS波から梗塞サイズを推定する指標としてSelvesterのQRS scoring systemは有名である．ST上昇を認める誘導でQ波になるとは限らない．再灌流に成功すればその誘導ではQ波は出現せず，陰性T波にとどまる．前壁梗塞では慢性期にⅠ，aV_L誘導でQ波が出現すれば，そのときの左心機能は低下しており，左室リモデリングを起こしやすい．

2）不整脈診断

循環器救急で緊急性を要し，かつ頻度の高い重要な疾患群は2つある．(1)不整脈であり，(2)急性心筋虚血である．救急外来に患者が来院した際に，直ちにモニター心電図装置を装着する．心電図をモニターする目的は，一次的な不整脈疾患の診断と，虚血性心疾患に伴って発生する不整脈の監視である．直ちに心肺蘇生を必要とする不整脈としては，心室細動・心室頻拍(VT/VF)，無脈性心室頻拍(pulseless VT)，無脈性電気活動(PEA：pulseless electrical activity＝EMD：electromechanical dissociation)，心停止(心静止：cardiac standstill)などが挙げられる．急性心筋梗塞症例の搬送される施設では，VT/VF，PEAは救急外来に搬送された直後からは，いつでも発生しうる不整脈であり，それらに対応する準備が必要である．

a）心室細動・心室頻拍

心室細動・心室頻拍は，心筋梗塞，冠れん縮性狭心症(図Ⅳ-51 a,b)，心筋症，Brugada症候群，電解質異常，薬物中毒，QT延長症候群など基礎疾患や原因が存在することが多く(**表Ⅳ-6**)，救急外来にそのような症例が来院した場合，直ちに治療するとともに，基礎疾患や原因の究明が重要である．原因を明らかにしてその治療をしておかな

表Ⅳ-6 心室細動・心室頻拍の基礎疾患

- ・心筋梗塞
- ・冠れん縮性狭心症
- ・心筋症
- ・Brugada症候群
- ・電解質異常
- ・薬物中毒
- ・先天性QT延長症候群

表Ⅳ-7 二次性QT延長をきたす病態

- ・薬剤
- ・電解質異常：低K血症，低Mg血症
- ・徐脈：房室ブロック，洞不全症候群，徐脈性Af，ジギタリス中毒など
- ・中枢神経疾患：脳血管障害，くも膜下出血
- ・自律神経障害

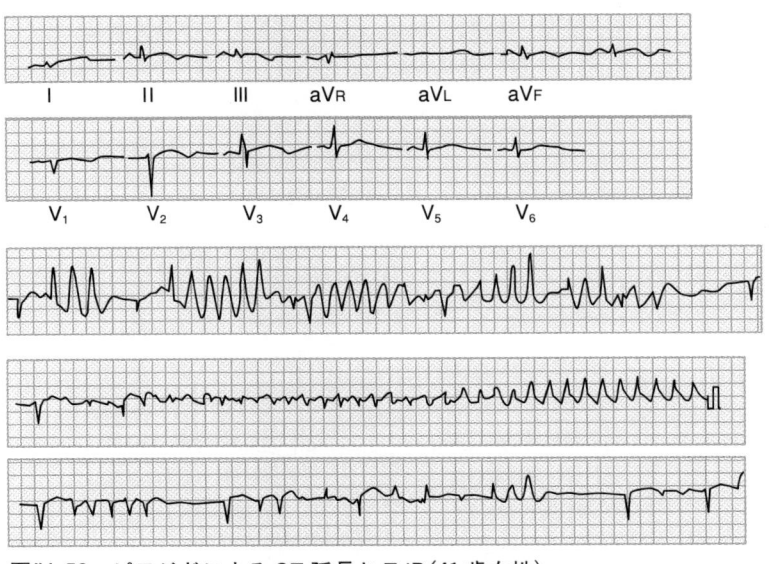

図Ⅳ-52 ピモジドによるQT延長とTdP(41歳女性)

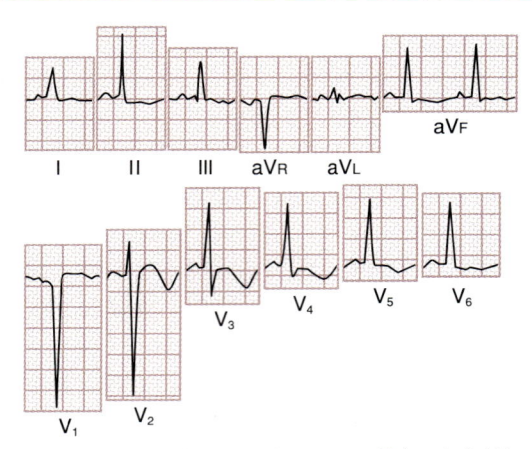

図IV-53　ジソピラミドによるQT延長（77歳女性）

表IV-8　QT延長をきたす薬剤		
抗不整脈薬	Ia群	キニジン，ジソピラミド，プロカインアミド，シベンゾリン，ピメノールなど
	Ic群	フレカイニド，プロパフェノン，ピルジカイニド
	III群	ニフェカラント，ソタロール，アミオダロン
抗生物質		エリスロマイシンなど
抗潰瘍剤		シメチジン
セロトニン作動薬		シサプリド
抗真菌薬		イトラコナゾールなど
抗アレルギー薬		テレフェナジン，アステミゾールなど
高脂血症薬		プロブコール
抗精神病薬		ハロペリドール，クロルプロマジンなど
三環系抗うつ薬		イミプラミン，アミトリプチリンなど
抗癌剤		ドキソルビシン

いと不整脈発作を再発するばかりでなく，再発時救命できない．冠れん縮性狭心症に伴う心室細動・心室頻拍を予防するには十分なCa拮抗薬投与など冠れん縮予防が最も大切である．

　QT時間は，心室筋活動電位の再分極時間であり，QT延長（表IV-7）はtorsades de pointes（TdP）の原因となる（図IV-52）．後天的にQT延長をきたす薬剤は多く，抗不整脈薬（図IV-53），向精神薬，利尿薬（低K血症，図IV-54），抗菌薬，抗ヒスタミン薬などがある（表IV-8）．抗不整脈薬のなかでは，Ia群薬にQT延長作用が強く，III群，IV群薬（ベプリジル）もKチャネル抑制作用などによりQT延長が出現する．抗不整脈薬によるQT延長は必ずしも血中濃度と相関しない場合がある．著しい低K血症は，QT延長をきたし心室性不整脈を起こすことがある．先天的にQT延長をきたす疾患として，Romano-Ward症候群やJervell and Lange-Nielsen症候群などのQT延長症候群がある．心筋イオンチャネルの異常からQT延長をきたし，TdPから突然死や失神をきたす症候群である．

　Brugada症候群（図IV-55）は，特発性心室細動の原因の1つとされ，右脚ブロックと右側胸部誘導の特徴的なST上昇が認められる．Brugadaの報告以来，若年から中年の男性に発症する心臓突然死の原因として注目されている．人口の

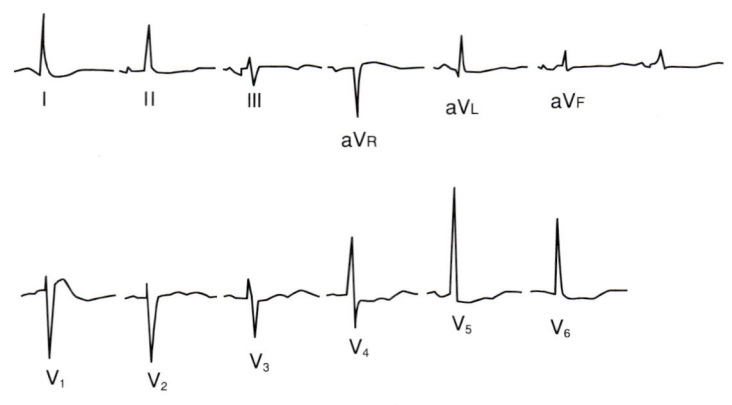

図IV-54　甘草による低カリウム血症（2.2 mEq/l）（82歳女性）

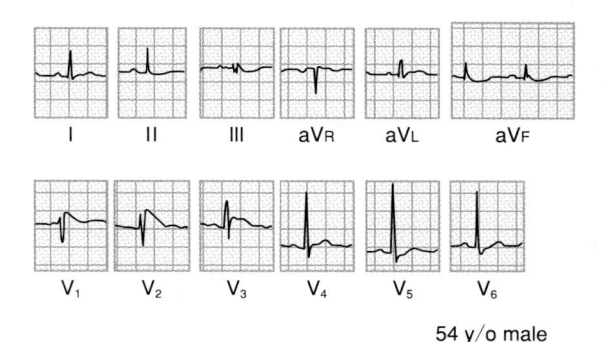

図IV-55　Brugada 症候群の典型的心電図
V_1，V_2 誘導で coved 型の ST 上昇を認める．

0.1〜0.2％ の頻度で認められ，突然死の家族歴や失神発作の既往歴のある症例では精査が必要である．Na チャネルに関与する SCN 5 A 遺伝子異常が指摘されている．安静時心電図 V_1 誘導の ST 接合部で 0.2 mV 以上の coved 型 ST 上昇を認めた場合に疑われる．同部の ST 変化は経時的に変化することもある．

高 K 血症では，通常，QRS 幅は変化せず T 波が異常に増高する．P 波が消失し洞停止をきたすことがある．慢性腎不全など基礎疾患によっては Ca などの他の電解質の異常を伴っていることがあり，救急処置とともに基礎疾患の検索は重要である．

b）上室性不整脈

上室性頻拍症や心房粗動，心房細動は，そのもの自身では命にかかわることはないが，基礎心疾患を持つ症例では，心不全や狭心症を発症したり，ショック状態になったりする危険がある．上室性頻拍症は，ATP やワソランなどの静注によって洞調律に戻すことができる．心房粗動では 2：1 伝導を 4：1 伝導に落とすことによって，動悸などの自覚症状が消失する．通常，薬物によって洞調律に戻すのは困難であり，低出力 25〜50 ジュールの電気的除細動が最も効果的である．発作をコントロールし，頻拍を予防することが重要である．上室性頻拍症や心房粗動ではカテーテルアブレーションが治療の第一選択である．

動悸を訴えて来院した患者が心房細動であった場合，慢性心房細動であるか，発作性心房細動であるかを判別する必要がある．慢性心房細動である場合，動悸を訴えるようになった原因を探す必要がある．心不全を合併しているか，貧血が進行しているか，基礎心疾患が悪化しているか，甲状腺機能亢進症があるか，などを検討する必要がある．また，心房細動症例をみた場合には，必ず基礎疾患の有無を検討する必要がある．左房に負荷のかかる心疾患で心房細動になりやすい．僧房弁狭窄症，僧房弁閉鎖不全症，大動脈弁狭窄症，大動脈弁閉鎖不全症，肥大型心筋症，拡張型心筋症，高血圧症，陳旧性心筋梗塞，心房中隔欠損症などはいずれも左房に圧負荷ないしは容量負荷がかかり，左室拡張期には心房収縮の果たす役割が大きい疾患である．このような疾患ほど心房細動になりやすい．急性心筋梗塞では，右冠動脈近位部閉塞で心房梗塞を合併しやすく心房細動になりやすい．また，甲状腺機能亢進症のチェックは忘れてはならない．

これら基礎疾患が全くなくて心房細動発作を起こすことは日常診療では珍しくない．慢性心房細動では動悸を訴えてきた要因を明らかにし，そのうえで心拍数のコントロールを行う．48 時間以上継続した心房細動を除細動すると左房内に形成された血栓が動脈系に飛んで脳梗塞や全身の動脈塞栓症を起こす危険がある．電気的除細動であるか薬物的除細動であるかは関係がない．いつから心房細動であったかを推定する必要がある．

48 時間以上継続した心房細動を除細動する場合には，少なくとも 3 週間以上ワーファリンで INR＝2 程度を継続させてから除細動を行う．INR が 2 前後になるまでにも時間がかかるため，1 カ月程度は必要となる．心房粗動も同様である．経胸壁心エコーによる心房内血栓の有無の判定はまったく役に立たない．除細動する前には経食道心エコーで左房内血栓の有無を調べたほうがよい．

慢性心房細動は 6 カ月を経過すると電気的除細動を行っても洞調律に戻らないことが多い．しかし，もっと長期間心房細動が確認された症例でも洞調律に回復した症例もある．心エコー上の左房径が 40 mm を超えた症例は洞調律に戻りにく

い．心房細動は，慢性期においては洞調律に保つか心拍数をコントロールするかどちらがよいかが議論され，両者間に差がないとの結果が報告された．

発作性心房細動は，多くの症例では発症時期が問診から推定できる．基礎疾患の全くない心房細動症例では，心房細動となったきっかけは自律神経機能の亢進と関係があるとされている．副交感神経緊張によって起こるタイプは夜間，食後に発症することが多く，比較的若年者に多い．飲酒後に発症した，睡眠不足が著しいなどの日常生活上の変化と関係がある場合には，日中に自然に洞調律に復することが多い．現在，わが国で心房細動の前向き調査は進行しており，発作性心房細動の治療適応，自然歴に関して興味深い報告がなされるものと期待される．

WPW症候群は2〜3/1,000人の頻度で認められ，PR間隔の短縮とデルタ波を特徴とする．PSVTや偽性心室頻拍症から突然死も報告されるようになり，頻拍発作が確認されるような症例ではカテーテルアブレーションの治療適応である．

c）徐脈性不整脈

徐脈性不整脈はしばしば意識消失発作の原因となり，頭部外傷などの重大な事故につながる危険がある．洞不全症候群，高度房室ブロックはペースメーカーの適応であり，高度房室ブロックが薬物や高カリウム血症，急性下壁梗塞など可逆的原因によるものでなければ，緊急ペーシングに引き続き永久ペースメーカー植え込み手術が必要となる．

3）その他

a）肺塞栓

不整脈，心筋虚血以外に救急外来で診る症例で心電図が診断に役立つものに肺塞栓がある．肺塞栓の診断は，肺血流シンチグラムや肺動脈造影で確定する．しかし，12誘導心電図は外来や，救急車内でも記録が可能であり，有力な診断根拠となりうる．しかし，軽症例では心電図に異常を認

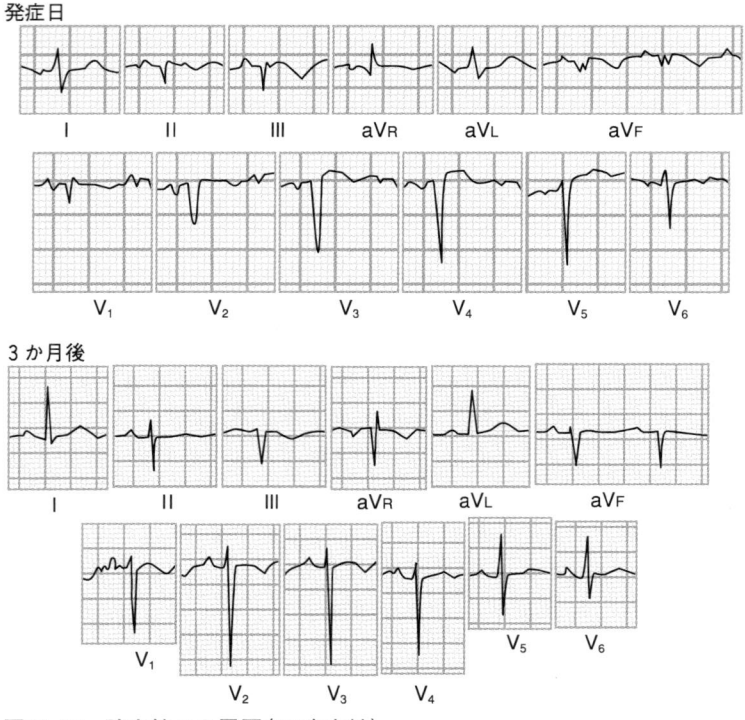

図IV-56　肺塞栓の心電図（49歳女性）

めないものもあり，否定の根拠にはならない．疑い症例では，肺血流シンチグラムを施行すべきである．

肺塞栓(図IV-56)では，右心負荷の程度により，正常から高度な心電図変化まで様々な変化が認められる．有名な心電図変化である$S_I Q_{III} T_{III}$(Iで深いS波，IIIでQ波と陰性T波)は，右室の拡大によって心尖部が左後上方へ移動するために生じる．また，右室収縮期圧の上昇と右室壁の伸展によって，一過性の右脚ブロックやV_{1-3}でT波の陰転がみられることも多い．洞性頻脈とともに上記の心電図変化が認められた場合には肺塞栓を疑うことが大切である．肺塞栓は，はじめは軽症であっても，大きな血栓性塞栓によって突然死する危険のある病態である．心電図は，肺塞栓の診断には確定的な検査とはならない．適切な処置が遅れないために，肺塞栓の診断には，来院した患者の症状，所見とあわせて，疑うことが最も大切である．

b) 心膜炎

心膜は心臓を包む二重の膜であり，臓側心膜と壁側心膜からなる．もっともよくみられる心膜の疾患は急性心膜炎であり，種々の疾患が原因で起こりうる(表IV-9)．急性心膜炎は，心膜およびその周辺組織の急性炎症である．心膜のみに炎症がとどまることは少なく，多少とも心筋にも炎症が及び，心膜心筋炎を呈する．急性心膜炎の臨床症状は，胸痛，発熱がもっともよくみられ，胸痛は心筋梗塞に比べ鋭い痛みで，呼吸や体位(特に左側臥位で強い)で変化する．

表IV-9 心膜炎の原因

- 特発性
- 感染性
  - ウイルス性：コクサッキーB，インフルエンザ，エコー
  - 細菌性：黄色ブ菌，大腸菌，肺炎球菌，プロテウス菌，緑膿菌
  - 結核性
  - 真菌性
  - 寄生虫
  - その他
- 膠原病
  - リウマチ性
  - SLE
  - その他
- アレルギー性
  - 薬剤性
  - 自己免疫性(Dressler症候群，心膜切開後症候群)
- 代謝性
  - 尿毒症
  - 粘液水腫
  - その他
- 外傷性
- 腫瘍性
- 放射線性
- その他

急性心膜炎の90%の症例に心電図変化がみられる．最も重要な心電図所見は，炎症に最も隣接した心筋の炎症を反映するほぼ全誘導(aV_RとV_1を除く)にわたるST上昇所見である(図IV-57)．鑑別すべき心電図所見としては，急性心筋梗塞(冠動脈の支配領域に一致し，対側性ST低下を認める)，早期心室再分極(early repolarization，図IV-58)，WPW症候群(副伝導路が右室自由壁にあるRosenbaum分類B型は広範囲のST上昇を認める)，左脚ブロック(右側胸部誘導

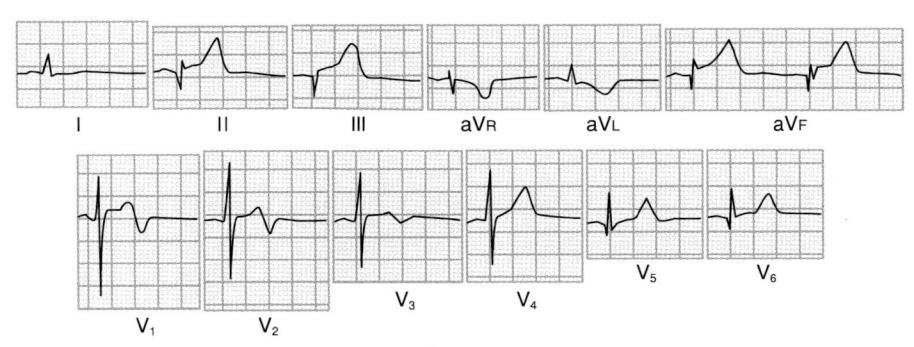

図IV-57 急性心膜炎の心電図(29歳男性)

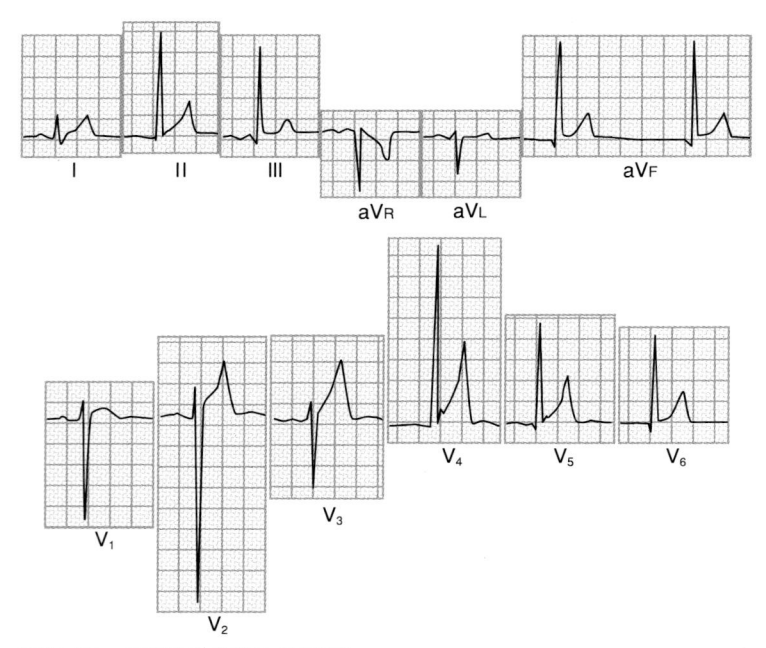

図IV-58　早期再分極（26歳男性）

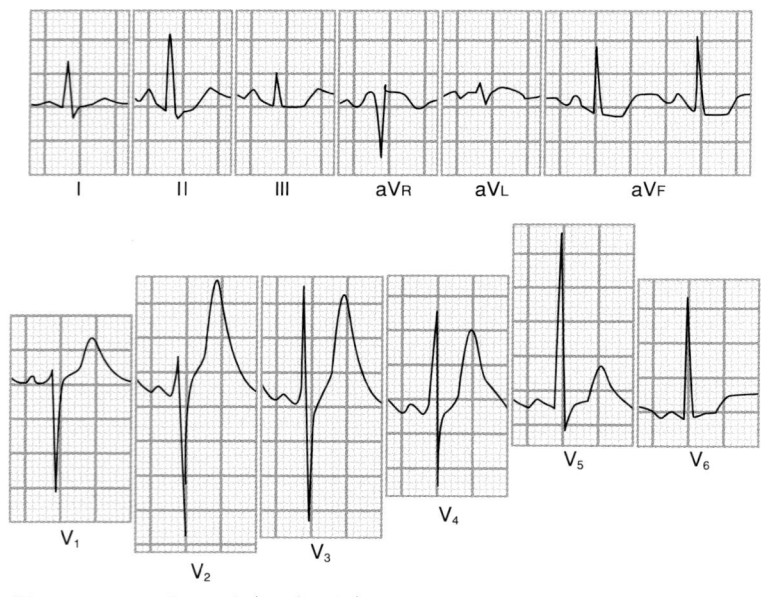

図IV-59　くも膜下出血（36歳男性）

のST上昇のみ)などがある．いずれにしても，心電図所見のみで判定せず，臨床症状，臨床所見をあわせて診断することが大切である．

c）低体温

低体温で最も多くみられる心電図変化は，筋振戦による基線の振動と徐脈である．体温が30℃前後ではQT延長，J波(Osborn wave)，PR延長，T波陰転，心房細動，房室接合部調律，28℃以下では心室細動，20℃以下では心静止となる．有名な心電図変化としては，心室内伝導遅

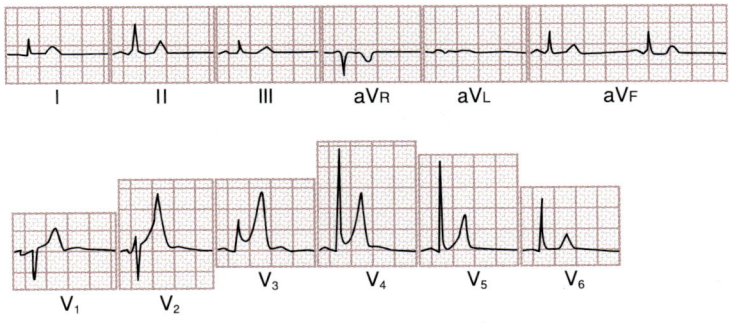

図IV-60　慢性腎不全（K：6.6 mEq/l）（70歳男性）

延のためにQRSとST部分の境目のJ点が基線から隆起する特徴的な「J波」で、Osborn waveとも呼ばれる。QRS波の直後にみられる小さな陽性のノッチで、30℃以下でII, III, aVF, V$_{5-6}$誘導でみられる。

d）脳血管障害・くも膜下出血

超急性期に心筋梗塞に類似した所見を認めることがある（図IV-59）。ST上昇、巨大陰性T波、著明なU波、QT延長が典型である。ST上昇、陰性T波は虚血性心疾患との鑑別は困難である。しかし、これらの変化は冠動脈の支配領域と一致しない。脳血管障害のST-T変化はQ波を伴わない。血管障害・くも膜下出血の際に認められるST-T変化は、機能的再分極異常か、交感・副交感神経の過剰興奮によるものと考えられる。

e）薬物中毒

種々の薬物によって、刺激伝導系の抑制・心室筋の興奮抑制作用が起こり、QRS延長、QT延長、心室頻拍・心室細動などをきたす。ジギタリスのST盆状低下はよく知られ、過量服薬によって心室細動、多形性心室頻拍をきたす。すでに述べたQT延長をきたす薬物は心室頻拍・心室細動などをきたす危険がある。

f）電解質異常

高K血症（図IV-60）では、通常、QRS幅は変化せずT波が異常に増高する。P波が消失し洞停止をきたすことがある。慢性腎不全など基礎疾患によってはCaなどの他の電解質の異常を伴っていることがあり（図IV-61）、救急処置とともに基礎疾患の検索は重要である。

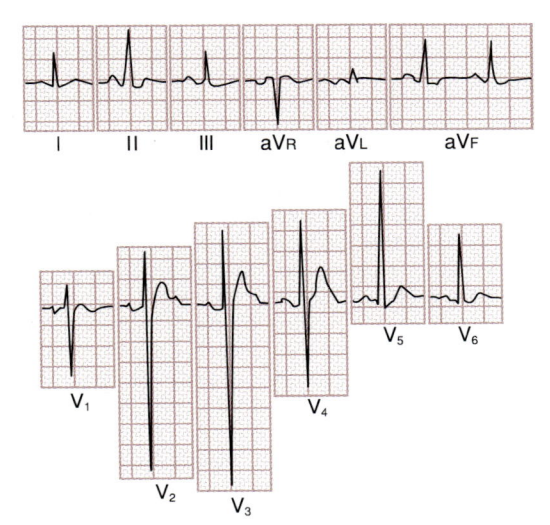

図IV-61　多発性骨髄腫（Ca 15.1 mEq/l, QTc 0.22）（54歳男性）

■まとめ

救急現場においては、12誘導心電図のはたす役割は非常に大きい。1枚の心電図から得られる情報を整理し、的確な診断治療を進めるべきである。急性冠症候群などを疑いつつも来院時の1枚の心電図では判定できないときには、5分ごと、10分ごとに繰り返し記録し観察することが大切である。

◆文献

1) Yoshino H, Taniuchi M, Kachi E, et al : Asynergy of the noninfarcted left ventricular inferior wall in anterior wall acute myocardial infarction

secondary to isolated occlusion of the left anterior descending artery. Am J Cardiol 81 : 828-833, 1998
2) Kachi E, Yoshino H, Watanuki A, et al : Effect of the stenosis location and severity on left ventricular function after single-vessel anterior wall myocardial infarction. Am Heart J 141 : 55-64, 2001
3) Birnbaum Y, Sclarovsky S, Solodky A, et al : Prediction of the level of left anterior descending coronary artery obstruction during anterior wall acute myocardial infarction by the admission electrocardiogram. Am J Cardiol 72 : 823-826, 1993
4) Yoshino H, Kachi E, Shimizu H, et al : Severity of residual stenosis of infarct-related lesion and left ventricular function after single-vessel anterior wall myocardial infarction : implication of ST-segment elevation in lead aV_L of the admission electrocardiograms. Clin Cardiol 23 : 175-180, 2000
5) Yoshino H, Yotsukura M, Yano K, et al : Cardiac rupture and admission electrocardiography in acute anterior myocardial infarction : implication of ST elevation in aV_L. J Electrocardiol 33 : 49-54, 2000
6) Udagawa H, Yoshino H, Kachi E, et al : ST-segment elevation in leads I and aV_L predicts short-term prognosis in acute anterior wall myocardial infarction. Am J Cardiol 85 : 101-104, 2000
7) Sasaki K, Yotsukura M, Sakata K, et al : Relation of ST-segment changes in inferior leads during anterior wall acute myocardial infarction to length and occlusion site of the left anterior descending coronary artery. Am J Cardiol 87 : 1340-1345, 2001
8) Yoshino H, Udagawa H, Shimizu H, et al : ST-segment elevation in right precordial leads implies depressed right ventricular function after acute inferior myocardial infarction. Am Heart J 135 : 689-695, 1998
9) Zehender M, Kasper W, Kauder E, et al : Eligibility for and benefit of thrombolytic therapy in inferior myocardial infarction : focus on the prognostic importance of right ventricular infarction. J Am Coll Cardiol 24 : 362-369, 1994
10) Kinn JW, Ajluni SC, Samyn JG, et al : Rapid hemodynamic improvement after reperfusion during right ventricular infarction. J Am Coll Cardiol 26 : 1230-1234, 1995
11) Antman EM, Anbe DT, Armstrong PW, et al : American College of Cardiology ; American Heart Association Task Force on Practice Guidelines. ACC/AHA guidelines for the management of patients with ST-elevation myocardial infarction-executive summary : a report of the American College of Cardiology/American Heart Association Task Force on Practice Guidelines (Writing Committee to Revise the 1999 Guidelines for the Management of Patients With Acute Myocardial Infarction). Circulation 110 : 588-636, 2004
12) Wyse DG, Waldo AL, DiMarco JP, et al : A comparison of rate control and rhythm control in patients with atrial fibrillation. N Engl J Med 347 : 1825-1833, 2002
13) Jenkins LS, Brodsky M, Schron E, et al : Quality of life in atrial fibrillation : the Atrial Fibrillation Follow-up Investigation of Rhythm Management (AFFIRM) study. Am Heart J 149 : 112-120, 2005

V

必修手技

1 気道確保

河北総合病院 救急部　**八木正晴**

　救命処置を行う際，最初に確認するのは「気道」である．その基本は「見て・聞いて・感じて」というもので，鼻翼の動きや胸郭の動きをよく観察し，呼吸音に耳を澄まし，口や鼻に手をかざし，空気の出入りを感じることである．そのうえで，気道に問題が生じているか否かを判断し，必要な気道確保を行う．気道確保には，大きく分けて用手的な気道確保（basic life support）と，器具を使用した気道確保（advanced life support）の2通りがある．ここでは，気管挿管以外の気道確保について解説する．

適応：気道閉塞

1）舌根沈下（図Ⅴ-1）
　舌根部は意識レベルの低下に伴って奥へ沈むことが知られている．臨床の現場ではこのような機序による気道閉塞の場合が最も多い．

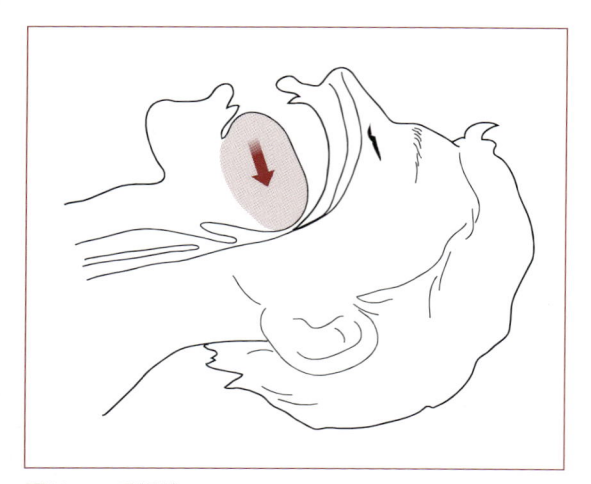

図Ⅴ-1　舌根沈下
赤い部分が舌根を表す．意識障害により舌根部が下（奥）の方向に沈下し，気道を閉塞する．

2）気道異物
　乳幼児や老人に多い．前者ではオモチャなどによるもの，後者では食物塊によるものが多い．そのような窒息は，乳児の不慮の事故による死亡原因の約80％を占め，65歳以上の高齢者ではそれが30％強である．

気道確保の手技

■用手的気道確保

1）頭部後屈あご先挙上法（図Ⅴ-2）
　この方法を行おうとする者は，患者頭部の横に位置し，一方の手を前額部にあて頭部を後屈させ，他方の示指と中指を下顎先端の窪み（あご先）にあて，あご先を挙上する．

2）下顎挙上法（図Ⅴ-3）
　同じく患者の頭側に位置し，示指から小指までの4本の指先を下顎の下にあて，下顎をスライドさせるようにして前方（上方）に引き上げる．このときの目安は，下顎の歯列が上顎の歯列よりも前方に突出することである．頸椎損傷が疑われる場合には，基本的に頭部後屈は禁忌となる．このような場合，下顎挙上法が第1選択となる．しかし，下顎挙上法のみでは気道確保が不十分であれば，頭部後屈法を加えることもやむをえない．すなわち，常に頸椎の保護が気道確保よりも一方的に優先されるということではないので，下顎挙上法に加えて，ゆっくりと気道が確保できる位置まで頭部を後屈する．

3）トリプルマニューバー
　患者の頭側に位置し，両手で「下顎挙上・開

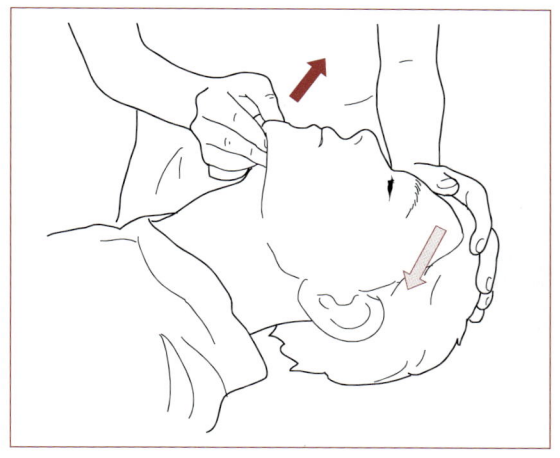

図V-2 あご先挙上法
前額部に手をあて、他方の示指・中指をあご先にあて、頭部後屈とあご先挙上を行う。このようにして、必要に応じて口対口 (mouth to mouth) 人工呼吸を行う。

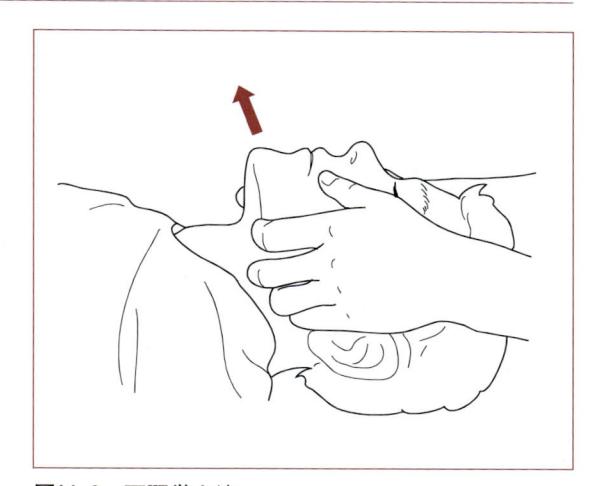

図V-3 下顎挙上法
頸椎損傷が疑われる場合に行う。

口・頭部後屈」を行う方法をトリプルマニューバーという。気道確保としては最も有効性が高い方法である。ただし、本法も頸椎を neutral position に保つことにはならないので、頸椎損傷が疑われる場合は推奨できない。

■補助器具を使用した気道確保

口咽頭エアウェイ（図V-4a）と鼻咽頭エアウェイ（図V-4b）とは、各々経口的または経鼻的に挿入する補助器具である。これらを用いた気道の確保は二次救命処置 (advanced life support；ALS) に含まれる。

1) 口咽頭エアウェイの挿入法（図V-5）

指もしくは喉頭鏡を使って開口し、舌の表面をすべらせるように挿入する。沈下した舌根の背側に入るようにサイズを選択する。上気道に反射が残存していると、嘔吐による誤嚥や喉頭けいれん

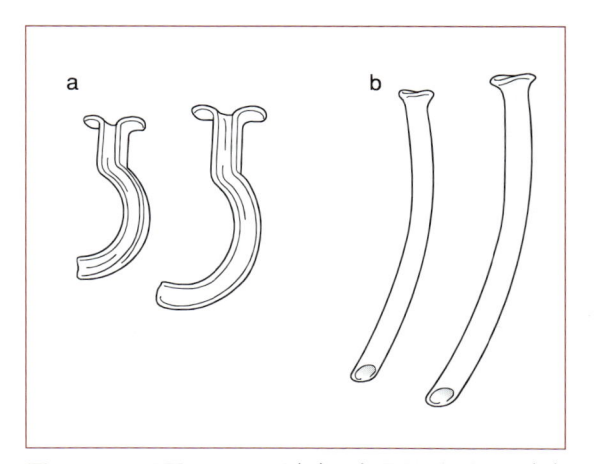

図V-4 口咽頭エアウェイ(a)と鼻咽頭エアウェイ(b)

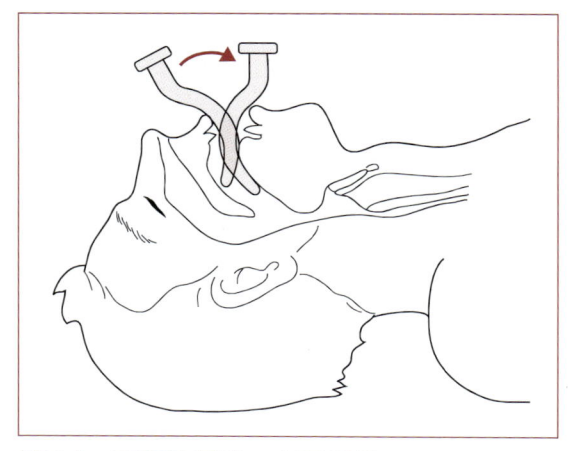

図V-5 口咽頭エアウェイの挿入法
矢印のようにエアウェイ先端が口腔内に入った後、反転し最後まで進める。咽頭反射が強いと嘔吐し、誤嚥する恐れがあるため注意を要する。

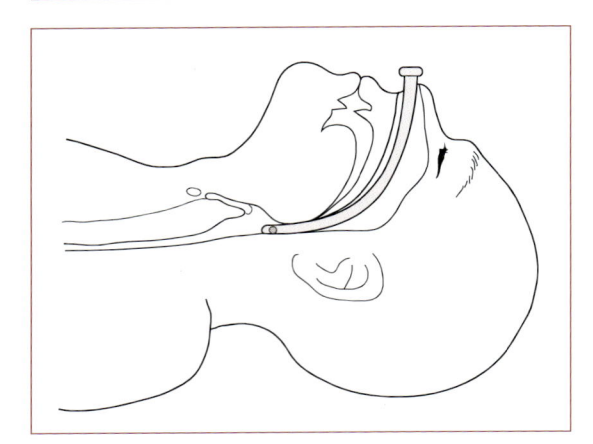

図V-6 鼻咽頭エアウェイの挿入法
経鼻胃管を挿入する要領で挿入する．エアウェイから呼吸の出入りが聞こえる所まで進める．出血性の合併症に注意し，愛護的に行う．

を誘発することがある．したがって，本法の使用は患者が深昏睡にある場合に限定される．

2）鼻咽頭エアウェイの挿入法（図V-6）

経鼻胃管を挿入する要領で，キシロカインゼリーを塗布し，まず体の軸に対して垂直に挿入し，その後，鼻腔に沿って空気の出入りがよく聞こえる所まで挿入する．鼻出血を合併することがあるので，常に愛護的に挿入する．上気道に反射が残存していても使用できるので，口咽頭エアウェイよりも使用範囲は広い．

ピットフォール

- 気道確保を行う際に，口腔内の異物の確認を行う．義歯の場合は取り除く．
- 頭部を後屈させるときに，前額部を急激に，または強く押さえすぎると，無用な外傷を引き起こすことがある．頭部の下に柔らかい布などを敷く．
- 外傷患者では，常に「頭部後屈による頸椎・頸髄損傷の悪化がある」という可能性について念頭に置く．
- エアウェイを使用する場合，エアウェイにより口腔粘膜ないし鼻腔粘膜に損傷を生じる可能性がある．特に出血傾向がある患者では注意を要する．

2 気管挿管

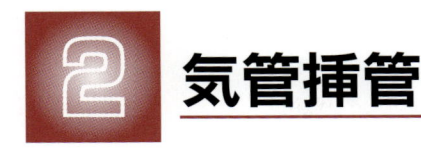

公立昭和病院 麻酔科　**澤村成史**

適応

救急施設において気管挿管の適応となるのは以下のようなときである．
- 気道と換気の維持が困難（意識障害やショック）
- 肺の病変により換気の補助が必要（肺外傷，呼吸不全など）
- 誤嚥の危険
- 気道狭窄や気道熱傷の疑い
- 気管内吸引が必要
- マスク換気が困難

気管挿管の手技

■経口挿管

1）準備

十分な鎮痛・鎮静薬と筋弛緩薬を使用するのが理想であるが，薬剤の使用は，患者の状態と挿管後の患者管理の方針によって判断する．出血により循環血液量が減少している患者では安易な鎮痛・鎮静薬の使用と陽圧換気の開始によって重度の血圧低下をきたす．絶食していない（full stomack）症例では意識の消失とともに誤嚥の危険性が増す．このようなときには覚醒下での挿管が必要となる．口腔内に大量に出血していたり開口の不十分な症例でも，挿管困難が予想され，安易な薬剤の使用は危険である．覚醒下に経口気管挿管を行うときには，喉頭鏡をかけながら舌，舌根，喉頭，声門部と順次リドカインスプレーで麻酔していく．

2）器具

喉頭鏡は，ハンドルとブレード部分からなる．代表的なブレードは湾曲したマッキントッシュ型であるが，まっすぐなミラー型も（主に小児で）用いられる（図Ⅴ-7）．挿管困難症例ではブレード先端の曲がりを操作できるマッコイ型ブレードも用いられる．通常成人ではカフつき気管チューブ（女性で7～8 mm，男性で8～9 mm）を用いる．カフは使用前に空気を注入して漏れがないことを確認しておく．吸引はすぐ使える状態にしておく．スタイレットを気管チューブ先端から出ないように挿入しておく．

3）体位

頸椎損傷のない患者では原則的に頸部前屈，頭部後屈のいわゆる sniffing position をとる．この頭位によって口腔，咽頭，喉頭の軸が一直線上に近づくとされている（図Ⅴ-8）．

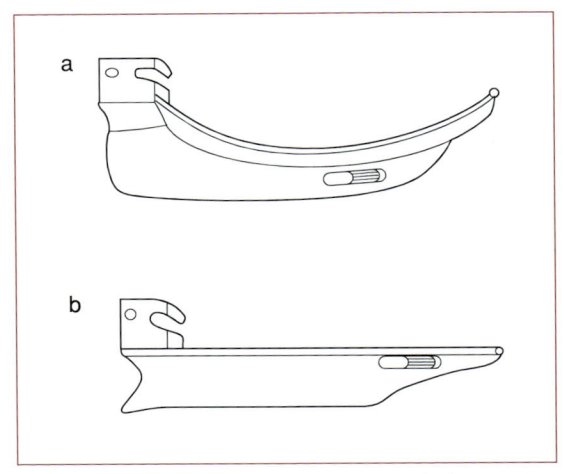

図Ⅴ-7　マッキントッシュ型ブレード（a）とミラー型ブレード（b）

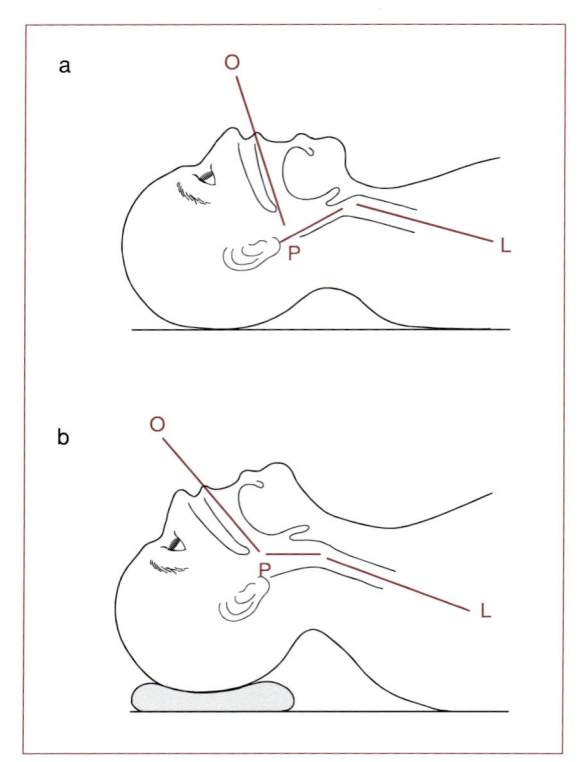

図Ⅴ-8 頸部前屈と頭部後屈の sniffing position (b) によって，口腔軸(O)，咽頭軸(P)，喉頭軸(L)が一直線上に近くなる．

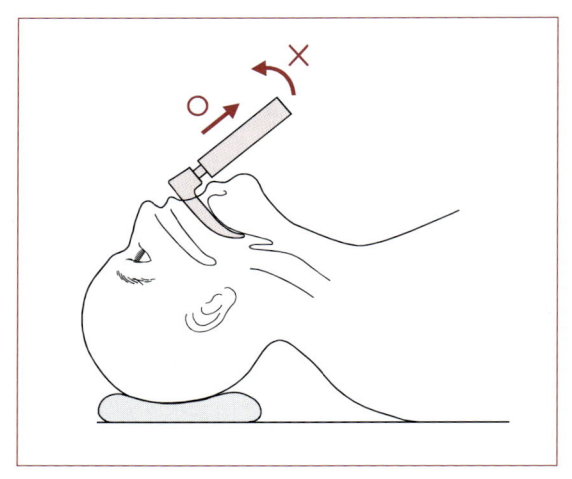

図Ⅴ-9 喉頭蓋が確認されたら喉頭鏡をハンドルの長軸方向（前上方）に押し上げる．ハンドルを回転させる方向に力を加えてはいけない．

4）手技

術者の右母指，中指（または示指）をそれぞれ患者の下・上歯列にかけ，十分な開口を行う．

左手で喉頭鏡のハンドルをブレード寄りで把持し，患者の舌を右から左に圧排しつつ喉頭鏡のブレードを挿入する．舌根部を越えてさらに進むと喉頭蓋が見えてくる．マッキントッシュ型のブレードは舌根と喉頭蓋の間に進めるのに対して，ミラー型のブレードは喉頭蓋の下に進める．

喉頭蓋が十分見えたらブレードをハンドルの長軸方向に押し上げる（図Ⅴ-9）．ハンドルを"てこ"のように手前に回転させてはいけない．上歯列とブレードが遠ざかるのが正しい方向である．左手首を固定するのがよい．喉頭蓋が垂れ下がって邪魔なときはブレードをさらに喉頭蓋谷まで進める（マッキントッシュ型の場合），または一度食道までブレードを進めてから徐々に引いてくる（ミラー型の場合）．

声門が見えにくいとき，助手が甲状（または輪状）軟骨を後・上・右方向に圧迫すると声門の確認が容易となる（Backward Upward Rightward Pressure；BURP）．声門を確認後，右手に気管チューブを持ち，視野の妨げにならないよう右口角から挿入する．カフが声門を通過したところで，チューブが動かないよう注意しながら助手にスタイレットを抜いてもらう．さらに少しチューブを進め，喉頭鏡を抜去する．

カフに空気を注入し，用手換気を開始する．両側胸郭の動きと5点聴診法（両側前胸部と腋下部，上腹部）でチューブが気管内にあることを確認する．呼気中の炭酸ガス波形が確認できると確実である．

チューブの適切な深さは通常口角で20～23 cmである．深すぎると気管分岐部を越えて片肺換気となる（右主気管支に入りやすい）．胸部X線でもチューブ先端が声門と気管分岐部の中間にあることを確認する．簡便な方法として，頸部を触診しながらカフに空気を注入し，胸骨上切痕にカフが触れることを確認する．カフ圧が高すぎると気管粘膜の損傷や半回神経麻痺を引き起こす（25 mmHg以下に）．最後にチューブをテープでしっかり固定する．

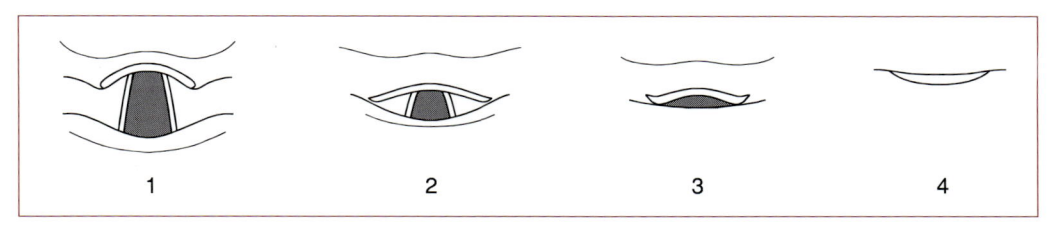

図 V-10　Cormack の分類

喉頭展開の困難度を評価するために Cormack の分類(図 V-10)が用いられる.
　Grade 1：容易に声門が見える
　Grade 2：声門の下端が見える
　Grade 3：喉頭蓋だけが見える
　Grade 4：喉頭蓋も見えない
　挿管困難は予想できないことも多いが，肥満，短頸，小顎(オトガイ舌骨間が 3 cm 以下)，開口や頸部伸展が不十分，などの患者では挿管困難が予想される．
　挿管困難に遭遇したら，マスク換気に戻って十分な酸素化を行いつつ，人手を集める，体位をとり直す，喉頭鏡のブレードを変更する，などの工夫をする．または気管支ファイバーによる挿管を考慮する．マスクで十分に換気が可能なら決して慌てる必要はない．

■経鼻挿管

　挿入中の患者の苦痛が経口挿管に比べると軽度で，チューブの固定性もよいとされ，比較的長期の呼吸管理が予想される場合に選択される．

1) 準備
　気管内の汚染を防ぐため，鼻腔内を十分吸引し，イソジンと綿棒で消毒する．リドカインゼリーまたはスプレーによる鼻粘膜の局所麻酔後，出血を防ぐために血管収縮薬(塩酸フェニレフリン，硝酸ナファゾリン)を鼻粘膜に塗布する．

2) 手技
　経口挿管よりひとサイズ細めのチューブを使用(7〜7.5 mm)．チューブを鼻孔より顔面に垂直に後部咽頭まで挿入する．チューブのベーベルの向きとその後の操作のしやすさから，右の鼻腔が好んで用いられる．無理な力を加えると出血したりチューブが咽頭の粘膜下に迷入して危険である．経口挿管と同じ手順で喉頭展開を行う．声門とチューブ先端が確認できたら，右手でマギール鉗子を持ちチューブ先端を声門に誘導する．マギール鉗子は誘導するだけで，チューブは助手に進めてもらったほうがカフを損傷しにくい．または術者が右手でチューブを進める．チューブ先端が声門を通過しても気管前壁につかえてそれ以上進まないことがある．頭部を前屈するかチューブを回転させるとうまくいく．
　喉頭展開を行わずに盲目的にチューブを気管内に進める方法もある．この場合，患者の自発呼吸を残し，術者の耳をチューブ端に近づけ呼吸音を確認しつつ，片手で頭位を調節しながら(前屈または左右に傾ける)，もう一方の手で吸気にタイミングを合わせチューブを進める．呼吸音が聞こえなくなるとチューブが先当たりしているので，聞こえるところまで戻ってやり直す．甲状軟骨部の圧迫が有効なときもある．意識障害などで喉咽頭の反射が低下していると容易である．

■ファイバーを用いた挿管

　患者の意識や自発呼吸が保たれている場合に，喉頭展開に比べて低侵襲に行える利点がある．開口障害その他，解剖学的理由で喉頭展開が困難な症例，気道狭窄，縦隔腫瘍などで麻酔導入が危険で意識下挿管が必要な症例などが適応となる．

1) 準備
・気管支ファイバー(5 mm 以上)：ファイバーと気管チューブの口径差が大きいとチューブを進め

るときに声門部で引っかかりやすい．ファイバーの操作は基本的に左手母指によるアップダウンと手首の回転だけで，進みたい方向が常に視野の中心に来るようにする．また視野が悪くなったら先当たりしていることが多いので視野が得られるところまで戻る．
- 局麻用リドカイン（4％）
- バイトブロックまたはスリット入りのエアウェイ（経口挿管の場合）：スリット入りのエアウェイを用いる場合，これを通してファイバーを挿入し，ファイバーが気管に達したらスリットを使ってエアウェイを抜去する．

2）手技

患者が仰臥位のとき，術者は患者の頭側に立ち，ファイバーがたるまないようにベッドを低くするか足台を用いる．患者が起坐位しかとれない場合は患者の向かい側に立つ．

経口挿管の場合は気管チューブをファイバーの根元まで通しテープで固定しておく．患者に開口させ，正中からはずれないように注意し，アップをかけながら舌の後方にファイバーを進める．ここまでは目視で行う．意識がなく舌根のおちる患者では舌根と咽頭後壁に隙間がないため，下顎挙上を行うか喉頭鏡やスリット入りのエアウェイを用いる．

舌根部をくぐるとまもなく喉頭蓋が見える．喉頭蓋をくぐると声門が確認できる．アングルをアップからややダウンに変えながら声門を通過し，気管内に進む．

ファイバーが気管分岐部手前に達したら，ファイバーをガイドに気管チューブを進める．ファイバー操作部を患者の胸の上に移動して自然な湾曲を作ったほうが進めやすい（図V-11）．また声門部でチューブがつかえるときは無理に進めず，チューブを引き戻して90°ずつ回転させてから再度試みるとうまくいくことが多い．

必要に応じて，舌根，咽頭，声門部，気管内と順次局所麻酔を行う．吸気にあわせファイバーの注入ポートからリドカイン（4％，1ml ずつ）を噴霧する．局所麻酔が効くのを待って先に進むのが

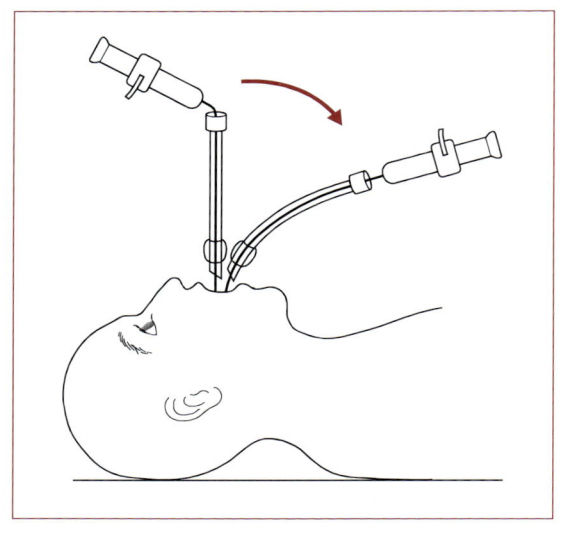

図V-11　ファイバーガイド下の気管挿管
ファイバーが気管内に達したら，操作部を尾側に移動させて気管チューブを進める．

円滑に運ぶコツである．

出血や浮腫で視野が得られないとき，注入ポートから酸素を吹き流すとうまくいくことがあり，酸素化の改善にもつながる．患者の状態が許せば鎮静も考慮する．少量のフェンタニルに，場合によってはプロポフォールを追加する．過量投与によって自発呼吸が消失するので注意する．

経鼻挿管の場合はまず鼻孔より鼻咽頭後部まで気管チューブを挿入してから，ファイバーをチューブ内に進める．初めにチューブを深く入れすぎないよう注意する．ファイバーが気管チューブ先端を越えると，すぐに喉頭蓋が見える．経口の場合と同様にファイバーを気管内まで進め，これをガイドに気管チューブを進める．経口の経路に比べて咽頭部での湾曲が緩やかなためチューブの挿入は容易なことが多い反面，損傷や出血の合併症が多い．

気管切開

気管挿管が必要な状況で，挿管ができずマスク換気もできない状況に陥ったとき（cannot intubate, cannot ventilate），緊急の輪状甲状膜

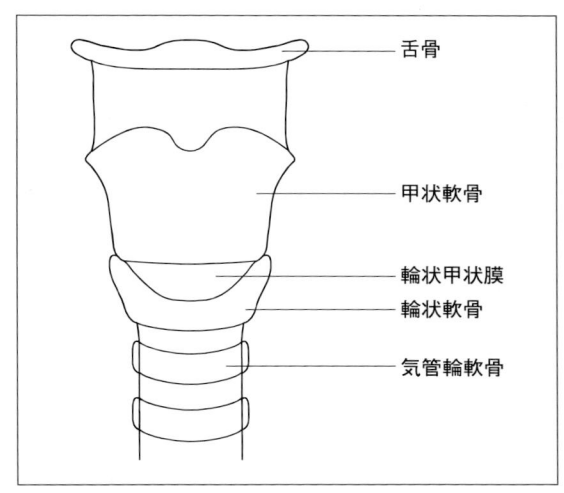

図Ⅴ-12　輪状甲状膜(靱帯)の位置

切開を考慮しなければならない(図Ⅴ-12)．左手母指と示指で輪状甲状膜を同定したのちしっかり固定し，右手で切開する．同定しにくい場合はメスで皮切を入れ，皮下から触診するとわかりやすい．輪状甲状膜を直接切開し，ペアンで広げて挿管する方法もあるが，Seldinger法でガイドワイヤーとダイレータを用いてチューブを挿入するキットも入手可能である．万が一のために常備し，使用法に習熟しておく．

合併症

　挿管時の合併症として，最も注意すべきは食道挿管である．食道挿管のまま気づかず放置することは，それ以後の換気が行われないことを意味し致命的であるため，絶対に避けなければならない．気管挿管後は必ず5点聴診法で確認する．上腹部で水泡音が聴取されたら食道挿管である．疑わしい場合は躊躇せずマスク換気に戻って，再度試みる．また，チューブの位置が深すぎると片肺(主に右肺)挿管となり，気づかず放置すると対側の無気肺を生じる．

　挿管時のそれ以外の合併症として，歯牙や軟部組織の損傷や出血，ストレス反応(頻脈，高血圧，不整脈)，誤嚥，頭蓋内圧亢進，気管支けいれんなどがある．また，長期の気管チューブ留置によるものとして，反回神経麻痺，嗄声，咽頭痛，喉頭浮腫，副鼻腔炎，気管狭窄などがある．

　経鼻挿管では，鼻出血，咽頭扁桃(アデノイド)の損傷，上顎洞炎，耳管閉塞による中耳炎などが起こりうる．凝固機能異常のある患者や頭蓋底骨折の患者では禁忌である．

3 人工呼吸

県立広島病院 救命救急センター　石原　晋

蘇生処置としての人工呼吸

■口対口人工呼吸
（mouth to mouth breathing）（図Ⅴ-13）

　気道確保した状態で呼吸運動がみられなければ人工呼吸を行うが，このとき手元に器具がなければ口対口人工呼吸を実施することになる．顎先挙上法で気道確保を維持し，口を大きく開いて患者の口をほおばる．2秒程度でゆっくり呼気を吹き込む．吹き込み量は10 ml/kg程度とされている．胸部の挙上が確実に視認できれば十分である．鼻から空気が漏れないよう，鼻をつまむか頬で鼻孔をふさぐ．吹き込み中は横目で患者の胸の挙上を視認する．吹き込んだら口を離し呼気が吐き出されるのを耳や頬で感じ取る．小児など，患者の体格が小さいときは，患者の口と鼻孔を一緒にほおばる．呼気吹き込みは1分間に12回の頻度で繰り返す．心臓マッサージと併用するときは，人工呼吸2回：心臓マッサージ15回の比率で継続する．

　口対口人工呼吸法には感染のリスクがある．実施に際しては一方弁シール（図Ⅴ-14）やポケットマスクの使用が推奨され，医療者はこれらを常時携行することが望ましい．口周囲に血液が付着しているなど感染のリスクが明らかなときは，口対口人工呼吸は実施しなくてもよい．患者が心肺停止であるときは，口対口人工呼吸を省略し心臓マッサージのみの実施でもかまわない．

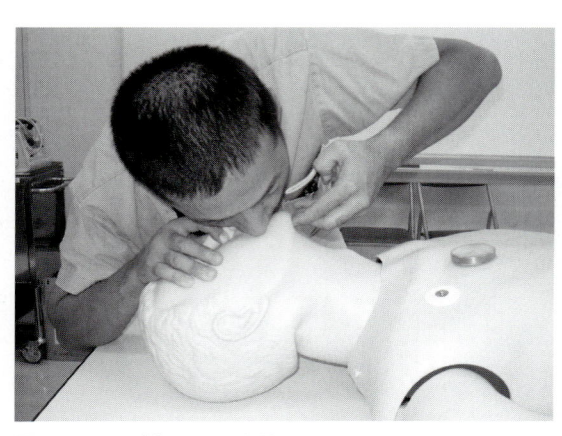

図Ⅴ-13　口対口人工呼吸

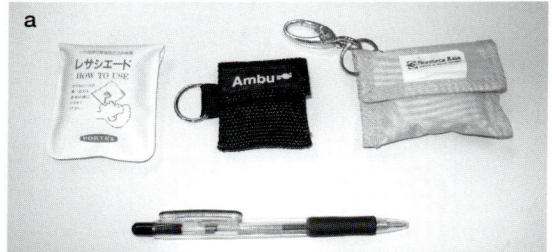

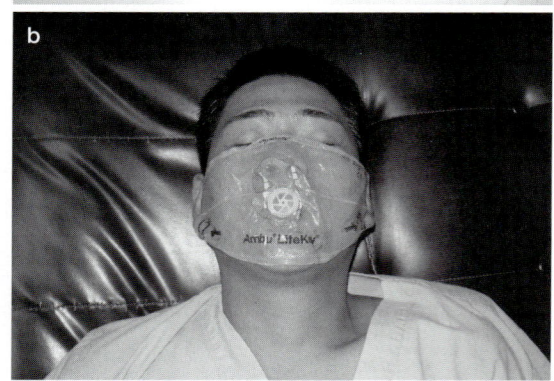

図Ⅴ-14　一方弁シール
a：コンパクトなキーホルダータイプで携帯もわずらわしくない．
b：ケースから取り出して患者の口にマスクのようにかぶせて使用する．

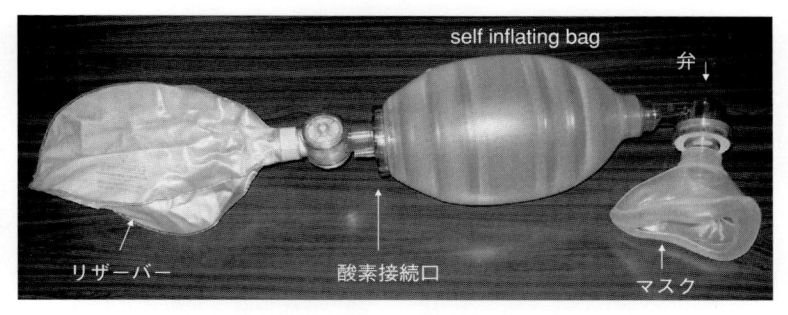

図V-15　bag valve mask

■bag valve mask（BVM）（図V-15）による人工呼吸

1) 構造

救急カートには必ずBVMが搭載されていなければならない．BVMはself inflating bag（自己膨張型バッグ），弁，マスクおよび酸素供給ライン，リザーバーの5点からなる．self inflating bagは自ら膨らんだ形状に戻る機能のあるバッグで，押して（スクイーズして）も離せば元に戻る．スクイーズするとバッグの頭部から空気が押し出され，弁を介してマスク→気道へと送り込まれる．スクイーズを解除すれば，肺胸郭の弾性（elastic recoil）により肺内ガスが気道→マスク→弁へと呼出される．ガスは弁の機能により，バッグ内へ逆流することなく大気中へ放出される．スクイーズ解除時には同時に，バッグの尾部から新鮮な外気がバッグ内へ吸入される．尾部に取り付けられた酸素接続口から酸素を流せばバッグ内に貯留する空気の酸素濃度をある程度高めることができる．リザーバーバッグを接続すれば純酸素に近いガスで人工呼吸を実施できるから，蘇生時にはこの方法によることが望ましい．

バッグをスクイーズしている間，供給される酸素はリザーバー内へ蓄積される．スクイーズを解除するとリザーバーに溜まった酸素がバッグ内へ移動しバッグが満たされる．これにより高濃度酸素での人工呼吸が可能となる．スクイーズ中にリザーバーが満タンになるよう，かつスクイーズ解除によりリザーバー内の酸素がバッグに吸い込まれてもリザーバーが虚脱しないよう，十分な流量（10 l/分以上）の酸素を供給しなければならない．呼吸の全サイクルを通じてリザーバーが虚脱していなければ，酸素流量は十分である．

2) 使用方法

a) 片手EC法（図V-16）

適切なサイズのマスクを患者の顔面に捻れやズレのないようにあてがい，拇指と示指でCの字をつくりマスクを顔面に密着させる．残る3本の指をE字型にして下顎を把持し挙上する．

麻酔科医は普通に実施するが，この手技はある程度熟練を要する．また，手が小さい，力が弱いなどはかなり不利な要素である．マスクを保持した手の反対側（右側）から空気が漏れることが多い．このようなとき，バッグを右に回してバッグの重みでマスクの右側を押さえる（図V-16），下顎でマスクを抑える（図V-17）などの裏技で，ある程度空気の漏れを制御できる．

b) 両手EC法（図V-18）

実施者が2人いれば，1人がマスクフィットに専従することでBVM法は格段に容易となる．両手でEC法を実施する．他の1人がバッグをスクイーズする．換気量は片手法の場合と同じ．

c) 両手拇指丘法（図V-19）

マスクフィット，下顎挙上の両方において最も強力で効果的な方法である．力が入りやすいことから，疲れも少ない．BVMの使用にあまり慣れていない術者に対しては最も推奨できる方法である．

a)～c)いずれの方法によるときも，換気量はリザーバーによる酸素投与下で6～7 ml/kg，酸

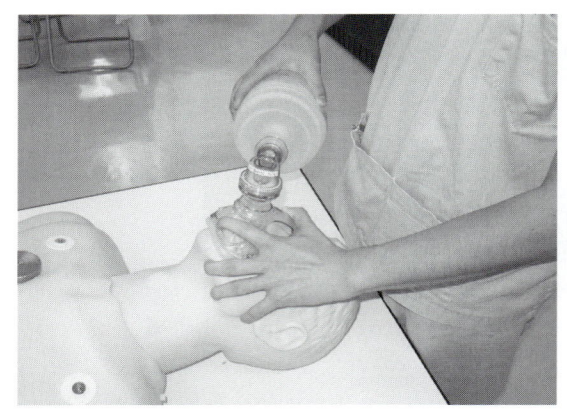

図V-16　片手EC法

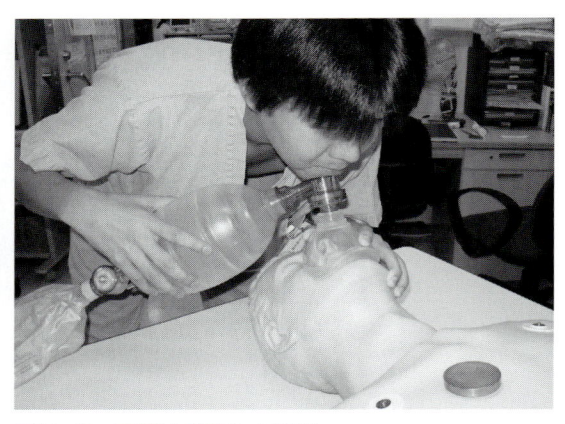

図V-17　下顎を利用した裏技
術者の下顎でマスクを患者の顔面に密着させる．

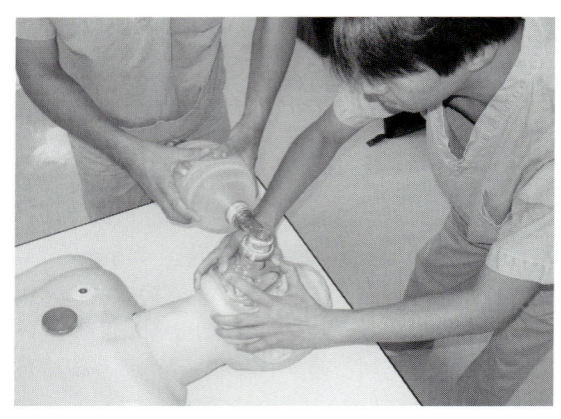

図V-18　両手EC法

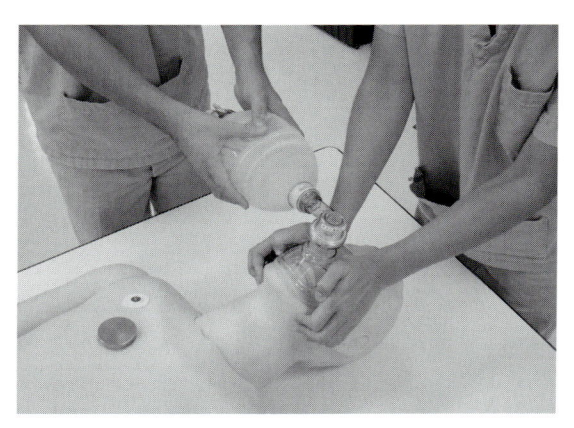

図V-19　両手拇指丘法

素を用いない場合は10 ml/kgである（救急蘇生時は酸素を使用するのが原則）．回数は12〜15回/分程度とする．心臓マッサージを併用しているときは，人工呼吸2回：心臓マッサージ15回の比率で実施し，スクイーズの間は胸骨圧迫を中断する．

多すぎる1回換気量や速すぎるスクイーズ速度は胃を膨満させ吐逆や換気不良を招来する．胃への空気流入を防ぐため，介助者がいればセリック手技（輪状軟骨部を脊柱に向けて圧迫し食道をふさぐ）を行うことが推奨されている．

■ 気管チューブや気管切開チューブを介しての人工呼吸

気管挿管や気管切開/輪状甲状靱帯切開がなさ

れたならば，バッグ・バルブからマスクを取りはずし，バルブを直接チューブに接続し人工呼吸を再開する．再開したならば直ちに，スクイーズに伴う胸部の挙上を確認し，続いて心窩部（胃部）と両肺野（両前胸部，両腋窩）を聴診し，食道挿管ではないこと，呼吸音が聴取され左右差がないことを確認する．1回換気量は10 ml/kg，回数は12〜15回/分程度である．心臓マッサージを同時に実施している場合も胸部圧迫の間，スクイーズを中断しない．

機械的人工呼吸

BVMや麻酔器などによる用手的人工呼吸を実

施している間に人工呼吸器を準備し，準備ができたならば接続するが，これは決して急ぐ必要はない．また，その人工呼吸器の構造と機能を熟知していないものは使用してはならない．初期設定は酸素濃度100％，1回換気量10 ml/kg，呼吸回数12〜15回の従量式またはタイムサイクル換気とする．まず人工呼吸器にテスト肺を取り付け，作動状態に異常がないことを確認した後に気管チューブに接続する．引き続いて患者の胸郭の挙上を視診，両肺野を聴診し換気が良好であることを確認する．さらに人工呼吸器の気道内圧計，換気量計などを確認する．安定した同調が得られない場合は筋弛緩薬を用いてもよい(多くの場合，気管挿管時にすでに投与されているが…)．

　その後の換気条件設定の変更や呼吸器からの離脱など様々な戦略については「急性呼吸不全」の項(290頁)で触れられるが，これらのことについては高度の専門性を要する分野であり，しかも患者の生命予後を左右するものであることから，決して文献だけの知識や，見よう見まねで行ってはならない．上級医や専門医に指導を仰ぐ．

4 心マッサージ

昭和大学 救急医学　三宅康史

　心マッサージは，心停止をきたした傷病者に対して，胸骨下半分の圧迫・解除を連続的に行うことにより，人工呼吸で酸素化された血液を全身に送り出し，主要臓器，特に脳の血流の確保を目的とするものである．そしてこの間に自己心拍の再開を目指し本質的な治療を継続する．AHA（American Heart Association）によるECC（Emergency Cardiovascular Care）ガイドライン2000の変更点を含め，心マッサージの基礎的知識，基本的な心マッサージの手技を成人の場合を中心に解説する．

心マッサージの意義

　心肺停止により脳は約5分で不可逆的障害をきたす．適切な心マッサージによって得られる血流は正常の25～30％といわれ，頸動脈の平均血圧はせいぜい40 mmHgである．そのためにも自己心拍の再開が最終的には鍵となり，冠血流圧は圧迫を続けることにより漸次上昇するため，AHAのガイドライン2000では5回よりも15回の連続した心圧迫を推奨しており，これが結果として冠血流を増やし心拍再開のチャンスを拡げることになる．また，心マッサージ施行者による人工呼吸との体勢入れ替えのための時間的ロスも関係する．すなわち，成人の場合，心マッサージは1分間100回のペースで，実際は合間に人工呼吸が入るため80回以上を目標とする．臨床データもこの圧迫のスピード，回数を支持している．

MEMO

心臓ポンプ説と胸腔ポンプ説：胸骨前面の圧迫により，後方の脊柱との間で心室が圧迫され一方弁によって大動脈と肺動脈へ血液が押し出される心臓ポンプ説と，胸骨の圧迫による胸腔全体の内圧上昇により，壁の薄い心房が圧縮され血液が心臓を通って流れる胸腔ポンプ説がある．CPR初期には心臓ポンプ説が，CPRが長引き心筋コンプライアンスが低下する（心筋が固くなる）と胸腔ポンプ説が働いていると考えられる．

心マッサージの手順

　ガイドライン2000における一次心肺蘇生法BLS（basic life support）では，心マッサージを始めるにあたって循環のサインの確認法や，心マッサージ開始のタイミング，一人法と二人法の圧迫回数と人工呼吸との配分，などが変更された．

■心マッサージの開始基準：循環停止の確認

　①声掛けに反応なく（ここで人を呼んで119番コール）→②気道を確保後→③呼吸停止を確認→④2回の人工呼吸の後→はじめて⑤循環のサインを確認する．医療関係者の場合，循環のサインは，10秒以内に正しく行うことが要求され，正常な呼吸の有無，咳反射，体動とともに，頸動脈または大腿動脈での脈拍をチェックする．1歳以下では頸動脈は短頸のため触れにくく，上腕動脈か大腿動脈がよい．

■傷病者の体位，救助者の位置

　傷病者は水平仰臥位，背面は固い床面が望ましい．柔らかいベッドの場合，傷病者の体が胸骨の圧迫に連動して浮き沈みし，効果的な心マッサージができない．さらに救助者がベッド上で膝を立ててマッサージする可能性があるため，ベッド幅と同じ長さの固い板を傷病者の胸部背面へ敷く．

4. 心マッサージ

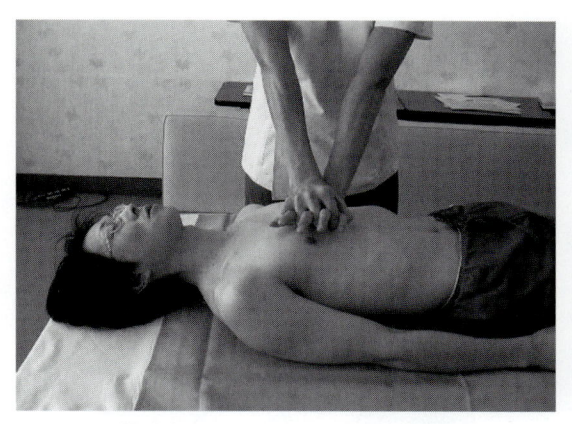

図V-20 救助者の正しい心マッサージ位置

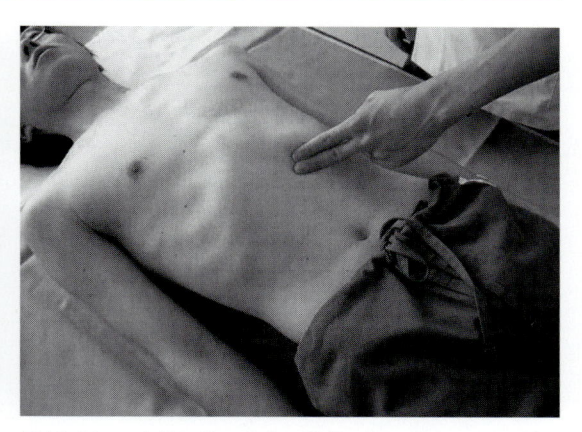

図V-21a 人差し指と中指で肋骨下縁に触れながら斜め上になぞり正中に向かう．

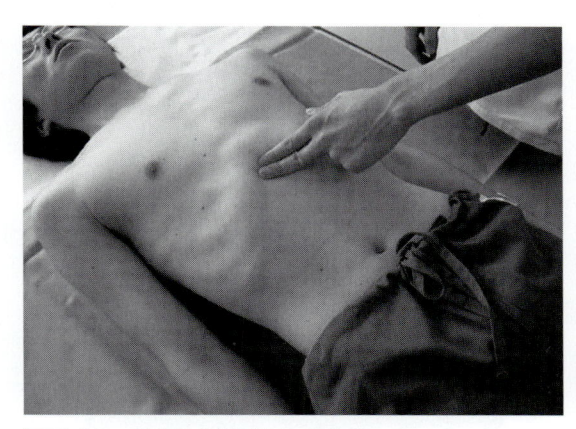

図V-21b 胸骨と剣状突起の接合部．

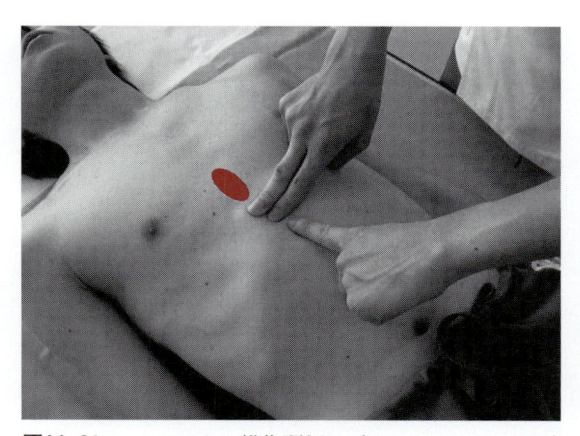

図V-21c ここから2横指頭側にずらしたところが圧迫すべき場所である（●）．

脳血流を減らさないため頭部が心臓より高くならないようにする．循環血液量の低下が疑われる場合には下肢の挙上も考慮してよい．心マッサージを施行する救助者は，人工呼吸もできるように患者の真横に位置する（図V-20）．

■ 心マッサージの実際（成人）

1) 圧迫部位

肋骨下縁を手でなぞり（図V-21a）ながら斜め上に正中へと達する（図V-21b）．その尾側にある動く軟骨が剣状突起，頭側の硬い骨が胸骨である．ここから2横指頭側にずらした位置（図V-21c）が圧迫部位となる．心肺停止患者（CPA）発見後あわてて119番をかけてきた一般市民向けに電話で心マッサージを指導する場合は，「両側の乳首を結んだ線の真ん中から足側の硬い部分を圧迫する」と表現すれば正しく伝わることがわかっている．

2) 手掌の使い方

圧迫部位が決まったら，両手を図V-22aのように組み，体の長軸正中線に平行に置く．オプションとして手を重ねるだけの方法（図V-22b）や，強い圧迫が必要な場合（肥満体や大柄な傷病者）には，片手でもう一方の手首を握る方法もある．手掌の基部だけを胸骨に接触させることによって（図V-22c），肋骨骨折などの合併症を避けることができる．

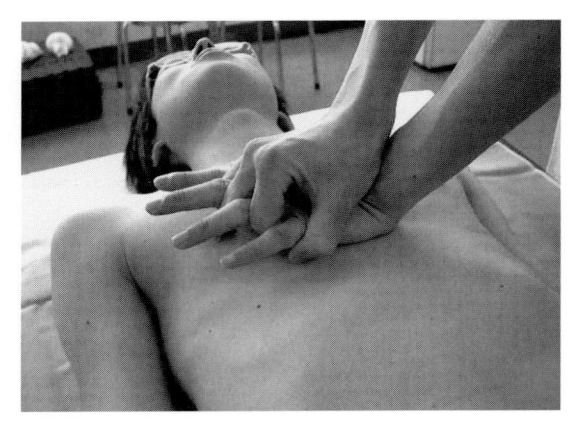

図Ⅴ-22a　両手を重ねるように組み，上になったほうの指で下の手を反り返すようにすると，手掌基部だけが胸骨にあたることになり，合併症を生じにくい．

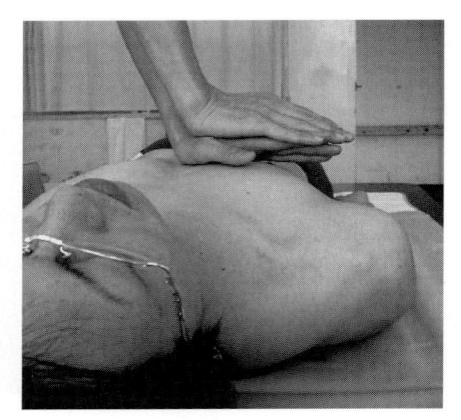

図Ⅴ-22b　単純に手を重ねるだけでもよい．

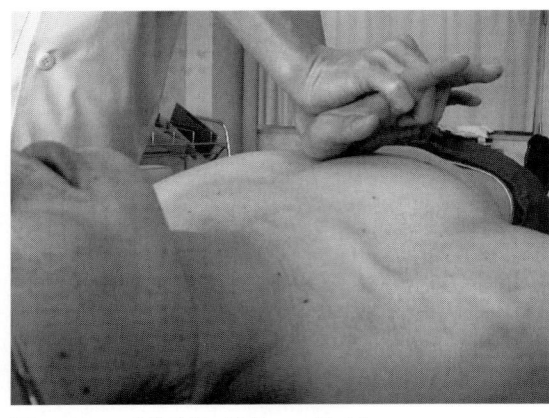

図Ⅴ-22c　手掌基部の胸骨への当て方．

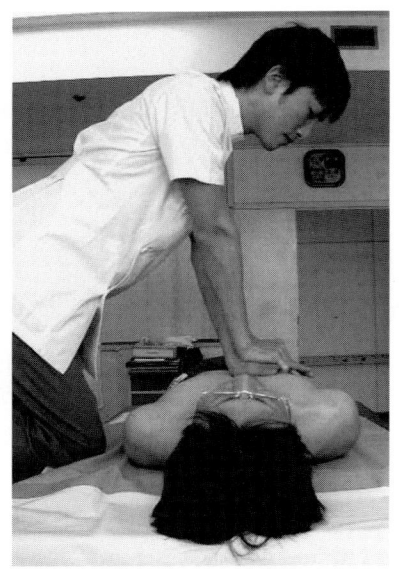

図Ⅴ-23　肘を伸ばし，肩から手掌基部までが傷病者の真上にまっすぐになるように位置すると，最も効率よく心マッサージが行える．

3）姿勢

肩と組んだ手掌のラインが胸骨圧迫部位の直上にまっすぐになるようにする（図Ⅴ-23）．

ベッド上：堅い板を幅一杯に敷きそのまま立位で．さらに高い場合には足台が必要．逆に低い場合にはベッド上の板の上に膝をついて．

ストレッチャーで移動中：仰臥位の患者の腹部をまたいで膝をつき中腰で尾側から腹部にまたがる．

4）押し込む深さ

成人の場合 4〜5 cm．

5）ペース

100回/分のペースで．

6）人工呼吸との配分

心マッサージ15回，人工呼吸2回（2秒で1呼吸，吹込み：開放＝1：1）を4クールで約1分かかる．かけ声として「1と，2と，3と，…10と，11，12，…15」で大体80回/分になる．

表V-1　各年齢における心マッサージの手順

	新生児（生後28日以内）	1歳以下	1〜8歳	成人
循環の確認（脈拍の有無）	心尖拍動	上腕動脈，大腿動脈	頸動脈	同左
圧迫部位	両乳腺を結ぶ胸骨上	両乳腺を結ぶ胸骨正中から1横指足側	胸骨最下点より2横指頭側	同左
圧迫手技	両手で患児体幹を持ち左右の親指で圧迫	片方の手の第3, 4指．対側の手は頭部後屈固定	片手の手掌基部	両手を重ねその手掌基部
圧迫の深さ (cm)	1.5 cm	2 cm	3 cm	4〜5 cm
回数 (/分)	120	100〜120	100	同左
人工呼吸との割合	3：1	5：1	同左	15：2
実際の目安 (/分)	心マ 90/呼吸 30	心マ 80/呼吸 16	同左	心マ 80/呼吸 10〜11

7）効果判定と中止基準

循環の確認は，最初の4クールが終了した時点（最初に2回レスキューブリージングが入っているが，循環のサインを確認した後から4クールを行えば最後は2回の人工呼吸で終了）で第1回目の効果判定を行う．10秒間で頸動脈の脈拍を触知しなければ，すぐ15回の心マッサージからCPRを再開する．その後は数分おきに循環の確認を行う．心マッサージの中止基準は，50回/分以上で脈拍がしっかり触知する場合である．循環の再開を確認すれば，次に呼吸を観察する．一般的にすぐにしっかりした自発呼吸や咳，体動はみられないので，人工呼吸がしばらく必要なことが多い（5秒に1回程度）．十分な自発呼吸が出現してきたら，回復体位とし気道の確保に留意しつつ継続的に状態を観察する．

2人目の救助者がきたら，救急車をまだ呼んでいなければ先に連絡してもらい，2人目の救助者が一般市民の場合，一人法を交代しながら継続する．交代前に循環のサインを観察後，時間をとらないよう互いに声を掛け合って素早く交代する．救助者が医療関係者なら，二人法でCPRを継続する．頭側に位置する人工呼吸担当者が絶えず患者の循環のサインを観察する．気管挿管によって気道が確保されれば，心マッサージは15：2の同期にこだわらず100回/分で連続して行う．

■8歳以下の心マッサージ（表V-1）

小児の場合，成人と違い，元来頻脈，頻呼吸気味のため，やや頭側をさらに頻回に圧迫する必要があり，人工呼吸の回数も多い．

合併症，ピットフォール

腹部合併症が10%，胸部合併症が30%に起こるといわれる．腹部では，胃破裂，肝損傷・脾損傷など，胸部では，肋骨骨折，肋骨脱臼，胸骨骨折がほとんどで，次いで肺挫傷，血・気胸など，稀に心・血管損傷が起こる．特に小児以下では相対的に肝臓の占める割合が大きいため胸骨の圧迫によって肝破裂をきたしうる．逆に小児では骨がよくしなるため骨折は少ない．正しい圧迫位置に，正しく手掌基部をあてて心マッサージすることにより回避する．ただ合併症を恐れるあまり，不十分な心マッサージになることは本末転倒であり，正しい心マッサージにより，まずは自己心拍の再開を目指すべきである．

心拍動の有無の確認に10秒以上の時間をかけるべきではない．あると思って心停止の患者に心マッサージを行わないより，心拍のある患者に心マッサージを施行したほうがまだ許される．はっきりしなければ心マッサージをすること．また口対口の人工呼吸に抵抗があれば心マッサージのみ行っても許される．ただ医療従事者は，感染防御のためのフェイスシールドかポケットマスクをできるだけ携帯することが推奨される．

5 除細動

大垣市民病院 救命救急センター　山口　均

　除細動（defibrillation）とは，上室性もしくは心室性に起こった頻脈性不整脈を正常な洞調律に復帰させることをいう．除細動は「薬物的除細動」と「電気的除細動」に分けられる．本項は「電気的除細動」について述べる．

　電気的除細動の原理は，不整脈を起こした心筋に電流を通電することにより心筋全体を脱分極させ，その後，洞結節などのペースメーカーの再分極が起こり洞調律に戻る（図Ⅴ-24）ことである．

　電気的除細動は，心室細動（ventricular fibrillation；VF）などの致死性不整脈に対して心電図のR波に同期させずに行う除細動と，頻脈性の不整脈などに対して心電図のR波に同期させて行うカルジオバージョン（cardioversion）に分けられ，両者をあわせてカウンターショック（counter shock）と総称している．通常は除細動といえば致死性不整脈に対して行われるものをいい，本項では特に断りのない限り除細動をその意味で用いる．

早期除細動について

　VFの患者の生存率は除細動が1分間遅れるごとに7〜10％低下していくといわれる（図Ⅴ-25）．

　AHA（American Heart Association）は2000年に発表した心肺蘇生に関する国際的なガイドラインで早期除細動の重要性を強調した．ガイドラインでは，自動体外式除細動器（automated external defibrillator；AED）（図Ⅴ-26）の導入によって除細動は一次救命処置（basic life support；BLS）に含まれるようになった．

　さらに，患者にVFが発生してから院内では3分以内，院外でも5分以内に除細動ができるような体制をとることを勧告している．

　現在アメリカでは一般市民が講習を受けて

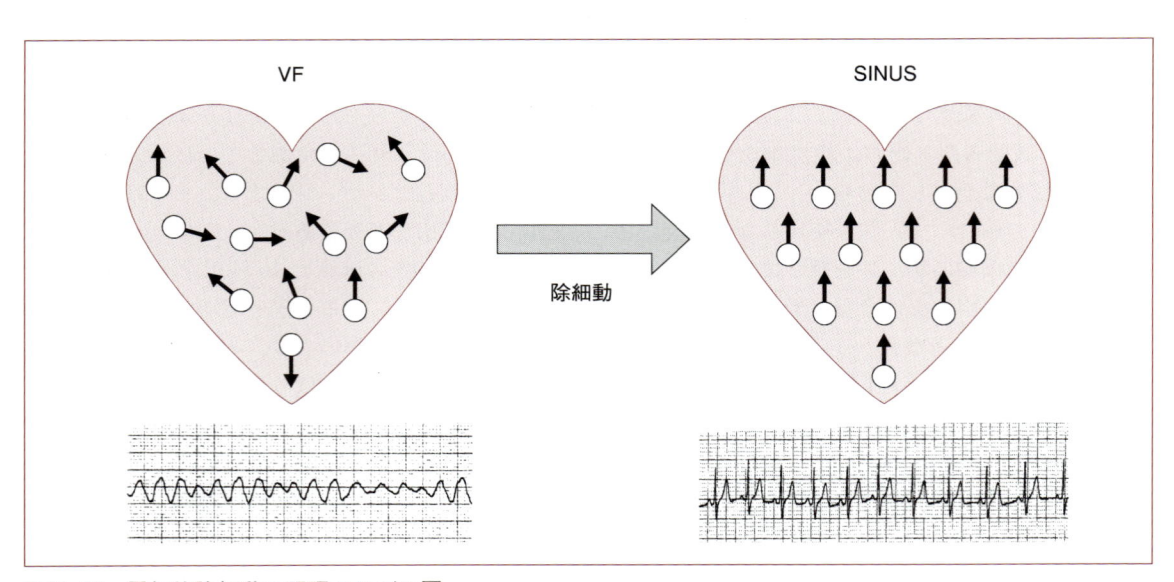

図Ⅴ-24　電気的除細動の原理のモデル図
　　　　　強力な電気刺激を与えて心筋全体を脱分極させて心筋興奮の位相を一致させる．

AEDの使用が可能となり(public access defibrillation；PAD)，薬局やインターネットでは自由にAEDが購入できるようになった．また空港やカジノなどの公共機関，学校にもAEDは設置されて成果を挙げている．日本では厚生労働省が一般市民にAEDの使用ができるように通達を出した．

適応

■除細動

心停止の状態であり，迅速な除細動が必要である．
(1) VF
(2) 無脈性心室頻拍(pulseless ventricular tachycardia；pulseless VT)

■カルジオバージョン

(1) 心室性頻拍
(2) 心房細動
(3) 心房粗動
(4) 上室性頻拍

禁忌

■除細動

絶対的禁忌はない．

■カルジオバージョン

相対的禁忌がある．
(1) ジギタリス中毒による頻脈性不整脈
(2) 反復性，非持続性頻脈
(3) 洞不全症候群
(4) 房室ブロックを伴う不整脈
(5) 甲状腺機能亢進症
(6) 心臓内や体血管に血栓を認める患者

準備

VFに対する緊急除細動では前処置は必要な

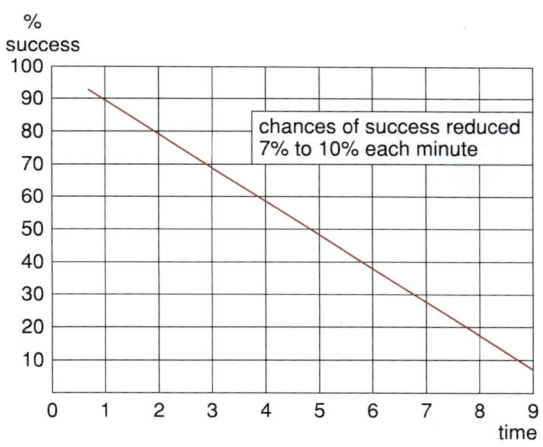

図V-25　VFによる心停止から除細動までの時間と生存率
(American Heart Association in collaboration with ILCOR：Guideline 2000 for cardiopulmonary resuscitation and emergency cardiovascular care：International consensus on science. Circulation 102(8), 2000 より)

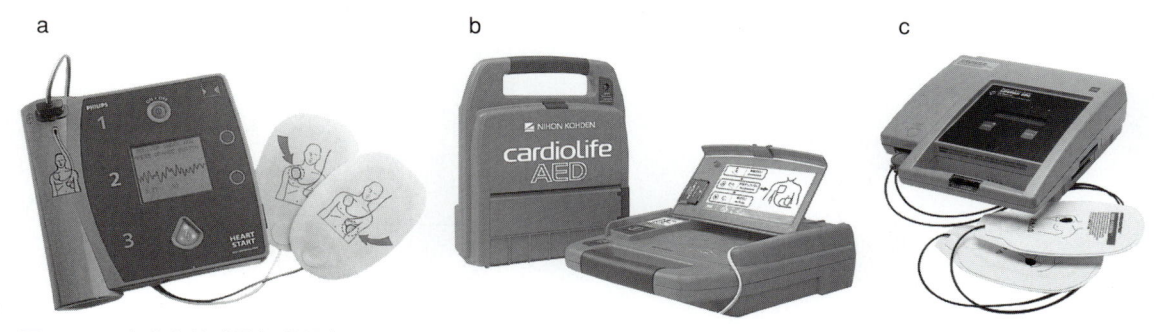

図V-26　自動体外式除細動器(automated external defibrillator；AED)

い．心房細動などに対する待機的除細動（カルジオバージョン）の場合にはそれぞれの病態に応じて対応する．例えば上室性頻脈症を伴う甲状腺機能亢進症の患者では甲状腺機能を正常にしておくなどである．また，カルジオバージョンの前の食事などは禁止する．絶縁用の手袋も可能な限り準備しておく．

除細動器

除細動器にはモニター付き除細動器（図V-27）とAEDがある．以前は除細動器で用いられる電流は単相性（monophasic）のもののみであったが，近年二相性（biphasic）の電流を使用した除細動器が増えてきた（図V-28）．二相性の電流は単相性の電流と比較すると，同様の除細動効果を得るために，①エネルギー量が少ない（単相性だと200〜360J必要のところ200J以下ですむ），②エネルギー量をある程度一定のままで除細動ができる（エネルギー量を漸増させなくてよい），③心筋ダメージが少ない，などの利点がある．さらに，通電エネルギー量が少なくてすむために，除細動器自体を小さく軽くできる．この特長はAEDに向いている．

手技

■除細動器を用いた除細動

(1) 心電図モニターを装着して除細動が必要な不整脈かどうかを診断する．
(2) 除細動器の電源を入れる．

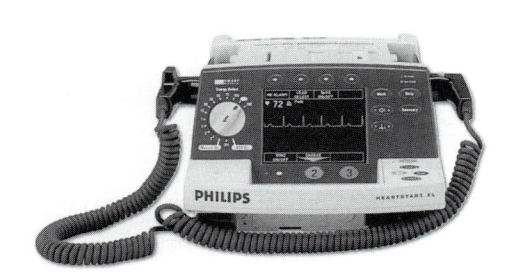

図V-27　モニター付き除細動器
（Heartstart XL®；Philips社製）

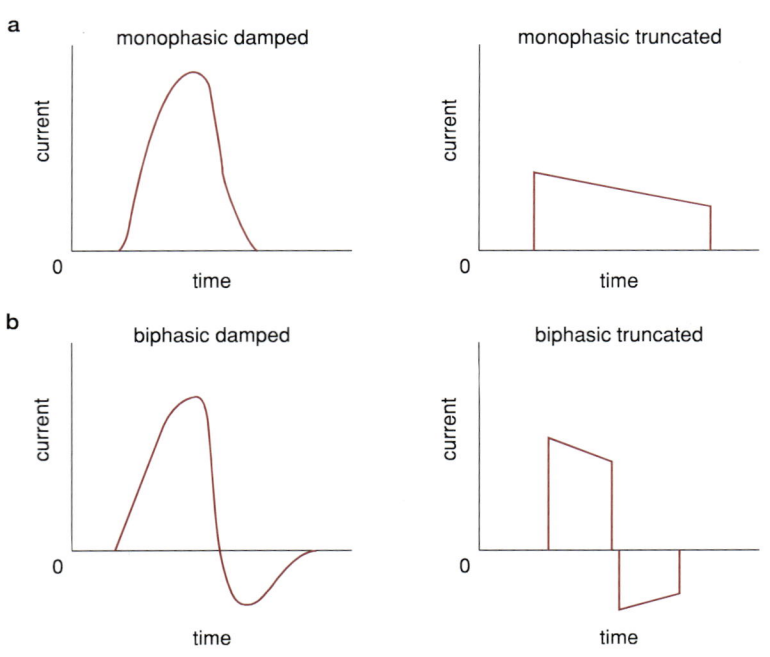

図V-28　単相性（monophasic）(a)と二相性（biphasic）(b)の電流波形

(3) 除細動の妨げになる胸毛，アクセサリー，経皮的治療貼付式薬剤，ペースメーカー・埋め込み式除細動器 (implantable cardioverter defibrillator；ICD) はないか確認する．胸毛があれば剃り，アクセサリーなど金属や経皮的治療貼付薬剤は外す．

(4) 除細動器のR波は非同期とする．

(5) パドルに十分な量のゼリーまたはペーストを塗布するか除細動用導電性ゲルパッドを患者に貼る．

(6) パドルを通電部位に押し当てる．その際ペースメーカーやICDからは離す．パドルにSternumとApexの表示があるが，これはパドルを使用してモニターする際の電極の方向に関連するもので除細動の際は気にしなくてよい．パドルで胸壁を押し付ける力は約10〜11 kgといわれている．これにより胸壁の電気抵抗を減らすことができ効率的にエネルギーが心筋に伝わる．通電部位は通常はapex-base法を用いるが，小児や体外ペーシング用のパッドを併用している場合にはantero-posterior法を使用することもある（図V-29）．パドルやパッドは正しい位置に置かなければ十分な電流量が心臓に到達しないので注意する（図V-30）．また，体内用パドルを使用する際は右室直上の右房と心尖部に置く（図V-31）．

(7) 通電エネルギーを設定して充電する．周囲にも充電することを伝える．単相性の場合，成人では初回200 J，二相性の場合には200 J以下，小児では単相性，二相性ともに2 J/kgとする．体内用パドルを使用する場合には10〜30 Jに設定する．

(8) 充電が終了したら周囲のすべての安全 (実施者，介助者，酸素など) を確認する．

(9) 放電スィッチを押して放電する．

(10) すぐにモニターを確認し，VF/pulseless VTの場合にはエネルギーを漸増 (300〜360 J) して除細動を続ける (単相性)．二相性の除細動器では200 J以下で続ける．小児の場合，単相性，二相性ともに4 J/kgとする．体内パドル使用の場合は10〜30 Jである．

■AED

現在わが国ではAEDが使用可能な対象者は年齢が8歳以上で体重が25 kg以上に限られている．

(1) 意識や反応 (応答) がない患者を発見したら，近くの人に介助者の要請と緊急カート，AEDを持ってくるように指示する．

(2) 患者の気道を確保し，呼吸の確認をする．

(3) 2回の呼吸を吹き込み，循環のサイン (頸動

apex-base 法
右鎖骨下の上部胸骨右縁と左乳頭部左側中腋下線

antero-postrior 法
左下胸部と右肩甲骨下部

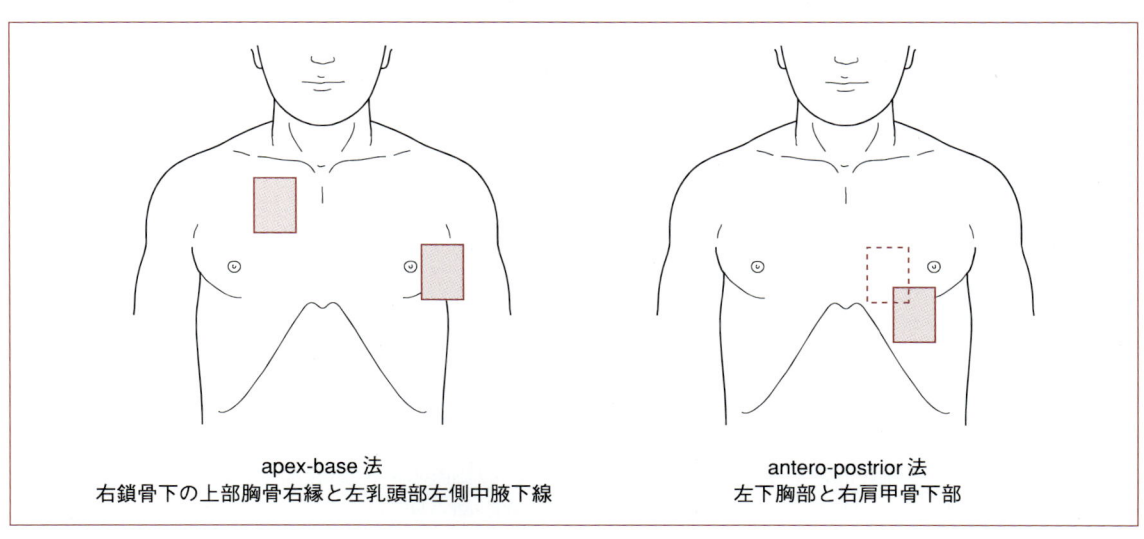

図V-29　パドル，パッドの位置

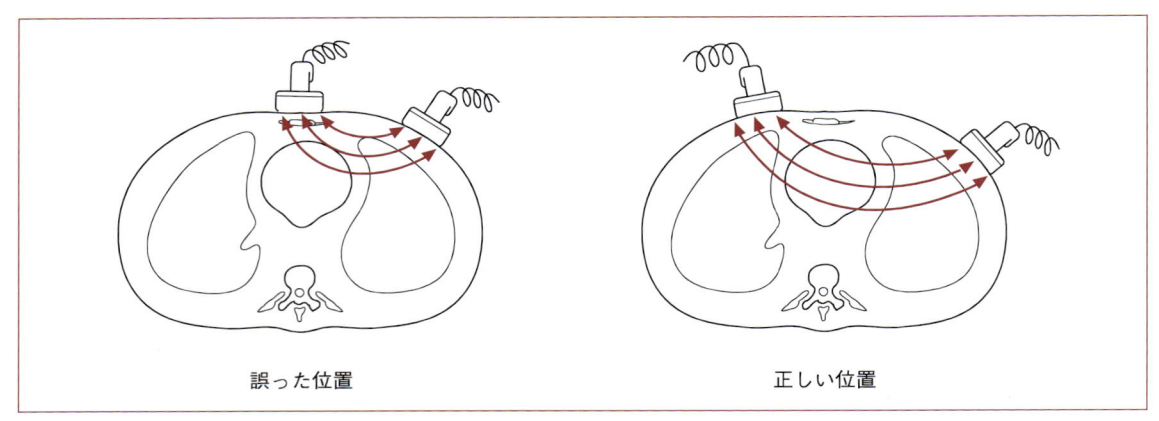

図V-30　パドルの位置によって到達する電流量が異なる
(野田聖一，明石勝也：除細動．救急医学 24：1238-1241，2000 より転載)

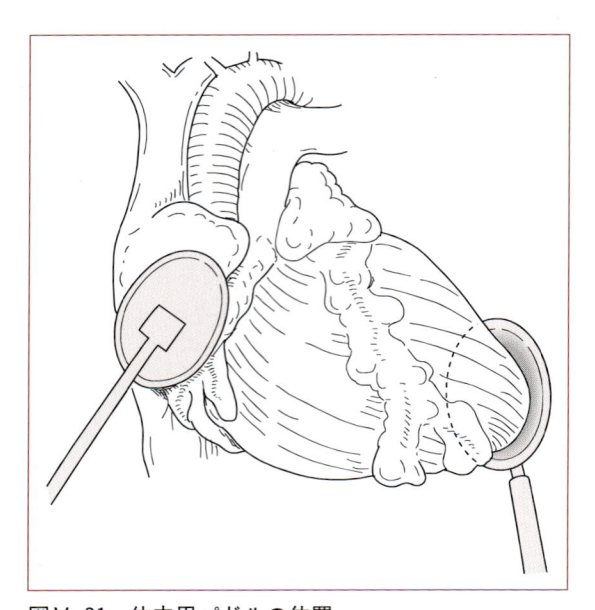

図V-31　体内用パドルの位置
(野田聖一，明石勝也：除細動．救急医学 24：1238-1241，2000 より一部改変)

脈の触知)を確認する．
(4) AEDが到着するまで，胸骨圧迫式心臓マッサージを行う(100回/分)．人工呼吸と胸骨圧迫式心臓マッサージの割合は15回の圧迫に2回の吹き込みである(CPRの実施)．
(5) AED到着後も準備ができるまで(パッドを装着するまで)はCPRを継続する．AEDが到着したら電源を入れる．

(6) 除細動器同様体表面に除細動の妨げとなるものがないか確認する(除細動の手順c.参照)．
(7) パッドを除細動器を使用する際のパドルの位置と同じ場所に貼る(機器によってはパドルに貼付部位が図示してある)．ペースメーカーやICDからは1インチ(約2.5 cm)以上離す．
(8) 解析ボタンを押す．誤解析を防ぐため解析が始まる前に患者の体から離れる．AEDによってはパッドを装着すると同時に解析が始まるものもあるので注意する．
(9) ショックが必要ならば音声指示があるのでボタンを押す．「ショックが不要」と音声指示があったらCPRを継続する．
(10) 通電後直ちに解析が開始される．必要ならば3回連続ショックを行う．
(11) 3回のショック後は1分ごとに自動解析を行う．「ショックが不要」という指示ならば呼吸，循環のサインを確認する．サインがあれば頸動脈触知を確認する．サインがなければ1分間CPRを行う．

■カルジオバージョン

(1)〜(3)は除細動器と同様に行う．
(4) R波同期とする．
(5) 前処置として鎮静剤もしくは短時間作用性静脈麻酔剤を使用する．また，緊急時に備え緊急薬剤や気管挿管の準備もしておく．

(6) 除細動の(5)～(9)と同様に行う．ただし，充電エネルギーは 25～100 J とする．

合併症

正しい使用法では合併症はほとんど起こらないが，通電エネルギーが大きくなれば合併症の頻度も高率になることを理解しておく必要がある．

■皮膚熱傷

電極の皮膚接触面辺縁部に紅斑がみられる（I度熱傷）．また，接触面が不良の場合にはII度熱傷になることもある．予防としてはパドルと皮膚の間に隙間ができないよう電極用のゼリーをしっかりと塗ることや，生理食塩水を浸したガーゼをパドルと皮膚の間に入れる．パッドを使用する際には皮膚との間に隙間があかないように貼る．除細動用導電性ゲルパッドも販売されている．

■心筋障害

通常のエネルギーでの胸壁通電では重篤な心筋障害をきたすことは少ない．ただし，心電図上一過性にSTやT波の変化をみることがある．また，血清酵素（CPK, LDH, GOT, GPT）の一過性の上昇もみられることがある．

■不整脈

通電直後に洞停止，期外収縮など様々な不整脈が生ずることがある．多くは一過性のものであるが，高エネルギー通電，ジギタリス投与例，高カリウム血症などでは発生頻度が高くなるので注意する．

■塞栓症

心房細動の患者では稀に脳塞栓や肺塞栓などの全身性の塞栓症が起こることがある．そのため，通電前に予防的抗凝固療法を行う必要がある．

■ペースメーカー障害

稀に，ペースメーカーのリード障害や閾値の変化が起こることが報告されている．そのため，パドルをジェネレーター付近に置かない．また，通電後は必ず機能を再評価する．

■感電

操作者や介助者が感電する場合もあるので，通電時には操作者が責任を持って患者から離れるように指示する．

ピットフォール

① 除細動のエネルギーに関連する重要な因子に経胸腔インピーダンスがある．経胸腔インピーダンスは胸郭の大きさ，呼吸相，皮膚-電極間の電気抵抗，パッドの大きさや接触性，通電回数などに関係する．肺内含気量が少ないとインピーダンスが減少するため呼気相で通電するのが望ましい．呼吸相，皮膚-電極間の電気抵抗を減少させるにはパドルやパッドをしっかりと胸壁に密着させることが必要である．

② 除細動器に充電する際には患者の体にパドルまたはパッドを密着させてから充電を行う．また充電後に波形が変化して除細動が不要となっても内部放電等を使用するなどパドルをできるだけ動かさないで（空中で操作しない）放電する．

③ カルジオバージョンでは，R波に同期させるために通電ボタンを押してから実際に通電するまでに時間がかかることがあるので，確実に通電するまではパドルを離さない．

◆文献
1) American Heart Association in collaboration with ILCOR : Guidelines 2000 for cardiopulmonary resuscitation and emergency cardiovascular care : International consensus on science. Circulation 102(8), 2000
2) 野田聖一，明石勝也：除細動．救急医学 24：1238-1241, 2000

6 注射

茨城西南医療センター病院 救命救急センター　鈴木宏昌

　注射とは，薬剤を経皮的あるいは経粘膜的に穿刺された経路を通じて体内に注入する医療行為である．薬剤が直接組織内あるいは血管内に注入されるため，極めて効果的な治療手段である一方，薬剤の選択や手技の誤りは生命にかかわる重大な結果を招く可能性があることを忘れてはならない．

　静脈注射（特に中心静脈）以外の注射法は，医師の指示のもと看護師が実施することも多いが，医師は実施に伴う安全性や危険性などについて熟知し適切な指示ができるとともに自身も正しく実施できなければならない．

　注射法は大きく分けると血管外注射と血管内注射に分けられる．血管外注射はさらに皮内注射，皮下注射，筋肉注射に分けられる．特殊な血管外注射として直接体腔内への注射や組織内への注射などがある．局所浸潤麻酔も血管外注射の1つといえる．血管内注射は多くの場合，静脈に対して行われる．静脈注射は投与する経路により，末梢静脈路と中心静脈路に分けられる．また，ある種の薬剤によっては動脈注射による投与が行われることもある．緊急時輸液路が確保できない場合，骨髄穿刺により輸液・輸血・薬剤などを投与することもできる（骨髄内輸液 intra-osseous infusion）．

注射器と注射針の基礎知識

　現在ほとんどの注射器はγ線滅菌されたプラスチック製のディスポーザブル製品がほとんどであるが，ガラス製の注射器も耐熱性，耐薬品性などから特殊な用途に使われている．注射器の先（筒先 tip）は，注射針用の細いもの（ルアー）と『カテーテルチップ』と称するドレーンチューブと接続できる太いものがある．注射針用のルアー型でも接続先のハブとロックできるルアー・ロック型がある．最近では医療事故防止のため種々の工夫がなされ，ディスポーザブルシリンジでも，血管内投与薬剤と洗浄用の薬剤や消毒薬，経消化管投与の薬剤などとシリンジの色を区別しているところが多い．各施設のルールを確認しないと重大な事故につながる．また最近は緊急薬剤などが事前に充填されているものもある（プレフィルド・シリンジという）．

　注射針は，金属針の部分（針管）と注射器に接続する部分であるハブからなっている（図V-32）．針の太さは通常「ゲージ Gage」という単位で表示される．ゲージという単位は古いワイヤーの太さの規格（BWG：Birmingham wire gauges）で，単位面積に何本ワイヤーが入るかといった規格で細いほど数字が大きい．ハブはゲージ数によって色分けされている．一般に，皮内注射には27-26G（グレイ-ベージュ），皮下注射には23G（水色），筋肉注射や静脈内注射では23-22-21G（水色-黒-緑）が使われる．注射針の先端のカットされた部分（刃面 bevel）の角度が12°のRB（regular bevel）とやや鈍角（18°）で刃面が短いSB（short bevel）がある．RBは皮下や筋肉注射に適し，皮内や静脈内注射にはSBが適する．

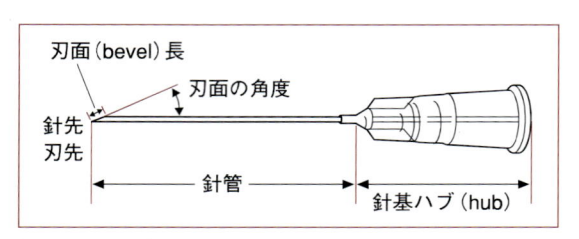

図V-32　注射針の構造
（宮坂勝之：注射の基本．Expert Nurse 20：16, 2004, 図1より転載）

皮内注射

皮内注射は表皮と真皮の間に薬液を注入する方法である．

ツベルクリン反応，アレルゲン・抗生剤など薬剤の過敏反応試験，そのほか予防接種などで行われる．

一般的に前腕内側に行われる．皮内に注入できる薬液の量はおよそ0.1 ml以内である．したがって，1 mlの注射器に26-27 G針を用いることが多い（図Ⅴ-33）．

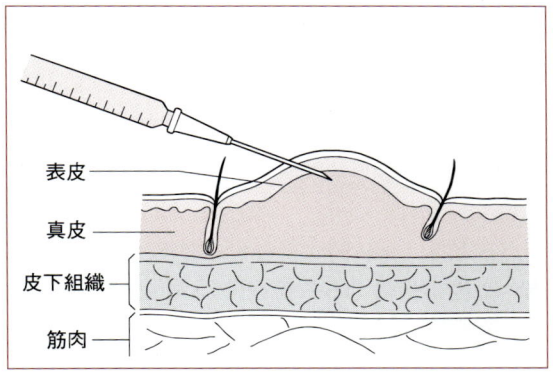

図Ⅴ-33　皮内注射の薬液注入部位
（宮坂勝之：注射の基本．Expert Nurse 20：11，2004，図1より転載）

■具体的な手技

(1) 注射部位の皮膚を消毒する．
(2) 注射器を持つ反対側の手で，注射部位の皮膚をよく伸展させる．
(3) 注射針の切断面（bevel）を上に向け，注射針の角度を皮膚とほぼ平行で皮膚に進入させる．
(4) 注射針の切断面が皮膚内にすべて入ったら薬液を注入する．
(5) うまく皮内に入れば膨疹が形成される．膨疹ができたのを確認し，針を抜く．注入部位はマッサージしない．

皮下注射

皮下注射は皮膚と筋層の間の皮下組織に薬液を注入する方法である．

静脈内投与できない薬剤，緩徐な吸収を期待する薬剤，インスリン，予防接種（破傷風トキソイドやワクチン）などに用いられる（注：血管外に漏れると危険な薬剤）．

皮下の神経や血管が少なく，皮下脂肪が把持しやすい上腕外側や大腿前面が選ばれる．皮下注入できる薬液は2 ml程度で，一般に2.5～5 mlの注射器で23 G以下の細い針が用いられる（図Ⅴ-34）．

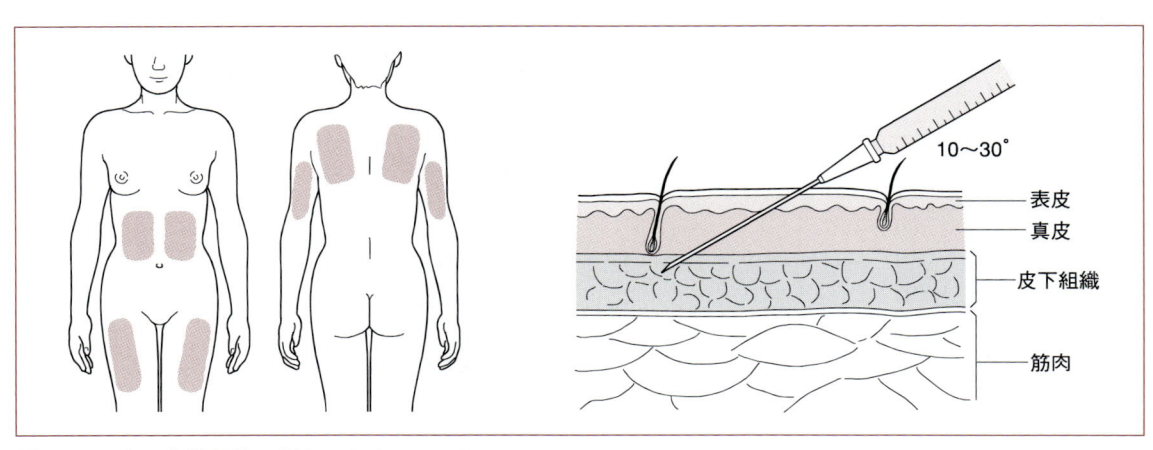

図Ⅴ-34　皮下注射部位と刺入の角度　（宮坂勝之：注射の基本．Expert Nurse 20：12，2004，図2より転載）

■具体的な手技

(1) 穿刺部皮膚の消毒．
(2) 注射器を持つのと反対側の手で注射部位の皮膚をつまみ上げる．
(3) 約30°の角度で注射針を刺入する．
(4) 注射器の内筒を少し引き，血液の逆流がないことを確認したのち，薬液を注入する．
(5) 注射部位をよくマッサージする．

　手技に伴う合併症として主なものに，薬液の血管内誤投与，神経損傷，注射部位の発赤・硬結などがある．

筋肉注射

　筋肉注射は筋肉内に薬剤を投与する方法である．

　神経や血管の損傷を避けるため，一般的に殿部上外側中央部や大腿外側面中央部の大腿外側広筋，上肢の三角筋などが用いられる（図Ⅴ-35）．筋肉内に注入できる薬液はおよそ5 ml以内で，一般に5 ml以下の注射器で23 G以下の細い針が用いられる．

　小児の場合，筋拘縮を引き起こすことがあり，できる限り行わないのが原則である．やむをえず行う場合，日本小児学会では新生児の筋肉注射部位として大腿前面外側部を推奨している．

■具体的な手技

(1) 注射部位の皮膚を消毒後，よく伸展させる．
(2) 注射器をペンのように持ち，皮膚に対してほぼ垂直に刺入し，筋肉内まで進める．
(3) 放散痛やしびれのないこと，注射器の内筒を少し引いて血液の逆流がないことを確認する．
(4) 薬液を注入した後，注射部位をマッサージする．

　手技に伴う合併症として，注射部位の発赤・硬結・筋肉壊死，筋拘縮（特に小児），神経・血管の誤穿刺，急激に収縮した筋肉による折針などがある．

点滴

　点滴とは，持続的に投与する静脈注射で，血管内への投与経路である輸液路（末梢静脈，中心静脈，骨髄輸液路など）を通じて，輸液用薬剤や輸血などが持続投与される．皮下注射・筋肉注射などと異なり，滴下の速度を変えることで薬剤投与

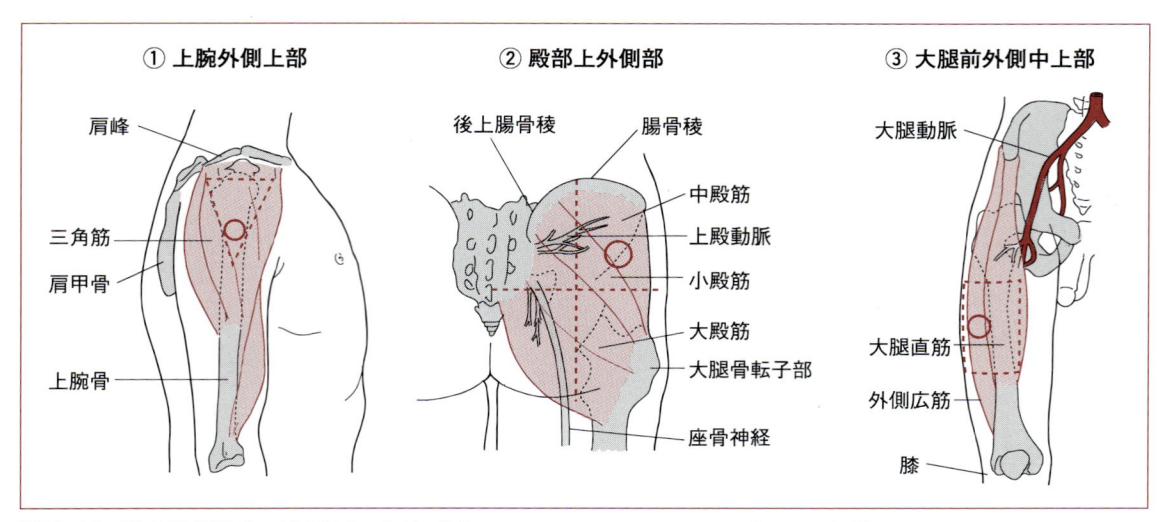

図Ⅴ-35　筋肉注射部位　（宮坂勝之：注射の基本．Expert Nurse 20：12，2004，図3より転載）

のスピードが調整可能である．また維持輸液や経静脈栄養などの投与，多種類の薬剤の同時投与などが可能であり，臨床現場で最もよく使われる注射法である．

輸液路としては末梢静脈路，中心静脈路，骨髄輸液路などがある．臨床現場で汎用される末梢静脈路と中心静脈路に関して以下に述べる．

■ 静脈路確保

末梢静脈路確保の方法として，大きく分けて，1）穿刺による方法，2）切開による方法とがある．

1）末梢静脈穿刺法

輸液，輸血，緊急薬剤などの投与などに用いられる．日常医療現場では最も基本的な医療技術であり，医師としてまず覚えるべき手技の1つである．

穿刺する静脈としては，前腕の表在静脈や手背静脈がよく用いられる．場合によっては下肢の表在静脈も用いられるが，血栓閉塞の危険性がある．また，四肢の麻痺がある場合，点滴が漏れた場合の発見が遅れる可能性があるため，原則的には麻痺側は避ける．外頸静脈も慣れると穿刺しやすい静脈である（図Ⅴ-36）．

ショックなどの緊急時には末梢静脈は虚脱し穿刺困難なことが少なくない．緊急時には両側正中皮静脈が第1選択となる．また，緊急時に末梢静脈の穿刺が困難であれば，静脈切開や骨髄輸液路，中心静脈路など他の方法を考慮すべきである．

静脈路の確保には，通常静脈留置針を用いる．ワンショットの静脈注射や短期間の輸液であれば通常の注射針や固定性の優れた翼状針を用いることもできる．静脈留置針はプラスチックの外筒と金属針の内筒からなっている．太さは外径によってゲージ数で表わされる．小児などでは24Gが使われるが，一般的に成人では22〜18Gが使われることが多い．外傷など急速輸液を要する場合には極力太い（18〜16G）ものを選ばないと十分な流量が得られず急速輸液ができない．管内を流れる流量は，粘度と長さに反比例し，内径の4乗に比例する．わずかでも内径が大きいことが流量に大きく影響する．

【具体的な手技】

（1）穿刺予定部位よりも中枢側に駆血帯を巻く．
（2）穿刺予定の血管を軽く叩いたり，前腕なら手を握らせるなどして，静脈を浮き上がらせる．四肢であれば，四肢を垂れ下げるとよい．皮膚が冷えている場合には温湿布をすることで血管は浮き上がりやすくなる．

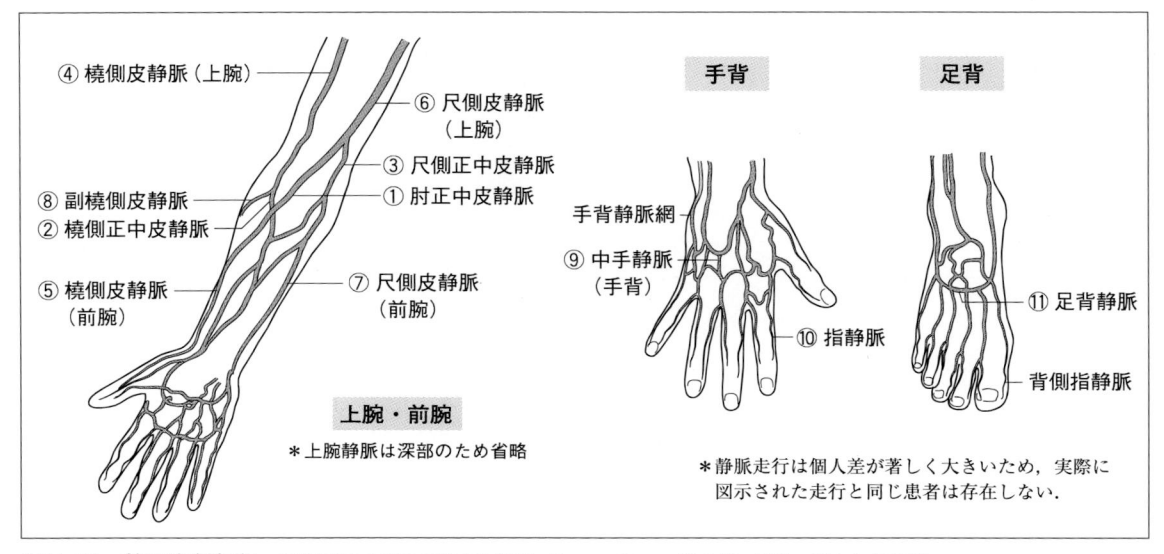

図Ⅴ-36　静脈穿刺部位　（宮坂勝之：採血の基本と応用．Expert Nurse 20：36, 2004, 図1より転載）

(3) 穿刺部の皮膚を消毒する．
(4) 余裕がなければ，刺入部皮膚を 27 G などの細い針で浸潤麻酔をする．緊急時には省くことができる．穿刺部の皮膚に局所麻酔剤入りのシールをあらかじめ塗布しておいて局所麻酔を行う方法もある．
(5) 針を持たない方の手で，穿刺部位の皮膚を手前に少し伸展させ皮膚を緊張させる．
(6) 約 20°の角度で皮膚を穿刺する．まず，皮膚を穿刺し針先を皮下に進める．そのままゆっくりと針を進めると血液が内筒から逆流してくる．内筒の bevel と外筒との間にはギャップがあるので，針先を少し寝かせて更に約 2〜3 mm 針を進める．
(7) 内筒が抜けないように固定し，外筒を血管内に進める．外筒に抵抗があり血管内に進まない場合，内筒とともに外筒を抜去し，別の血管で(1)からやり直す．一度引き戻した内筒を針先が皮下に刺入されたままで押し込むと，内筒の針先で外筒のプラスチックを切断し破片が静脈内に流入する危険があるので行ってはならない．
(8) 駆血を解除し，内筒を抜く．
(9) 外筒に輸液用ラインを接続し，滴下ができること，刺入部に腫脹・疼痛がないことを確認し，テープなどで固定する．

2) 静脈切開

静脈穿刺法が不成功であった場合の選択肢として，静脈切開法があるが，中心静脈路の穿刺や緊急時の骨髄輸液路の技術が普及し，現在では静脈切開を行うことはほとんどなくなった．しかし，基本的な外科的手技であり修得していれば比較的短時間で直視下の血管内に確実にカテーテルを挿入することができる(図Ⅴ-37)．

静脈切開には，皮膚からの露出が容易で十分な太さの静脈があることから下腿の大伏在静脈(足関節内果部)や橈側皮静脈(手関節橈骨側)などが用いられる．

【具体的な手技】
(1) 必要物品(駆血帯，消毒薬，清潔手袋，穴あ

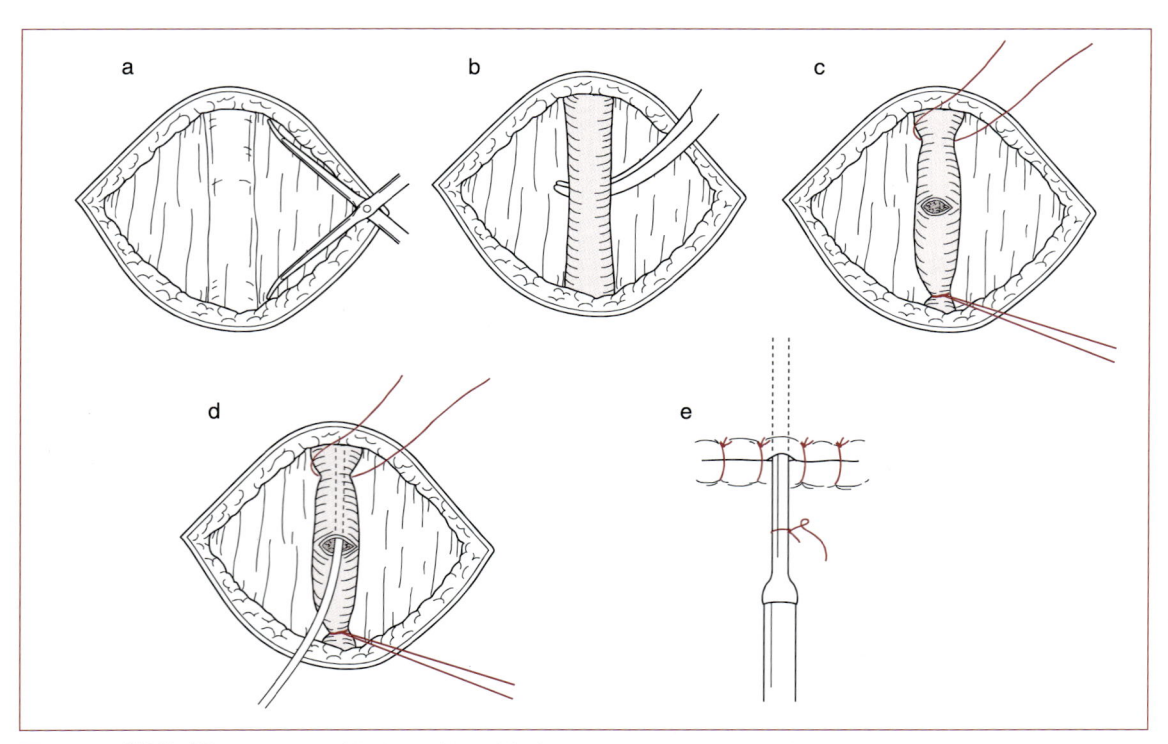

図Ⅴ-37　静脈切開　(重光　修：末梢静脈路確保．救急医学 27：1243-1246, 2003 より転載)

き覆布，ガーゼ，局所麻酔薬，メス，コッヘル，モスキートペアン，絹糸など）の準備．
　(2) 目的の静脈の中枢側に駆血帯を巻く．
　(3) 目的とする静脈付近の皮膚を広く消毒し，穴あき滅菌布をかける．
　(4) 切開部周囲に充分局所麻酔を行う．この際，静脈を穿刺しないように注意する．
　(5) 目的の静脈の直上で静脈の走行と垂直に約2〜3cmの皮膚切開をおく．皮下まで切開するが，その下の静脈を傷つけないよう注意する．
　(6) 静脈の走行と同方向にモスキートペアンを広げ，鈍的に皮下組織を剝離して静脈を露出させる．露出した静脈をモスキートペアンですくい上げる．
　(7) 剝離した静脈の末梢側と中枢側に絹糸を通し，末梢側は結紮する．
　(8) 中枢側の絹糸を緊張させながら静脈に小切開を加え，静脈留置カテーテルを切開口から中枢側に挿入する．
　(9) 中枢側の絹糸を結紮し，カテーテルを固定する．
　(10) 皮膚切開を縫合する．

　手技に伴う合併症として，血腫形成や静脈炎，手術創局所感染などがある．

■中心静脈路

1) 中心静脈路とは

　中心静脈路とは，胸腔内に存在する大静脈（上大静脈・下大静脈）に留置された輸液路のことをいう．したがって，カテーテルの先端は右房に近い大静脈に留置される．

2) 目的・適応

　中心静脈圧（CVP）のモニター，高カロリー輸液（TPN）などの高張な薬剤の投与，循環作動薬の投与経路，末梢静脈路の確保が困難な場合の輸液路などとして用いられる．様々なカテーテルがあり，複数内腔を持ったカテーテルで輸液と同時にCVPをモニターしたり，肺動脈圧の測定（Swan-Ganzカテーテル），心拍出量の測定や混合静脈血酸素飽和度（SvO_2）のモニターとしても用いられるものもある．さらに，血液浄化療法の行えるダブルルーメンカテーテルもある．

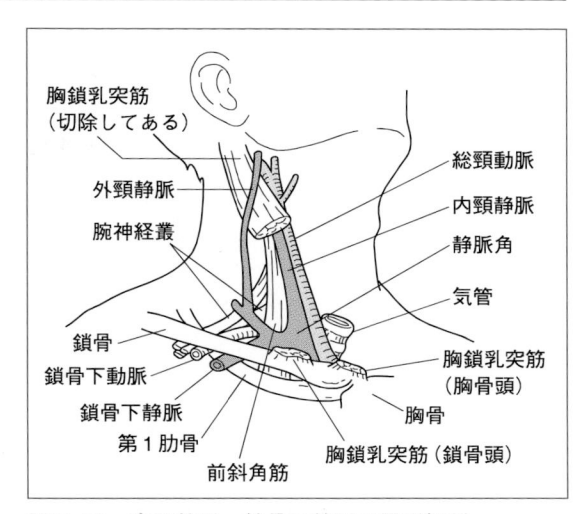

図Ⅴ-38　内頸静脈・鎖骨下静脈の局所解剖
（村野武志，木下順弘：中心静脈カテーテル挿入．救急医学25：1378-1386，図1より転載）

3) 穿刺部位

　挿入経路としては，鎖骨下静脈，内頸静脈，大腿静脈が選ばれることが多い（図Ⅴ-38）．外頸静脈や尺側皮静脈からも挿入することができる．

　挿入したカテーテルの固定性がよく刺入部の清潔が維持しやすいことなどから，TPNなど長期留置を目的とする場合には，鎖骨下静脈穿刺が適している．血管内留置カテーテルに関するCDCのガイドラインによれば，大腿静脈カテーテルは菌の定着率が高いこと，深部静脈血栓のリスクが高いことなどから成人では推奨されない．また内頸静脈カテーテルも鎖骨下や大腿静脈カテーテルより感染リスクが高いことが明らかとされている．刺入部の選択は，感染リスクばかりではなく，合併症のリスク，利用目的，術者の技量なども考慮して選択しなければならない．

4) 手技・手順

　中心静脈留置カテーテルのセットには多くの種類があり，挿入手技は製品により異なるが，大きく分けるとガイドワイヤを利用したSeldinger型

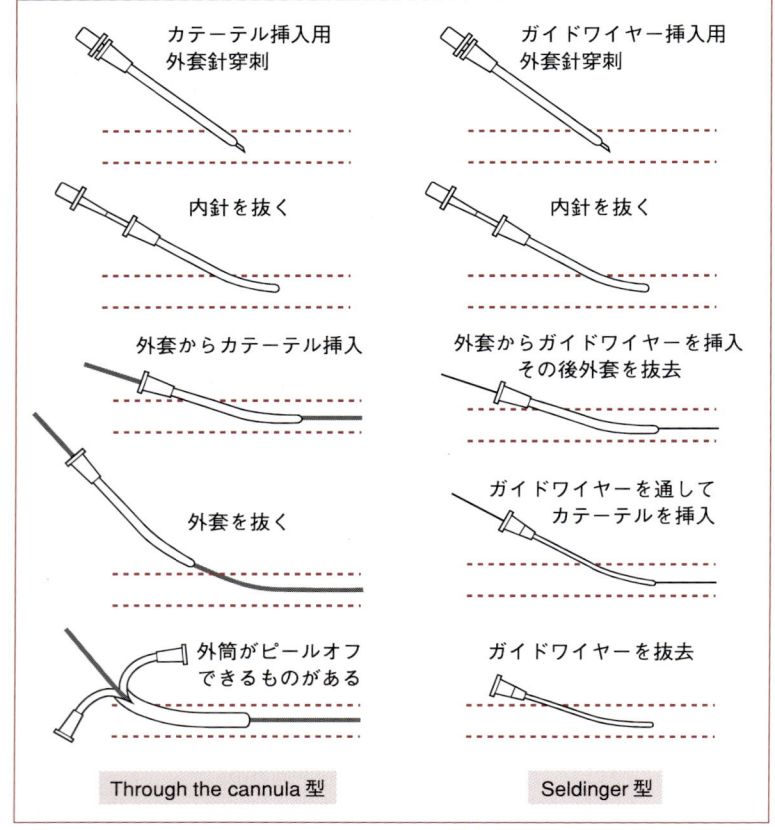

図V-39 外套型とSeldinger法のカテーテルの挿入法
(村野武志, 木下順弘：中心静脈カテーテル挿入. 救急医学 25：1378-1386, 図10より転載)

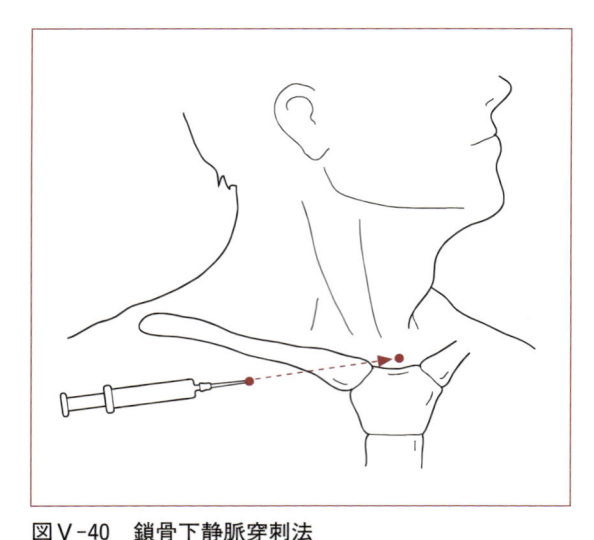

図V-40 鎖骨下静脈穿刺法
(村野武志, 木下順弘：中心静脈カテーテル挿入. 救急医学 25：1378-1386, 図7より転載)

と静脈留置針の外筒を通してカテーテルを挿入する Through the cannula 型の2種類がある(図V-39).

Seldinger 型では静脈を穿刺後, 穿刺針にガイドワイヤを通し, ガイドワイヤを介してカテーテルを留置する.

Through the cannula 型は, 通常の静脈留置針を最初に挿入し, 外筒が静脈内に入ったら内筒を抜いて外筒を通してカテーテルを留置する.

中心静脈カテーテルには, 内腔の形状により次のような種類がある. 内腔の数により, シングルルーメン(内腔1個), ダブルルーメン(内腔2個), トリプルルーメン(内腔3個)などがある. 肺動脈カテーテルとして使用できるカテーテルや SvO_2 がモニターできるものもある.

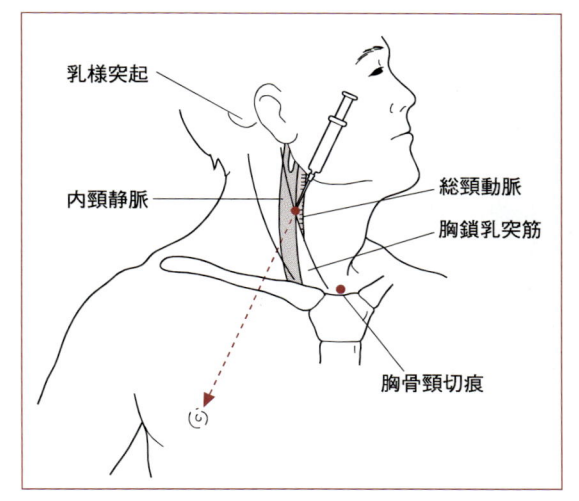

図Ⅴ-41 内頸静脈穿刺法
胸鎖乳突筋の鎖骨頭と胸骨頭および鎖骨で形成される三角形の頂点を刺入点とし，針先は同側の乳頭を目標に進める．その際，総頸動脈の拍動を触れつつ，その外側に平行に針を進めると安全である．
(村野武志，木下順弘：中心静脈カテーテル挿入．救急医学 25：1378-1386，図8より転載)

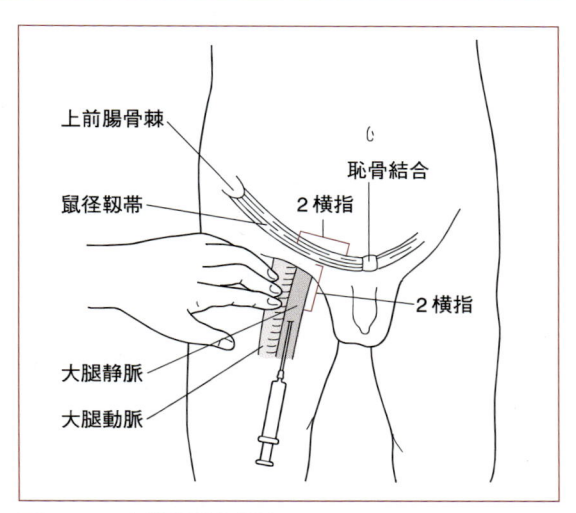

図Ⅴ-42 大腿静脈穿刺法
仰臥位で下肢を軽度外転させる．恥骨結節から2横指外側，鼠径靱帯から2横指末梢側に大腿動脈の拍動を触れる．その1〜2 cm内側を刺入点とし，動脈に平行に穿刺する．鼠径靱帯に近づきすぎると腹腔穿刺の危険性があるので注意する．
(村野武志，木下順弘：中心静脈カテーテル挿入．救急医学 25：1378-1386，図9より転載)

　以下にSeldinger型による鎖骨下静脈穿刺法を示す(図Ⅴ-40)．内頸静脈穿刺と大腿静脈穿刺も解剖学的差異はあるが，基本的な手技や手順は同じである(図Ⅴ-41,42)．

【具体的な手技】

(1) 10〜15°のTrendelenburg体位(頭低位，下肢高位)とする．肩の位置に背枕を入れ，頭は穿刺側と反対を向かせる．鎖骨下静脈穿刺の第1選択は右鎖骨下静脈である．

(2) 術者は帽子，マスク，滅菌ガウン，滅菌手袋を着けて術野の皮膚を消毒し，滅菌ドレープをかける．

(3) 刺入点の目安は鎖骨中線上の鎖骨より約1横指ほど下で，その部位に局所麻酔をする．

(4) 左手は鎖骨をつかむように当て，左示指を胸骨上切痕に添える．刺入部および鎖骨下周囲の局所麻酔を行ったら試験穿刺を行う．上記の刺入点より左示指の胸骨上切痕に向かってシリンジに陰圧を加えながら23Gのカテラン針を進める．鎖骨に当たったら，刺入部皮下まで引き抜いて方向を変え，鎖骨下面ぎりぎりを通すようにする．静脈血の逆流を認めたらその方向と深さを確認し，カテラン針を抜去する．

(5) 本穿刺針を試験穿刺と同じ方向・深さに穿刺する．静脈血の逆流を認めたら，

① さらに約2〜3 mm針を進め，静脈留置針の外筒を確実に静脈内に刺入して，外筒だけを進め，内筒を抜去する．

② 外筒を通じてガイドワイヤを挿入し，外筒は抜去する．ガイドワイヤを挿入するとき，患者の頭部を右に向けると内頸静脈に迷入しにくくなる．ガイドワイヤを深く挿入すると不整脈が起こることがあるのでECGモニターを見ながら挿入する．

③ ガイドワイヤの刺入部皮膚(真皮)を1〜2 mmほど切開する．ガイドワイヤに沿わせてダイレーターを挿入し刺入口を広げる．ダイレーターを抜去してガイドワイヤに沿わせてカテーテルを挿入する．

(6) カテーテル挿入の長さは，鎖骨下静脈穿刺の場合，およそ15 cm程度であるが，体格により適宜増減させる．

(7) 注射器にて，カテーテル内に血液が抵抗なく引けることを確認し，カテーテル内にヘパリンを加えた生食を満たす．
(8) カテーテルセットに付属の固定具あるいは縫合糸にてカテーテルを固定する．
(9) 中心静脈カテーテル挿入後は必ず，胸部X線撮影を行ってカテーテル先端の位置を確認するとともに，気胸などの合併症のないことを確認する．

5) 合併症

中心静脈路カテーテルの挿入には，多くの合併症があり，医療訴訟の原因となることもある．合併症を減らす努力も大切だが，発生を予測し，早期に発見し，適切な対処をすることが最も大切で，常に合併症に対処できる準備をしておく．

- 気胸（鎖骨下静脈穿刺で最も多く，気づかないと緊張性気胸になりうる）→胸腔ドレナージ
- 動脈穿刺→鎖骨下動脈を誤穿刺した場合，すぐに鎖骨を挟むように圧迫し，血圧をモニターしながら5分以上圧迫止血する．
- 感染（特に大腿静脈穿刺で起きやすい．中心静脈カテーテル留置中に感染徴候がみられたら，カテーテルによる感染を疑う）→カテーテル感染が疑われたら，血液培養を行い，直ちにカテーテルは抜去してカテーテル先端部も細菌培養を行う．
- 胸腔，縦隔内へのカテーテル迷入→抜去して再挿入する
- 不整脈（右房内へカテーテルが入ると不整脈を誘発することがある）→カテーテルの位置を調整する．
- 空気塞栓（穿刺針あるいはカテーテルを通じて静脈内に空気が流入することがある）→穿刺時にはTrendelenburg体位をとる．静脈留置針内筒を抜去するとき，外筒のハブを指で押さえて空気の流入が起こらないようにする．循環血液量減少（hypovolemia）があると胸腔内は強い陰圧となることがある．
- カテーテル血栓閉塞→抜去して再挿入する．

消毒と安全管理の基礎

注射は当然出血を伴い血液媒介病原体の曝露感染の危険がある．患者ばかりでなく医療者も感染予防のため標準予防策（standard precautions）として手袋を着用することが，欧米では義務づけられている．通常の静脈留置針の挿入では滅菌手袋の必要はなく，非滅菌でもディスポーザブルな手袋を着用することが推奨されている．いずれにしても刺入部の無菌操作が重要で，消毒した部位に触れない"ノータッチ"ルールを守ることが大切である．感染防止には手指の消毒衛生が有効で，抗菌性石鹸による手洗かアルコールベースのローションが推奨される．中心静脈カテーテルの挿入では，高度無菌バリアプレコーション（マスク，滅菌手袋，滅菌ガウン，滅菌ドレープ）が強く推奨される．

医療事故にも注意を払う必要がある．特に，患者に使用した針のリキャップは針刺し事故の最も多い原因である．針刺し事故防止用の製品が多種発売されている．誤投与は更に重大な医療事故に結びつく．誤投与防止のための器具も工夫されているが，チームによる相互のチェックが大切である．

血管外に漏れると危険な薬剤

血管収縮剤（高濃度のエピネフリン，ドーパミン，ドブタミン，ノルアドレナリンなど），セルシン®などの鎮静剤，麻酔薬（イソゾール®など）．このような薬剤は，血管外に漏出し皮下に注入されると組織の壊死を起こし，広範な皮膚の潰瘍を形成することがある．特に，意識障害の患者や麻痺側への投与では，患者が痛みを訴えず気づくのが遅くなり，障害が拡大する危険性がある．

7 採血法

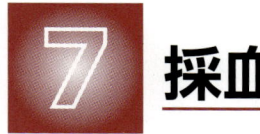

帝京大学医学部附属市原病院 救急集中治療センター　**福家伸夫**

　採血は多くの患者にとって，医療機関における日常的な苦痛の原因であり，かつ医師あるいは看護師の技術を評価する指標となるので，くれぐれも惰性に流されないよう，常に心がけなければならない．

静脈血採血法

■採血の目的

　各種血液検査．血液培養は従来，動脈血で行われてきたが，静脈血でも細菌検出率に差はないので，採血時の皮膚消毒と手袋着用を遵守すれば，静脈血採血でかまわない．

■採血部位

　外来だとほぼ左右の肘静脈（正中皮静脈）に限定される．その理由は，①物理的にも心理的にも容易に露出できる，②静脈が太くかつ表在しているので容易に穿刺できる，③比較的疼痛感覚が鈍い，④患者が慣れている，ということである．肘静脈が利用できない場合は，前腕・手首にある橈側皮静脈，尺側皮静脈も利用できるが，肘よりは細いため採血しにくいことと患者が痛がりがちである難点がある．

　入院患者では大腿，外頸，内頸静脈からも，小児では頭の皮静脈や腹壁の皮静脈（門脈圧亢進のある場合など）からも，採血することができる．大腿での採血は血管内腔も広いし，ベッド上に仰臥している患者では駆血帯も必要なくて非常にやりやすいが，性的な羞恥心を引き起こす可能性があるので，若年の異性を相手にする場合は避けたほうが賢明である．

　静脈留置針，特に中心静脈ラインからの採血は勧められない．その理由は検査結果に信頼がおけないことと，ラインが汚染されやすいからである．中心静脈は長期留置することが多いのでラインの汚染は感染につながる恐れがある．

■必要な物品

　(1) ペンレス®テープ（図Ⅴ-43）は60％リドカイン含有テープで，針穿刺時の疼痛を軽減する効果があるが，効果が出てくるまでに30～40分必要である．時間的余裕があるなら有益である．
　(2) 駆血帯，酒精綿，20～24G程度の注射針，採血用注射器（または真空採血用採血針と採血管），絆創膏．
　(3) 針入れ，手袋．

■採血の手技（肘静脈の場合）

　(1) 採血する腕をテーブル上に延ばしてもらう．肘の位置が心臓より低くなるようにする．低すぎる場合は腕枕を使用する．
　(2) 上腕に駆血帯を巻く（図Ⅴ-44）．静脈は駆血されるが，動脈が駆血されるほど強く縛ってはならない．
　(3) 静脈の拡張が悪い場合は，温める，軽く叩

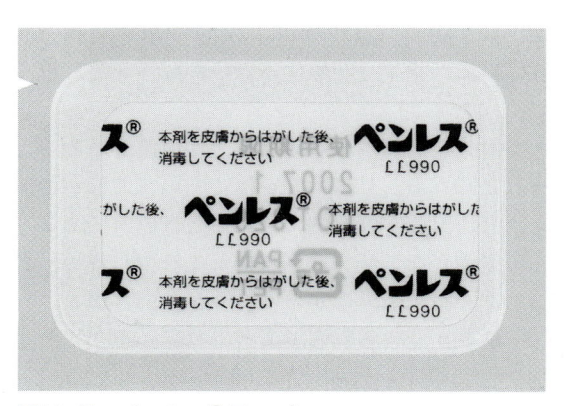

図Ⅴ-43　ペンレス®テープ

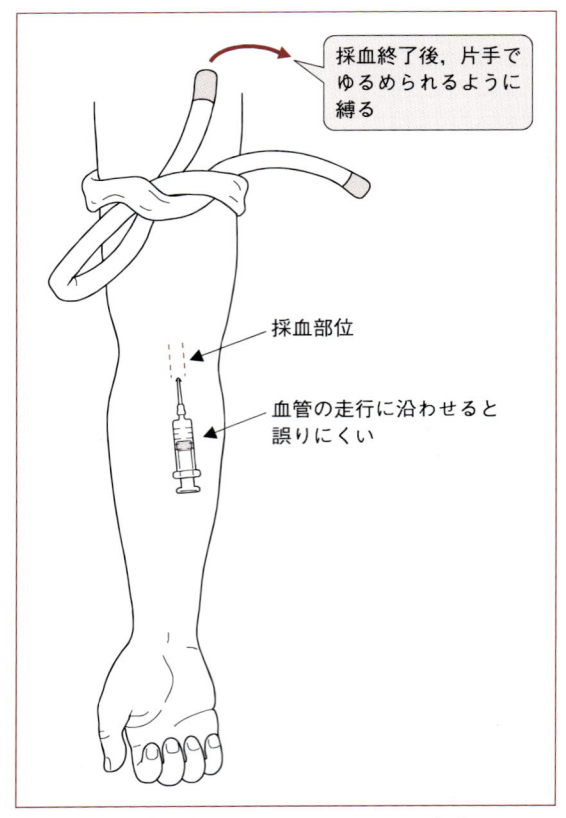

図Ⅴ-44 血管の真上から20〜30°くらいの角度をつけて皮膚を穿破する．

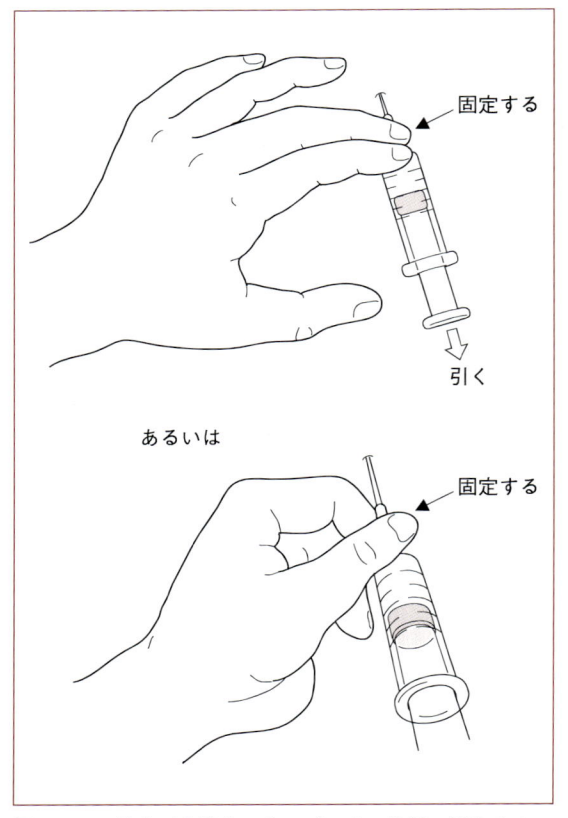

図Ⅴ-45 針先が血管内に入れば，その位置で固定する．

く，軽くこする，などの操作で静脈を拡張させる．
(4) 穿刺部位を酒精綿で消毒する．
(5) 左手で前腕側の皮膚を軽く引き，穿刺の圧力で血管が逃げないようにする．これをcounter-tractionという．
(6) 20〜30°くらいの角度で針先を皮膚に当て，穿破する．素早く穿破するほうが痛みを感じにくい．
(7) 針先が血管内に入ると抵抗が激減するので，それと知れる．ピストンを軽く引いて血液が逆流すれば，針先が血管内にあることは確実である．
(8) 逆流がない場合はさらに針先を少し進め，ピストンを軽く引きながらゆっくりと引き戻す．
(9) 逆流が認められる場所があれば，そこで左手指を用いて針先を固定する（図Ⅴ-45）．
(10) 必要量を採取し終えたら，駆血帯を外して穿刺部位に酒精綿を当て，すばやく針を抜去する．真空採血管の場合は，逆流を防止するために，採血管を外してから駆血帯を外す手順となる．以下は同様である．
(11) 穿刺部位に当てた酒精綿を軽く圧迫しながら，用意しておいた絆創膏を上から貼りつけて固定する．
(12) 注射器に採取した血液を所定の検体容器に分注する．
(13) 使用済の機材を処理する．針など鋭利な危険物は専用の容器に捨てる．

■採血に伴う危険性や副作用

正中皮静脈には正中神経が随行しているので，神経を障害すると"猿手"と呼ばれる神経麻痺を起こす恐れがある．それ以外の採血部位も神経が随行していることが多いので，確実に静脈の上から

穿刺し，不必要に深く針を進めないことが肝要である．

稀ではあるが，反射性交感神経ジストロフィのような執拗な疼痛性疾患を招くこともある．

血液に接触すると肝炎，AIDSなどが感染する恐れがある．患者の血液にじかに接触した場合はただちに流水でよく洗う．最も警戒すべきは採血に用いた注射針を自分自身に刺してしまうことである．針刺し事故は使用済の針を捨てる際にキャップをしようとして（リキャップ）発生する例が多いことがわかっている．したがって，使用済の針を捨てるときは，決してリキャップしてはならない．そのままで専用の廃棄容器に捨てる．

万が一針を刺してしまった場合には，ただちに流水下で傷口を絞り出すようにしながら十分に洗い流し，院内の所定の手続きをとる．感染対策委員会，事故防止委員会など，病院ごとに報告と対処の手順が決められているはずで，その指示に従う．

しかし感染は予防が大切である．採血時には使い捨ての手袋を着用し接触を防ぐ．救急外来に重症患者がきたときなど，多数の医師が入り乱れると，針を捨てることを忘れてしまう者もいて，他人を傷つける結果となる．自分が被害者にならないためにも，加害者にならないためにも，使用した針（に限らず鋭利な機材）は，リキャップすることなくただちに，専用容器に捨てる習慣を身につけておく．

動脈血採血法

■採血の目的

各種血液検査．特に呼吸管理時の血液ガス分析は動脈血採血が絶対適応．血液培養も伝統的には動脈血で検査されてきたが，汚染を避けるため，ラインからの採血ではなく経皮的に穿刺して採血する．

■採血部位

肘の正中動脈，大腿動脈，動脈ライン．橈骨動脈はカテーテル留置には適しているが，採血目的なら1回で確実に穿刺できる正中動脈か大腿動脈が好ましい．

それ以外で体表から拍動の触れる部位，例えば足背動脈，腋窩動脈，鎖骨下動脈，内頸動脈，浅側頭動脈などからの採血も可能であるが，選択肢としては序列が低い．

動脈留置針からの採血は，呼吸管理中，循環管理中の患者では容易に行える．留置針が設置されている部位は橈骨動脈，足背動脈であることが多い．以下の注意を守る．

(1) 動脈穿刺部から採血部（三方活栓）までの，ヘパリン加生理食塩水が満たされたカテーテルの部分は廃棄する．廃棄量はカテーテル長により決定されるが，多くの市販品は30 cm以下なので，2〜5 ml廃棄すれば十分信頼できる検体が採取できる．

(2) 動脈ラインからの採血では凝固系検査の信頼性が低下するとの報告もあるので，異常値が出た場合には原因の1つとして考える．

(3) 血液培養検体としては採取しない．汚染の可能性がある．

■必要な物品

(1) ペンレス®テープ．
(2) ポビドンヨードまたはクロルヘキシジンの綿球，鑷子（鉗子）．穴あき四角巾．20〜24 G程度の注射針，採血用注射器，穿刺部圧迫用酒精綿，絆創膏．
(3) 針入れ，手袋．

■採血の手技

(1) 採血予定部位で拍動を確認し穿刺部位を決定する．
(2) ポビドンヨードまたはクロルヘキシジンで穿刺部位の皮膚の消毒を行う．
(3) 滅菌手袋を着用する．
(4) 穴あきの四角巾で，清潔部位のゾーニングを

行う．

(5) 21〜24 G 針を付けた注射器で穿刺し採血する．ガラス注射器なら，動脈を穿刺すればその血圧でピストンが押し上げられるが，プラスチック注射器では軽く陰圧をかける必要がある．

(6) 必要量を採血したら，すばやく抜針し酒精綿で圧迫する．検体は助手に手渡し処理を依頼する．

(7) 静脈血採血よりは穿刺部圧迫時間は長い．力みすぎて末梢の血行障害にならないよう注意する．

■採血に伴う危険性や副作用

静脈採血の場合と同じ．

MEMO

注射針のゲージ(G)数は，ある基準になる筒の中に何本の針金が入るかで決定される数字である(Birmingham Wire Gage)．したがって番号の大きいほど(たくさん入るという意味なので)細い．この定義からわかるように，ゲージ数と直径は直線関係にない．18 G で外径が 1.24 mm，21 G で 0.813 mm である．採血に使用するのはだいたい 20〜24 G である．

◆文献

1) 福家伸夫：動脈ラインからの採血を凝固系検査に使用できるか．ICU トラブルシューティング．pp 170-171, 中外医学社, 1994
2) Bourke DL：Errors in intraoperative hematocrit determination. Anesthesiology 45：357, 1976

8 導尿法

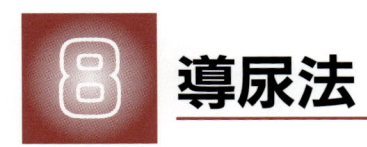

帝京大学 泌尿器科　堀江重郎

一般的導尿法

　導尿とは，尿道より膀胱内にカテーテルを挿入し尿を採取・排出することを目的とし，何らかの原因で尿閉となった場合，もしくは意識障害など尿量のモニタリングが必要な場合に行われる．

1) 単回導尿

　使用するカテーテルは単回導尿の場合は主にネラトンカテーテルが使用され，太さはフランス式では 12〜16 Fr，イギリス式では 7 号または 8 号が適当である（図V-46）．

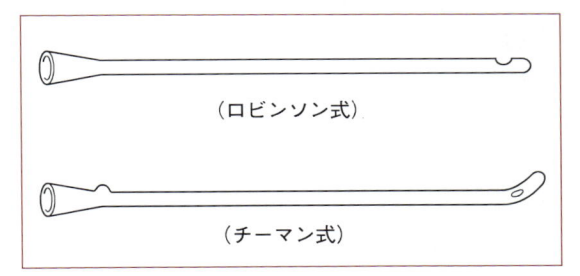

図V-46　ネラトンカテーテル
（ロビンソン式）
（チーマン式）

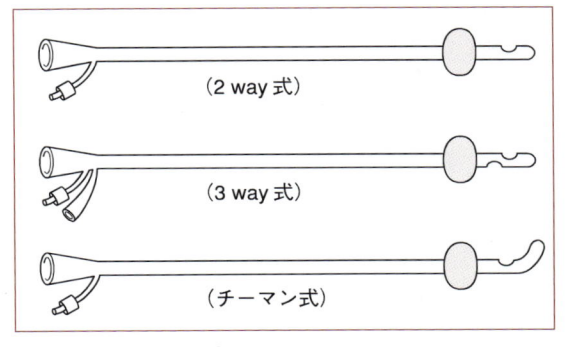

図V-47　バルーンカテーテル
（2 way 式）
（3 way 式）
（チーマン式）

2) 持続導尿（留置カテーテル）

　バルーンカテーテルが主に使用され，太さはある程度の腰があり挿入しやすいため 16 Fr または 18 Fr が適当である（現在のバルーンカテーテルはほとんどがフランス式サイズ表示である）（図V-47）．

尿道カテーテル挿入法

■男性

　患者を仰臥位として右側に立ち，左手中指・薬指の間で陰茎亀頭部を腹側より挟み込み，さらに親指・人指指で尿道口を広げる．外尿道口および周囲を右手で摂子を用いて消毒する．陰茎を上腹側に十分引っぱりながら，カテーテルにたっぷりのリドカインゼリーを塗布し，無菌的に摂子で挿入する（図V-48）．
　挿入の際は丁寧にゆっくり行うことが重要である．抵抗を感じたときは患者の緊張をとるように，ゆっくりと口呼吸をさせるとよい．それでも抵抗を感じる場合は注射用シリンジにリドカインゼリーを 10〜20 ml 用意し，尿道にゆっくり慎重に注入（尿道粘膜麻酔）してから行うとよい．
　挿入困難な場合は何らかの疾患の存在を考える．
　(1) 尿道狭窄
　(2) 尿道腫瘍
　(3) 前立腺腫瘍（肥大症・癌）
　抵抗が強い場合には，尿道損傷を発生することもあるので，無理をせず専門科に依頼を考えることも重要である．

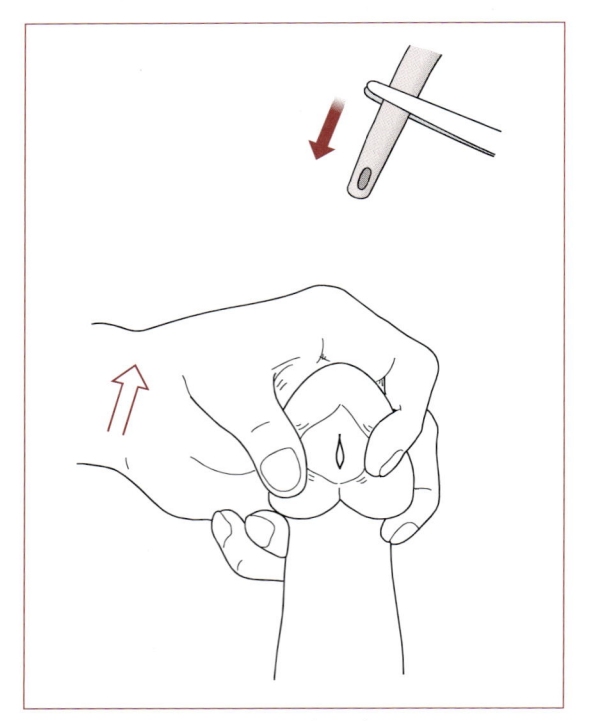

図Ⅴ-48　カテーテル挿入法（男性）

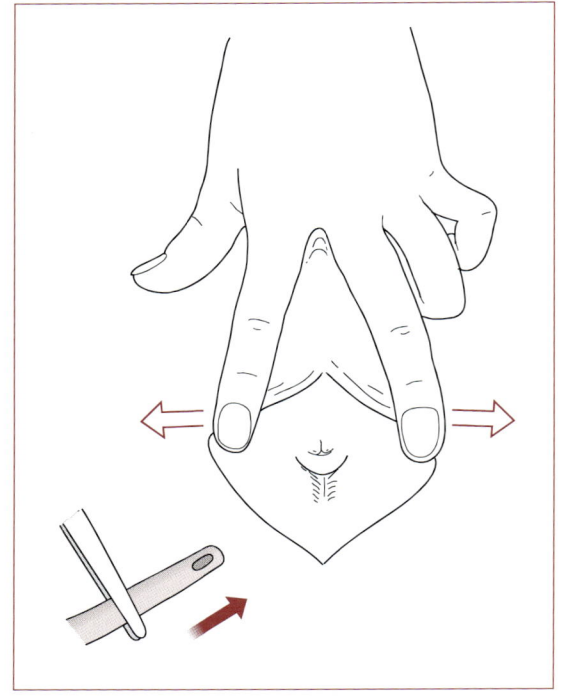

図Ⅴ-49　カテーテル挿入法（女性）

■女性

　患者を開脚仰臥位，または軽く膝を立て会陰部を露出させる体位をとる．右側に立ち，左手で小陰唇を左右に十分開き尿道口の位置を確認する．右手で摂子を用いて上から下へ十分消毒する．ネラトンカテーテルにたっぷりのリドカインゼリーを塗布し，無菌的に摂子で挿入する（図Ⅴ-49）．

■バルーンカテーテル挿入の注意点

　バルーンを固定する際は必ず蒸留水で行い，生理食塩水は使用しない．塩分が析出し固定水が除去できなくなる（カテーテルが抜去不能になる）．

　固定水を注入する際，特に男性の場合は，カテーテルを根部まで挿入してから行う（尿道でバルーンが膨らむと高度の尿道損傷を発生する）．

特殊な導尿法

■膀胱穿刺・膀胱瘻造設

　ネラトンカテーテルやバルーンカテーテルの挿入が困難な場合に必要である．救急時では，骨盤外傷に合併した尿道損傷をみることがあり，この場合には膀胱瘻の適応となる．

【方法】
　充満した膀胱を触知し，正中にて恥骨上縁2横指より超音波監視下に垂直に穿刺する．膀胱瘻用の穿刺針と留置カテーテルのキットが市販されているが，10〜18 Frの胸腔穿刺用トラカールや，16〜18 Gの血管留置針でも代用できる（図Ⅴ-50）．穿刺後は泌尿器科専門医に後の処置を委ねる．

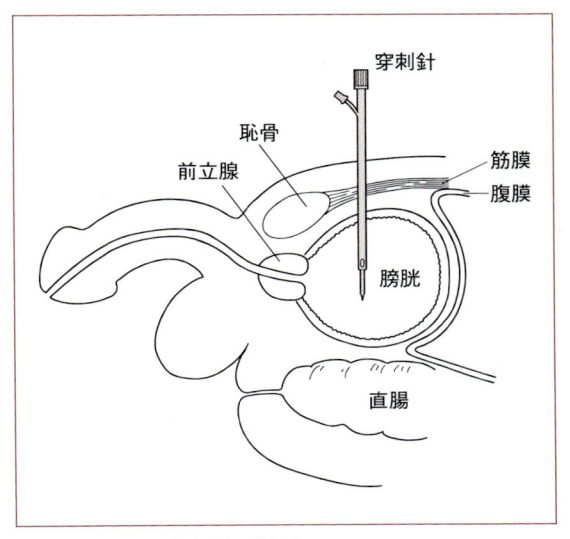

図Ⅴ-50　膀胱瘻穿刺の解剖

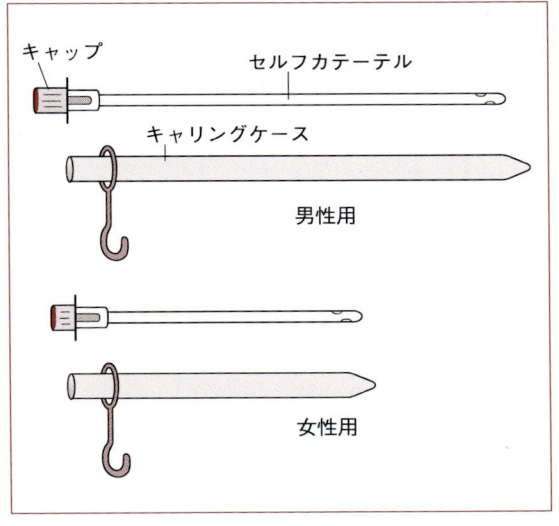

図Ⅴ-51　セルフカテーテル

■間欠的自己導尿法

　膀胱，前立腺，尿道の慢性的な下部尿路閉塞により，排尿不可能，または残尿多量の患者が，自分で，もしくは介護者による導尿を定期的に行うものである．カテーテルは専用のものが市販されている（図Ⅴ-51）．

> **ポイント**
> - 外尿道口をしっかり確認できるように左手で支持する．尿道口の消毒は確実に行う．
> - カテーテルを清潔に摂子で把持し挿入．男性の場合は陰茎を上方向に伸ばすように支持すると入りやすい．
> - 抵抗のある場合，尿道損傷の危険があり無理しない．専門科に依頼することも考える．
> - バルーンカテーテルの場合，固定液の注入は根元まで挿入してから行う（尿道損傷の予防）．

9 穿刺法

国立病院機構災害医療センター 救命救急センター　本間正人

　超音波検査やCT，MRI検査により解剖学的あるいは質的な診断が容易になった．しかし，高度な診断機器が進歩した現在でも，穿刺法により得られる診断情報の臨床的意義は少しも減じていない．むしろ，画像診断と穿刺法により得られる情報を加味することにより診断的意義は増す．さらに穿刺法は診断のみならず治療手技としても重要な基本手技である．

　穿刺法は研修医すべてが習得すべき基本手技であるが，生命を脅かす致死的な合併症を引き起こす可能性がある．本書を熟読することはもちろんであるが，実際に手技を行う場合は指導医の管理下で行うことが必要である．

腰椎穿刺

■適応

1）頭蓋内感染症（髄膜炎，脳炎など）の診断

　意識障害，けいれんや精神症状を主訴に来院した患者で発熱や炎症所見を認めれば髄膜炎や脳炎などの頭蓋内感染症を疑い腰椎穿刺が必要となる．

2）画像診断で明らかでないくも膜下出血の診断

　くも膜下出血は再出血による症状の増悪や突然死をきたす，見逃してはならない疾患の1つである．激しい頭痛・後頸部痛や嘔吐，意識障害を主訴に来院することが多く，大部分はCTで診断可能である．しかしCTで確定診断の得られないくも膜下出血が少なからずあり，注意を要する．CTで明らかな異常がなくとも，激しい頭痛・後頸部痛や嘔吐，意識障害がある場合はくも膜下出血を疑い，腰椎穿刺により髄液を採取し血性やキサントクロミーの存在を確認する．

3）脱髄疾患，神経内科的疾患の補助診断

　Guillain-Barré症候群では細胞蛋白解離（髄液検査では細胞数は増加せず，蛋白が優位に増加する所見）が，多発硬化症ではIgG上昇，オリゴクローナルバンドが，ミトコンドリア脳筋症（MELAS：mitochondrial encephalopathy, lactic acidosis, and stroke）では乳酸・ピルビン酸の上昇が認められる．

4）その他

　脊髄造影や髄腔内薬物投与の目的にも脊髄穿刺が行われる．

■合併症

1）穿刺時の神経損傷

　穿刺の際の馬尾損傷で知覚障害や麻痺の神経根症状を呈する．多くは一過性である．

2）頭痛

　一過性の頭痛で，髄液量が低下したことによる低髄圧が原因である．穿刺により採取した髄液量のみならず，硬膜外腔への漏出も髄液量の低下の原因となりうる．安静と輸液により軽快することが多い．

3）感染

　清潔操作が十分でないと，髄膜炎や硬膜外膿瘍をきたす可能性がある．

4）出血

　穿刺後に硬膜下血腫や硬膜外血腫をきたし，対麻痺や膀胱直腸障害を認めることが稀にある．多

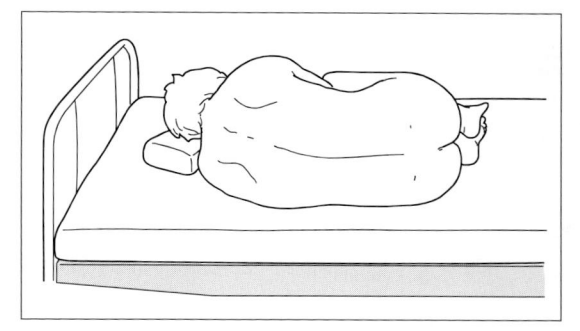

図Ⅴ-52　脊髄穿刺の体位

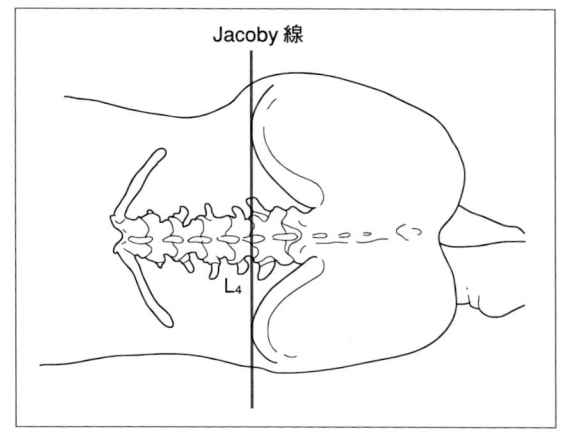

図Ⅴ-53　穿刺部位

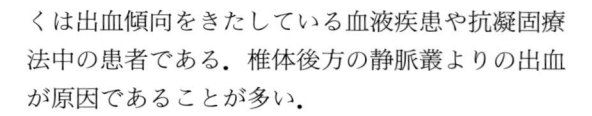

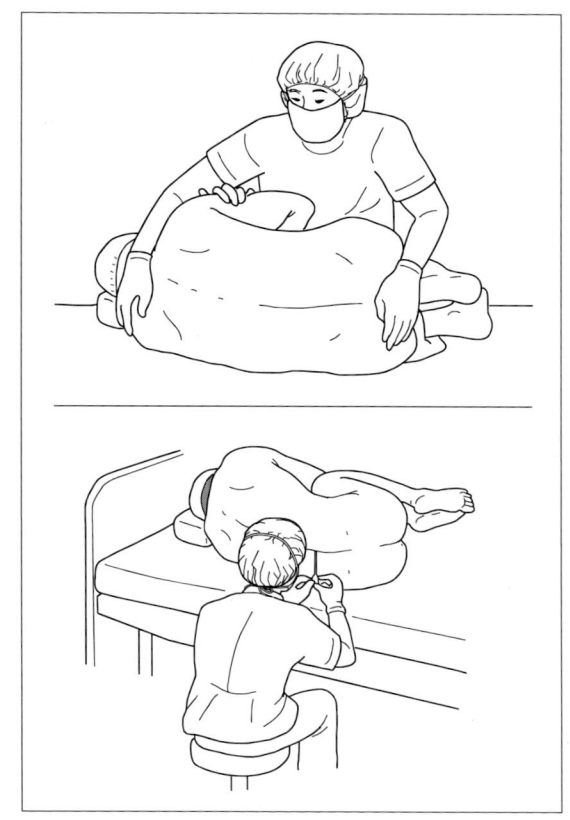

図Ⅴ-54　穿刺法

くは出血傾向をきたしている血液疾患や抗凝固療法中の患者である．椎体後方の静脈叢よりの出血が原因であることが多い．

■手技

1）体位
穿刺の体位は通常，側臥位で行われる．固い枕をして背中を丸めて，棘突起を術者に向かって突き出すように行う（図Ⅴ-52）．

2）穿刺部位
脊髄の末端は成人では第1〜第2腰椎のレベルで終わり馬尾神経となる．小児では第3〜第4の高さにあることがある．穿刺部位は，両側の腸骨翼の最高位を結んだ線（Jacoby線）を目標にL4の棘突起を確認し，L3/4，L4/5の棘突起間で行う．小児ではL4/5，L5/S1間で行う（図Ⅴ-53）．施行前に腹部単純X線撮影を施行しておくと彎曲や棘突起の癒合の状態，石灰化の程度が評価でき，穿刺部位の判断の助けとなる．

3）方法
（1）術者は防護衣，帽子，マスク，滅菌手袋を着用する．
（2）穿刺部位を中心に広範囲を丁寧に消毒し，10％ポビドンヨード液（イソジン®）が乾燥したところで穴あき滅菌布をかける．
（3）1％リドカイン10 mlを注射器に用意し，穿刺部位の皮膚，皮下組織に局所麻酔を行う．
（4）棘突起の中間点から穿刺し，やや頭側に向けて穿刺する（図Ⅴ-54）．針を進めていくと強い抵抗から突然抵抗が減じる場所がある．硬膜を貫き，髄腔内に到達したサインである．内筒針を抜き髄液の流出を確認する．髄液が流失しない場合

表V-2 髄液所見による髄膜炎の鑑別

	正常値	細菌性	結核性	真菌性	ウイルス性	癌性
糖(mg/dl)	50〜75	多くは20以下	40以下	40以下	50〜75	40以下
髄液糖/血糖比	>0.6	<0.4	<0.4	<0.4	>0.6	<0.4
蛋白(mg/dl)	15〜45	50〜1500	50〜500	50〜500	15〜100	50〜500
細胞数	0〜5	500〜数万	25〜1000	25〜100	10〜1000	25〜500
優位細胞	単核球	多核球	単核球	単核球	単核球	不定
その他		塗沫・培養	時に多核球 塗沫・培養	時に多核球 墨汁染色	初期に多核球 抗体価・PCR	腫瘍細胞あり

は針を90°〜180°回転させる．逆流がなければ内筒を入れ，針をさらに進める．

（5）針が骨にあたって進まない場合は，必ず針を皮膚まで抜き，方向を変える．どうしても進まない場合は，患者の前屈を強くし，または穿刺する椎間を上下に1椎体ずらして再度刺入する．正中穿刺で困難であれば，傍正中穿刺法を用いる．

（6）髄液圧の測定：三方活栓を閉じ，圧棒を接続し髄液が圧棒に流れるように開栓する．髄液の上昇が止まり，呼吸性変動による最高値と最低値の平均値を初圧とする．上昇速度が遅い場合は十分に時間をかけて行う必要がある．60〜180 mm H_2O が正常値である．200 mm H_2O 以上は頭蓋内圧亢進と診断する．

（7）髄液の採取：髄液検査を目的に2〜3本のスピッツに分注して髄液全量5〜10 mlを採取する．細菌培養の提出のためには無菌的に採取する必要がある．髄液の色調（無色透明，血性，キサントクロミー），混濁（日光微塵）の有無は重要な所見である．必要に応じて細胞数，蛋白定量，糖定量，細胞診，細菌塗沫培養，特殊検査に提出する（表V-2）．頭蓋内圧亢進がある場合は脳ヘルニアを助長するためできるだけ細い針で穿刺し，髄液の採取は最小限とする．

（8）髄液採取後，終圧を測定した後，針を抜き，消毒後スプレー式被覆剤を塗布する．

■禁忌

1）絶対禁忌

（1）刺入部に感染症がある，または疑われる場合．
（2）脳ヘルニアが切迫している場合．腰椎穿刺施行前に頭部CTにて脳ヘルニアの有無を確認し，脳ヘルニアが疑われれば施行しない．
（3）CTですでにくも膜下出血と診断されている場合．

2）相対的禁忌

（1）頭蓋内圧亢進：頭蓋内圧亢進が疑われる場合は，脳ヘルニアへの進展の可能性があるため，髄液採取は少量にとどめ時間をかけて行うこと．もちろん，静脈確保のうえ，浸透圧利尿剤（マンニトールなど）をいつでも投与できるように準備しておく．
（2）出血傾向：硬膜外・硬膜下血腫を起こすため抗凝固治療中の患者は注意して行う．

> **ポイント**
>
> 腰椎穿刺を行う前に，必ずCTを施行し，頭蓋内占拠性病変と脳ヘルニアの可能性を検討することが必須である．穿刺部の消毒は十分行い清潔操作には万全の注意を払う．うまく穿刺できない場合は，体位と針の向きを確認する．それでも穿刺できなければ穿刺する椎間を変える．早めに指導医に相談することもコツである．

胸腔穿刺

■緊張性気胸

緊張性気胸とは閉塞性ショックをきたした気胸である．緊張性気胸は理学所見で診断されるべきであり，胸部X線の所見を待って処置が遅れる

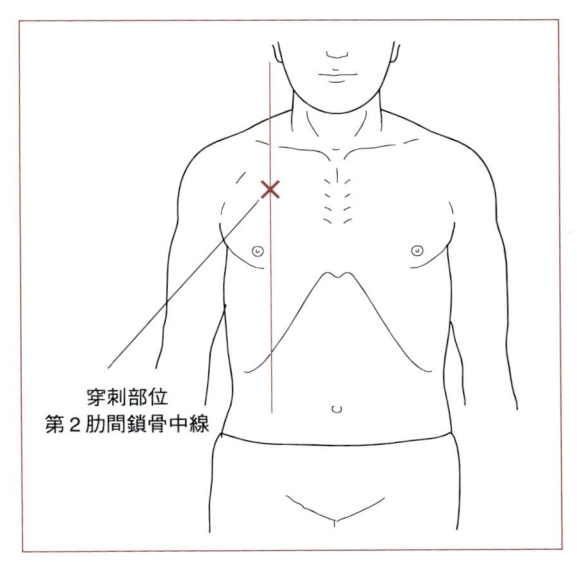

図Ⅴ-55 気胸に対する胸腔穿刺の穿刺部位
穿刺部位
第2肋間鎖骨中線

ことのないようにすることが肝要である．緊張性気胸の理学所見としては，呼吸促迫，頻脈・低血圧に加え，一側の呼吸音の減弱，皮下気腫，鼓音，胸郭膨隆，頸静脈の怒張，気管偏位があり，気管挿管後であれば気道内圧の上昇も重要な所見である．

緊張性気胸が疑われれば直ちに胸腔穿刺あるいは胸腔ドレナージを行う．

■緊張性気胸に対する胸腔穿刺の手技

(1) 患者を仰臥位とし静脈路を確保のうえ心電図，血圧，経皮的酸素飽和度の各モニターを装着する．10 l/分以上にてリザーバーつき酸素マスクで酸素化に努める．陽圧呼吸により緊張性気胸は悪化するため，気管挿管よりも胸腔穿刺を優先する．引き続き必要な持続的胸腔ドレナージの準備をする．

(2) 刺入部は患側の第2肋間鎖骨中線上であり，刺入予定部位を消毒する(図Ⅴ-55)．

(3) 16Gまたは18Gの静脈留置針を用いる．静脈留置針の先に注射器をつけて，陰圧をかけながら第2肋骨上縁に沿って刺入する．胸腔内に入ったことを抵抗の変化として感じるとともに注射器内に空気が流出する．外筒を胸腔内に留置すべく，さらに数mm進めたうえで内筒を抜去する．

(4) 可及的に減圧した後，穿刺針を抜去し直ちに胸腔ドレナージを行う．

■胸水

1) 胸水の性状の確認，細胞診，細菌同定

胸水の貯留は臨床的に頻度の高い病態である．胸水を採取し検討することは多くの疾患の診断治療に役立つ．胸水の色調により血性であるか，膿性であるか，乳糜であるか，生化学的な検討より漏出性か浸出性かについて検討できる．さらに細胞診や細菌同定により悪性疾患，膿胸の診断が可能となる．胸水の検討は治療方針の決定に有効であることが多い．

2) 大量胸水のドレナージ

大量胸水の貯留により呼吸障害をきたしている場合，胸腔穿刺ドレナージの適応となる．外傷性血胸の場合は胸腔ドレナージが適応となる．急激なドレナージによる肺の急速な膨張は肺水腫の原因となるため，緩徐なドレナージが肝要である．

■胸水に対する胸腔穿刺の手技

1) 体位

座位，半座位あるいは仰臥位とする(図Ⅴ-56)．

2) 穿刺部位

超音波にて胸腔内液体貯留を確認する．横隔膜上で肺を穿刺することがないように，十分にエコーフリースペースの厚みのある部位を穿刺部位とする．体表から肺までのおよその距離を測定しておく．

3) 方法

(1) 術者は防護衣，帽子，マスク，滅菌手袋を着用する．

(2) 穿刺部位を中心に広範囲を丁寧に消毒し，穴あき滅菌布をかける．

(3) 穿刺部に1%リドカイン10 mlを注射器にとり局所麻酔を行う．

(4) エコーガイド下に18Gあるいは16Gの穿刺

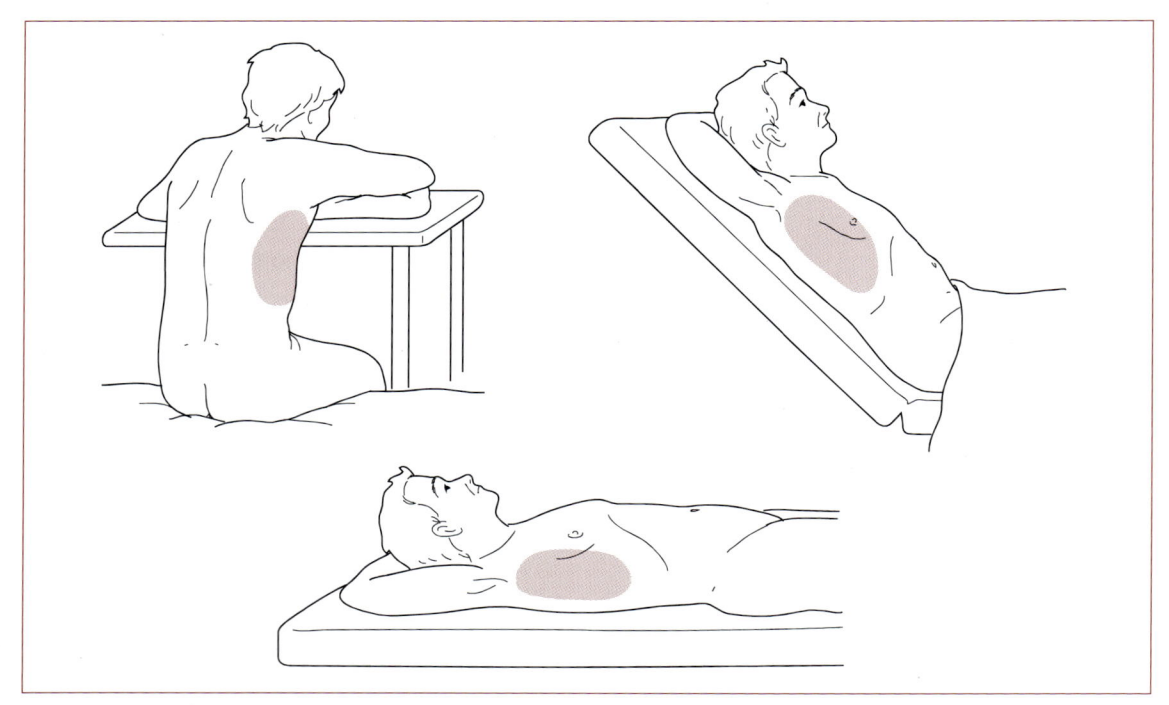

図V-56　胸水に対する胸腔穿刺の穿刺部位

針〔静脈留置針あるいは側孔付きテフロン針（ハッピーキャス）など〕を用いて穿刺する．胸腔に達し胸腔内容を認めたら外筒をさらに進め固定する．
　(5) 三方活栓のついた延長チューブをつけ，可及的に胸腔内貯留液を注射器にて吸引する．吸引した胸腔内貯留液は色調と混濁を確認するとともに血算，生化学（LDH，血糖など），血液ガス分析（pH），細菌培養，細胞診などに提出する．
　(6) 大量胸水を排除する場合は，カテーテルを留置して長時間かけて行う．急速に行うと肺の再膨張による肺水腫をきたす恐れがある．

胸腔ドレナージ

■適応

気胸，血胸，胸腔内貯留液の持続吸引．

■手技

(1) 患者を仰臥位とし静脈路を確保のうえ，心電

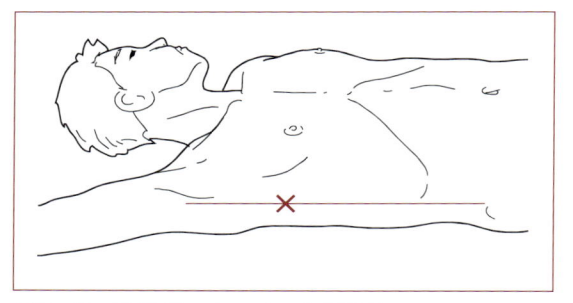

図V-57　胸腔ドレナージの穿刺部位

図，血圧，経皮的酸素飽和度モニターを装着する．10 l/分以上にてリザーバーつき酸素マスクで酸素化に努める．陽圧呼吸により緊張性気胸は悪化するため，気管挿管よりも胸腔ドレナージを優先する．
　(2) 挿入側の上肢を挙上し，第4・5肋間または第5・6肋間の前あるいは中腋窩線を挿入部，挿入部より1肋間下方を皮膚切開部とするためマーキングをする（図V-57）．
　(3) 術者は防護衣，帽子，マスク，滅菌手袋を着用する．

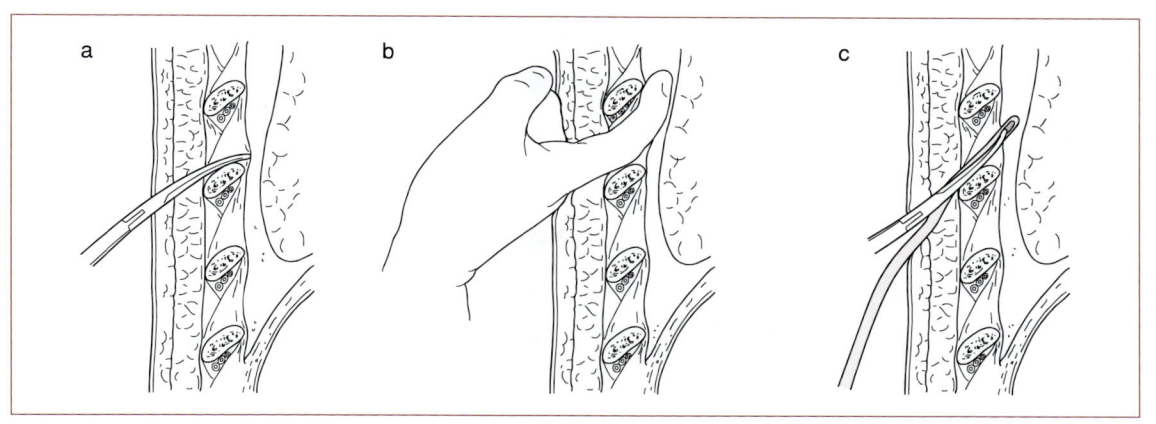

図V-58　胸腔ドレーンの挿入法

(4) 同部位を中心に10%ポビドンヨード液(イソジン®)にて十分消毒し穴あき滅菌布をかける．
(5) 1%リドカインを用いて局所麻酔を十分行う．皮膚切開部のみならず，挿入部から胸膜穿破部も十分に浸潤麻酔を行うことが必要である．
(6) 予定部に皮膚切開を行う．この際チューブが十分挿入できる3cmが必要である．
(7) ペアン鉗子にて挿入予定肋間の肋骨上縁に向けて肋間筋を剝離し壁側胸膜を穿破する．ペアン鉗子を広げ示指が挿入可能な通路を作る(図V-58a)．
(8) 示指を創内に挿入し経路に沿って指を進め確実に胸腔内に到達していることを確認する．この際，肺と胸壁との癒着を指先で確かめ癒着があれば用手的に剝離する(図V-58b)．
(9) ペアン鉗子の先にチューブの先端を把持し肺尖部に向けて胸腔内に進める(図V-58c)．チューブの選択は，外傷性では32Fr以上，気胸の場合は18〜24Frとする．
(10) 自発呼吸の場合は，チューブをクランプする．陽圧呼吸の場合はクランプする必要はない．
(11) チューブをドレナージキットに接続してクランプをはずし，5〜10cmの陰圧で吸引を開始する．
(12) 1号絹糸あるいは1号ナイロン糸にてチューブを確実に胸壁に固定し，さらに水平マットレスにてチューブ抜去時に創閉鎖するための待ち糸を固定する(図V-59a，b)．さらに誤って抜去しない

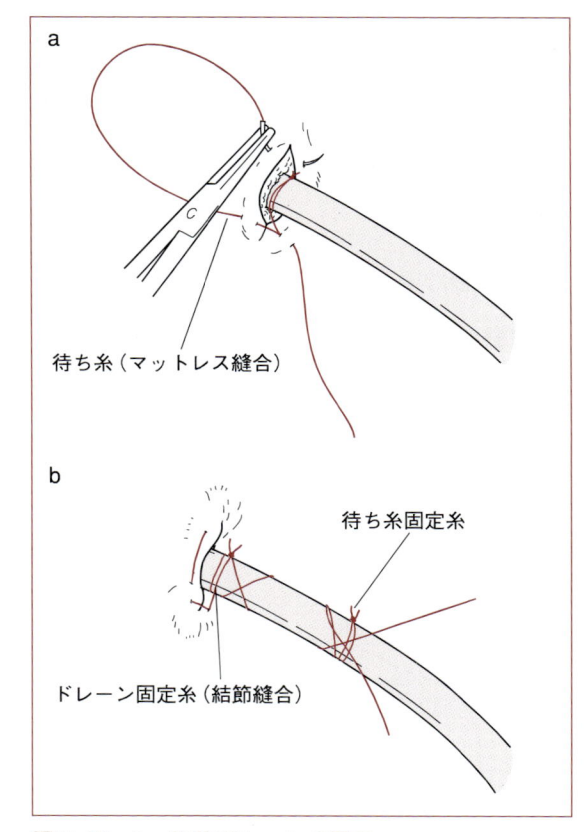

図V-59a，b　胸腔ドレーンの固定

ように胸壁とチューブをテープにて固定する．

■合併症

穿刺やチューブ挿入時の肺損傷による気胸，肋

間動脈損傷による出血，胸腔内の感染(膿胸)．

> **ポイント**
> 緊張性気胸に対する胸腔穿刺はあくまでも応急処置であり，持続胸腔ドレナージが基本である．皮膚切開部のみならず1肋間上の胸壁を胸膜まで十分に局所麻酔すること．ペアン鉗子で通路を造ったら創内を指で広げ確実に胸腔内まで到達することが最大のコツである．スタイレット付きドレーン(トロッカーカテーテル)は予期しない臓器損傷の可能性があるので使用するのを避け，あくまでもペアン鉗子で誘導する方法が標準である．

心嚢穿刺

■適応

(1) 心タンポナーデに対する治療．
(2) 心嚢液貯留の原因精査目的．

■前準備

超音波検査にて心嚢液貯留の有無と程度を確認する．緊急時に備えて，輸液ルートの確保，緊急薬剤，気道確保セット，除細動，心電図モニター，持続血圧計などを用意する．

■体位

患者の状態が許せば上体を30°程度挙上した半座位とする．

■手技

(1) マスク，帽子，滅菌手袋を着用する．10%ポビドンヨード液(イソジン®)にて剣状突起周辺を広く十分に消毒し穴あき滅菌布をかける．
(2) カテラン針を装着した注射器に1%リドカインを10 ml 入れ，刺入点を中心に十分局所麻酔を施す．さらに陰圧をかけながら針を進め心嚢内に到達させ試験穿刺とする．この際，方向と深さを確認する．刺入する方向の目安は，左へ20～30°，腹壁に対する角度は45°を目安とする(図V-60, 61)．穿刺の方向と深さは，体位・体型により異なるので，必ず超音波検査にて心嚢液の貯留状態を観察し最適な刺入方向を確認することが肝要である．
(3) 試験穿刺にて心嚢液が吸引できれば，針を18 Gの静脈留置針に変え，本穿刺に移る．試験穿刺と同様の経路にて心嚢内に到達すれば，外筒を押し込み最も良好に排液ができる場所に固定する．わずかな排液でも著しく血圧が上昇する．排液に時間がかかる場合は根気よく行う．

■合併症

心筋穿刺，冠動脈損傷，心腔内穿刺，肺を穿刺することによる気胸，血胸，肝損傷・腹腔内出血．

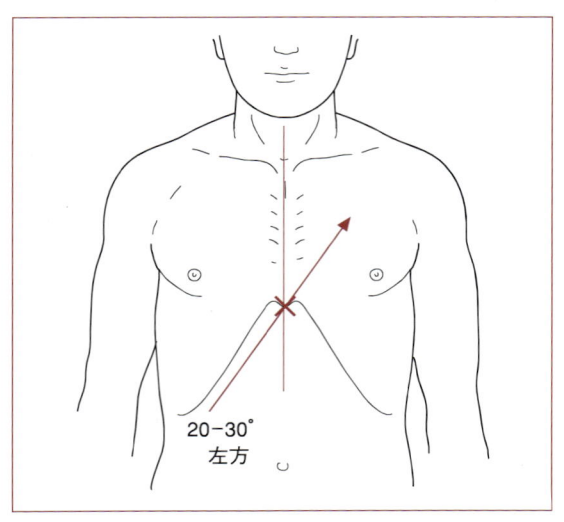

図V-60 心嚢穿刺の穿刺の方向(水平面)

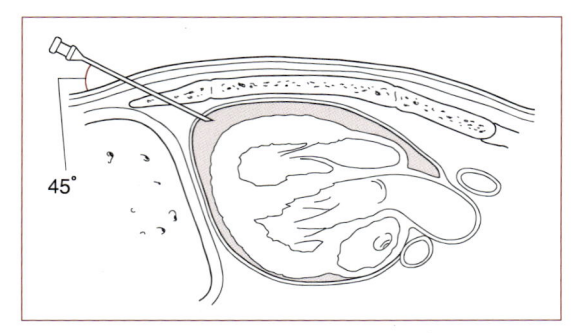

図V-61 心嚢穿刺の穿刺の方向(垂直面)

ポイント
- 事前に心エコーにて穿刺の方向と深さを確認することが最も重要である．効果が絶大である反面，致命的な合併症も報告されている．ガイドワイヤやカテーテルの留置の際には細心の注意を払うこと．指導医の監督のもとで行う必要がある．

表V-3 腹腔内貯留液の鑑別

血性	肝癌破裂 子宮外妊娠破裂 大動脈瘤破裂 急性壊死性膵炎 絞扼性イレウス 腸間膜動脈閉塞症 非閉塞性腸管虚血 卵巣嚢腫軸捻転
胆汁性	十二指腸潰瘍穿孔 胆嚢穿孔 急性胆嚢炎
膿性(無臭)	胃穿孔 十二指腸潰瘍穿孔 小腸穿孔 急性虫垂炎
膿性(便性)	大腸穿孔
淡黄色漿液性	肝硬変 単純性イレウス 癌性腹膜炎

腹腔穿刺

　腹腔穿刺の目的は，腹腔内の貯留液の質的診断であり，腹腔内貯留液の性状や血算・生化学，組織細胞診などを調べる目的で行われる．単純X線撮影，超音波検査，CT検査で腹腔内貯留液の確認のあとに行うのが原則である．一方，主に出血性ショックの患者に画像診断を行わず，腹腔内貯留液の診断の目的に行う腹腔穿刺を診断的腹腔穿刺という．診断率，安全性，簡便性，反復性のいずれも腹部超音波検査が診断的腹腔穿刺より優れており，超音波検査の行えない限局した状況かつ生命の危険を伴う緊急事態にのみ行うべきである．

■適応

1) 外傷，特に管腔臓器損傷（小腸損傷など）
　腹腔内出血の診断は腹部超音波検査が，腹部実質臓器損傷の診断はCT検査が優れているが，管腔臓器損傷，特に小腸損傷の診断は困難であり，CTによる小腸損傷の診断率は約50%とされている．腹腔穿刺により腹腔内貯留液中に腸内容物や白血球の増加が証明されれば管腔臓器損傷と診断される．

2) 腸管壊死の診断
　絞扼性イレウスや腸間膜動脈閉塞症，非閉塞性腸管虚血(non-occlusive mesenteric ischemia)では腸管壊死の診断と早期の外科治療が救命の鍵である．しかし，生化学的な採血検査や超音波・CTの画像診断では腸管のviabilityの評価は困難であることが多い．混濁した血性腹水を証明することが唯一の診断根拠となることがある．

3) 腹腔内液体貯留病変の鑑別
　非外傷性の多くの疾患で腹腔内貯留液を認めるが，性状により鑑別診断が可能である(表V-3)．

4) 難治性腹水の除去
　肝硬変や癌性腹膜炎に伴う腹水は内科的に治療するのが原則である．しかし，呼吸障害や循環不全を呈し，内科的治療に抵抗する難治性腹水の場合は，緊急の穿刺ドレナージが適応となる．

■手技

　可能な限り画像診断を済ませる．なぜなら腹腔穿刺に伴い腹腔内に空気が侵入し，腹腔内遊離ガスとの鑑別が困難になるからである．施行前に胃管と導尿バルーンを挿入し減圧を図る．小腸や大腸の拡張状態を確認するために最低でも単純X線写真は撮影しておく．

1) 超音波ガイド下に穿刺する場合
(1) 体位は仰臥位あるいはsemi-Fowler体位とする．超音波装置にて腹腔内貯留液の有無，量，

分布を検討し穿刺部位を決定する．
(2) 穿刺部位を中心に，10% ポビドンヨード液（イソジン®）にて消毒し局所麻酔を行う．
(3) 超音波ガイド下にエコーフリースペースを確認し，18 G あるいは 16 G の穿刺針〔側孔付きテフロン針（ハッピーキャス）〕を進め腹腔内に到達する．この際に周辺の臓器が損傷されないように十分気をつける．

診断的腹腔穿刺

出血性ショックの外傷患者に対して，腹腔内出血の証明のために腹部超音波を用いないで腹腔穿刺を行うことを「診断的腹腔穿刺」と呼ぶことは前述した．しかし，今日では超音波診断装置の普及により，救急処置室においても検査が容易となり，腹腔穿刺により腹腔内出血の有無を調べることはほとんどなくなった．

■手技

(1) 患者を仰臥位とする．
(2) 穿刺部位は図Ⅴ-62 のとおり 4 点であり，臨床所見より腹腔内貯留液の存在の可能性が高い部位を 1〜2 ヵ所選択する（peritoneal four-quadrant tap）．
(3) 穿刺部位を消毒し，必要があれば局所麻酔を行う．
(4) 18 G あるいは 16 G の穿刺針〔側孔付きテフロン針（ハッピーキャス）〕を穿刺し腹膜を貫通する際に軽い抵抗を感じた後，急に抵抗が減じることにより，腹腔内に到達したことを知ることができる．
(5) 内筒を抜き，自然滴下として性状を観察する．

診断的腹腔内洗浄法（diagnostic peritoneal lavage；DPL）

腹部外傷で，バイタルサイン，理学所見，画像診断検査からは開腹適応とならないが，腸管損傷が否定できない場合が適応となる．
(1) 頭部外傷，飲酒，薬物服用などによる意識障害を合併している場合．
(2) 脊髄損傷により腹部理学所見をみることができない症例．
(3) 骨盤骨折や後腹膜血腫，腹壁損傷により理学所見が修飾される場合．
(4) 下部肋骨骨折があり，上腹部の理学所見が修飾される場合．
(5) 呼吸静止ができず読影に適する画像診断が得られない症例．
(6) 腹腔内出血による腹膜刺激症状が認められ腸管損傷との鑑別が難しい症例．

■手技

1）穿刺法

気腹針とガイドワイヤを用いる方法である．癒着の可能性がない症例が適応となる．
(1) 局所麻酔下，臍下正中に約 0.5 cm の縦切開を置きペアン鉗子にて白線まで剝離．
(2) 気腹針にて腹腔内に穿刺．
(3) 気腹針内筒を抜きガイドワイヤを用いてカテーテルを Douglas 窩へ挿入留置する．

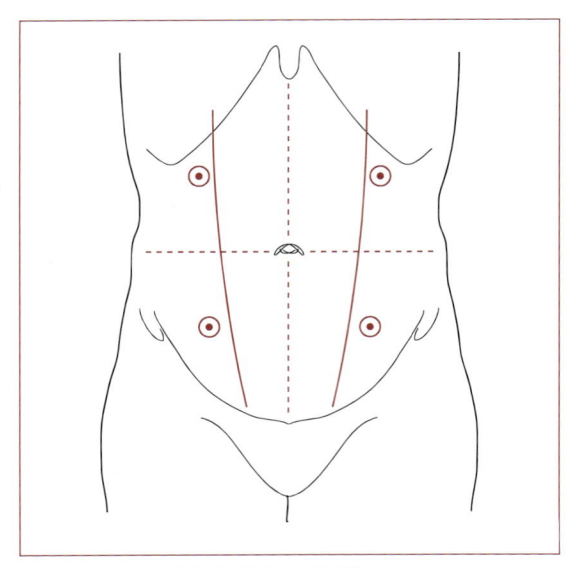

図Ⅴ-62　腹腔穿刺部位（4 点穿刺）

2) mini-lap 法(open method)

臍下正中線上に皮膚切開を加え，直視下に腹膜を開けカテーテルを Douglas 窩に挿入する．

穿刺法，mini-lap 法いずれにおいても，挿入されたカテーテルより腹腔内貯留液が吸引された場合は同液を検討する．十分な液が吸引できない場合は，生理食塩水 1,000 ml にて洗浄する．詳しくは文献 1)を参考のこと．

■合併症

小腸穿刺，腹壁血腫(腹壁動静脈損傷による)．

> **ポイント**
>
> 小腸の外傷や虚血壊死は診断遅延が時として医療過誤となることがある．超音波や CT 検査などの画像診断が進歩した今日でも診断が困難であることが少なくない．そのような場合機転を利かして腹水を検討することにより，タイミングを逃すことなく診断・手術が可能となる．

◆文献

1) 大友康裕：腹腔穿刺と腹腔洗浄．救急医学 20：1342-1345, 1996

10 胃管の挿入と管理

東京都立府中病院 救命救急センター　佐々木　勝

　胃管の使用は，患者に違和感も含め多少の苦痛を与える．しかし，簡単に挿入でき，多くの治療上の利点や情報を提供してくれるため，有用な手段でもある．したがって，胃管を安全に挿入し管理することは救急研修でも必須であるといえる．

必要な器具，薬品

　胃管チューブは，単管型と二重管型，弾性硬質のものと軟質のもの，透明なものと半透明なもの，X線マーカー入りのもの，磁石付きのもの，pHセンサー付きのものなどいろいろある．単管型は内径が太いため胃洗浄などに適している．二重管型は構造上硬いため腰があり，挿入が容易であり，また，腸管の減圧には向いているが，粘膜保護を考えてあえて単管型を選択する場合もある．二重管型は吸引圧20～40 mmHgにより，吸引効果をあげるとともに，吸引腔の組織への吸着を防止する．空気腔に点滴を接続し，生食を1～2 l 胃内に注入しながら，排液腔より持続吸引し，効果的な血液吸引，胃洗浄を行える．

　一般的に胃管には挿入位置の目安として，先端から45 cmのところから5 cm間隔にて80 cmくらいまでマークが付けてある．通常は軟質二重管型が用いられ，成人では14～18 Frが頻用される．

　必要な器具と薬品は，①聴診器，②胃管，③キシロカインゼリー，キシロカインスプレー，④カテーテルチップ注射器（50 ml），⑤接続用チューブ，⑥排液用バッグ，⑦固定用絆創膏である（図V-63）．

挿入の手技

（1）意識のある患者では胃管挿入の必要性を説明し，インフォームドコンセントをとる．
（2）口腔内の異物・吐物・義歯などを除去する．
（3）必要に応じ，キシロカインスプレーで咽頭粘膜を表面麻酔する．
（4）胃管にキシロカインゼリーを塗布し，経口あるいは経鼻的に挿入する．
（5）経鼻的に挿入する際は，鼻粘膜の損傷を起こさないよう鼻孔の方向ではなく垂直に挿入する（図V-64）．
（6）挿入する長さは門歯から約50 cmであるが，小児や体格の大きな人では留置する長さの目安として，挿入部から剣状突起までの距離をあらかじめ測っておく．
（7）意識のある患者では，「ごっくんごっくん飲み込んで下さい」と声をかけ，嚥下運動を行って

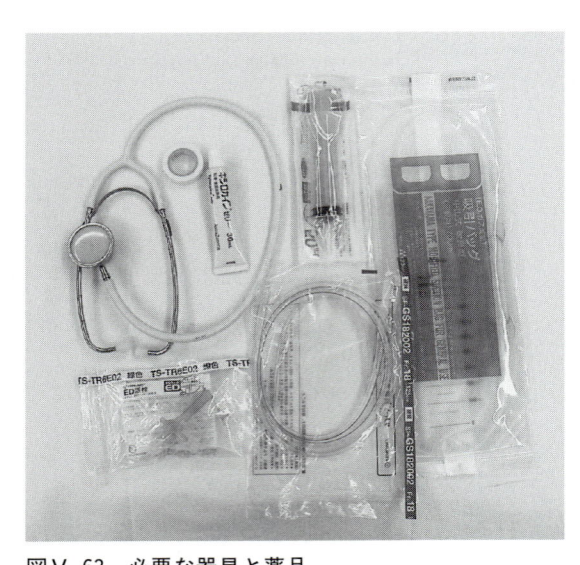

図V-63　必要な器具と薬品
聴診器，胃管，コネクター，排液バッグ，カテーテルチップ注射器，固定用テープ，キシロカインゼリー

もらい，食道内に挿入する．しかし，意識のない患者では，食道入口部付近で引っかかるときがある．その場合は下顎を持ち上げて挿入するか，咽頭に指を入れてチューブを咽頭側に押し付けて食道に誘導する．腰がない柔らかな胃管の場合には，胃管にイレウス管用のガイドワイヤーを挿入するなど工夫がいるときがある．あらゆる努力でも困難で，喉頭鏡にて食道入口部を確認し，マギール鉗子を用いて挿入せざるをえない状況もある．

(8) チューブが胃内に挿入されたことは，チューブに空気を注射器で注入し，聴診器で心窩部の気泡音を聴取することによって確認する．高齢者，意識障害患者では胃管が容易に気管内に挿入され症状も発現し難いため注意が必要である（図V-65）．

(9) 胃管がたるみなく，適切な位置に挿入されたことを確認後，顔面に固定する．固定は鼻孔部の皮膚潰瘍の防止のため，可能な限り，鼻孔にあたらないように固定し，しかも，時々固定部位を変えることが望ましい．

管理

体動や体位変換などにより抜管されないように確実に固定する．あらかじめ，固定位置に印を付けておくのもよい．胃管は延長管と接続し排液バッグに胃内容物をサイフォン原理により自然排液させるのが基本である．もし吸引圧をかける必要があれば，胃管の先端が消化管粘膜に張り付かないよう緩徐にかける．自然流出の悪化を認めたときは，チューブの折れ，内容物による閉塞などを点検し，注射器あるいは中山式のようなチューブ途中のバルブの圧迫にて閉塞を解除する．排液は量，色調，性状などを観察し，必要に応じて

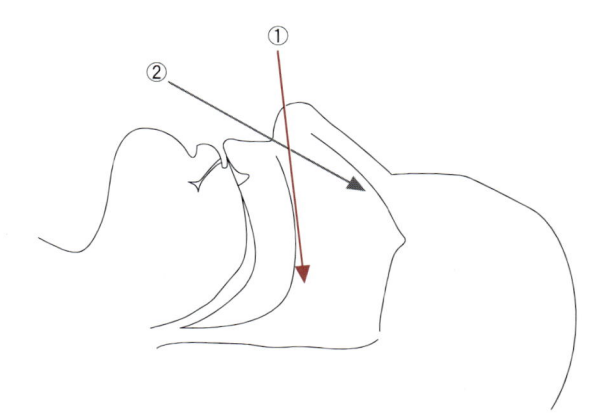

図V-64 胃管挿入方向
②のように鼻孔の方向に向けて挿入すると鼻粘膜を損傷しやすいため，①のように鼻孔から垂直に入れる．

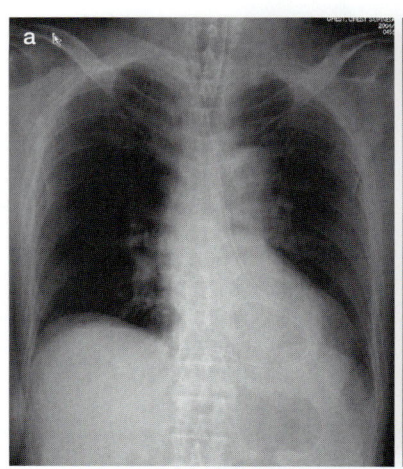

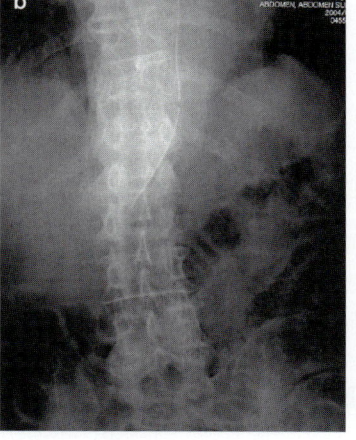

図V-65 胃管の気管気管支迷入
心窩部の聴診では音が聞こえたが，胸部X線にて胃管チューブが気管気管支に迷入し，横隔膜付近にあったため(a)，再挿入した(b)．

pH，電解質などを測定する．鮮紅色の排液が多量であれば，活動性の上部消化管出血を疑い，内視鏡などの選択，濃緑色の排液であればイレウスを疑い，イレウス管などの選択を考える．また，胃管留置による排液中は，胃液内の電解質，水分が喪失されるため，水分の出納，電解質のアンバランスなどをチェックする．

適応

black eye や battle サインをみるような頭蓋底骨折が疑われる場合は経鼻的に挿入してはいけない．腐食性薬品(強酸，強アルカリ)の誤飲・自殺企図では胃管挿入，胃洗浄にて食道，胃の穿孔の可能性がある．食道静脈瘤や噴出性嘔吐のみられる傷病者では，静脈瘤を損傷する可能性がある．

以上のような禁忌に留意しながら，次のような適応の際に胃管を挿入する．
(1) 嘔吐・逆流・誤嚥などの防止のための胃内容物の吸引・減圧
(2) 胃内への薬物・栄養投与
(3) 上部消化管出血に対する血液・凝血塊の除去と止血
(4) 急性薬物中毒などに対する胃洗浄
(5) 横隔膜ヘルニアの診断：胃管からガストログラフィンを注入し胃が胸腔内にあることを示す．
(6) 多臓器不全の一指標としての胃液 pH 測定

合併症

1) 鼻出血
誤った挿入方向，潤滑不十分，粗暴な手技などにより起こる．患者に苦痛を与えるばかりか，時に血液による誤嚥性肺炎などを発生する．

2) 鼻翼，鼻中隔潰瘍
長期間同一場所への留置もしくは固定，不適切な固定法により発生する．

3) 食道びらん
硬質チューブを長期間使用したときに起こる．

4) 気管内迷入
特に咽頭反射の弱い症例では，誤った方向への挿入に気がつかなければ重篤な呼吸器合併症を引き起こす．

5) 胃出血，穿孔
強すぎる吸引，持続吸引，胃壁のチューブ先端への持続的刺激により起こる．

6) 水分電解質異常
胃液の吸引により水分電解質異常を起こす．

7) 呼吸器合併症
経鼻胃管チューブが常に人工呼吸器関連肺炎（ventilator associated pneumonia；VAP）の危険因子となりうるとは考えられていない．しかし，胃食道逆流，誤嚥，口腔・咽頭の病原体の集落形成の増加，分泌物の停留などの危険性が指摘されている．重症患者への早期の経腸栄養は有益であるが，仰臥位での経鼻胃管チューブの使用は，誤嚥の危険因子でもあることに留意すべきである．

◆文献
1) 田中孝也：胃チューブ挿入．救急医学 9：1269-1272, 1985
2) 谷口博之，近藤康博，西山　理：人工呼吸器関連肺炎(ventilator associated pneumonia：VAP)の診断と治療．呼吸 21：1126-1135, 2002
3) 坂田育弘，松島知秀，大澤英寿：胃管挿入と胃洗浄．救急医学 27：1166-1171, 2003
4) 葛目正央，兼坂　茂，高橋愛樹：胃管の挿入と管理．救急医学 28：466-469, 2004
5) 荒木恒敏：胃管・腸管．救急・集中治療 16：157-162, 2004

11 圧迫止血法

岐阜大学大学院 救急・災害医学 小倉真治

　外傷の治療には外出血の止血が必須の手技である．この項では外出血に対する止血法として，圧迫止血法を中心に述べる．一般に体内の血液の約20％が急速に失われると「出血性ショック」になり，30％を失えば生命に危険を及ぼすといわれている．したがって出血量が多いほど，止血手当を迅速に行う必要がある．

出血の種類

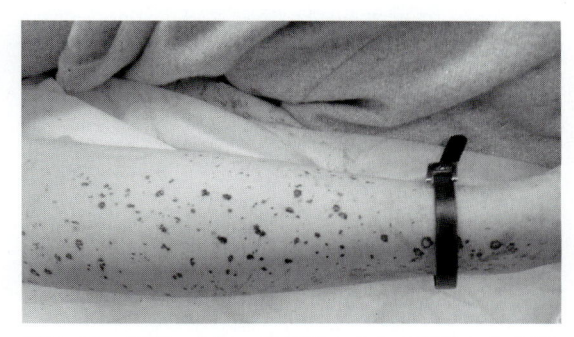

図Ⅴ-66　対側の上肢の動脈性出血から飛散した血液

■動脈性出血

　噴き出すような出血を動脈性出血といい，血管が細くても真っ赤な血が脈打つように噴きだす．大きな血管では，瞬間的に多量の血液を失って出血性ショックから出血死に至る．緊急に応急手当を必要とするのは，この動脈性出血である．動脈性の出血では図Ⅴ-66のように出血箇所から離れた場所にも飛散することが多い．

■静脈性出血

　湧き出るような出血を静脈性出血といい，赤黒い血が持続的に湧くように出血する．動脈性の出血よりも出血の勢いが弱いため止血が容易な印象があるが，太い静脈であれば出血も大量となり，止血の手当が遅れると短時間でショックに陥る．出血源を同定しても止血が困難な場合が多く，対処が困難な場合が多い．

■毛細血管性出血

　にじみ出るような出血を毛細血管性出血といい，指の先を切ったり，転んですりむいたようなとき，傷口から赤色の血がにじみ出る．この程度の出血であれば，他の治療を優先させ，止血を後回しにしてよい．

止血方法

　止血方法としては，出血部位を直接圧迫する直接圧迫止血法が基本である．この方法で止血できない大量の動脈性出血（太い血管からの出血）の場合には，手足の場合には，最終な手段として止血帯法がある．

■直接圧迫止血法（図Ⅴ-67）

　出血している部位に直接布きれやガーゼ，ハンカチなどをあて，その上から手もしくは包帯，三角巾などで直接圧迫止血する方法．簡単で基本的な止血法．
- きれいなガーゼやハンカチなどを傷口にあて，手で圧迫する．
- 大きな血管からの出血の場合で片手で圧迫しても止血しないときは，両手で体重を乗せながら圧迫止血する．

■間接圧迫止血法

（1）間接圧迫止血法は，動脈性の出血が激しく続いているときに，ガーゼや包帯を準備する間に行

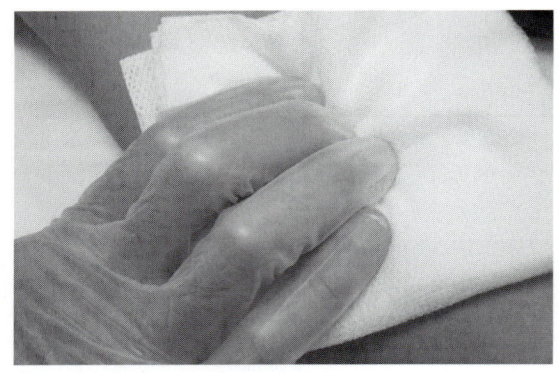

図V-67　きれいなガーゼを傷口にあて，手で圧迫する．

う方法．
（2）長時間圧迫を続けると疲れてきて確実な止血が難しくなるので，必ず包帯を用いて直接圧迫止血を行う．

1) 実際の方法
a) 腕の止血要領
- 上腕の止血点：わきの下の中央を片手か両手で肩関節に向かって圧迫する．
- 前腕の止血点：上腕の中央部内側を片手の親指か他の4指で上腕骨に向かって圧迫する．

b) 下肢の止血要領
股の付け根にこぶしか手の付け根をあて，体重をかけて圧迫する．

c) 手の止血要領
手首の付け根を片手で強く握り圧迫する．

d) 指の止血要領
指の両側を親指と人差指で骨に向かって圧迫する．

■ 止血帯法（図V-68）

手や足の出血で，直接圧迫止血法では止血が困難な場合に行う．

1) 止血帯を巻く位置
図に示すように出血している所から中枢側（心臓寄り）の上腕か大腿部に止血帯を巻く．

2) 止血帯として使用できるもの
止血帯はできるだけ幅の広い（3 cm以上）三角

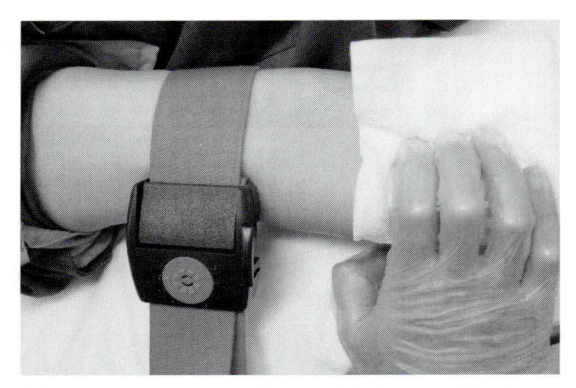

図V-68　出血している場所から中枢側に止血帯を巻く．

巾・包帯などを用いて，強くしばる．図（V-68）のような専用の止血帯も市販されている．針金や細いひもでは圧迫が不十分であり，また組織などを損傷させるので使用しない．

3) 止血の一時的解除
30分以上止血帯による止血を続けなければならない場合は，30分に1度緊縛をゆるめて血流の再開を行い，再開は1～2分とし止血帯より末梢側が赤みを帯びて出血部から血液がにじみ出るくらいを目途とする．再開の間は出血部位を直接圧迫して出血量の増加を防ぐ．

4) 時間の記録
止血帯を使用したら，必ず止血時刻を正確に帯に記録しておく．

ピットフォール

① 感染防止
- 手当を実施する人は，ビニールやゴムの手袋を着用するなどして，直接，血液に触れない．
- 飛び散った血液が，施術者の身体に付着しないようにガウン，帽子，ゴーグルなどを着用する．
- 止血や出血している創傷の手当を行ったときは，速やかに石鹸などを用いて流水により手を洗う．

② 圧迫止血で止血できない場合には，躊躇せずに外科的な止血方法を選択し，可能な限り出血量を減少させる．

12 局所麻酔法

兵庫医科大学 救急・災害医学 丸川征四郎

　局所麻酔には表面麻酔，浸潤麻酔，脊髄くも膜下麻酔，硬膜外麻酔，神経ブロック，静脈内局所麻酔などが含まれるが，本項では救急領域で使用頻度の高い浸潤麻酔についてのみ取り上げる．他の局所麻酔法については麻酔科やペインクリニック科などの麻酔科学領域の専門医に相談することが勧められる．

浸潤麻酔の定義，対象，禁忌

　浸潤麻酔(infiltration anesthesia, local anesthesia)は無痛を得たい組織に麻酔薬を局所的に注入して，知覚受容性神経終末や知覚神経末梢で神経伝達を遮断する方法である．さらに，無痛を得たい部位を局所麻酔薬の壁で隔絶するように注入する方法を周囲浸潤麻酔(field block)と呼ぶ．対象となる組織は，痛覚があり局所麻酔薬の注射が可能な組織であるが，特に表面麻酔が及ばない粘膜深部，皮膚，皮下，深部組織などがよい対象である．

　禁忌となるのは，止血凝固能の異常，局所麻酔薬アレルギーを持つ患者である．また，協力が得られない患者(不安や興奮で自制できない患者，小児，先端恐怖症)も相対的な禁忌である．

浸潤麻酔の利点，合併症

　局所麻酔の最も大きな利点は，意思疎通が保たれる，全身への影響が少ない，安全性が高いことである．さらに，救急現場では，特別な器具や薬剤が不要，操作が簡単，効果の発現が早く確実である，なども利点である．しかし，術者の巧拙によって効果，合併症の頻度と局所麻酔薬の使用量に大きな差が生じる．

　合併症は稀であるが，恐怖や痛みによる血圧低下，顔面蒼白，過換気症候群，血腫，神経損傷，臓器損傷，局所感染などが知られている．さらに，穿刺針を曲げて使用する場合には，針が折れて伏針を生じることがある．局所麻酔薬による中毒，アナフィラキシー，神経ブロックも時にみられる．添加アドレナリンによる循環系合併症の頻度は低くない．

局所麻酔薬と添加薬

　局所麻酔薬は，主に薬剤の作用時間(表V-4)で選択する．使用量は，創の面積，創の深さ，処置時間の長さによって異なるが，局所麻酔薬中毒を避けるために総使用量を追加投与毎に計算すべきである(表V-5)．穿刺痛，局所麻酔薬の注入時痛

表V-4　局所麻酔薬と作用時間[1]

濃度(%)		作用時間(時間)	
		アドレナリン添加なし	アドレナリン添加あり
プロカイン	0.5〜1	0.25〜0.5	0.5〜1
リドカイン	0.5〜1	0.5〜1	1〜2
メピバカイン	0.5〜1	0.75〜1.5	1〜2
ブピバカイン	0.125〜0.25	2〜4	3〜6
ロピバカイン	0.125〜0.25	2〜4	—

表V-5　局所麻酔薬の最大単独投与量[2]

	最大単独投与量(mg/kg)	
	アドレナリン添加なし	アドレナリン添加あり
プロカイン	7	8.5
リドカイン	3	7
メピバカイン	3	7
ブピバカイン	2	3.5
ロピバカイン	5	—

も患者にとっては耐え難い場合が少なくない．添加薬については，特徴を生かした使用法が望まれる．

1) アドレナリン

手術操作による出血を減らす目的では1/20万の濃度が最適である．そのほかに，作用時間の延長，中毒発現の回避，広範囲の局所麻酔の目的でも用いられる．ただし，血流障害を生じる危険性があるので創縁，虚血組織，耳介，指趾，陰茎などへの使用は避けるべきである．

2) デキストラン

10％低分子デキストランで高濃度麻酔薬を目的の濃度に希釈して用いる．作用時間の延長，止血時間（アドレナリン添加麻酔薬の場合）の延長が得られる．

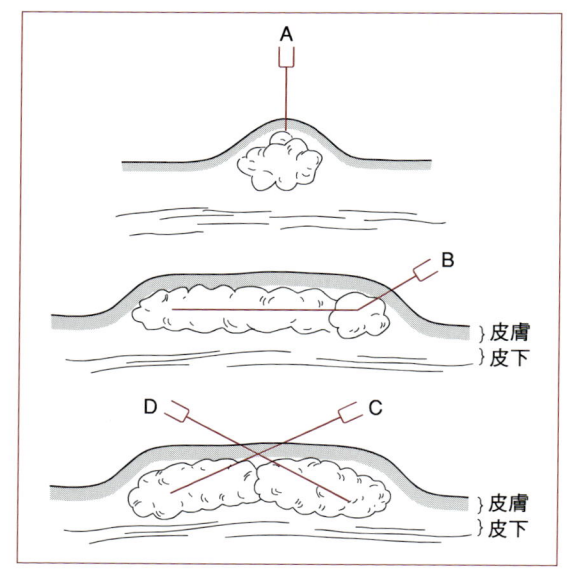

図Ⅴ-69　局所浸潤麻酔
A：皮内ではなく，皮膚直下の浸潤麻酔．B：針を曲げて長い無痛域を得る方法．C，D：1つの刺入点から広い範囲に無痛域を広げる．

手技

■器具

1) 注射針

バイヤルやアンプルから薬剤を吸入する針と穿刺する針は区別する．穿刺針は22～27Gの範囲で選択する．穿刺痛を軽減するためには細い針が有利である．数回の穿刺で切れが悪くなるので新品に交換する．硬い組織や骨に当てた場合は早目に交換する．針を曲げて使用する場合は折れて伏針になることがあるので，5mm程度残して刺入する．

2) 注射器

かっては Luer 式のシリンジが用いられたが，接続部が改善されたので通常のディスポーザブルでよい．容量は注入量に応じて選択するが，太いと注入に大きな力が加わり手元が不安定になる．細いと注入速度が早くなり組織の膨張による注入時痛が強くなる．

■準備

救急処置であっても可能な限り患者，家族に説明し同意を得る．全身麻酔に準じて全身状態を観察・評価する．前投薬は必要でない．酸素投与装置，吸引装置，気道確保器具，救急薬剤を準備する．

臥位で静脈路を確保し，血圧計，心電図モニター，パルスオキシメータを装着する．

■注入

原則として1人で行ってはならない．清潔操作を厳守する．穿刺にあたっては，必ず患者に声をかけてから実施する．

局所麻酔薬の注入にあたっては皮内に丘疹を作らず，皮膚直下の皮下（皮下脂肪層ではない）に注入する．

1) 局所浸潤麻酔（図Ⅴ-69）

皮膚切開を行う場合は，切開予定線に沿って皮下に膨隆を伸ばす．この際，皮膚刺入回数を減ら

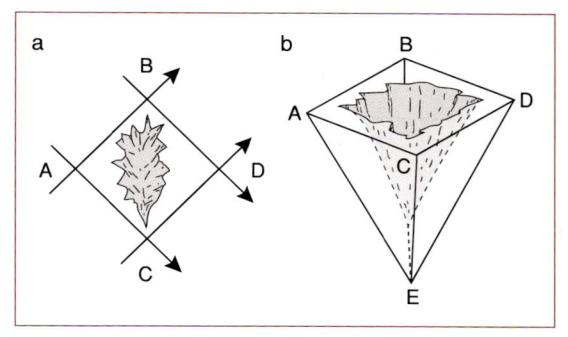

図V-70 a：最初にABに膨隆を作り無痛になればC，Dへ伸ばし，最後にCDに麻酔薬を注入する．b：深い手術操作なら四角錐をイメージして取り囲むように注入する．

し痛みを軽減すべきである．穿刺点を変える場合はすでに無痛となった皮膚に刺入する．あるいは，針を戻すが抜かずに穿刺点で方向を変える方法も勧められる．開放創を麻酔する場合は，消毒した創面から皮膚直下の層に注入する．ただし，汚染されている創では穿刺してはならない．

2）周囲浸潤麻酔（図V-70）

手術操作を行う組織を中心に，四方から取り囲むように局所麻酔薬を注入する．対象組織が深い場合は，四角錐をイメージして注入する．腹壁，胸壁の手術操作では，神経走行が一方向なので対象組織の外側を長軸方向に注入するだけでよい．

注入前に，針先が神経を障害していないか，吸引して血管内でないか確認する．1カ所には1〜3mlくらいを注入する．手術の深さに応じて針を進めるが，薬剤は筋膜を越えては広がらないので注意する．注入時痛を軽減するために，注入速度はできるだけ緩徐にする．

注入後，皮膚膨隆を圧迫すれば，薬液の浸潤が促進され，止血も早まる．効果発現は速やかであるが，無痛の完成と合併症のないことを確認するために，5分ほど待ってから手術操作を開始する．

局所麻酔法の欠点

神経ブロックなどを含めて，救急処置における局所麻酔の欠点を要約しておく．
(1) 未熟な技術では作用発現が遅く，使用量に比して効果が不十分になりやすい．
(2) 多発外傷などでは局所麻酔薬の使用量が過量になりやすい．
(3) 外傷では解剖学的な構造が歪みアプローチが難しくなりやすい．
(4) 感染，局所麻酔薬中毒などを伴う危険性がある．

◆文献
1) 水谷 光, 浅田 章：局所麻酔. In 花岡一雄, 他（編）：臨床麻酔学全書（上巻）. pp 708-725, 真興交易医書出版部, 2002
2) 丸川征四郎（監訳）：局所麻酔．緊急患者の麻酔. pp 318-337, 秀潤社, 2004

13 切開・排膿法

鳥取大学 救急・災害医学　八木啓一

　体表の感染性疾患に対して抗生物質投与による保存的治療のみが行われているケースをときに見かけるが，少しでも膿瘍形成がみられたら切開・排膿が適応となることを忘れてはならない．たとえ指先の瘭疽であっても症状の改善は劇的であることは自身が罹患すればよくわかる．したがって感染性疾患に対しては膿瘍形成の可能性を常に考え，適応があれば外科的処置を積極的に行うべきである．卒後臨床研修中に身につけるべき手技としての切開・排膿の対象となるのは癤や癰，あるいは感染性粉瘤を代表とする表在性の膿瘍であろう．乳腺や肛門周囲などのように特別な配慮を要する部位の膿瘍に関しては専門研修で行うべきで，ここでは言及しない．

目的

　膿を体外へ排出させることにより感染源を除去し，感染の進行を防ぐことにある．

適応

　毛包(毛嚢)に黄色ブドウ球菌が侵入し炎症を起こしたものを毛包炎といい，毛包炎が周囲に波及し中心に膿を蓄えたものを癤(フルンケル)と呼ぶ．癤が複数の毛包に及んでいる場合を癰(カルブンケル)という．
　粉瘤は，何らかの原因で表皮が皮下に落ち込んだり，あるいは毛穴が閉塞したために，皮下に角質や皮脂が貯まりできた腫瘤である．粉瘤が存在するだけでは特別な症状がないことが多いため，それが感染して初めて受診する人が多い．
　いずれにしても切開・排膿の適応となるのは，膿の貯留により周囲に炎症が波及し局所に発赤，熱感，圧痛がある場合である．膿瘍の存在は波動が感じられれば確実だが，触診するときは痛みを強めないよう愛護的に行う必要がある．膿瘍が深部にあると疑われる場合は，硬結を目標にしてエコーで液貯留を確認できることもあるが，蜂窩織炎との鑑別は常に困難で，適応のない切開を避けるためには上級医へのコンサルトが必要である．

準備物品

(1) 感染防御用：滅菌手袋，マスク，ガウンなど
(2) 清潔操作用：消毒セット，穴あきドレープ，滅菌ガーゼ，滅菌綿球
(3) 局所麻酔用：10 ml シリンジ，22〜23 G 注射針，局所麻酔薬(1% キシロカインなど)
(4) 手術操作用：切開セット(メス，有鉤ピンセット，モスキート鉗子，ペアン鉗子など)
(5) ドレナージ用：10〜20 ml シリンジ，18 G 程度の注射針か静脈留置針，生理食塩水，コメガーゼ

手技

1) 清潔操作

　切開予定部を中心に，ドレープの穴より十分に大きな範囲を消毒する．排膿操作自体は決して滅菌状態を維持できるわけではないが，あえて不潔にする必要はない．切開時に膿が噴き出ることがあり，ドレープはそのとき周囲を汚さないようにする効用もある．

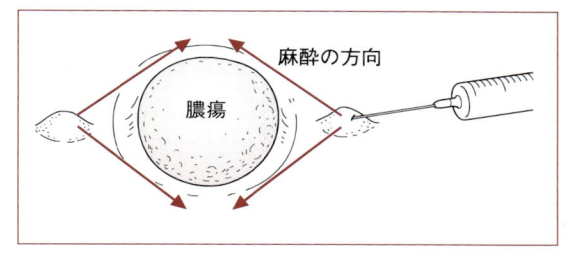

図Ⅴ-71 切開予定線上で膿瘍の両側に局所麻酔薬で皮疹を作り，そこから矢印の方向に注射針を進め麻酔薬を浸潤させる．

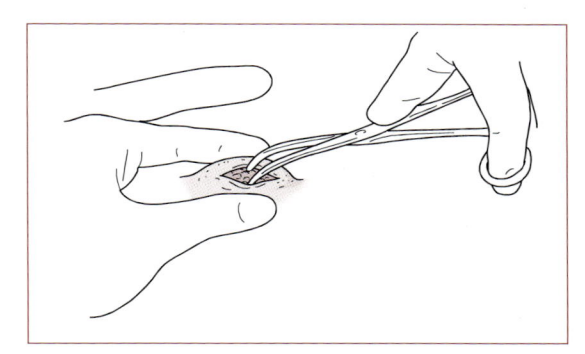

図Ⅴ-72 ペアン鉗子での創の拡大

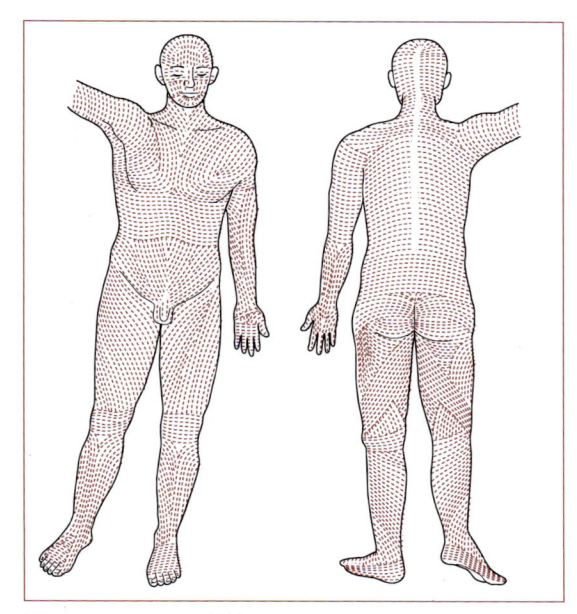

図Ⅴ-73 Langer 割線

2）局所麻酔

注射を切開予定線に沿って行えば麻酔薬の使用は最小限ですむが，膿瘍の場合，切開予定部直下は膿瘍壁まで浅く，膿瘍を破らずに注射することは困難なことが多い．そのときは膿瘍を中心として菱形に麻酔する（図Ⅴ-71）．ただし周囲の組織も炎症性に肥厚しているため麻酔薬の注入は困難なことが多い．後の排膿操作を無痛で行うためにも比較的炎症の及んでいないところまでも含めた，十分な範囲の局所麻酔が必要である．逆に膿瘍が皮下の非常に浅い部分にあり透けて見えるような状態のときは，麻酔注射の痛みよりそのまま切開するほうが痛みが少ない場合もある．

3）切開線の決め方

切開の方向や長さを決めるときには次の項目を参考とする．
(1) 目標に最短距離であること．
(2) 十分な長さの切開を加えること．
(3) 皮膚皺襞に沿っていること．

切開の長さは膿瘍の径に等しい程度が望ましい．これが十分でないと膿の排出や，その後のドレナージが不十分なままに切開口が閉鎖してしまうおそれがある．ただし，膿瘍が皮膚表面から深くにある場合，そのぶん切開面には皮膚組織を多く含むことになり出血が多くなる．この場合は中心部を少し切開した後，モスキート鉗子やコッヘル鉗子を使って鈍的に創を拡大するほうがよい（図Ⅴ-72）．皮膚皺襞は注意深く観察すればわかるが，おおむね Langer の皮膚割線に沿っている（図Ⅴ-73）．要点は治癒したときに傷が目立たない方向を選ぶことにあるが，なおかつ血管や神経を傷つけないような配慮が必要である．

4）切開法

(1) メスは小円刃刀か尖刃刀を使用する．ペンホールド式に把持し（図Ⅴ-74），切開の長さや，方向，深さなどの細かな加減ができるようにする．
(2) 膿瘍の中心部で壁が最も薄そうなところにメスの先端を刺入し壁を破る．その後，予定切開線を目標に前後に切開を広げる（図Ⅴ-75）．一部の書にはメスを膿瘍に突き立てたあと先端を跳ね上

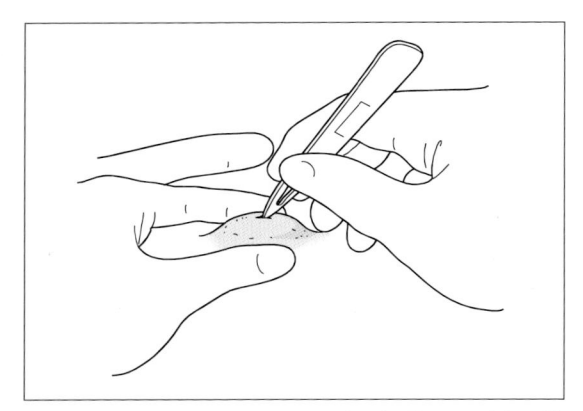

図V-74 メスをペンホールド式に把持し，刃先を膿瘍壁に刺入する．

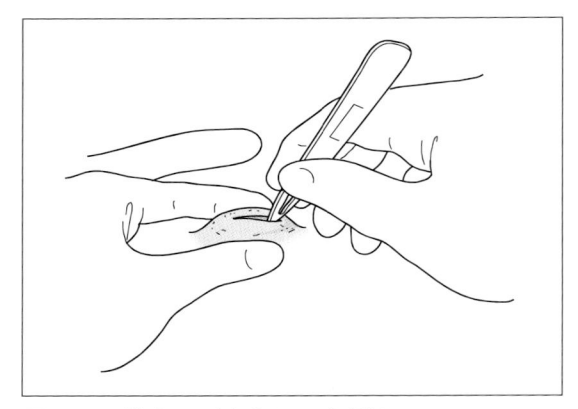

図V-75 膿瘍の辺縁近くまで切開する．

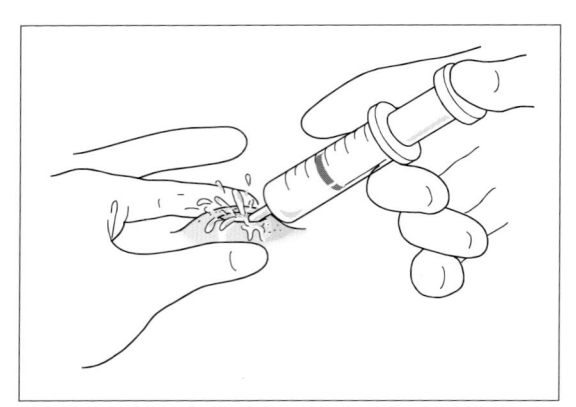

図V-76 生理食塩水を注射器で勢いよく注入し膿瘍腔を洗浄する．

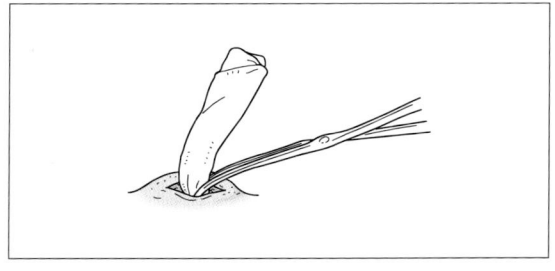

図V-77 コメガーゼ（ガーゼドレーン）を挿入する．

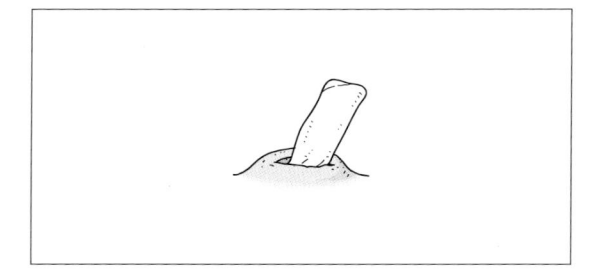

図V-78 コメガーゼを留置する．

げるような切開を勧めるものもあるが，十分に麻酔をし，かつ膿の噴出に備えていれば急ぐ必要はない．あくまでも丁寧に，また不意の出血に注意しながら慎重にメスを進めるべきである．

排膿

切開後，腔内の膿が綿球やガーゼで簡単に拭い取れるときは，強く擦らないように気をつけ可及的に除去する．膿が残る場合は生理食塩水で洗い流す．腔の大きさにより10～20 mlのシリンジを選ぶ．シリンジをそのまま使用するか，あるいは19 G程度の太めの注射針や静脈留置針を付けて，腔内に勢いよく注入する（図V-76）．膿を洗い出した後，少量の出血が続く場合は膿瘍腔内にガーゼを詰め，そのタンポナーデ効果により止血を図る．ただし適応はあくまでも圧迫で止血されそうな，いわゆるoozingと表現される滲み出すような出血の場合であって，勢いが強い場合には結紮や電気メスでの凝固などの通常の止血処置が必要なことはいうまでもない．出血がない場合には切開口が狭くならない程度にコメガーゼを詰める（図V-77，78）．出血や浸出液に備え厚めのガーゼを置く．

排膿後の処置

翌日以降のガーゼ交換でも，腔内に膿の貯留があれば生理食塩水で洗い流す．腔内を消毒する必要はない．ガーゼは膿のドレナージのためと，切開口が閉塞しないように留置するのが目的である．翌日以降も膿瘍腔内にガーゼがタンポンのように詰め込まれているケースを目にすることがあるが，このようにしてはドレナージ効果がなくなるばかりでなく，膿瘍腔の縮小化や肉芽増生の妨げにもなる．ドレナージとタンポナーデの違いを明確に区別すべきである．膿瘍腔の縮小に伴ってコメガーゼの大きさや挿入の深さを小さくしていく．健全な肉芽が増生し，膿が溜まらなくなった時点でコメガーゼの挿入を中止する．感染が治まりドレーンを挿入しなくなれば通常数日以内で創は閉鎖する．

14 皮膚縫合法

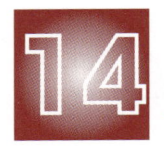

熊本大学大学院 侵襲制御医学　武田多一

　皮膚縫合は，創傷処置，生検や手術の閉創，チューブ管理など様々な機会に研修医が自ら行うことが求められている基本的臨床手技である．皮膚縫合ができるということは，縫合の適応を判断でき，準備を含めた縫合そのものができ，処置後管理や経過観察ができるということを意味している．最近は医学生の臨床実習前段階で縫合練習が行われており，卒後臨床研修医レベルでは縫合手技だけではなく前後の患者管理も含めて総合的に対応できることが求められる．

　ここでは外傷創に対する皮膚の縫合処置を主として解説する．

縫合処置の前に

■縫合の適応

　外傷患者への初期対応法について，全身外傷が疑われる場合には，主訴や外見上大きな損傷に目を奪われていると，隠れた致命的損傷や後遺症で問題となる損傷などを見逃すことがあるので注意を要する．まず声をかけてコミュニケーションを図り，返答がはっきりせず第一印象で重症と判断されれば詳しい局所診察よりも救命処置や生命維持を優先する．重症外傷ではABCD（Airway, Breathing, Circulation, Disability or Dysfunction of Central Nervous System）への対応が必要であり，次いで病歴確認，身体所見観察，情報整理と鑑別診断，補助検査，診断と治療方針決定，根本的治療，治療効果評価へと続く．全身状態の評価や蘇生をしている間は，皮膚の創傷はとりあえず清潔なガーゼで覆って圧迫止血しておく．

　軽症の外傷患者では互いに会話しながら診療を進め，患者の訴えや症状を基にして診療を続けることになる．例えば，包丁で指を切ったなどの小さな外傷では主訴に基づいて受傷局所の診療を進め縫合処置を考慮する．切創や裂創で縫合しなかった場合とした場合を比較すると，縫合したほうが速く治り感染や瘢痕形成を避けることが期待されるが，逆に縫合により汚染・異物・壊死などが原因となって感染や瘢痕形成を増悪させる可能性もある．

　一般に，きれいな創は一次的縫合閉鎖する（primary closure）．受傷後6～8時間以内で汚染が少なければ，消毒・洗浄・ブラッシング・デブリドマンで創をきれいにして一次的に縫合する．受傷後6～8時間経過した著しい汚染創で感染の危険があれば，創をきれいにして開放したまま湿性被覆（wet dressing）して4～8日後に感染が除去された後で二次的に遅延縫合する（delayed closure）．出血や感染の危険があるときは，ドレーンを留置して創を縫合閉鎖することもある．閉鎖できない大きな創には，一次的に植皮を行うか，著しい汚染創で感染の危険があれば創をきれいにして開放したまま湿性被覆し感染が除去された後で二次的に植皮を行う．受傷後6～8時間経過した著しい汚染創や，簡単に除去できない異物が混入した汚染創，組織の壊死を伴う挫滅創，創縁が不整な創では，デブリドマンを行い壊死組織・血腫・異物などを除去して汚ない創縁を健常部まで切除して縫合閉鎖する．その際，壊死していない主要な血管，神経，腱，脈管などは切除してはいけない．また，皮膚切開線を皮膚のしわ（wrinkle line）に沿っておいたり，眼瞼，尾翼，口唇などの解剖学的境界がずれないように配慮したりして醜形を残さないような配慮が求められる．

表V-6 創傷処置の準備物品

1. **ベッドサイドを整える**
   - 創処置は，外来診察室・処置室で行われることが多い
   - 手術室で全身麻酔下に行われることもある
   - 手術侵襲と麻酔による侵襲とのバランスを勘案して患者毎に検討する
   - 処置台やベッドの汚れを防ぐためにシートを敷き照明を用意する
   - 患者の状態を把握できる者や患者監視装置を用意する
   - 救急処置に必要な器具と薬剤を備えておく
   - 必要に応じて静脈路を確保しておく
2. **前投薬**
   - 鎮痛鎮静剤または全身麻酔
   - 抗菌薬処置前投与を考慮する
3. **術野周辺**
   - 術者のマスク・帽子
   - 照明，手台・枕・抑制帯など体位を固定するのに必要なもの
   - 処置台やベッドの汚れを防ぐシート
   - 廃棄物容器
4. **消毒・洗浄**
   - 消毒薬，綿球，ピンセット，ブラシ，吸引用カテーテル，吸引装置
     - 10% ポビドンヨード
     - 0.05% クロルヘキシジン
     - 0.025% 塩化ベンザルコニウム
     - 0.025% 塩化ベンゼトニウム
     - 2.5～3.5% 過酸化水素
     - 生理食塩液（損傷の程度に応じて20～40L使用することもある）
5. **術野と標準予防策**
   - 滅菌術衣，手袋，帽子，ゴーグル，エプロン
   - 滅菌シート，ガーゼ
6. **局所麻酔**
   - 局所麻酔薬：0.5～1% リドカイン注射液 10～20 ml など
   - 10～20 ml 注射器，18 G 針，23 G 針
7. **止血・縫合**
   - 電気メス・電気メス電源装置・対極板
   - メス（No. 10・11・15）および柄
   - 組織剪刀，有鉤ピンセット，無鉤ピンセット
   - ペアン鉗子，コッヘル鉗子
   - スキンフック，扁平筋鉤，開創器（小・中），ゾンデ，持針器（小・中），糸用剪刀
   - 縫合糸・針，ステイプラ
     - 6-0/5-0/4-0/3-0 針付ナイロン糸
     - 4-0/3-0/2-0/1-0 ナイロン糸
     - 3-0/2-0/1-0/1 絹糸
   - ガーゼ
8. **被覆・固定**
   - 湿性被覆（wet dressing）用薬剤
     - 生理食塩液
     - 0.05～0.2% アクリノール液
     - ワセリン基剤軟膏
     - 創傷被覆材
   - 滅菌スキンテープ
   - ガーゼ・包帯・絆創膏

■ インフォームドコンセント

創傷をどう治療するか話し合って患者や家族の納得と同意を得る．

多くの創傷は縫合せずに治癒せしめることが可能である．しかし，縫合したほうが速く治り感染や瘢痕形成などの合併症を避けることが期待できる場合には，それを説明して縫合処置を勧める．まず，創傷の状態を説明し，次いで医師として勧められる治療方針やその他の選択肢を提示して，それぞれの危険や利点（risk and benefit）を説明する．

また，既往歴やアレルギーなどの基本的患者情報も確認し，職業や社会的精神的背景にも配慮する．

処置にあたっては，あらかじめ手順を簡単に説明しておき，処置の過程でも声掛けを続けるようにする．

■ 抗菌薬全身投与

抗菌薬全身投与は，受傷後可及的速やかに行われることが望ましく，創処置前に投与されるべきである．抗菌薬としてグラム陽性球菌を目標にしてペニシリン系や第1世代セフェム系が選択されることが多いが，患者の合併疾患，受傷機転，汚染など創傷の状態，以前から投与されていた抗菌薬なども勘案する．

破傷風に対して沈降破傷風トキソイドや抗破傷風ヒト免疫グロブリンの適用を考慮する．

■ 縫合処置の準備

患者には排尿を済ませてリラックスさせ，椅子に座るかベッドに寝て処置に適した体位をとらせ，血液や消毒薬で着衣が汚れないように配慮する．抗菌薬静脈内投与や処置中全身状態変化に備えて静脈路確保や酸素投与も考える．処置室では

清潔，照明，温度，騒音などに配慮して処置に集中できる環境を整える．処置中に慌てて走ることがないように必要物品を処置室内やすぐ取れるところに準備しておく(表V-6)．医師や看護師の人員と時間を確保し，各自がポケットベルや院内PHSなどに配慮し，標準予防策(standard precaution)を考え手袋やマスクを用意する．

縫合処置の手順

■局所麻酔

縫合処置の前に，浸潤麻酔や神経ブロックなどによる局所麻酔を行うか，全身麻酔を考慮する．特に洗浄・ブラッシングなど痛みを伴う縫合前の処置を行うときにもあらかじめ十分に麻酔を効かせて行う．

局所麻酔薬として，リドカインが頻用されている．浸潤麻酔では，消毒して0.5〜1.0%のものを創周囲の皮内皮下に注射する(図V-79)．エピネフリン入りリドカイン液もあるが，手指など末梢組織血流障害の可能性がある部位では用いない．このエピネフリンは局所麻酔薬の吸収と全身分布を遅らせてリドカイン中毒を防ぐ目的で添加されているものであり，局所の止血を目的として用いるものではない．エピネフリンが急速に血管内に入って動悸や気分不良を呈することがあり，アレルギー反応も含めて患者の全身状態の観察を忘れてはならない．

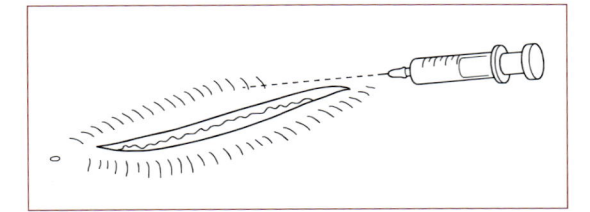

図V-79　浸潤麻酔
創から少し離れた皮膚から，創を囲むように麻酔薬を皮下注射する．

■消毒・洗浄・異物除去・デブリドマン

創周囲の消毒には10%ポビドンヨードや0.5%クロルヘキシジンなどが用いられる．健常部を含めて十分広く皮膚消毒して，清潔野を確保する．操作の邪魔になる剛毛はクリッパーで切除することもあるが，眉毛は温存する．剃刀による剃毛は皮膚を傷つけ感染の原因となる可能性があるので勧められない．

汚染されていない創では，創内の消毒は必ずしも必要でないが，創周囲の皮膚は消毒する．創内に消毒薬を適用するのは組織を傷めて壊死部分を増やし感染や瘢痕の原因となるので好ましくないが，汚染があればあえてポビドンヨードや過酸化水素などの消毒薬で洗浄することもある．しかし，汚染された創では多量の生理食塩液を灌流させながらブラシで細部まできれいにして異物や汚染を除去するほうが望ましい．組織に付着して洗浄やブラッシングで除去できない汚染は組織とともにデブリドマンし，血流が途絶えた壊死組織も切除する．創内異物として砂，ガラス片，ナイフ刃先，生物棘先などが代表的なものとして挙げられる．ゾンデで探ったり単純X線検査で同定したりして摘出する場合もあれば，周囲組織を含め大きく切除して除去することもある．

洗浄で創周囲が濡れたり汚染されたりした場合は，もう一度消毒し直し滅菌シートで創を囲んで清潔野を作り直す．創内をもう一度よく観察して異物や汚染がないか確認する．デブリドマンや皮弁形成術をする場合は，皮膚のしわ(wrinkle line：図V-80)や解剖学的境界を配慮して切開線を考える．

小さな出血は創を縫合閉鎖することにより圧迫止血する．細い動脈性出血を結紮止血したり電気メスで凝固止血したりすることもある．しかし，ある程度太い動脈からの出血では，結紮止血してそれより末梢は側副血行を期待するか，損傷部の血管壁を縫合して修復するか，結紮止血してバイパスによる血行再建術を行うべきかを判断しなければならず，専門医にコンサルテーションする必要がある．神経や腱の損傷でも専門医にコンサル

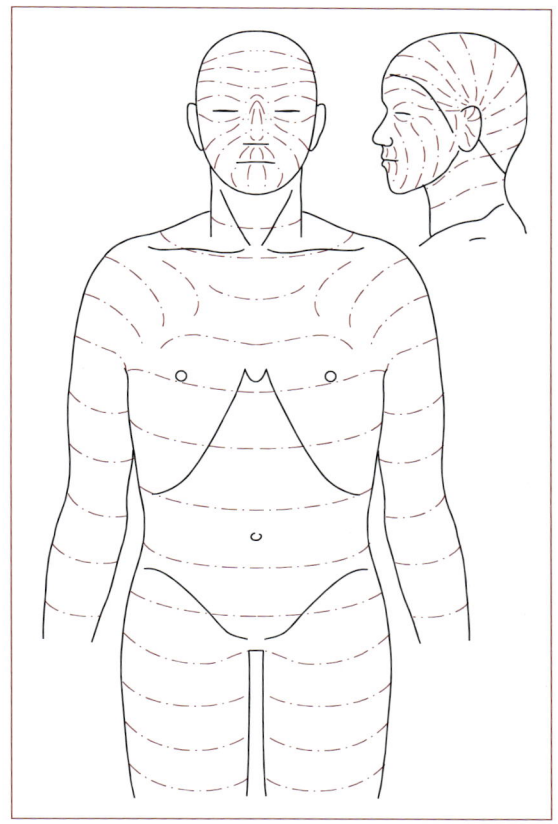

図 Ⅴ-80　皮膚のしわ（wrinkle line）
皮膚の wrinkle line に沿って切開をおくと後で瘢痕が目立たない．

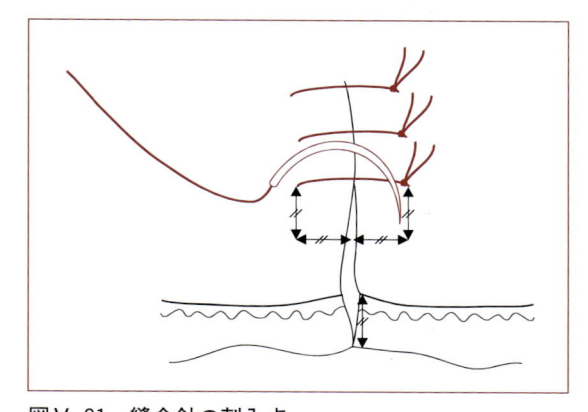

図 Ⅴ-81　縫合針の刺入点
創の深さ，創から刺入出点までの距離，隣の縫合糸との距離（〃）を同じにするときれいに縫合できる．

テーションするが，損傷の部位や程度によって，また施設によって外科，形成外科，整形外科，外傷外科など様々なチームが関連することを理解しておく必要がある．

■縫合

皮膚を把持するには鉤付きピンセットや短鋭鉤（skin hook）を用いる．無鉤ピンセットのほうが損傷させ難いように思うのは誤解であることが多い．弱い力で摑むことができて圧挫損傷が少ない有鉤ピンセットを選択するべきである．皮膚や組織を引っ張らなくても縫合できる場合には，あえてピンセットを使わないこともある．

縫合糸は，皮膚ではナイロン糸などの，組織反応が少なく瘢痕形成の少ない非吸収性のモノフィラメントの縫合糸が選択されることが多い．特に，瘢痕形成を避けたい顔面や手指では細いナイロン糸が頻用される．その他の部位では廉価で扱いやすい絹糸が用いられることも多いが，組織反応や感染による瘢痕形成に特に注意する．

針は，皮膚では彎角針が選択される．瘢痕形成を避けたい顔面や手指では針孔が小さく組織損傷の少ない糸付き針が用いられる．糸付き針を用いて縫合する場合は器械結びすることが多い．しかし，深い層を大きく縫合するには大きな針が必要であり，弾機針と切り糸を使って手結びすることが多い．針に合った先端の持針器でしっかりと把持する．

単純縫合の場合，創の深さ，創から刺入出点までの距離，隣の縫合糸との距離を同じにするときれいに縫合できる（図Ⅴ-81）．

縫合針は皮膚に対して垂直に刺入出させ，創に対して垂直に針を進める（図Ⅴ-82）．彎針であっても円を描くように運針するのではなく，針先を垂直に刺入させ，創の奥で水平に進め，皮膚に垂直に刺出させる．創の断面をよく観察しながら層と層を合わせるように針を運び，筋膜は筋膜と，皮下組織は皮下組織と，真皮は真皮とを適合させる．死腔を作らないためには創の深さに達するように大きく縫うか，埋没縫合をおく必要がある．この際，埋没糸が異物として感染増悪因子となったり皮膚から透見されたりする危険に注意する．大きく縫ってから真皮同士を合わせる方法として

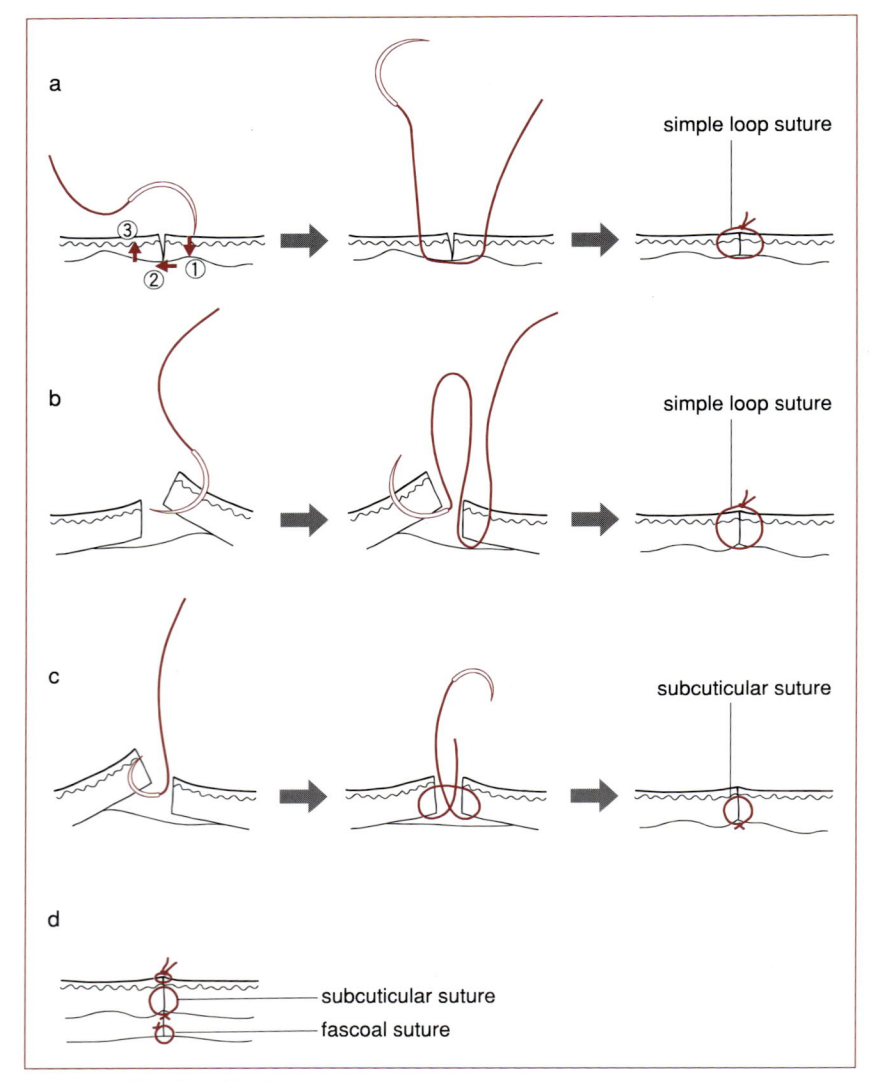

図V-82 縫合創の断面図
a：縫合針は皮膚に対して垂直に刺入し①，創底で水平に進め②，皮膚に対して垂直に刺出させる③．
b：皮膚に垂直に針を刺入出させるべく組織を有鉤ピンセットで持ち上げて縫合することもある．
c：皮下に死腔をつくらないために真皮層に埋没縫合をおくこともある．
d：筋膜，皮下組織，真皮，皮膚表面を互いに層を適合させながら多層縫合することもある．

垂直マットレス縫合が選択されることも多い(図V-83)．

　糸結びでは，創面の止血のためにある程度の強さは必要だが，強過ぎると阻血状態になるので加減が必要で，創傷周囲にはしばらくしてから浮腫が起こって血流障害になりやすいことにも留意する．糸目が刺入出部にあれば結びやすく見掛けもよいが，そのために不必要に組織が締め付けられないようにする．創縁が少し持ち上がるように縫合することが勧められることが多いが，顔面などであえて持ち上がらないように軽く結ぶこともある．層と層が合っていればよい．

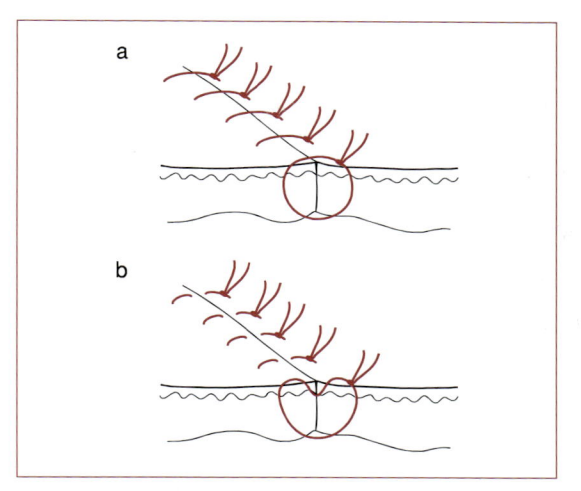

図Ⅴ-83　単純縫合と垂直マットレス縫合
a：単純縫合の概念図
b：垂直マットレス縫合の概念図

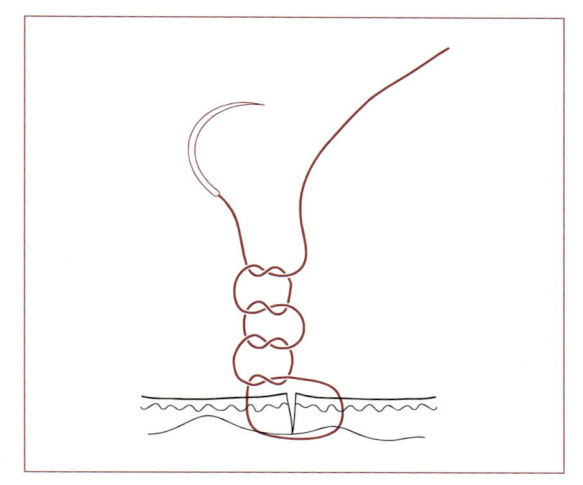

図Ⅴ-84　糸結び
糸結びは男結びで3回以上重ねる．

　糸結びは男結びで3回以上重ねることを原則とするが，解けやすいナイロン糸では4～5回結び目を重ねる（図Ⅴ-84）．結び目を重ねるときはしっかりと結び，解けないようにする．余った糸は創の深さと同じくらいの長さで切る．

■被覆

　縫合の後，消毒して被覆する．創がきれいに縫合閉鎖されていればガーゼや絆創膏による被覆は必ずしも必要でないが，局所の安静を維持したり着衣の汚れを防いだりするためにガーゼや創傷被覆材付き絆創膏などで被覆することが多い．また，縫合部の緊張を避けるために創を寄せるようにテープを貼ったり，創の湿潤環境を維持するために軟膏塗布して閉鎖療法としたりして瘢痕形成を少なくする工夫もある．一方，出血，浸出液，膿のドレナージを図る場合は，ガーゼ被覆が頻用される．解放創では軟膏，創傷被覆材，生理食塩液湿潤ガーゼなどを当てて wet dressing とする．ガーゼを絆創膏固定するときは，端がめくれないように固定する（図Ⅴ-85）．

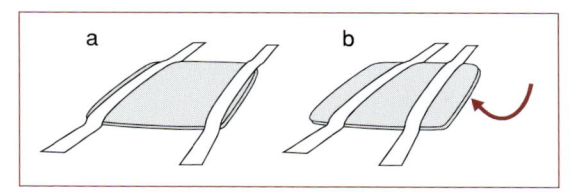

図Ⅴ-85　ガーゼ被覆
a：良い例．ガーゼを絆創膏固定するときはガーゼの端に絆創膏をあてる．
b：悪い例．絆創膏がガーゼの端にないと端がめくれて不潔になる．

縫合処置の後で

■経過観察

　縫合後，ドレーンが皮下に留置されていれば創を濡らすことを避けるように指導する．
　縫合により創がきれいに閉鎖されていれば，被覆や定期的消毒は必要ないことが多い．ただし，創からの出血で着衣が汚れたり，創や縫合糸が引っ掛かったりしないようにガーゼや包帯で被覆することも多い．また，創の状態を観察したり，感染や哆開するような兆候があれば早期に処置したりするための定期的な創観察を考慮する．

■抜糸

抜糸は縫合後7日目に行われることが多い．ただし，縫合糸の瘢痕を残したくない顔面創では5～6日目に早めに抜糸してテープを貼ったり，早めの抜糸を前提として皮下縫合や皮内縫合をおいたりすることが多い．創が開くような緊張が掛かる関節部などでは8～10日目まで抜糸を待つこともあるが，糸の跡が瘢痕となることがあるので注意を要する．

抜糸の際は，創を消毒して糸を切って抜く．具体的な手順は各施設での方法に従うことが勧められる．

創の消毒方法，糸を切る位置，糸を引っ張る方向など様々な方法が提示されているが，どれが最良かの根拠（evidence）に乏しい．抜糸後24時間は創を濡らさないように勧めることも多いが，抜糸後に風呂に入って感染が増加したという研究結果もはっきりしない．

■創感染

創感染の兆候として，創傷周囲の発赤・腫脹・疼痛・熱感・浸出液や膿流出などの局所兆候と，発熱・疲労感・末梢血白血球数増加・血清CRP値上昇などの全身兆候がある．蜂窩織炎では抗菌薬全身投与が行われるが，混合感染の可能性も考えて破傷風や嫌気性菌感染に注意する．

皮下膿瘍形成があれば切開排膿ドレナージを行い，縫合創内に膿貯留があれば早めに抜糸して創を解放する．その際，感染の誘因となる創内異物や壊死組織が残されていないかどうかを再確認する．皮膚切開線は，なるべく皮膚のしわ（wrinkle line）に沿って，皮膚に垂直におく．排膿のための切開創は，汚染創であり再感染の危険があるので，創をきれいにして開放したままドレーンをおき，肉芽による創の閉鎖を待つか，感染が除去された後で二次的に遅延縫合する．

■瘢痕

創縫合の後，瘢痕形成は創傷治癒の過程で避けえないものではあるが，なるべく目立たないように努力することが求められる．

最初の創傷処置の段階で創閉鎖を優先するべきなのか瘢痕形成予防を優先するべきかをあらかじめ判断しておくことが望まれる．もし醜悪な瘢痕形成が問題となりそうな創傷であれば，デブリドマンの工夫，皮弁形成術，縫合方法の配慮などで瘢痕予防を試みることも考えられる．創閉鎖までの時間がある程度かかっても形成外科にコンサルテーションすべき場合もある．止血や創閉鎖が優先される場合は，とりあえずの縫合処置の後，数カ月してから形成外科で瘢痕創形成術を考えることもある．

一般に創に緊張が掛かると瘢痕が大きくなりやすい．瘢痕が問題となる顔面創の縫合では，皮下や皮内縫合で皮膚の緊張を避けるように工夫したり，皮膚縫合後にテープを貼って皮膚を寄せるようにしたりすることを考える．また，創感染も瘢痕形成の主な原因となるため，創縫合前の洗浄・デブリドマン・異物除去を徹底したり，確実な止血や死腔を残さない縫合をしたりして感染予防に配慮する．

15 創傷の処置

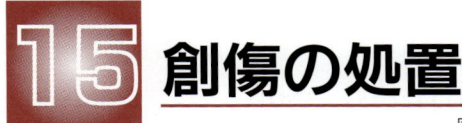

国立病院機構呉医療センター 救命救急センター　**宮加谷靖介**

創傷の種類

　創とは，外力や刺激により正常組織に変化が生じ体表面組織の連続性が破壊された状態のことである．一方，傷とは，外力や刺激で組織に生じた異常な状態のことである．よって，皮膚に創のない打撲や捻挫などは傷に含まれる．本項では，救急外来でよく遭遇する創傷の基本的な処置とその際の注意点について述べることとする．

■創傷の分類

1）創傷を生じさせる原因
　①物理的な外力，②化学物質，③温熱・寒冷，④電撃・電流，⑤放射線，などが挙げられる．原因も多く，さらにその強弱により組織障害は壊死から非常に軽度なものまで多岐にわたる．

2）創傷の種類
　創傷の種類は，大きく①切創，②挫創，③刺創，④割創，⑤裂創，⑥咬創，⑦銃創，⑧爆創，⑨擦過傷，⑩掻傷，に分けられる．

■非開放性損傷

　創傷の中で，皮膚の連続性が保持されていて皮下の組織・臓器に障害をきたしているものを，非開放性損傷と呼ぶ．外力の作用面積や方向およびその作用部位の解剖学的特徴から皮膚の連続性を保ったままで生じる．皮膚に創がないことから受傷直後から感染することはないが，正常とは異なる状態に組織臓器が陥っているため後日血行不良などから感染を生じることがある．
　①皮下血腫，②皮下気腫，③筋，筋膜，腱，血管，神経の断裂，④内臓破裂，⑤脳挫傷，⑥非開放性骨折，などが挙げられる．

創傷処置の前処置

　救急外来では，非観血型血圧計・心電図モニター・酸素飽和度モニターは最低限装着し，意識レベル，バイタルサインをチェックする．創傷が一見して大きく出血量も多いことが予測される場合，細胞外液補充液にて点滴を開始する．長管骨や骨盤の骨折では，骨折周囲での内出血も多く創傷の処置中にショックに陥ることがあり注意する．簡単に内出血の程度を推定する指標として成人の手拳が400 ml程度であることを利用する．
　創傷の評価では，異物の混入や創傷により神経・血管・実質臓器に損傷が及んでいるか考慮する．創傷内の異物の有無を検索するため，創部のX線写真を撮影する．創傷部より末梢側に阻血による症状を認める場合，直接的な血管損傷か，創傷部の閉鎖腔内血腫が血管を圧排することにより生じる血流障害を意味する．末梢側の運動障害や感覚障害が認められる場合，神経損傷が疑われる．また，救急外来で超音波検査を行い血胸・腹腔内出血・心タンポナーデの検索を行うことが重要である(Focused Assessment with Sonography for Trauma；FAST)．複雑な損傷が疑われる場合，必ず上級医に連絡し指示を仰ぐことが重要である．
　これらの検索の結果を踏まえ，創傷が外来にて処置の可能なものか，広範囲degloving injuryのように手術室にて全身麻酔下にしっかりとした洗浄，処置が必要であるものかを判断する．また，創部より動脈性出血が認められる場合，圧迫止血(137頁参照)を行い，その後，止血鉗子を用いた止血か，小動脈であれば結紮止血を行う．広範囲

な頭皮の挫創ではその部位からの出血でショックに陥ることがある．

生命に危険を及ぼす恐れのある外傷が超音波検査(FAST)・CT検査などで診断された場合，輸血，手術，IVR(interventional radiology)などの準備を進めながら創傷処置を行うことになる．

処置の前に，気管支喘息，薬物アレルギー，糖尿病，高血圧症などの罹患歴，局所麻酔剤の使用歴(抜歯の経験など)を聴取する．小さな創傷の外来処置も手術に含まれることから承諾書が必要になる．

局所麻酔(139頁参照)を施行後，創傷部に体毛が掛かる場合，創縁より1cm以上の範囲を剃毛する．創縁皮膚の洗浄を洗浄剤とブラシなどで行った後に創傷内を生理食塩水で洗浄する．創の大きさや汚染の程度で100 mlから1～2ℓ程度洗浄する．土などで汚染が著しい場合，過酸化水素液を混じた生理食塩水(5%以下)で洗浄するが，過酸化水素に組織障害性があることから，洗浄の最後に通常の生理食塩水で過酸化水素を洗い流すことが肝要である．洗浄の際には，処置台，ベッド，ストレッチャーおよび床を洗浄水で汚染しないように注意する．

清潔ガーゼで清拭後，1%ポビドンヨード液などで消毒し清潔な覆布をかけ清潔野を作る．

創傷処置

創傷処置の基本は，組織損傷の程度と広がりを検索し，損傷や汚染されている組織の切除，創内の異物除去，止血操作および可能な限り受傷前の状態への回復である．

創傷の観察の中で注意することは，小さい創傷でもある程度の深さがある場合，創をメスにて延長し創の深部を観察できるようにすることである．特に刺創や杙創の場合，筋膜や筋組織に大きな損傷が隠されていることがあり，創の延長を躊躇してはならない．創の延長後，深部に汚染や壊死組織が現れれば洗浄・消毒を行う．創の延長を行わず不十分な観察で処置した場合，創延長を行った侵襲以上のダメージが感染により創下の組織にもたらされることを忘れてはならない．

■デブリドマン

壊死組織や汚染された組織の切除は，鉤付きピンセットとメスで行う．デブリドマンでは，壊死した組織は切除時に出血がなく，生きている組織では出血があるため，切除面から出血がみられる部分まで切除することがポイントである．壊死部分が筋肉や筋膜など大きい場合には，クーパーなどを用いる．図V-86にデブリドマンを示す．

皮膚切除は，皮膚に余裕があり損傷の範囲が広い場合，感染を生じさせる可能性の高い部分を切除することが基本となる．一方，損傷の範囲が狭い場合，創縁から2～3 mmの幅で皮膚切除を行う．

問題は広範囲にわたって皮膚が損傷されているが挫滅がない場合である．このようなケースでは，皮膚を圧迫し皮膚の色調の回復具合でそのviabilityを推測する．1～2秒で回復する場合には，損傷皮膚を洗浄・消毒し，創縁を狭い範囲で切除して皮膚縫合を行う．

また，創傷で皮膚が皮下組織とともに島状に遊離している場合，そのまま縫合すると血流障害に

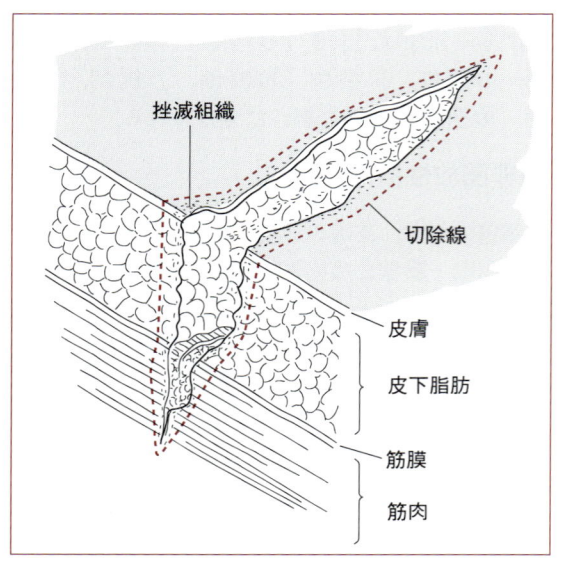

図V-86 デブリドマン

より大きな壊死組織の塊が生じ膿瘍を生じさせる．よって，この場合，遊離組織塊を切除し，皮下組織を縫縮して皮膚欠損部を縮小させる．次に，切除した組織塊から皮膚を切離して皮下組織を除去した後に皮膚欠損部にトリミング後，全層植皮を行う．やむなく汚染された損傷皮膚を残さなくてはならない場合，壊死した皮膚は感染を生じやすいため，その場では皮膚縫合を行わず，48時間程度観察した後に皮膚壊死や感染のないことを確認して縫合する（delayed primary suture）．

皮下脂肪は，血管が乏しく外力により阻血を生じやすい組織である．よって，黄色の正常脂肪層が現われるまでしっかりと切除することが重要である．

筋膜は，破損していたりささくれ立っている場合，健常部を 3〜5 mm 含めて切除する．創の底部に筋膜が観察され表面に内出血が認められる場合，筋膜を 1 cm 程度，ペアンなどで割いて筋肉を観察し，筋挫傷・筋肉内出血の有無を調べる．

筋肉は，壊死した部分や血流の乏しい部分は細菌培地になりやすく，特にガス壊疽菌の増殖に要注意である．壊死した筋肉は，暗赤色でささくれ立っている．健常な筋肉は鮮紅色で，摂子で摑むと収縮し，切開すると出血する．筋組織では特に損傷部分が壊死に陥ると，感染を生じ広範囲な筋組織を犠牲にするのみならず破傷風やガス壊疽を発症することを忘れてはならない．

血腫は，内部に血流がないため細菌培地になる．よって，可能な限り吸引除去することが重要である．また，創閉鎖後の後出血に備えペンローズドレーンなどを留置し血液の排出に努める．

■異物除去

創傷の評価で撮影した X 線写真に異物が認められる場合，局所麻酔後の創洗浄の際に除去する．異物が簡単に見つからないこともあり，そのような際には X 線透視装置下で異物除去を行う．透視下に創部よりペアンなどを挿入し異物まで誘導する．この際，3 次元的に評価することが必要である．異物まで達すればペアンで保持して除去する．透視装置が必要な異物の場合，迷入路が組織などで閉ざされていることがあり，後に洗浄などができなくなる可能性があるため，除去直後に生理食塩水で洗浄することが肝要である．

■止血操作

創切除を的確に行うと当然出血を生じる．多くの場合，ガーゼなどによる圧迫で止血するが，小動脈の出血や太い静脈の出血では止血操作を必要とする．出血点をモスキート鉗子などで保持止血し，吸収糸で結紮止血を行う．救急外来にて電気メスが使用可能であれば，直接出血点を凝固モードで処理する．また，鉗子などで出血点を保持した後に鉗子に電気メスを凝固モードで当てて処理することも可能である．

■創縫合

創縫合では，損傷した筋肉・筋膜・脂肪織・真皮を層-層に吸収糸にて縫合する．この際，創内にできるだけ死腔を作らないように深部の組織を一部すくって縫合するよう注意する．血液の滲出が続いている場合や死腔が生じるような場合，創内にペンローズドレーンなどを留置する．

顔面などの創の場合，創の治癒後に張力が働き瘢痕が拡大することがある．部位により皮下縫合を細いナイロン糸で行う必要がある．詳細は皮膚縫合法（146 頁）を参照．

創傷処置時の注意点

■新鮮創と陳旧創

外力による創傷の場合，受傷時に創内に細菌などが混入していることが多く，時間経過とともに細菌は増殖し損傷組織内に侵入していく．受傷後早期に来院した場合には組織内への侵入が進行しておらず，創内の消毒・洗浄・デブリドマンにてほぼ清潔な創として処置が可能となる．受傷から 24 時間以上経過している汚染創の場合，消毒・洗浄・デブリドマンを行っても細菌がすでに損傷組織内に侵入しているため処置後創感染を生じる

ことが多い．よって，陳旧創の場合，創切除などの処置後に縫合を行わずに数日経過観察することが必要になる．2～3日後に，創部が清潔でピンク色を呈し乾燥気味で膿や壊死組織を認めず，薄いフィブリンの析出した健康肉芽が生じていれば，縫合可能である（delayed primary closure）．逆に，創部に壊死組織や膿を認め，浮腫状で発赤が強い場合，壊死組織の除去や創部の洗浄を行い感染のコントロールに努め縫合を延期する（secondary closure）．

■処置を行う際に意識する特殊感染症

1) 破傷風

土壌，粉塵中に存在する嫌気性グラム陽性桿菌である破傷風菌（*Clostridium tetani*）が局所に感染し，そこで産生された菌体外毒素であるtetanospasminが神経に作用することによって生じる．通常6～14日の潜伏期を経て1～2日間の前駆症状（全身倦怠感，肩こり，受傷肢の異和感や緊張感）の訴えを経て，痙笑，牙関緊急，開口障害，項部硬直などの症状で発症する．通常1～4週間，後弓反張（opisthtonus），真直緊張（orthotonus），前屈緊張（emprosthotonus），呼吸停止，窒息，交感神経過緊張（sympathetic overactivity），全身けいれんを認める極期があり，死亡率の高い感染症である．

本感染症は五類感染症で，感染症法に基づく保健所への届出が必要な疾患である．平成14年度に全国で107例報告されている．破傷風毒素（tetanospasmin）は，分子量150,000のポリペプチドで，シナプス小胞の膜を構成する蛋白であるsynaptobrevinを特異的に分解し，神経末端での神経伝達物質の放出を阻害する特異的な蛋白分解酵素であると考えられている．

破傷風トキソイドは，この毒素全分子で1968年に接種が開始された．それ以前に出生した人は，ほとんどが非免疫患者であると考えるべきである．作用機序は，抗原接種により抗原抗体反応を惹起させ発症を防止するもので（能動免疫），接種後から効果発現まで数日の期間を要する．また，トキソイド投与によるアナフィラキシー反応の報告はほとんどないが，最終能動免疫投与から4～5年で効果が薄れる特徴を持つ．

破傷風免疫ヒトグロブリンは破傷風毒素に対する免疫グロブリンである．直接抗体を静脈注射し生体の抗体価を高める受動免疫で，血中抗体価の上昇は瞬時になされ，効果発現までの時間的要素は全く考慮する必要がない．本製剤はヒトグロブリンであり投与後の副作用の報告もほとんどない（投与に際し血液製剤の投与に関して承諾書が必要となる）．

現在，破傷風トキソイドの定期予防接種は生後3カ月から90カ月の間にDPT（3種混合ワクチン；ジフテリア Diphtheria，百日咳 Pertussis，破傷風 Tetanus）として3回接種され，その後12～18カ月後に追加接種されている．さらに11歳から12歳の間にDTとして1回接種されている．

しかし，小児の破傷風トキソイド接種は任意であることから，親が接種の有無を知らないことも多く，注意を要する．任意接種を受けていても，その有効期間は17歳頃までである．

以上のことから，汚染創を処置する場合，的確な処置とともに破傷風トキソイド・破傷風免疫ヒトグロブリンを投与して，破傷風の発生を防がなくてはならない．これらの投与の指標を表V-7に示す．

2) ガス壊疽

ガス壊疽は，ガス産生菌 Clostridium 属が感染し，皮下・筋肉組織内の嫌気的条件下でガスを産生しながら増殖して毒素により組織を破壊していく感染症である．Clostridium 属は，土壌・消化管内の常在菌であり，外傷のみならず消化管手術後にも発症する．本症の発生は約半数がウェルシュ菌（*Clostridium perfringens*）によるが，他のClostridium 属や最近非Clostridium 属による発症が増えている．発症の条件としては，①創内に挫滅された筋組織の残存，②創切除が不十分で血流の低下した組織が残存，③異物の残存，④死腔が形成されていること，など嫌気的環境を生み出す要因と免疫不全状態の関与が考えられ

表V-7　破傷風トキソイドと破傷風毒素免疫ヒトグロブリンの投与のガイドライン

過去のトキソイド接種		清潔な小外傷		その他の外傷	
回数	最終接種からの年数	トキソイド	グロブリン	トキソイド	グロブリン
3回以上	5年未満	不要	不要	不要	不要
3回以上	5年以上	要	不要	要	不要
2回未満 不明	—	要	不要	要	要

ている．

本症の発症防止には，破傷風のような日常診療で使用できる能動免疫・受動免疫療法はなく，創の的確な処置が唯一の対策である．特に，糖尿病などの罹患者では創傷処置の際に本感染症の発生機序に留意して施行することが重要である．

■抗生剤と鎮痛剤の投与

薬物投与の際には，薬物アレルギーの有無，気管支喘息，糖尿病，高血圧症，肝腎機能障害，内分泌疾患，消化性潰瘍などの既往について聴取する．既往症によっては，抗生剤，鎮痛剤の投与を差し控える．非ステロイド系消炎剤は，胃痛，嘔気，胸焼けなど消化器症状と気管支喘息の増悪をもたらすことがあり注意する．

創傷の汚染が少ない場合にはセファロスポリン系やペニシリン系抗生剤を1～2日間経口で，汚染が著しい場合には，2～3日間，上記抗生剤を点滴静脈注射にて投与されることが多いが，いずれも明確なエビデンスはない．

■創閉鎖後に感染が生じた場合

創感染を発生させないとの気構えで細心の注意を払い，異物除去・創洗浄・デブリドマンを施行し創の清浄化に努めることが基本である．しかし，創が完全に除菌され難いこと，創周囲の打撲などで血流低下していること，および糖尿病やステロイド投与など基礎疾患による易感染性のある患者では，不幸にして創感染が生じることがある．よって創閉鎖後も経日的な観察が必要である．創の腫脹・発赤が増強したり患者が痛みを訴える場合，感染を生じている可能性が高い．創より排膿を認めれば確実である．創感染を確認したら部分的な感染であるか創全体に感染が波及しているかを評価して対処すべきであるが，多くの場合，創全体に波及している．よって，筋膜・脂肪織・真皮縫合などの層-層縫合糸をすべて除去して洗浄・消毒後，創を開放にすべきである．一部皮膚などの癒合が認められていても縫合後数日であれば，簡単に離断可能である．

数日間の消毒洗浄を行い，肉芽組織の増生が創内全面から認められ膿の排出がなくなれば，肉芽組織を搔爬して再縫合を行う．

16 包帯法・副子固定法

兵庫県立西宮病院 救急医療センター　鴻野公伸

包帯法

■目的/適応

a) 創傷の被覆・保護
　創傷や手術創の創面を覆い，接触などによる刺激を避け，感染を予防し，創面からの滲出液や膿を吸収する．

b) 支持
　局所の安静を保ち，ドレーンや貼付した薬剤を支持固定する．

c) 固定
　骨折や手術部位，患部を固定し安静を保つ．

d) 圧迫
　止血，浮腫のコントロール，ヘルニアの保護および予防．

e) 牽引
　骨折部を伸展して整復する．

■包帯の種類と特徴

　包帯は目的に応じて適切に用いれば，大変便利で治療に有効である．

a) 巻軸帯
- 綿包帯：伸縮性がなく，うまく巻くには熟練を要する．
- 伸縮包帯：伸縮性があり，関節部分や太さの違う部位でも簡単に巻ける．
- 弾性包帯：伸縮性があり生地が厚く，患部の圧迫固定が可能である．

b) ネット包帯
　網状で伸縮性があり，頭部や関節部分など巻軸帯では固定が困難な部位に用いる．

c) 三角巾
　60〜120 cm 四方の正方形の布を対角線で2分したもので，主に上肢の外傷の安静や固定に用いる．

d) その他
　腹帯，T字帯，眼帯など．

■包帯の巻き方と特徴（図V-87）

a) 環行帯
　同一部位を重ねて巻く．包帯がずれにくいため，巻き始めと終わりに用いる．

b) らせん帯
　はじめに巻いた環行帯を少しずつずらしながら，包帯の幅の2/3程度を重ねるようにらせん状に末梢から巻く方法．

c) 折転帯
　包帯を少しずつ重ねて途中で折り返しながら巻く方法で，前腕，下腿，大腿など，巻き始めと終わりの太さが違う部位を巻くときに用いる．

d) 麦穂帯（ばくすいたい）
　関節の伸側で交差させるように巻く方法で，肩，股，手，足関節などに用いる．

e) 亀甲帯
　関節の屈側で交差させるように巻く方法で，肘，膝関節や踵部などに用いる．

f) 反覆帯
　先端を覆うような形で包帯を数回折り返し，この上にらせん帯を加えて巻く方法で，頭部や四肢の先端に用いる．

■包帯法の原則

(1) 環行帯で始め環行帯で終わることで，包帯のずれを防ぐ．
(2) 末梢から中枢へ向かって巻く．
(3) きつすぎず，ゆるすぎず，素早く転がすよう

16. 包帯法・副子固定法

a) 環行帯
① 帯尾を中枢側に出す
② 出した部分を折り返して同じところを巻く

b) らせん帯

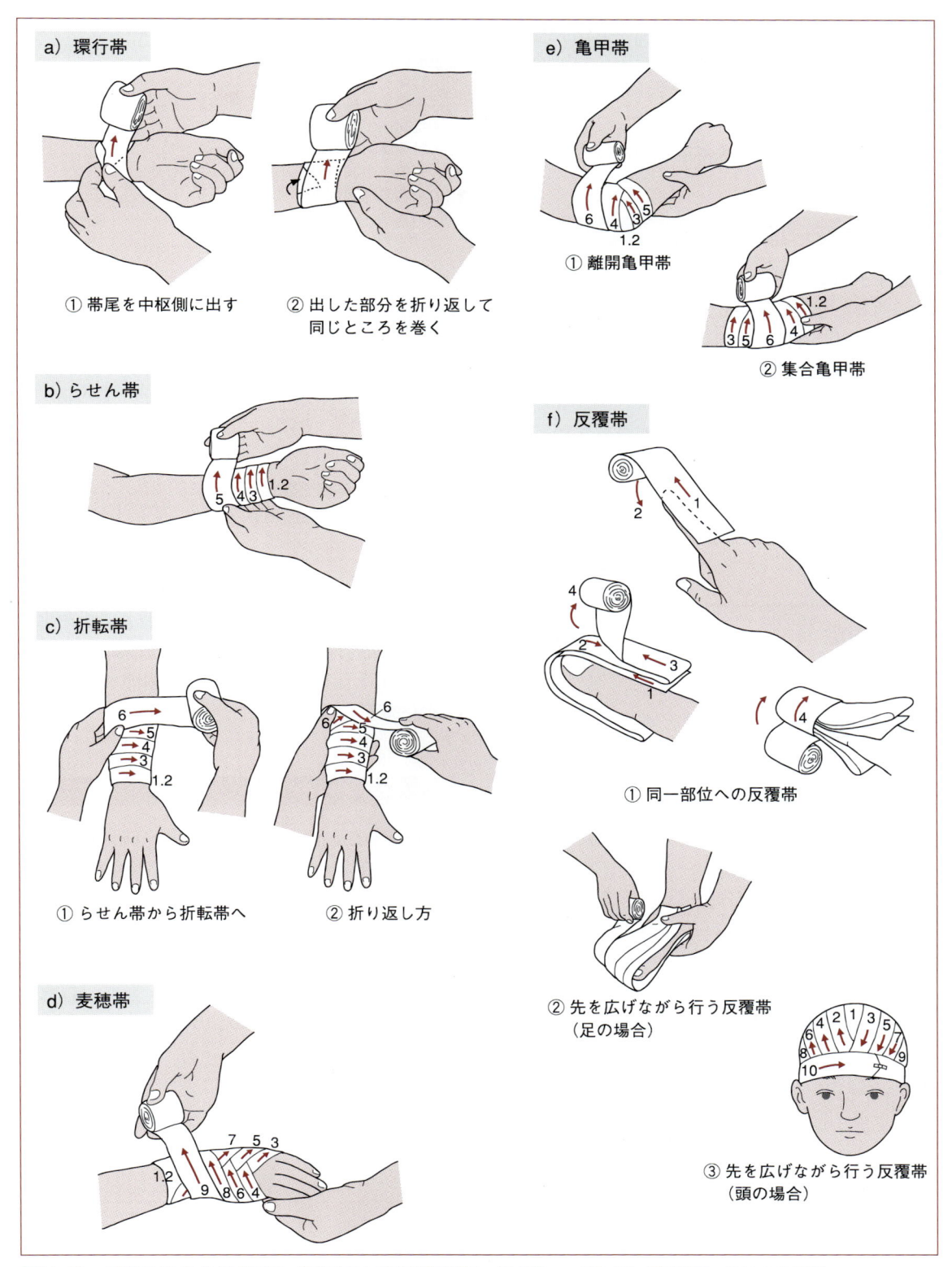

c) 折転帯
① らせん帯から折転帯へ
② 折り返し方

d) 麦穂帯

e) 亀甲帯
① 離開亀甲帯
② 集合亀甲帯

f) 反覆帯
① 同一部位への反覆帯
② 先を広げながら行う反覆帯（足の場合）
③ 先を広げながら行う反覆帯（頭の場合）

図Ⅴ-87　包帯の巻き方(氏家幸子，阿曽洋子：基礎看護技術Ⅱ，第5版．pp 127-132，医学書院，2000 より転載)

に体表面に合わせて巻く．
(4) 患部を保護し安静を保つ．
(5) 関節は良肢位で巻くことで，変形を予防し疼痛を軽減する．
(6) 包帯の結び目は創傷部直上を避ける．

ピットフォール

- **感染予防**：創傷に接するガーゼなど包帯材料は滅菌したものを使用し，その上に巻く包帯は清潔で乾燥したものを用いる．
- **循環障害・神経麻痺の予防**：打撲や骨折部は後で腫脹するので，包帯を強く巻き過ぎると循環障害や神経麻痺をきたす恐れがあるため，余裕を持たせて巻き，異常があれば躊躇せず巻き直す．循環障害や知覚異常を早期に発見するため，末梢部は可能な限り露出させる．

表V-8 四肢関節の良肢位（機能的肢位）

- 肩関節：70°前外方挙上位
- 肘関節：90°屈曲位
- 手関節：軽度背屈・回内外中間位
- 指関節：30°屈曲位
- 股関節：30°屈曲・軽度外転位
- 膝関節：30°屈曲位
- 足関節：底背屈中間位

(注)良肢位とは長期間の固定を余儀なくされても，関節機能の障害を最小限にとどめる肢位．

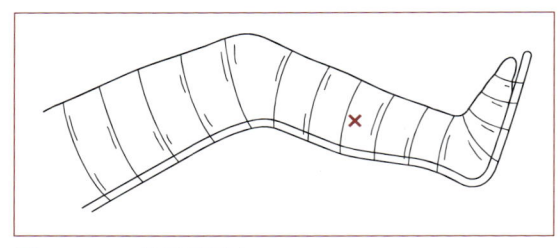

図V-88 下肢副子固定
損傷部（×印）をはさむ近位，遠位の2関節固定を原則とする．

副子固定

■目的/適応

骨折や脱臼がうまく整復できた場合，転位を防止したり異常可動性による疼痛の軽減や血管，神経損傷など二次的損傷を予防する．また，小児骨折の外固定や患者搬送時の一次固定，術前・術後の安静保持の目的で行う．

■手順

固定の原則は四肢の良肢位（表V-8）で，副子を用いて固定する場合は，損傷部の近位，遠位の2関節を含め固定する．ただし，大腿骨骨折や上腕骨骨折の場合は近位側は股関節，肩関節，遠位側は膝関節と足関節，肘関節と手関節を固定する（図V-88）．

ピットフォール

- compartment syndromeなど局所の腫脹による合併症に注意する．また長時間の同肢位固定による神経麻痺，褥瘡，関節拘縮などに注意する．
- 少なくとも1日に1回は包帯を巻き替え，圧迫を解除するとともに，局所を注意深く観察する．

17 ドレーン・チューブの管理

岡山大学大学院 救急医学　田中礼一郎

ドレーンとは

体内に貯留した血液，滲出液，漏出液，消化液，髄液，膿などを体外へ誘導し，排除することをドレナージと呼び，その目的に使用される管のことをドレーンあるいはチューブという．チューブは広義では管状のものをすべて含める（例：挿管チューブなど）．代表的なものとしては，開腹手術の際に挿入する腹腔ドレーン，開胸手術の際に挿入する胸腔ドレーン，開頭手術の際に挿入する脳室ドレーンなどがある．この項では胸腹部のドレナージに用いられるドレーン・チューブの挿入・管理を中心に述べる．

■目的別の分類

1) 治療的ドレーン therapeutic drain

縫合不全による消化液の腹腔内貯留や体腔内の膿瘍に対して，その貯留液を体外に排除し，必要の際はその管を使って洗浄を行う，治療としてのドレーン．

2) 情報ドレーン information drain

手術後の出血や胃液・腸液・膵液・胆汁などの漏出の有無とその量をいち早く察知し，その後の治療方針に生かすための，情報源としてのドレーン．

3) 予防的ドレーン prophylactic drain

汚染創や死腔を形成しやすい創の場合に，滲出液の体外への排液を促し，炎症を抑え，膿瘍形成を予防する目的で留置するドレーン．

■形状・材質による分類

1) フィルム型（シート型）ドレーン（図V-89）

薄く柔らかい材質で，かつ表面が波形の形状をしているため，折りたたまれて表面同士が接した際に細管腔が形成され，それによる毛細管現象を利用して排液するもの．漿液性の滲出液の排出に優れているが，凝血塊や膿汁の排出には適さない．おもに情報ドレーンとして使用される．ペンローズドレーンやシガレットドレーンなどがある．

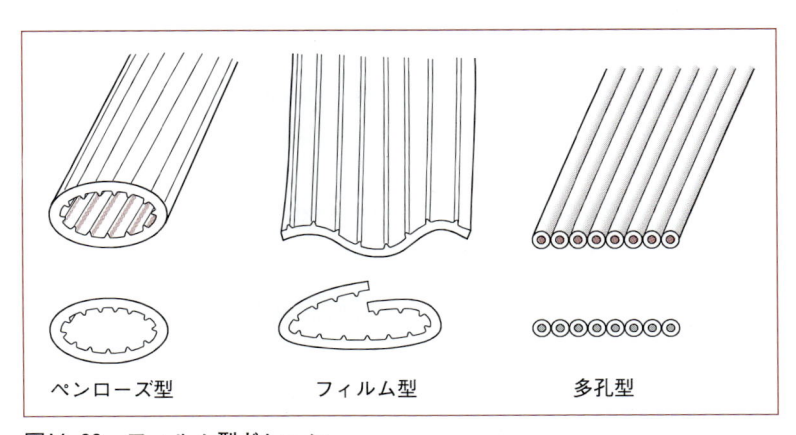

図V-89　フィルム型ドレーン

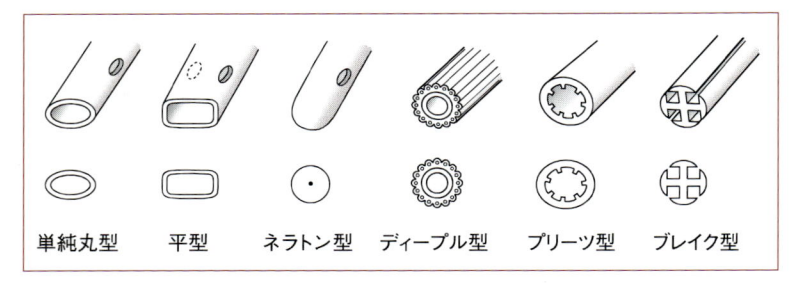

図V-90　チューブ型ドレーン

2) チューブ型ドレーン（図V-90）

シリコン製のものが，その硬度から内腔の開存性に優れており，膿汁や血液，凝血塊や壊死組織を含む滲出液などの粘稠な液体の排出に適している．また生体への組織反応の低さから予防的あるいは治療的ドレーンとして用いられることが多い．代表的なものとしてはデュープルドレーン，プリーツドレーン，トロッカードレーンなどがある．

3) サンプドレーン（図V-91）

本管の管壁に細い副管を有する2腔あるいは3腔の管状構造となっており，副管より外気が導入されることによって，周囲組織が吸引されて本管の側孔に食い込むのを防止している．洗浄に適しており，膿瘍形成などの症例で使用する．

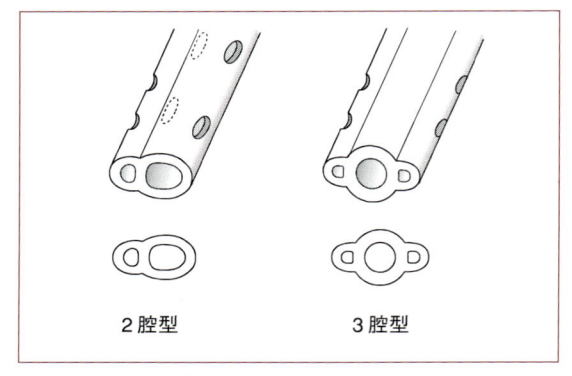

図V-91　サンプドレーン

■ドレナージの方式

1) passive ドレナージ

自然の圧差や重力，overflow によって排液を図る．ドレーンの外口部が開放されている開放式ドレナージ（open drainage）とバッグに連結している閉鎖式ドレナージ（closed drainage）の2つに大別される．情報ドレーンとしては開放式ドレナージが多用されるが，逆行性感染の恐れが高いため，ドレッシングにも注意が必要であり，挿入後48時間以内に抜去することが望ましい．

2) active ドレナージ

ドレナージ回路を閉鎖系として陰圧をかけて持続的に吸引が行われる閉鎖式ドレナージ（closed suction drainage）とサンプドレーン（sump drainage）に代表される外気の流入がある半閉鎖式ドレナージ（semi-closed drainage）とに大別される．前者は死腔形成を防止し，組織接着を促進するため，死腔形成が必発の術後や陰圧管理が必要な胸腔ドレナージなどに多用される．排液の量や性状の正確なチェックが可能でドレッシングの手間も省略できる利点がある．後者は外気の流入により排管内の流れが効率的であり，closed suction drain に比べ周囲組織の吸い込みによるドレーン先端の閉塞が起こりにくく，多量の腸液のドレナージなどに適している．また，これらは passive ドレナージとしても利用できる．

救急領域でのドレーン挿入

救急領域において高頻度に施行されるドレーン挿入項目を表V-9に示す．救急領域では表のよ

表V-9 救急領域でのドレナージ

1) 中枢神経系・頸部
   脳室ドレナージ，脳槽ドレナージ，脊髄ドレナージ，頸部(膿瘍)ドレナージ
2) 胸部
   胸腔ドレナージ，心嚢ドレナージ，剣状突起下心嚢切開ドレナージ，縦隔ドレナージ
3) 腹部
   腹腔穿刺ドレナージ，ENBD，PTCD，PTGBD，急性膵炎の腹腔ドレナージ
4) 泌尿器系
   膀胱穿刺ドレナージ，膀胱瘻・腎瘻造設
5) 四肢
   化膿性関節炎の関節穿刺ドレナージ，軟部組織のドレナージ

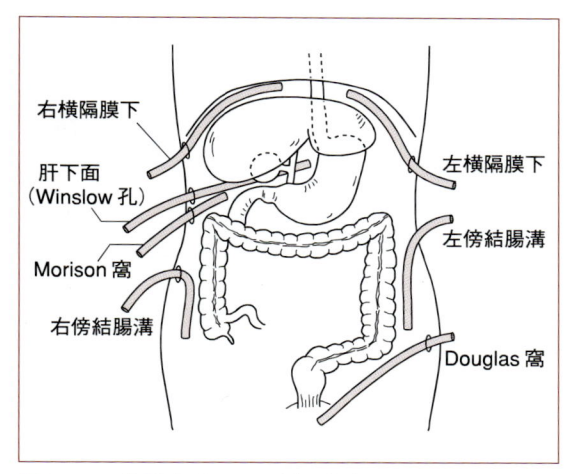

図V-92 腹腔内ドレーン挿入部位
背臥位にて液体の貯留しやすい部位に挿入する．

うに様々な疾患・病態においてドレーンを挿入する．

■ドレーンの挿入

　手術時に留置するドレーンと経皮的に挿入する場合があり，それぞれ手技は異なるが，胸腹部手術時の原則を次に示す．

　手術時(胸部・腹部)：術後の出血，リンパ液などの滲出液，消化管液などの貯留が予測される場合，臥位において体液の貯留しやすい部位(左右横隔膜下，Morison窩，盲嚢の肝下面，脾後部，Douglas窩)(図V-92)や吻合部の近傍，肝・膵などの切離面などに留置する．皮膚割線に沿って皮膚を切開し，電気メスにて皮下組織を切開する．出血防止のために電気メスで十分に止血する．皮膚から目的部位まで直線的に最短距離で屈曲しないように，また臓器(消化管・血管・臓器の切離面・吻合部)を巻き込まないように注意しながら挿入する．可能ならば，腹膜(胸膜)外経路を通るほうが望ましい(腹膜下を3cm這わせることによって正確な部位に挿入することができる)．この際，腹壁(胸壁)閉鎖による位置のずれを計算して挿入する必要がある．情報ドレーンであっても，挿入部は手術創を避けたほうがよい．皮膚固定は逸脱や迷入を防止するために必ず縫合固定する．開放式ドレナージでは，overflowに頼るため，仰臥位にて可能な限り低位置にドレーンを出す．

■ドレーン挿入後の管理

1) ドレーンの固定，位置確認，挿入部の皮膚のチェック

　ドレーンの先端あるいは側壁が吻合部や血管，臓器などに直接触れてはならない．圧迫壊死，血流障害，異物反応などによって医原性の組織障害が発生するからである．挿入時に絹糸などを用いて確実にドレーンを皮膚に固定し，さらに少し離れた皮膚にテープで固定する(図V-93)．挿入後は必ずX線撮影でドレーンの位置の確認をする．また，適宜X線撮影で位置確認をして，引き抜けていないかどうかfollow-upしていく必要がある．挿入部は清潔に保ち，周囲の皮膚の発赤，熱感など，炎症所見の有無に注意する．ドレーンの留置が2週間を超えると，皮膚との固定糸がはずれ，ドレーンが自然抜去される恐れが出てくるため，適宜固定糸をかけ直す．

2) カルテ記載，図示，マーキングの重要性

　ドレーンの留置先，挿入部，挿入長(固定用テープへのマーキング)などをカルテに記載，図示しておくと，関係者が理解しやすく，間違いが起こりにくい．

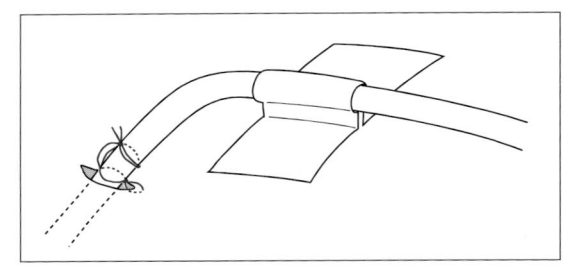

図V-93　ドレーンの固定
テープはドレーンの挿入部より少し離した部位に全周性に巻きつけた後に皮膚に固定する．

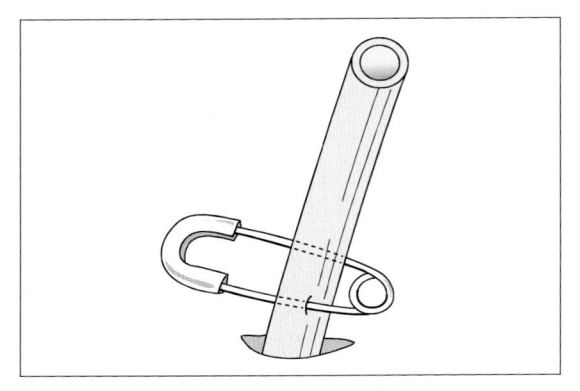

図V-94　安全ピンによる落ち込み防止

3) 排液のチェック(排液量，色，臭い，性状，成分分析)

　時間毎あるいは日毎の排液量のチェックは，非常に重要であり，ドレーン抜去のタイミングや手術の決定に関わる最大の情報である．また，色，臭いや性状などを注意深く観察すると，どの消化液かを推定できるため，縫合不全の有無が判明することもある．さらに，ドレナージされた液を成分分析することで，膵液・胆汁か否かなども判定できることがある．また，突然の排液量の低下は閉塞を疑わせ，緊急手術となる可能性もあるため，毎日観察することが非常に重要となる．

4) ドレーン抜去のタイミングと方法

　情報ドレナージの場合は，一般的に術後2～3日までにはドレーンを抜去するべきである．それ以上留置していると，ドレーンを介した逆行性感染が劇的に増加する．治療的ドレナージでは，排液量および性状を含めた排液の状況をチェックして抜去の時期を決定するが，安易な長期留置は避けるべきである．1週間以上留置されたドレーンは通常細菌に汚染されていると考えるべきであり，1日ごとに3～5cmずつ引き抜いていく．なぜなら，一気に抜くとドレーン経路に死腔や遺残膿瘍を作る恐れがあるからである．さらにこういう場合(open drainageとなっている場合)には，ドレーン経路内にドレーンが脱落する恐れがあるため，これを防止するために安全ピンをかけておくとよい(図V-94)．

　抜去するのは手術時，挿入時に立ち会った者や，留置状況を熟知した者であることが望ましい．

ドレナージの合併症

　合併症は大きく分けて以下の4つになる．

1) 物理的組織損傷

　臓器，血管，神経の圧迫により穿孔，破裂，出血や神経障害が起こりうる．

2) 異物反応

　周囲組織に炎症反応を起こし，縫合部の治癒障害を発生させる．

3) 感染

　消化管瘻や縫合不全が原因となる腸内細菌による内因性感染と，MRSAや緑膿菌などによる院内環境からの外因性感染(逆行性感染)がある．感染が全身状態に影響を及ぼしていない限り，抗生剤は投与せずに，局所の洗浄のみで経過を観察する．

4) ドレナージ効果の障害・体液の喪失

　ドレーンの閉塞・屈曲などが原因でドレナージが適切にできていないときには，病態が悪化する場合があるため，常にドレナージの状態を注意深く観察し，ドレーンを入れ直すなどの迅速な対応

が必要となる．また，ドレーンを入れている状態では，蛋白質や電解質などの体液は喪失し続けていることを忘れずに，適宜補正していく必要がある．

> **ポイント**
> - ドレナージの原則は必要最小限のドレーンを必要な期間だけ留置することである．したがって，安易に情報ドレーンを予防的ドレーンへ，さらに治療的ドレーンへ移行させることは感染を含む合併症を誘発するという観点から厳に慎むべきである．必要な場合は，いったん抜去後に再度治療的ドレーンを入れ直すこととする．
> - 位置確認や排液量などのドレーンに関する情報は，必ず毎日すべて集めるべきであり，そのうえで常にドレーン抜去の是非を念頭において患者の管理をしていくことが何よりも重要である．

◆文献

1) 奈良 大, 杉本勝彦：ドレナージ一般. 救急医学 25：1513-1518, 2001
2) 蓮見昭武, 植田正昭, 青木克憲, 他：予防的腹腔ドレーンの臨床例における検討. 手術 26：103-110, 1982
3) 平山廉三, 村上三郎, 松木盛行, 他：創部とドレーンの管理. 消化器外科 21：661-666, 1998

18 緊急薬剤の使用法

青梅市立総合病院 救急医学科　**肥留川賢一**

投与法，投与量のポイント

　救急外来で使用する医薬品は数多くある．それらを使用する際には，副作用も含めすべての薬理作用を十分に理解したうえで，その病態に最も適した薬剤を適切な量で正確かつ安全に投与しなくてはならない．救急外来で使用する医薬品はほとんどが注射剤であり，患者の静脈路の確保が前提で治療にあたっているため，本項では経静脈的投与法を中心に述べる．また投与量は個体差も考慮しなくてはならない．持続静注する薬剤に関しては推奨する投与量を $\mu g/kg/分$ の形で示す．

■心血管作動薬

　カテコールアミン製剤（エピネフリン，ノルエピネフリン，塩酸ドパミン，塩酸ドブタミン），ホスホジエステラーゼⅢ阻害薬（アムリノン，ミルリノン，塩酸オルプリノン），硝酸薬（ニトログリセリン，硝酸イソソルビド）がある．

1）カテコールアミン製剤

　カテコールアミン製剤は α，β およびドパミン受容体を刺激する薬剤であり，急性および慢性心不全に対する治療に不可欠な薬剤である．特にノルエピネフリンの前駆物質であるドパミンやドブタミンは心拍数の増加や不整脈誘発作用が少ないため広く使用されている．投与の際は，血圧，肺動脈楔入圧，心拍出量（心係数），尿量を目標とする．半減期は1～2分であるため投与時は微量持続注入器を使用する．また，皮下に漏れると壊死を起こす可能性があるため注意が必要である．

a）エピネフリン

　心血管系への作用は α 作用と β 作用の両方を併せ持っているが β 作用のほうが強い．α 受容体刺激に伴う末梢血管収縮作用により冠動脈や脳血管への血流を増加させる効果があり，心肺停止状態に対し普遍的に使用されている．投与法としては1mgを3～5分間隔で静注する．高容量エピネフリン投与の有効性はまだ確立されていない．アルカリ溶液と同時投与すると作用が失活する可能性があるため別ルートより投与する．気管チューブを介して投与する場合の適当量は不明であるが，静脈投与する場合の少なくとも約2～2.5倍量が必要と考えられている．

　エピネフリンには，アレルギー反応として起こる肥満細胞や好塩基細胞からの炎症性メディエーターの放出を抑制するサイクリックAMP（c-AMP）を増加させる作用もある．これによりアナフィラキシー反応に対する第一選択薬となっている．推奨量は0.2～0.5mgの皮下注である．必要に応じて15～20分間隔で繰り返し投与する．しかし，非常に強力な β 作動薬であるため，過度の使用により肺水腫，不整脈など重大な副作用を起こすことがあり，循環動態をモニターしながら慎重に投与しなくてはならない．

b）ノルエピネフリン

　α 受容体刺激作用が強く，全身の組織において細動脈を収縮させ強力な昇圧作用を発揮する．重篤な低血圧や末梢血管抵抗の低下している症例に対し有効である．循環血液量減少例には相対的禁忌であり，また心筋酸素需要増加や催不整脈作用など副作用も強いため，不要な長期投与は避けなくてはならない．また昇圧が得られたとしても腎血流は減少するため尿量の増加は期待できない．敗血症性ショックの時には血管収縮による昇圧，臓器灌流の改善を目的として点滴持続静注する．この場合には初期投与量を $0.01～0.02\mu g/kg/分$ とし最大 $1\mu g/kg/分$ まで増量する．

c）塩酸ドパミン

α受容体，β受容体両者の刺激作用を有する．ドパミンは内因性カテコールアミンであるが，薬剤として投与した場合はアドレナリンやドパミン受容体を用量依存的に活性化する．3 μg/kg/分以下の低用量で投与した場合は，腎臓や腸間膜，脳循環のドパミン受容体を活性化させ，それらへの血流を増加させる．腎臓におけるドパミン受容体の活性化は尿中 Na や水の排泄を増加させるため，低容量のドパミンは利尿目的に使用される．変力作用はほとんどない．3～5 μg/kg/分で投与した場合は心臓や末梢循環にある $β_1$ 受容体を刺激し心収縮力を増強させ心拍出量を増加させる．利尿効果も残っており心不全の治療に適している．5～10 μg/kg/分では体循環，肺循環において容量依存的にα受容体が活性化する．このため心収縮力増強による心拍出量増加に加え，血管収縮に伴う血圧上昇が得られる．利尿効果も若干残っている．10～20 μg/kg/分の投与ではα受容体刺激作用により強力な血管収縮が起こり血圧上昇をもたらすが，後負荷の増加が起こりドパミンの心拍出量増加作用が制限されるといった副作用も認められるようになる．このため血管拡張作用を有する硝酸剤や塩酸ドブタミンの併用投与が有効と考えられている．また，アルカリ溶液と混ぜると失活してしまうため別ルートから投与しなくてはならない．

d）塩酸ドブタミン

合成カテコールアミンで強力な $β_1$ 受容体刺激作用により心収縮力が増強され，これに伴い用量依存的に心拍出量が増加し左室充満圧が低下する．1 回拍出量の増加はそれに見合った体血管抵抗の減少を伴うため動脈圧は通常変化しない．$β_1$ 作用が中心であるため，①末梢血管収縮作用が弱く血圧を変化させない，②心拍数増加作用が弱い，③腎血管拡張作用がなく直接利尿作用はない，④肺動脈の拡張作用をもつ，といった点で塩酸ドパミンと異なる．右心不全および左心不全の両者に有効な急性期治療の第一選択薬であるが，前述したように昇圧作用が期待できないため心原性ショックに対する単独療法には適していない．2～3 μg/kg/分から投与開始し，血行動態をみながら 5～20 μg/kg/分の範囲で維持する．催不整脈作用が弱く，心筋酸素消費量の増加が少ないなど重篤な副作用はほとんどない．

2）ホスホジエステラーゼIII阻害薬（PDE-III阻害薬）

PDE-III阻害薬は血管拡張作用と強心作用の両者を併せ持っている．PDE-III阻害薬は亜硝酸薬に比べ耐性が出現しにくいため血管拡張作用が持続する．また，β受容体を介さない強心作用であるためカテコールアミン抵抗例に使用できる．これら血管拡張作用と強心作用は，低用量では強心作用が主に現われ，用量が増加するとともに血管拡張作用が強く現われる特徴がある．カテコールアミン製剤はβ受容体を刺激することにより心筋内に c-AMP を増加させ心収縮力を得ている．この c-AMP は PDE-III により速やかに分解されてしまう．つまり PDE-III阻害薬はこの c-AMP の分解を抑制することによりカテコールアミン製剤と同じような心臓の収縮力を示すことができる．動脈拡張作用があるため血圧が低い場合には慎重に投与しなければならないが，心拍出量の増加と肺毛細血管圧の低下を同時にもたらせることができるため心不全の治療に使用される．

a）アムリノン

強心作用に関連のある心筋小胞体膜に存在する PDE-III を選択的に阻害する．通常，0.75～1.0 mg/kg を 3～5 分かけて緩徐に静注し，引き続き 10 μg/kg/分で持続静注する．状態により 5～15 μg/kg/分の範囲で投与する．

b）ミルリノン

アムリノンの約 10～30 倍の強心作用と血管拡張作用を有す．50 μg/kg を 10 分間かけて緩徐に静注し，引き続き 0.5 μg/kg/分で持続静注する．状態により 0.25～0.75 μg/kg/分の範囲で投与する．

c）塩酸オルプリノン

強心作用と血管拡張作用を同時に発現する薬剤である．投与開始 120 分で臨床症状の改善がない場合は中止する．10 μg/kg を 5 分間かけて緩徐

に静注し，引き続き 0.1〜0.3 μg/kg/分の範囲で投与する．状態により 0.4 μg/kg/分まで増量投与する．

3）硝酸薬（ニトログリセリン，硝酸イソソルビド）

硝酸薬は血管内皮細胞の表面に結合し一酸化窒素（NO）を生成する．次に一酸化窒素が隣接する血管平滑筋細胞に移動し，グアノシン三リン酸（GTP）からサイクリックグアノシン一リン酸（c-GMP）の生成を促進する．これらの反応により血管平滑筋が弛緩し，血管が拡張する．その結果，硝酸薬は，①静脈の拡張に伴う前負荷の軽減，②末梢動脈の拡張による後負荷の軽減，③冠状動脈や分枝小動脈の拡張に伴う冠血管抵抗の減少による冠血流の改善，などの作用を有する．これらの作用は容量依存性で，持続静注の場合，少量投与（<40 μg/分）では静脈拡張作用が，大量投与（>200 μg/分）では動脈拡張作用が優位になる．少量から投与した場合，まず現われる反応は左室充満圧（中心静脈圧・楔入圧）の低下で，心拍出量はほとんど変化しない．投与量が増加すると動脈拡張が現われ心拍出量が徐々に増加する．さらに投与量が増加すると血圧の低下を認める．

胸痛発作時の初期治療ではまずニトログリセリン 1 錠（0.3 mg）を舌下投与する．あるいはスプレー剤を 1 噴霧行う．ともに即効性があり発作の寛解に有効である．効果は 1〜2 分で発現するが，効果がない場合は 5〜10 分ごとに 3 回使用してもよい．その都度症状，血圧，心電図を確認すると診断の目安になる．急性冠症候群やうっ血性心不全の症例には硝酸薬の持続静注が有効である．血圧が維持できていれば最初にボーラス投与を行う（ニトログリセリン：0.2〜0.5 mg/1 回，硝酸イソソルビド：1〜3 mg/1 回）．

持続静注する場合は，ニトログリセリンでは 0.3 μg/kg/分で開始し，目的とする血行動態が得られるまで 5〜15 分ごとに 0.1〜0.2 μg/kg/分ずつ増量して 1.0〜2.0 μg/kg/分で維持する．硝酸イソソルビドでは 1〜2 mg/時から開始し 10 mg/時まで適宜増量する．硝酸薬を持続投与する場合は使用する点滴チューブの素材に注意が必要である．ポリ塩化ビニルなどの軟質プラスチックでは硝酸薬が結合し薬効が失われてしまうため，ポリエチレンなどの硬質プラスチック製剤を使用しなくてはならない．

■抗不整脈薬

不整脈の多くは放置してよいものであるが，救急外来で遭遇する不整脈には時に致死的なものがある．本項では積極的治療が必要となる致死的不整脈，循環動態を悪化させ心不全を惹起させる不整脈，臨床症状の強い頻拍性不整脈などに使用する薬剤について述べる．ここでは AHA が示した国際ガイドライン 2000 に基づき，本邦で静注できる薬剤について説明する．

a）プロカインアミド（アミサリン®），ジソピラミド（リスモダン®）

Vaughan Williams 分類の Ia に属する抗不整脈薬であり，Na チャネルだけでなく K チャネルも抑制する．心房筋・心室筋・プルキンエ線維の興奮性や伝導速度の低下，活動電位持続時間・有効不応期の延長により心房性と心室性の両方の不整脈を抑制する．プロカインアミドは上室性不整脈（特に心房細動・粗動）の治療，早期興奮性心房不整脈のなかで副伝導路を介した頻拍のコントロール，起源が上室性か心室性かを鑑別できない QRS 幅の広い頻拍に有効である．プロカインアミドは 20 mg/分の速さで（緊急時 50 mg/分），総量 17 mg/kg になるまで投与してよい．不整脈の停止，血圧の低下，QRS 幅が 50% 以上延長した場合は投与を中止する．QT 延長や torsades de pointes の既往があれば使用すべきでない．ジソピラミドは血圧低下作用が強いため，2 mg/kg をおよそ 10 分かけて静注する．続いて持続静注する場合は 0.4 mg/kg/時で投与する．

b）リドカイン（キシロカイン®）

Ib に属し，Na チャネルを遮断する抗不整脈薬である．チャネルとの解離時定数が短い fast drug になる．このため，心筋抑制作用がなく心機能が低下している場合も投与可能である．リドカインは使用法が確立されていることや，歴史的

な前例があること，著しい有害作用がないことから，①エピネフリン投与下での除細動後も持続する心室細動，無脈性心室頻拍，②循環動態を悪化させる心室性期外収縮の治療，③循環動態の安定した心室頻拍，では有効とされている．しかし，心機能が正常な場合はアミオダロン，プロカインアミドに次ぐ第二選択薬である．

リドカインの投与量はまず 1〜1.5 mg/kg で静注する．難治性であればさらに 0.5〜0.75 mg/kg を 5 分後に追加投与する．総量 3 mg/kg（あるいは 200〜300 mg/時）を超えてはならない．持続静注する場合は 1〜4 mg/分で投与する．幅の広い QRS 頻拍には第一選択薬になるが，心房や房室結節に対してはほとんど作用しないため，幅の狭い QRS 頻拍には効果がなく，また心房性の頻拍にも効果はない．中毒反応あるいは副作用には意識障害，発語不明瞭，けいれん，徐脈などがある（リドカイン中毒）．

c) ピルジカイニド(サンリズム®)，フレカイニド(ダンボコール®)

Ic に属し，Na チャネルを遮断する抗不整脈薬である．チャネルとの解離時定数が長い slow drug になる．非常に強い Na チャネル遮断作用を有し，心筋の抑制作用も強力であるため，左室機能低下症例には使用を避けるべきである．フレカイニドは伝導を著しく遅延させる機能を有しており，心房細動・粗動の停止，異所性心房頻拍などに有効である．ピルジカイニドは 0.75〜1.0 mg/kg を 10 分間で静注する．抗不整脈効果があった場合はそこで投与を中止する．フレカイニドは 2 mg/kg（総量 150 mg）を 10 mg/分の速さで投与する．

d) プロプラノロール(インデラル®)

本邦で唯一静注できる β 受容体遮断薬である．急性冠症候群で強力な効果を得られ，禁忌でなければ，心筋梗塞が疑われたり危険性が高い不安定狭心症の症例すべてに使用すべきである．また効果的な抗不整脈薬であり，以前より VF（心室細動）の発生率を減少させることが示されている．抗不整脈薬としては，PSVT（発作性上室性頻拍）を含む上室性頻拍，心房細動・粗動の心拍数コントロール，異所性心房頻拍，不適切な洞性頻拍などに効果が期待できる．投与量は総量 0.1 mg/kg まで 3 等分して 2〜3 分ごとに緩徐に静注する．投与速度は 1 mg/分を超えてはならない．副作用として徐脈，房室伝導遅延，低血圧などがあり，重度のうっ血性心不全や 2 度あるいは 3 度ブロック，低血圧，気管支れん縮に関連した呼吸器疾患などの症例には禁忌である．

e) ベラパミル(ワソラン®)

強力な Ca チャネル遮断剤であり，洞自動能の抑制，房室伝導時間の延長，房室結節不応期の延長などの作用を有する．これにより，頻拍性の心房細動・粗動の心拍数コントロールや QRS 幅の狭い PSVT の停止などに有効である．副作用には心筋抑制や血圧低下があるため，重度の心室機能障害あるいは心不全の症例や低血圧の症例には使用すべきでない．投与はまず 2.5〜5.0 mg を 2 分間かけて緩徐に静注する．治療抵抗性であり，副作用が出ない場合は 15〜30 分ごとに 5〜10 mg を繰り返し最大 20 mg まで投与する．

f) ニフェカラント(シンビット®)

III 群初の注射剤である．K チャネルを遮断して活動電位持続時間を延長し，不応期を延長することにより，心房性・心室性のリエントリー性頻拍に対し強力な作用を発揮する．心筋抑制作用がないため，心機能が低下している症例でも投与可能である．まず，0.3 mg/kg を必ず 5 分以上かけて緩徐に静注する．効果がある場合には 0.4 mg/kg/時で持続静注する．副作用として QT 延長から torsades de pointes を誘発する危険があるので QT 時間には注意が必要である．

g) アミオダロン(アンカロン®)*

Vaughan Williams 分類の III 群に属する抗不整脈薬である．α 遮断や β 遮断作用だけでなく Na・K・Ca チャネルに作用する薬剤である．様々な心房性・心室性の頻拍性不整脈に使用されるが，左室機能が低下している頻拍性不整脈では，陽性変力作用を有すること，抗不整脈作用が

---

*：わが国で認証されているのは内服薬のみであるが，治験が進行し今後静注できると考えられるため記載する．なお，使用法はガイドライン 2000 に基づく．

強力であること，催不整脈作用が少ないこと，などから特に有用である．このほか，①除細動に反応しないVT（心室頻拍）/VFの治療，②多形性VTや起源のはっきりしないQRS幅の広い頻拍の制御，③難治性PSVTと心房頻拍の電気的カルジオバージョンの補助，④発作性・多源性心房頻拍の停止，⑤副伝導路が原因の頻拍性心房不整脈の制御，などに使用される．心停止例には300 mgを20～30 mlの生食などに希釈し急速静注する．これ以外では，まず150 mgを10分間かけて静注し，その後1 mg/分で6時間持続点滴し，その後は0.5 mg/分で投与する．最大1日投与量の2 gまで追加投与できる．副作用は徐脈と低血圧であるが，注入速度を遅くすることで防止できる．

h）アデノシン三リン酸：ATP（アデホス®）

房室・洞結節の活動を抑制する作用を有し，房室結節の伝導の抑制，洞結節の自動能の抑制に働く．また，心房筋には過分極させ活動電位時間を短くする作用をもつ．アデノシンの半減期は5秒未満であるため効果時間は極めて短時間である．WPW症候群における房室回帰性頻拍や二重房室結節路による房室結節リエントリー性頻拍に対してATPは房室結節の伝導を抑制する．ATPは，これらの上室性頻拍に対する第一選択薬である．まず6 mgを1～3秒で急速投与し生理食塩水20 mlでさらにフラッシュする．必要なら1～2分後に12 mgを追加し，さらに必要であれば1～2分後に12 mgを追加投与する．副作用としては，一過性であるが皮膚紅潮，胸部圧迫感，胸痛，短時間の心静止または徐脈，心室性期外収縮などが認められる．気管支喘息患者では気管支のれん縮を誘発することがあるため禁忌である．

i）硫酸マグネシウム（マグネゾール®）

低マグネシウム血症は不整脈や心不全徴候，心臓突然死を引き起こす．難治性心室細動に対してはマグネシウムを補正すべく，1～2 gを1～2分かけて静注する．低マグネシウム血症がなくても，心停止ではないtorsades de pointesには有効とされている．この場合は，1～2 gを5％ブドウ糖液50～100 mlで希釈し5～60分かけて投与し，その後1時間あたり0.5～1.0 gで持続静注する．副作用としてマグネシウムの急速投与は血圧低下や心静止を引き起こす可能性がある．

j）アトロピン（アトロピン®）

アトロピンは抗コリン剤であり，迷走神経反射時の心拍数の低下や全身血管抵抗減少，血圧低下に対し働き，その症状を改善する．症状のある洞性徐脈では第一選択薬であり，1 mgを急速静注する．また，心停止や無脈性電気活動にも有効とされ，この場合1 mgを静注し，必要であれば総投与量が0.04 mg/kgを超えないように3～5分ごとに繰り返し投与する．結節レベルでの房室ブロックには有効であるが，結節下のブロック（Mobitz II型）には無効である．心筋酸素需要を増加させるため心筋虚血と低酸素症の存在下では使用に注意が必要である．

k）イソプロテレノール（プロタノール®）

純粋なβ受容体作動薬であり，強力な陽性変力作用と陽性変時作用を有する．著明な徐脈でアトロピンやドブタミンが無効かつ経皮，経静脈ペーシングが行えない場合の緊急処置として有効である．また，二次性QT延長症候群で徐脈性にtorsades de pointesが出現するときにペーシング治療までの応急処置として使用する．推奨される投与速度は2～10 μg/分（0.2 mgを200 mlに希釈すると1 μg/ml）で適切な心拍数に調節する．しかし，心筋酸素需要を増加させるので虚血を悪化させる可能性がある．

■抗けいれん薬

けいれん発作は大脳皮質神経細胞の異常で過剰な興奮によって引き起こされる．一般には数分で治まることが多いが，意識の改善を得ることなくけいれんが持続するような重積状態では，脳の低酸素・虚血や代謝性アシドーシスなどにより，脳に不可逆的な障害を起こす可能性がある．このため迅速なけいれんのコントロールが必要となる．

1）けいれんが持続しているときの第一選択薬

a）ジアゼパム（ホリゾン®，セルシン®）

大脳辺縁系に特異的に作用する．強い抗けいれ

ん作用と鎮静作用を持つ．脊髄反射を抑制することにより筋の過緊張を寛解する．

使用法：10 mg をけいれんが止まるまで緩徐に静注する．けいれんが止まらない場合はさらに 10 mg を投与する．合計 30 mg までは投与可能である．小児の場合は 0.2〜0.4 mg/kg とするが，静脈路確保が困難な場合はダイアップ坐薬®（0.4〜0.5 mg/kg）あるいはエスクレ坐薬®（30〜50 mg/kg）を使用する．副作用に呼吸抑制作用があるので，呼吸の減弱が認められた場合は補助換気を行う．しかし，半減期は数分であるため通常間もなく呼吸は回復する．また，ジアゼパムは他剤と配合変化を起こすため単独で投与する．

2) けいれん重積に進行した場合

ジアゼパムにて効果がない場合は再発予防も含めてフェニトインを投与する．

a) フェニトイン（アレビアチン®）

本剤はけいれん閾値を上昇させるのではなく，発作焦点からの異常放電の広がりを阻止することによりけいれんを抑える．

使用法：4 mg/kg を 50 mg/分を超えない速さで静注する（通常 1 A＝250 mg を約 5 分かけて静注）．重積状態では血中濃度を短時間で治療域に上昇させる必要があるため，初回 10〜15 mg/kg を 30 分かけて点滴静注する．副作用には血圧低下，心停止があり投与中は血圧，脈拍のチェックを行わなければならない．また呼吸抑制も生じるため，気管挿管の準備をしておき必要に応じて補助換気，人工呼吸を行う．本剤は強アルカリ性であり，組織障害の恐れがあるため血管外へ漏らしてはいけない．また糖液と混注すると結晶化するため，静注前後に生食でフラッシュするか単独ルートで投与しなければならない．

3) けいれん重積が持続する場合

ジアゼパム，フェニトインを投与しても改善が得られない場合はバルビタール系薬剤を使用しなくてはならない．これらを投与する場合は，気管挿管下の人工呼吸など全身麻酔に準じた管理が必要となる．

a) チオペンタールナトリウム（ラボナール®）

超短時間型のバルビタール酸系薬剤であり，脳幹の網様体賦活系を抑制する．

使用法：2〜4 mg/kg をけいれんが治まるまで緩徐に投与する．

b) ペントバルビタール（ネンブタール®）

短時間作用型のバルビタール酸誘導体であり，大脳皮質および脳幹網様体の抑制が強い．

使用法：初回 100 mg を緩徐に静注する．短時間で効果は発現するが，効果が不十分の場合は総量 500 mg を超えないよう 50 mg ずつ追加投与する．

■気管支喘息治療薬

気管支喘息はかつて気道過敏性を示す可逆性の気道狭窄と考えられ，治療の主体は発作時中心であった．しかし喘息の基本的病態が，気道の好酸球を主体とした慢性の炎症であることが理解されるようになってからは発作時の治療だけでなく，気道炎症，気道過敏性，気道閉塞の 3 つに対する治療が必要であることがわかった．これらに対しては，抗炎症薬（ステロイドなど）や気管支拡張薬（β_2 刺激剤）を用いて対処する．現在では非発作時の抗炎症療法を中心とした喘息管理が強く認識されているが，本項では発作例（急性増悪例）の治療について喘息予防管理ガイドライン 98 に基づき述べる．

a) 軽度症状（小発作）

β_2 吸入薬（ベロテック®，メプチン®など）を定量噴霧器（MDI）で 2〜4 パフ，あるいはネブライザー（ベネトリン® 0.3〜0.5 ml）で吸入する．β_2 刺激薬は強力な気管支拡張作用を有しており，急性増悪時には必須の薬剤である．また線毛運動を亢進させ気道分泌物の排泄を促す作用も有している．不整脈や頻脈などの副作用が出現するため過量投与は避けるべきである．

b) 中等度症状（中発作）

動作がかなり困難でありかろうじて歩ける状態である．まずは β_2 吸入薬をネブライザーにて 20〜30 分間隔で使用するが，改善がない場合はアミノフィリンの点滴投与やエピネフリンの皮下

投与を行う．アミノフィリンは6 mg/kgあるいは250 mgの半量を15分間で，残りの半量を45分間で点滴静注する．多く場合ステロイド剤の併用が必要となり，ヒドロコルチゾン(200〜500 mg)やメチルプレドニゾロン(40〜125 mg)の静注を行う．アミノフィリン過量投与による副作用は悪心，嘔吐などの消化器症状や頻脈，不整脈などであり，これらの症状が出た場合は直ちに投与を中止する．エピネフリンの投与は0.1〜0.3 mgの皮下注を20〜30分間隔で行う．過剰投与では頻脈，不整脈，血圧上昇，頭痛などの副作用がある．これらの症状が出た場合はモニター装着後，脈拍130/分以下になるようコントロールする．虚血性心疾患，重症不整脈，甲状腺機能亢進症を合併する場合は禁忌である．

c) 高度症状(大発作)

呼吸困難のため歩行，会話とも困難な状態である．初期治療は中発作に準じてβ_2吸入薬のネブライザーによる吸入，エピネフリン皮下注，アミノフィリン点滴静注，ステロイド静注を直ちに行う．酸素投与も必要であり，PaO_2が80 Torr前後を目標とする．CO_2ナルコーシスを合併することもあり，気管挿管，人工呼吸がいつでも行えるよう準備が必要となる．継続治療でもエピネフリン，アミノフィリン，ステロイドを使用する．エピネフリンは0.1〜0.3 mgの皮下注を20〜30分間隔で行う．アミノフィリンは血中濃度(至適濃度：15〜20 μg/ml)を維持するため250 mgを500 mlの維持輸液剤に添加し5〜7時間で投与する．微量注入ポンプを用いて0.6〜0.8 mg/kg/時で投与してもよい．ステロイドはヒドロコルチゾンを100〜200 mgあるいはメチルプレドニゾロン40〜80 mgを必要に応じて4〜6時間ごとに静注する．

d) 重篤症状(大発作の治療に抵抗)

高度症状に対する初期治療と維持治療を継続して行う．症状が悪化する場合は気管挿管を行う．心停止・呼吸停止などの切迫した状態は必須であるが，意識障害や酸素投与下でPaO_2が50 Torr以下または$PaCO_2$が60 Torr以上の場合も人工呼吸が必要である．この場合，イソフルラン®やセボフルラン®などの全身麻酔薬の使用も考慮する．

19 緊急輸血法

札幌医科大学 救急集中治療部　浅井康文

出血性ショックに対する American College of Surgeons（ACS）の分類では，Class Ⅰから Class Ⅳまで 4 段階に分類されるが，そのうち Class Ⅲ（30〜40％ までの出血）では，ほとんどの症例で輸血が必要といわれている．Class Ⅳ（40％ 以上の出血）となると，緊急急速輸血と早期の外科的治療が必要とされる．血液製剤の使用にあたっては，必ず副作用や合併症を伴うことを認識しておかねばならない．急性期疾患の場合，Hb 10 g/dl を目標にして赤血球濃厚液（RCC）を投与する．400 ml 由来 MAP 加 RCC には 56〜69 g の Hb が含まれており，予測上昇 Hb（g/dl）値は［投与 Hb 量（g）］÷｛循環血液量［0.7（dl/kg）×体重（kg）］｝から算出することができる．習慣的に使われてきた 10/30 ルール（10 g/dl，Ht 30％ 以上）は近年根拠のないものとされており，Hb を 10 g/dl 以上にする必要はない．

■輸血ルート

緊急に大量輸血を必要とする場合は，なるべく大きな静脈による血管確保が必要である．穿刺部位は関節部を避け，前腕，手背，必要によって下肢の皮静脈を使用する．しかし外傷性ショックなどで，十分な大きさの静脈が確保できない場合は，頸静脈，大腿静脈，鎖骨下静脈穿刺により，中心静脈ルートを確保する．前腕は固定性がよく，手背静脈も比較的よく用いられる．下肢の静脈は血栓性静脈炎の危険性があり，可能なら避ける．また穿刺する静脈は，外傷，熱傷，感染などの病変がない部位を選ぶ．

■血液加温

1960 年代に，低温の輸血を急速大量投与すると体温低下をきたす結果，酸素消費量増大，心収縮力低下，不整脈出現，末梢血管抵抗増大，凝固障害，血液粘稠度増加などの悪影響が出現するというような病態が注目され，血液加温器が使用され始めた．

血液製剤は血管内外の膠質浸透圧が規定因子となるため，投与した量のほとんどが血管内に残る．また，濃厚赤血球は冷所保存（4℃）であり，新鮮凍結血漿は凍結保存で解凍後投与する．その場合に冷却したまま投与すると，血管収縮により組織の低酸素血症をきたすのみならず，心筋が直接冷却され心筋収縮力が抑制され，悪循環の形成によりさらに組織低酸素症が進行する．さらに，血液製剤は比熱（熱容量）が大きいために温まりづらく，体温に与える影響はさらに大きい．

現在術後の軽度低体温が，シバリングのみならず出血や創部感染，さらに術後心合併症にも影響を及ぼすことが明らかになった．そのため救急室や手術場においても輸血剤を積極的に加温して投与する必要がある．

■deadly triad

近年，重症外傷患者に対して一期的に根治手術を行うと，術前からの出血性ショックや術中大量出血，低体温により臓器障害が進行し，蘇生限界点を超えた患者は死亡するという知見の集積がある．必要最小限の止血のみによる救命を第 1 として，できるだけ短時間で手術を終え（damage control），機能修復は二期的手術に託されている．この蘇生限界点は deadly triad と呼ばれ，34℃ 以下の低体温，pH 7.2 以下のアシドーシス，凝固障害による臨床的出血傾向（coagulopathy）が指標とされる．したがって，体温をいかに低下させないかが治療戦略上重要な意義をもち，この目的で緊急輸血時の加温装置の果たす役割は大きい．

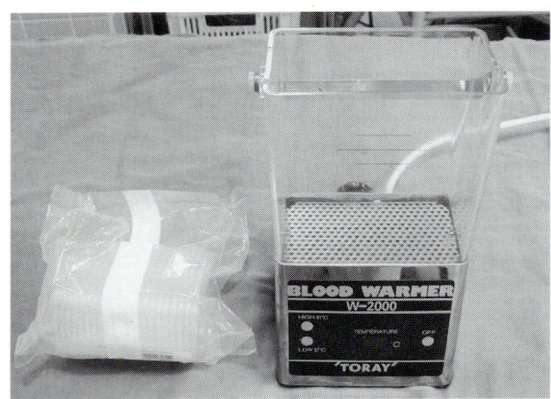

図V-95　水槽式加温装置

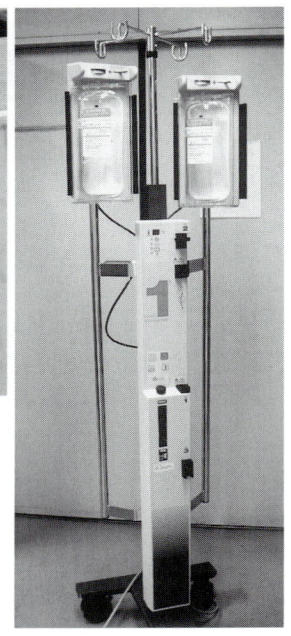

図V-96　温水循環式・輸液加温装置

■加温した輸血の投与方法

　血漿剤を含む輸血製剤は，体温に及ぼす影響が大きいため，適切に加温して投与することが求められる．加温した輸血の投与方法として，①輸血バッグそのものを加温する方法と，②輸血回路を加温する方法がある．

　輸血バッグそのものを加温する方法は，保温庫，水槽式加温器，電磁エネルギー加熱などを用いて加温する手法で，簡便で一度に大量の加温が可能であるが，投与中に室温に平衡して温度が低下する．一方，輸血回路を加温する方法は，輸血回路をアルミニウムなどの2枚の加熱板の間に挟み加温する乾式方法，コイル状の回路を一定温度に保った水槽で加温する水槽式（図V-95）があるが，いずれも急速輸血には適さない．温水槽式輸液加温装置などの従来の輸液加温装置を用いた場合，大量輸血時に体温低下を加速する要因として，①低流量時，一度加温された輸血が患者の体内に入るまでの間に室温で冷却されてしまうこと，②高流量時は十分に加温されない輸血が行われることなどが考えられる．

　二重チューブ式は加温効率が高く，また加温後の温度低下も考慮する必要がなく，大量輸血時には有用である．二重チューブ式の輸液加温装置としてSmiths社のLevel 1のHOTLINEがあり，75 ml/分までの低～中流量の輸液時の体温低下抑制に有効とされている．

　現在急速輸血で使われているのが，Smiths社の温水循環式・輸液加温装置であるLevel 1・システム1000である（図V-96）．これは熱伝導の高いアルミニウム製熱交換器と二重構造の加温チューブで構成されており，内側に42℃の加温した水を外側と反対方向にポンプで循環させて加温する方式である．専用ディスポーザブル回路との組み合わせにより最大約30 l/時までの流速で，加温された輸血を供給する．実際にはこの装置を用いても体温低下は避けられないため，加温マットや温風式加温装置（ベアハッガー™）などを用いて患者の体温保持に努める．

■加温装置の使用上の注意点

　急速輸血においては，加温装置の性能を理解することが一番大切である．

問題点としては，加温に伴う気泡の発生と輸液速度の低下が挙げられる．4℃の血液200 mlを37℃に加温すると2 ml程度の気泡が生じる．大量輸血を行う場合は肺塞栓症をきたし，右・左シャントがある場合は重要臓器の塞栓症を発生する可能性があるので，輸血回路内に気泡除去装置を組み込む必要がある．血液製剤は粘性が高い．そのため，輸血回路が細くかつ長いと点滴速度が低下し，急速輸液の加温がさらに難しくなる．しかし血液あるいは血漿蛋白製剤の投与にあたって過剰に加温すると，赤血球の変形能が障害され，溶血や蛋白変性をきたす．

■大量輸血後合併症

大量輸血によって，血中クエン酸の増加，血清Ca^{2+}の変化，酸塩基平衡障害，血清K^+の変化，体温の低下，血塊による肺微小血栓症と呼吸不全が認められる．肝機能不全，末梢循環不全，腎不全の患者でクエン酸中毒は起こりやすく，そのほかに酸素・二酸化炭素を末梢組織で供給・排出しにくくなる問題がある．これらの予防策として，1,000 ml以上の急速大量輸血時には体温が下がって血圧下降や不整脈を発生するので，加温と体温の保持にも注意し，Ca^{++}剤の投与を行う．また，凝集塊によると思われる肺毛細血管および肺細動脈の塞栓が挙げられ，予防に輸血用フィルターが使用される．これには，濾過効率，何mlまで濾過できるかの濾過能力，濾過速度，濾過後の血球成分の凝固機能などの問題がある．空気が20 ml以上流入すると胸痛，咳などが起こり，脳浮腫，肺水腫，呼吸・循環不全で致死的となる．空気流入に気づいたら左側臥位で頭を下げ，空気の吸引と高気圧酸素療法を行う．

■その他の注意点

交差試験で適合した血液を輸血することが最も望ましいが，交差試験の時間を持てないのであれば型適合血を選ぶ．型適合血が入手できないときは，O型血液を使用する．

種々の不規則抗体による発赤，発熱などの生体反応が出現し，不適合輸血に気づいたらただちに輸血を中止し，ショック，溶血，けいれんなどに対処する．また輸血後肝炎は，遷延化するnon A, non Bウイルスによるものが大部分で，B型肝炎は劇症肝炎になる．輸血後梅毒はスクリーニングで発見されにくく，2カ月後に第2期梅毒で初発する．これら以外に輸血後マラリア，単核症，エイズなどがある．また輸血ルートの接続管が外れていないか，皮下出血，刺入部位の蜂窩織炎，静脈炎などにも注意する．

輸液や輸血に反応しないショックの最大の原因は補充を上回る出血の持続である．反応があってもショックからなかなか離脱できないときには，心タンポナーデ，緊張性気胸，低体温，心原性ショックの合併などの病態を考慮し対応する．

> **ポイント**
> - 緊急に大量輸血を必要とする場合は，なるべく大きな静脈による血管確保が必要である．
> - 低温の輸血を急速大量投与すると体温低下をきたす結果，酸素消費量増大，心収縮力低下，不整脈出現，末梢血管抵抗増大，凝固障害，血液粘稠度増加などの悪影響が出現する．
> - 加温した輸血の投与方法として，輸血バッグそのものを加温する方法と，輸血回路を加温する方法がある．
> - 二重チューブ式は加温効率が高く，また加温後の温度低下も考慮する必要がなく，大量輸血時には有用である．
> - 加温装置の使用上の注意点は，加温装置の性能を理解すること，過熱による溶血を避けること，気泡の発生に注意することなどである．

◆文献
1) 山蔭道明：なぜ輸血は温める．LISA 10：558-559, 2003
2) 寺田浩明，藤井千穂：輸液ポンプと輸液・輸血加温装置．Clinical Engineering 13：1170-1176, 2002
3) 瀧 健治：輸液・輸血療法．*In* 救急診療指針．pp 87-95, へるす出版, 2003

20 輸液法

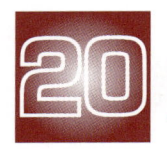

社会保険中京病院 救急科　青木良記

　救急初療室における輸液の目的は体液異常に対して質と量の両面から是正を行い，全身状態の改善を図ることにある．本項では体液組成の特徴と侵襲によるその変化を概説し，輸液製剤の種類および輸液療法の実際について述べる．

体液の組成（表Ⅴ-10）

　人間の体の約60％は水分（体液）である．その2/3が細胞内液（ICF）として細胞内に，残る1/3は細胞外液（ECF）として間質や血管内に存在する．このECFは血管内外におよそ1：3の割合で分布する．ICFではK（カリウム）濃度が高く，ECFではNa（ナトリウム）濃度が高いが浸透圧は等しい．血管内ではさらに血漿蛋白が存在し膠質浸透圧を形成していることが特徴である．

侵襲による体液分布の変化

　侵襲が加わると体液分布には大きな変化が起こる．外傷による組織の挫滅や炎症性病変は局所の血管透過性を亢進させ，血漿成分が血管外に漏出する．しかし漏出した体液は組織に貯留して浮腫を形成するだけで正常のECFとして機能しない（非機能性ECF, third space）．出血を伴う外傷・疾病の場合には，失血量だけでなくこの漏出による喪失分の循環血液量も減少する．すなわち侵襲下における脱水状態は，循環血液量の減少のみならず体液分布異常によるECF全体の質的減少を伴う病態である．この変化は失血量が多いほど，また炎症の程度が高度なほど著明となる．
　臨床上は循環血液量の減少を反映した症状が出現する．ここで注意を要する点は，循環血液量が減少しても交感神経興奮・カテコールアミン分泌による代償機転が働くため，当初は皮膚の冷感・湿潤・頻脈などの症状のみであり，血圧の低下は代償機転が破綻した段階になってみられることである．初期の段階で脱水症状を診断し，ECF全体の減少を是正する輸液療法を早期に行う必要がある．

輸液剤の種類

　輸液剤は電解質輸液剤，膠質輸液剤，栄養輸液剤に分類される．

■電解質輸液剤（表Ⅴ-11）
1）等張液
　等張液として生理食塩水，乳酸リンゲル液，酢酸リンゲル液などがあり，細胞外液の補充に適している．乳酸リンゲル液や酢酸リンゲル液は生理食塩水よりも細胞外液の組成に近く，循環血液量の維持が優先される救急患者では第一選択となることが多い．これらの等張液を投与すると，ICFとの圧較差を生じず，ECF内にのみ分布する．すなわち血管内：外＝1：3で分布する．

2）低張液
　低張液は電解質濃度が血清の1/2〜1/3のものが使用され，高張性脱水の場合などで選択される．ただし，5％糖液などの低張液を投与した場合，ECFの浸透圧が低下するためICFが相対的に高張となって圧較差が生じる．すなわち，ECFからICFへの体液移動が起こりICFとECF全体に分布する．結果として血管内に残る水分量は最も少なくなる．市販の輸液製剤には以下のものがある．

表V-10　年齢による体液分布変化

	高齢者(%)	成人(%)	小児(%)	1歳(%)	6カ月(%)	新生児(%)
体重あたりの全水分量	40〜50	60	65	70	75	80
細胞内液	33	40	40	40	40	40
細胞外液	20	20	25	25	30	40
組織間液	15	15	20	20	25	35
血漿	5	5	5	5	5	5

表V-11　主な電解質輸液剤

分類	商品名	電解質(mEq/l)				糖	
		Na	K	Cl	Lac	糖質(%)	
1号液	ソリタ-T1号	90	—	70	20	Glu	2.6
	KN補液1A	77	—	77	20	Glu	2.5
2号液	ソリタ-T2号	84	20	66	20	Glu	3.2
	フィジオゾール2号	77.5	30	59	48.5	Glu	1.45
3号液	ソリタ-T3号	35	20	35	20	Glu	4.3
	フィジオゾール3号	35	20	38	20	Glu	10
4号液	ソリタ-T4号	30	—	20	10	Glu	4.3
細胞外液補充液	生理食塩水	154	—	154	—		
	ラクテック	131	4	110	28		
	ラクテックD	131	4	110	28	Glu	5
	ハルトマン	131	4	110	28		
	ヴィーンF	130	4	110	Ase 28		
	ヴィーンD	130	4	110	Ase 28	Glu	5

①1号液(開始液)：Naは血清の3/4〜1/2，Kは含まないか低濃度のもの．高K血症などK投与が危険な場合に使用する．

②2号液(脱水補給液)：Naは血清の3/4〜1/2でKを含む．1号液にKが添加されたもの．利尿確認後に使用する．

③3号液(維持液)：Naは血清の1/2〜1/4でKを含む．維持液として最も多用される．経口摂取不能な患者の電解質の最低必要量維持に用いる．

④4号液(術後回復液)：Naは血清の1/2〜1/4でKは含まないか，低濃度のもの．3号液からKを除いたもので高張性脱水や腎不全などに使用される．

3) その他

なお，特殊な高張液としてHLS(hypertonic lactate saline)がある．広範囲熱傷などの侵襲では非機能的細胞外液の貯留が高度となり，等張液の投与だけでは大量に喪失したNaを補えなくなる．高Na濃度の輸液を用いることで必要総輸液量を減じるよう考案されたものである．非生理的な輸液剤であるため厳重な管理を要求され，すべての施設で使用できるものではない．

■膠質液

低分子デキストラン，HES，アルブミン製剤など膠質浸透圧を有する溶液である．前述したように電解質輸液は等張液でも1/3〜1/4しか血管内にとどまらないのに対し，これらの膠質液の場合は膠質浸透圧を有することにより血管内には最もとどまりやすい．膠質液は水保持力に優れ，膠質浸透圧による水分移動も期待できるので，急速な循環血漿量の回復を図りたいときや，出血性ショックの場合に有用である．一方，血管透過性が亢進するような過大侵襲の急性期には膠質液そのものが血管外に漏出して浮腫の増強を招くことがあり注意を要する．

■栄養補給剤

救急外来での初療に用いられることは少ない．

表V-12 体液異常のモニタリング指標

病歴	口渇感,発汗,発熱,糖尿病・腎疾患などの有無
身体所見	体重,尿量,血圧,脈拍,口腔粘膜の乾燥,皮膚turgorの低下,浮腫,頸静脈怒張,呼吸状態,ドレーン排液量
検査所見	(1)血算：Ht, Hb (2)血清生化学：総蛋白,アルブミン,Na, K, Cl, 尿素窒素,クレアチニン,浸透圧,血糖 (3)動脈血ガス分析 (4)尿検査：尿量,尿比重,尿蛋白,尿ケトン体,尿素窒素,クレアチニン,Na, K, Cl, 浸透圧
画像所見	胸部X線写真,超音波検査(腎臓,心臓,下大静脈径)
その他	中心静脈圧(CVP),肺動脈楔入圧(PCWP),心電図

主に経口摂取や経腸栄養が不能な場合に維持液から徐々に投与カロリーを上げて使用する．糖,アミノ酸,ビタミン,脂肪乳剤などを適宜併用する．

輸液法の実際

■輸液計画

循環血液量とその電解質組成を適正化するように計画を立てる．循環血液量を直接測定することは困難なため,表V-12に挙げた指標から循環血液量を推測して,輸液量を決定する．

一般的に侵襲の程度が軽い場合は時間尿量が指標の中心となる．重症病態になると腎機能や心機能の障害の程度を評価することも必要となるので,中心静脈圧・尿浸透圧・心拍出量を必要に応じて測定する．重要な点は,病態が複雑になればなるほど利用できる指標を動員し,経時的変化も含めて総合的に判断することである．

■外傷など侵襲時の輸液

前述したように侵襲下においては循環血液量だけでなく,機能的ECFが減少する病態となるのでECF補充目的に等張液を第一選択として輸液する．大量・急速輸液を行う場合は,39℃に加温して投与することが推奨されている．血糖上昇は利尿を引き起こし適正尿量が不明となるため,初期輸液は糖を含まないものがよい．通常成人に対しては2 l,小児には20 ml/kgまで速やかに輸液を行う．反応がなければ膠質液投与・輸血・止血処置が必要となる．血圧,脈拍の安定および尿量0.5〜1 ml/kg/時間以上を保つように調節する．循環血漿量が補充された後は,維持液に切り替える．

■その他の脱水に対する輸液

高張性脱水,低張・等張性脱水では投与する輸液の種類が異なってくる．高張性脱水(Na>150 mEq/l)ではECFのNa濃度が高いためICFからECFへ水分が移動し細胞内脱水の状態となるため,低張液を輸液して自由水の補充を行う．5%糖液や小児の脱水では1号液が使われる場合が多い．ただし高Naの急激な補正は脳浮腫を誘発するので,補正速度は0.5 mEq/l/時間以内とし緩徐に行う必要がある．低張性脱水(Na<130 mEq/l)では逆に血清浸透圧の低下によりECFからICFへの水分移動が起こる．Na欠乏量に応じてECFに類似した等張液を補充する．極端な低Na血症に対しては急激なNa補正を行わないよう注意する(10 mEq/l/日以内)．

◆文献

1) 日本救急医学会認定医認定委員会：救急診療指針,第2版.へるす出版, 2003
2) 橋口陽二郎：侵襲下の体液変動.救急医学 24：873-877, 2000
3) 宮田幸雄：体液異常とモニタリング.救急医学 24：879-883, 2000
4) 岡林清司：初期輸液・輸血.救急医学 27：1301-1306, 2003
5) 飯野靖彦：一目でわかる輸液,第2版.メディカルサイエンスインターナショナル, 2003
6) 小山尚也：初療室での緊急輸液法；外傷を中心に.救急医学 24：907-910, 2000
7) 日本外傷学会外傷研修コース開発委員会：外傷初期診療ガイドライン JATEC改訂版.へるす出版, 2004
8) 杉田 学：輸液療法の進め方ノート.羊土社, 2003

VI

頻度の高い症状の診断と対処

1 発疹

大阪市立総合医療センター 救命救急センター　鍛冶有登

病態

　発疹は，浮腫・色素沈着・炎症・腫瘍などが皮膚表面に近いところに生じたため，外表上の異常として認識される病態である．救急外来でよくみられる病態であり，主訴として頻繁に遭遇する．また，何らかの疾患に付随的にみられる場合もあり，続発疹と呼ばれる．この場合，発疹の背後に潜む病態に対する検索を怠ってはならない．
　発疹の記述に関しては，形態によって適切な表現を用いる．

　斑　　：膨隆がなく色調の変化のみ認められるもの
　丘疹　：周囲の皮膚より一段隆起しているもの
　膨疹　：一部分が浮腫を起こしており，多くは掻痒感を伴う
　水疱・膿疱：膨隆しており，内部に液体の貯留があるもの

　これらの基本的な分類に加えて，痂皮，びらん，落屑，剥離，潰瘍形成などの変化があればそれも表現する．周囲組織に発赤などの炎症所見のある場合や，掻痒感の有無も鑑別診断には必要となる．

診断・鑑別診断

　発疹自体が1つの病因による症状ではないので，発疹を症状の1つにもつ病態すべてが鑑別診断の対象となる．このため，病歴聴取・所見・検査のすべてで，様々な原因を想定して診断を進めなければならない．

■病歴聴取

　既往歴では，薬剤の服用歴，薬剤過敏症の病歴（あれば，薬剤の種類と使用時期），摂取した食事の種類，アレルギー歴，小児期の発疹歴やアトピー歴について聞く．特に，過去に何らかの薬剤・食物・環境因子などでアレルギーを起こしたことがあれば，その程度・物質・治療歴を詳細に聴取する．
　家族歴では，気管支喘息やじんま疹，アレルギー歴について聴取する．
　現病歴では，発疹発現の直前に発疹の誘因となるような，食物・薬剤・環境の変化がなかったか，誘因に曝露する機会がなかったか聞く．また，感染については，患者自身や家族で同じような症状を呈する人がいなかったか，感染症状（感冒や腸炎など）はなかったかを聞く．
　発疹に前後する発熱や呼吸器・消化器症状は，感染に伴う発疹の鑑別診断に重要である．
　発疹そのものについては，発症時期，発症部位と拡大していった部位，拡大しているか消退しつつあるか，掻痒感・頭痛・熱感などの自覚症状，全身症状としての咳嗽・鼻水・嘔気・のどの痛み・下痢・腹痛などについても聴取する．また，悪性腫瘍を疑うときは，全身倦怠感や体重の増減などについても聞く．

■所見・検査

1）部位

　皮疹の存在する部位について視診を行う．色調，膨隆の有無，発疹周囲の皮膚の様子，活動性か消退しつつあるか，露出部に多いか被覆されている部分に多いか，口腔などの粘膜面・手掌・足蹠にあるか，神経走行に沿っているか，頭髪の内

表VI-1 発疹の形と症状

	部分的	全身	ショック症状
膨隆疹	じんま疹	じんま疹	アナフィラキシー
水疱	熱傷，帯状疱疹，手足口病，日光皮膚炎	類天疱瘡，水痘	
紅斑	虫刺症，皮下血腫，熱傷，凍傷，日光皮膚炎，蜂窩織炎，SLE など膠原病	紅皮症，ウイルス性発疹，薬疹，多形滲出性紅斑，悪性リンパ腫	アナフィラキシー
紫斑	皮下血腫，蜂窩織炎，血小板減少性紫斑病，DIC	皮下血腫，蜂窩織炎，血小板減少性紫斑病，DIC	
丘疹	アトピー性皮膚炎，接触性皮膚炎	アトピー性皮膚炎	

部にもあるか．

2) 形状

膨隆の有無，色調，大きさ，境界の鮮明さ，湿潤・乾燥，皮疹周囲の皮膚の変化，落屑・潰瘍・表皮剥離・びらんの有無，瘢痕形成の有無．

3) 検査

血液一般，生化学，CRP，血液像．血液検査では，全身感染症の有無をみる．また，血液像からは，好酸球や異型リンパ球の増多などが特徴的な疾患群を示唆することがあり，重要である．また，紫斑・薬疹が全身に広がっていたり，水疱が広範囲に広がっているときなどは，生化学や凝固検査（PT，APTT など）・尿溶血所見も参考にしなくてはならない．

■鑑別診断

発疹は，様々な病態から出現しうるが，次のようにおおまかに分類できる．
(1) 感染性：帯状疱疹，麻疹，手足口病，水痘などのウイルス性疾患，伝染性膿痂疹などの細菌性疾患
(2) アレルギー：薬剤アレルギー，アナフィラキシー，じんま疹，薬疹
(3) 食餌：特定の食材によるじんま疹，アナフィラキシー
(4) 物理的要因：熱傷，日射病，長時間の圧迫など
(5) 悪性腫瘍：悪性リンパ腫，白血病など
(6) 膠原病：SLE，関節リウマチ，強皮症など

対処・処置

まず，全身状態の確認を行う．これは，皮疹のみに目を奪われて，アナフィラキシーへの対応を怠ることのないためである．アナフィラキシーでは，気道の粘膜にも急激な浮腫が起こり，窒息の危険が逼迫している場合もある．また，末梢血管の異常な拡張のためショック状態に陥っていることもあり，全身に広がるじんま疹様の発疹がみられたら，まず，バイタルサインのチェックを行い，呼吸循環管理，必要なら直ちに心肺蘇生法に移る．酸素吸入，気管挿管を含む気道確保や輸液路確保など，通常の心肺蘇生法の手順を施行する．この場合，第一に選択するべき薬剤はステロイドではなく，エピネフリンである．

全身状態が安定していれば，病歴聴取など診断のための手順を進める．小児の発疹では，ウイルス性・細菌性感染症の皮膚病変として発疹がみられることも多いので，感染症状についてもチェックする．咳や鼻水・下痢の病歴，咽頭や眼の発赤などは，重要なポイントである．成人では，悪性腫瘍や膠原病に対する注意も怠らない．

処置は，局所に対するものと全身に対するものに分かれる．局所では，軟膏類の塗布が行われる．軟膏などの外用薬には，抗炎症薬（ステロイド系，非ステロイド系），抗生物質，抗真菌薬，抗ウイルス薬，鎮痒薬，抗潰瘍薬などがある．膿疱では，抗生物質や抗真菌薬が必要となり，掻痒感の強い発疹には鎮痒薬を用いるなど，症状に応

じた選択をする．ステロイド系薬剤の不必要に長期の使用は，副作用の発現や感染悪化などの恐れがあり，救急外来を訪れた患者に対する処方は慎重にする．感染している発疹には使用しない．

また，製剤上の相違も勘案しなければならない．外用薬は，有効成分を塗布させるために用いる基剤によって，作用時間，持続時間や使い心地が異なるため，このことも念頭に置く．

全身に対する処置では，発疹を起こした現疾患に対する治療と，発疹の症状に対する対症療法を併行して行う．例えば，帯状疱疹では，抗ウイルス薬の点滴静注(ゾビラックス®5 mg/kg/回，3回/日，8日間)と局所への塗布(アラセナA軟膏®)の両方を行う．また，鎮痛処置が必要なことが多い．掻痒感の強いじんま疹では，局所への軟膏塗布よりは，むしろ鎮痒作用のある薬剤の内服(ポララミン®)や注射(強力ネオミノファーゲンシー® 20 ml/A)が，患者の苦痛軽減に有効である．

> **ポイント**
> - 発疹の分類を知る．
> - 発疹を呈する疾患の診断を常に念頭に置く．
> - アナフィラキシーでは緊急処置が必要になるため，膨疹だけに目を奪われずに，全身状態にも注意する．
> - 局所に対する処置と全身に対する投薬の両方が必要となる場合が多い．

2 発熱

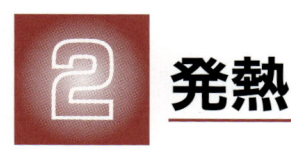

川崎医科大学 救急医学　**大川元久**

発熱は救急外来あるいは病棟で診察する最も多い主訴の1つである。その多くが感染症、特に上気道感染によるものである（図Ⅵ-1）。しかしながら発熱をきたす疾患の中には、生命を脅かす疾患も数多く含まれているので、発熱患者の診療においては十分な注意をもってこれにあたらなければならない。そのためにも、まず患者診察の基本である問診、視診、触診、聴診、打診を確実に行い、同時にバイタルサインを十分に把握しておく必要がある。

発熱の分類

発熱は一般に微熱（37.0～37.9℃）、中等熱（38.0～38.9℃）、高熱（38.9℃以上）の3つに分けられる（中等熱、高熱をまとめて38℃以上を高熱とする分け方もある）。臨床的には発熱の経過、すなわち熱型のほうが重要である。これは病状を推測する重要な情報となるだけではなく、熱型に特異的な疾患があるからである。

発熱の機序

生体の体温調節はその熱産生と熱放散で行い、化学的体温調節と物理的体温調節がある。これらを調節する中枢は視床下部にある。特に熱産生やその保持の反応は、病原物質（感染性微生物、毒素、炎症性メディエータ）がサイトカインを放出させ、前視床下部の体温調節神経系ネットワークが熱産生サイトカインのPGE_2などの放出を促す。同時に熱産生を亢進させる反応（悪寒、戦慄）を示すが、PGE_2の視床下部への直接的作用で体温調節セットポイントが上昇し、その結果、熱産

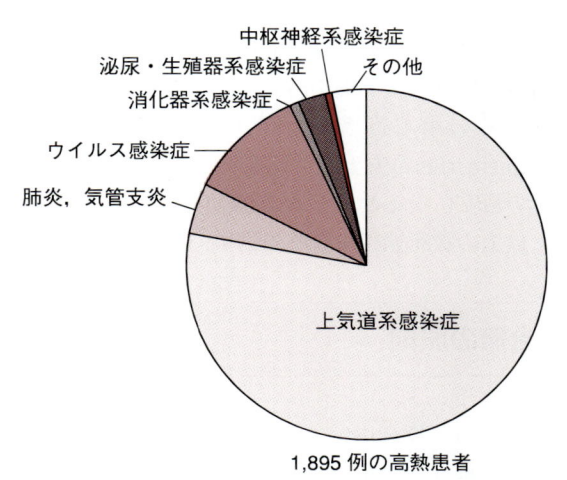

図Ⅵ-1　高熱患者の感染症分類
（小濱啓次：高熱．大林完二，他（編）：症状からみた救急処置-内科編，95，日本医師会，1986；245より引用改変）

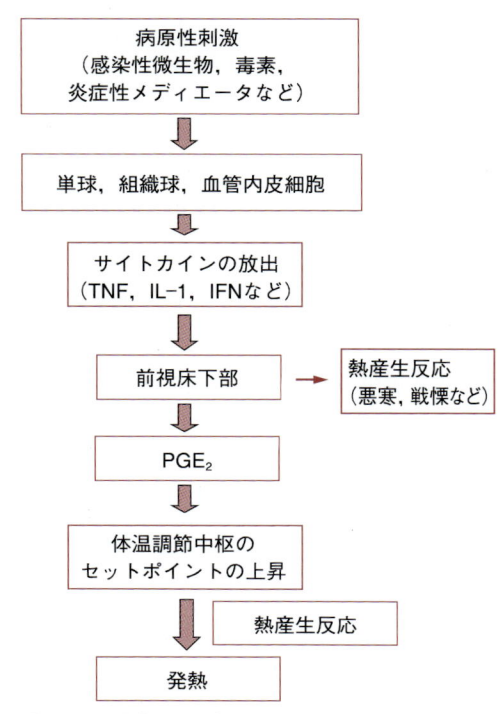

図Ⅵ-2　発熱の機序

表VI-2 高熱をきたす主な疾患

I. 感染症	【全身性】 1) 敗血症 2) 伝染性疾患 　① 細菌感染症(結核，猩紅熱，toxic shock syndrome など) 　② ウイルス感染症(インフルエンザ，麻疹，風疹，韓国型出血熱，伝染性単核症など) 　③ その他リケッチア(腺熱)，クラミジア(オウム病)，レプトスピラ(Weil 病など) 【局所性】 1) 中枢神経系(脳炎，髄膜炎，脳膿瘍) 2) 感覚器系(中耳炎，副鼻腔炎) 3) 呼吸器系(上気道炎，気管支炎，肺炎，胸膜炎，膿胸，肺膿瘍) 4) 循環器血管系(亜急性細菌性心内膜炎，心外膜炎，動静脈炎など) 5) 消化器系(細菌性食中毒，耳下腺炎，虫垂炎，腸チフス，肝・胆道系疾患：胆嚢炎，肝膿瘍，腹腔内：横隔膜下膿瘍，骨盤腹膜炎など) 6) 泌尿生殖器系(腎盂腎炎，腎周囲膿瘍，膀胱炎，前立腺炎，睾丸炎，副睾丸炎，子宮付属器炎) 7) 骨筋肉系(筋肉炎，骨髄炎，関節炎) 8) 皮膚疾患(蜂窩織炎など)
II. 悪性腫瘍	各部位の癌，白血病，Hodgkin 病，細網肉腫，多発性骨髄腫など
III. 膠原病	全身性エリテマトーデス，リウマチ熱，関節リウマチ，結節性動脈周囲炎など
IV. その他	1) 体温中枢障害(頭部外傷，脳血管障害，脳腫瘍) 2) アレルギー疾患(薬物アレルギー，血清病，過敏性肺臓炎) 3) 熱射病 4) 内分泌・代謝異常(甲状腺機能亢進症，脱水など) 5) 不明熱(FUO)

(小濱啓次：高熱．大林完二，他(編)：症状からみた救急処置-内科編，95，日本医師会，1986；244 より引用改変)

生，熱保持反応が亢進し発熱する(図VI-2)．したがって発熱は一連の化学的(免疫学的)反応の結果であって，外因性の物理的体温調節破綻による高体温とは違うことを認識しておく．

診断

発熱をきたす疾患を表VI-2 に示す．これらを念頭に置き診断から治療へと診療を進める．まずバイタルサインを確認しつつ問診などから患者の重症度と緊急度を把握し，緊急処置の必要性を考えたうえで諸検査を計画していく．

発熱が続けば脱水をきたしているので，特に高齢者や小児においては，いつも脱水を補正することを考えておくことが大切であり，採血の際には末梢静脈路も確保しておく．

緊急処置を要しない状態では，熱型の確認，随伴症状(表VI-3)，薬物や化学物質の使用や被曝，既往歴や生活状況・環境，渡航歴などを詳しく調査し原因を判断していく．

一般検査としては，末梢血検査で白血球数，分画で細菌感染やアレルギー反応を確認し，赤沈やCRPでその活動性や重症度を把握する．加えて血清逸脱酵素や尿検査で病的臓器を特定する情報を得ることができる．そのほか，胸部X線写真や超音波検査，CT検査などの画像検査，髄液，胸水，腹水などの検査，細菌培養検査，微生物抗原抗体検査などの免疫学的検査も有用である．細菌培養検査はその提出時に一部を取り，グラム染色をその場で行うことが大切である．これはempiric therapy として感染源の同定と抗生剤選択の目安になるからである(表VI-4，186頁)．

以上の診断過程の概略を図VI-3 に示す．

治療の原則

発熱の治療において，単に熱を下げるためにNSAIDsなどの解熱薬を安易に投与してはならない．発熱の原因疾患を十分考えたうえで，その疾患に適した投薬をすることが大切である．発熱

表VI-3 症状による発熱の鑑別診断

症状	疾患
意識障害	脳髄膜炎，中枢性高熱，敗血症，重症肺炎，Weil 病，Waterhouse-Friedrichsen 症候群，熱射病
胸痛	胸膜炎，膿胸，肺感染症
腹痛	腹膜炎（虫垂炎，穿孔性腹膜炎），胆道感染，肝膿瘍，横隔膜下膿瘍
腰痛・背部痛	腎盂腎炎（尿路感染症），腎周囲膿瘍
関節痛	リウマチ熱，白血病，敗血症，SLE，化膿性関節炎，結核，インフルエンザ
貧血	悪性腫瘍，白血病，敗血症
呼吸困難	重症肺感染症，肺梗塞
発疹	感染症（麻疹，風疹，猩紅熱，腸チフスなど），薬疹，膠原病
低血圧	敗血症性ショック
リンパ節腫大	伝染性単核症，Hodgkin 病，風疹，猩紅熱，悪性腫瘍の転移
黄疸	Weil 病，胆道感染症，流行性肝炎，肝膿瘍，Hodgkin 病
その他	咳嗽，鼻汁，喀痰，咽頭痛 → 呼吸器感染症
	頻尿，排尿痛，腰背部痛 → 尿路感染症
	嘔吐，下痢，腹痛など → 消化器感染症
	頭痛，けいれんに意識障害を伴う場合 → 中枢性疾患

（小濱啓次：高熱．大林完二，他（編）：症状からみた救急処置-内科編，95，日本医師会，1986；247 より引用改変）

患者の背景には必ず脱水があると考え，脱水の程度を評価し治療にあたる．

一般的な治療より緊急を要するような蘇生的処置が最優先であることはいうまでもなく，脱水に対する輸液治療が基本である．感染巣の膿，膿瘍は外科的摘出やドレナージによる排除も早急に行われるべきである．アスピリンやイブプロフェンなどの NSAIDs は体温調節セットポイントを低下させるので，有効ではあるが安易には使用しない．これらは対症的治療であり，原因治療として各々の発熱の原因疾患に対する治療は各項を参照されたい．

ポイント

- 中枢神経症状やショックをきたしている発熱は緊急性が高く，上級医とともに対処する．
- 発熱は疾患の徴候の1つであり，その原因疾患を早急に診断する．
- 発熱の原因の多くは感染症であるから，その感染源を同定し治療する．
- 対症療法として安易に NSAIDs を使用しない．
- 発熱の背景にある生体内外環境因子を十分把握して診療にあたる．

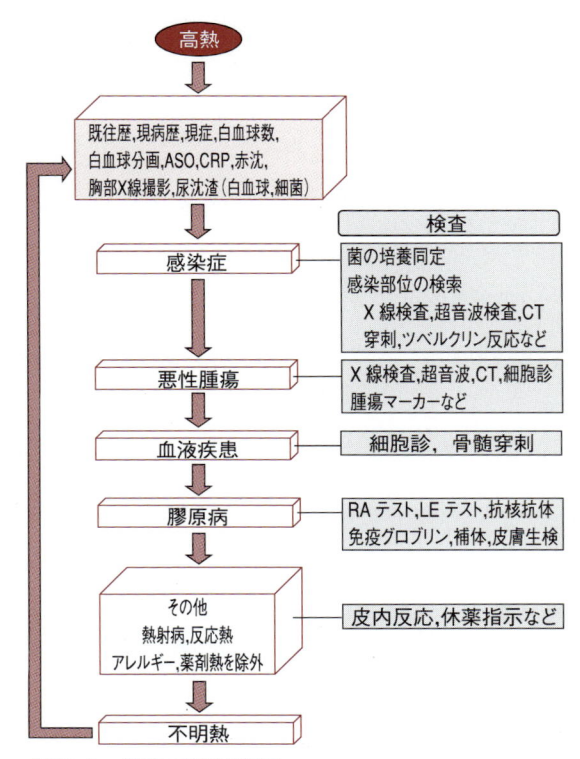

図VI-3 発熱の診断過程
（小濱啓次：高熱．大林完二，他（編）：症状からみた救急処置-内科編，95，日本医師会，1986；249 より引用改変）

表VI-4 高熱をきたす疾患の症状と鑑別のための検査

	疾患		症状	検査
感染症	中枢神経系疾患	髄膜炎，脳炎，脳膿瘍	頭痛，けいれん，めまい，意識障害	頭部単純X線撮影，CT，CAG，脳波，腰椎穿刺，髄液検査
	感覚器系疾患	副鼻腔炎，中耳炎	鼻汁，耳痛，難聴，耳漏	ウォーターズ撮影，ステンバース撮影，聴力検査
	呼吸器系疾患	上気道炎(扁桃腺炎，咽・喉頭炎)，気管支炎，肺炎，胸膜炎，膿胸，肺結核	咽頭痛，喘鳴，咳嗽，呼吸困難	胸部X線撮影，気管支鏡，CT，ツベルクリン反応
	循環器・血液系疾患	亜急性細菌性心内膜炎，心外膜炎，動静脈炎，血栓・塞栓症	胸痛，心雑音，血管痛	胸部X線撮影，心エコー，心電図，心音図，血液培養，血液造影
	消化器系疾患	口内炎，歯槽炎，耳下腺炎，虫垂炎，細菌性食中毒，腸チフス，腸結核，腹膜炎，横隔膜下膿瘍，肛門周囲膿瘍，肝炎，肝膿瘍，胆嚢炎	悪心，嘔吐，腹痛，下痢	胸部X線撮影，CT，腹部エコー，腹腔鏡，腹水培養，便培養，肝機能検査，胆嚢造影
	泌尿器系疾患	腎盂腎炎，膀胱炎，尿道炎	頻尿，排尿痛，腰背部痛	KUB，CT，腎盂造影，尿沈渣，尿培養
	生殖器系疾患	睾丸炎，副睾丸炎，子宮付属器炎，骨盤腹膜炎	陰部発赤，腫脹，疼痛，腹痛	穿刺，CT
	骨・筋肉系疾患	筋炎，骨髄炎，関節炎	筋肉痛，関節痛	X線撮影，穿刺，CPK
	皮膚疾患および皮膚に発疹を伴う疾患	蜂窩織炎，褥瘡，リンパ節炎	発赤，腫脹	穿刺
	伝染性疾患	麻疹，猩紅熱，風疹，突発性発疹	発疹，カタル，Koplik 斑，リンパ節腫，イチゴ舌，頭痛	白血球数，血液像
	全身性疾患	敗血症	低血圧，チアノーゼ，頻脈，発疹，悪寒戦慄	血液培養
悪性腫瘍		癌，細網肉腫，悪性リンパ腫，Hodgkin 病	腫瘤，るいそう	X線撮影，CT，エコー，RI シンチ，細胞診，組織診，α-フェトプロテイン
血液疾患		白血病，多発性骨髄腫	貧血，るいそう，食欲不振，出血	細胞診，骨髄穿刺
膠原病		SLE，Behçet 病，リウマチ熱	貧血，発疹，関節痛，全身倦怠，潰瘍形成	RAテスト，LEテスト，抗核抗体，免疫グロブリン，補体，皮膚生検
その他		熱射病，反応熱，アレルギー，発熱物質(薬疹，中毒疹)	意識障害，けいれん，発疹	CT，脳波，皮内反応

(小濱啓次：高熱．大林完二，他(編)：症状からみた救急処置-内科編，95，日本医師会，1986；246 より引用改変)

◆文献

1) 小濱啓次：高熱．日本医師会雑誌 95：243-252, 1988
2) Kasper DL：Harrison's Principles of Internal Medicine, 14th ed. pp 84-90, McGraw-Hill, 1998
3) 寺井親則：発熱．救急医学 27：309-312, 2003
4) 今泉 均：救急診療指針．pp 166-167, へるす出版, 2003

3 頭痛

日本大学総合科学大学院 生命科学系　林　成之

　頭痛を伴う救急患者の対応として最も大切なことは，その頭痛が命にかかわる急を要する頭痛，ほうっておくとやがて脳の後遺症が避けられなくなる頭痛，あるいは，それほど心配しなくても対症療法で対応できる頭痛をすばやく診断することである．それには，以下に記す診断法によって，すばやく鑑別すべき疾患を挙げ，責任疾患を洞察し，直ちにその具体的な治療を組み立てる一連の作業が患者を救い，患者の心に安心感をもたらす．脳動脈破裂に伴う頭痛など，専門的な治療が必要な場合は，初期治療を行いながら，根本的な治療が行える診療科や施設へ直ちに移送することも非常に大切な対応となる．ここでは，頭痛患者の診断と初期治療に必要な知識を整理して解説する．

診断・鑑別診断（表Ⅵ-5）

■頭痛の発生原因と臨床症状の特徴

　頭痛は，脳内の比較的太い血管，髄膜（硬膜，軟膜，くも膜），それに12の脳神経などの刺激によって発生する．

1）脳内血管性頭痛

　脳内の血管破綻に伴う頭痛は破綻時に最も強く，脳循環障害を伴う場合は意識障害や頭蓋内圧亢進による嘔吐，あるいは，自律神経異常による消化器系の不快感を伴うのが特徴である．これに対して，脳血管れん縮を伴う片頭痛は，時に脳循環障害を起こし，一過性の片麻痺や嘔吐などを伴うため，くも膜下出血のような頭痛となる場合がある．しかし，くも膜下出血では頭痛のピークが脳動脈破裂時の初期であるのに対して，片頭痛では少し遅い時間に最も強くなるという違いが鑑別のポイントとなる．

2）髄膜の刺激に伴う頭痛

　血管性頭痛と異なってそれほど強い頭痛ではないが，責任疾患の発生部位，発症の早さ，頭位，頭蓋内圧亢進の有無によって影響を受けるため，必ずしも一定の頭痛パターンを示さない．
　脳腫瘍や慢性硬膜下血腫などに伴う頭痛は対応が遅れると手遅れになるので，夜間に頭蓋内圧がより高くなるために発生するモーニング頭痛と，嘔吐後頭痛が取れるという頭蓋内圧亢進に伴う頭痛に注目する．眼底所見の静脈拍動消失とうっ血乳頭が確認できれば頭蓋内圧亢進は確定となる．髄膜炎に伴う頭痛は，患者が寝ているため炎症が後頭部で強くなり，後頭部痛や脳の炎症を伴って視野障害や小脳症状が出現することもある．

3）脳神経関連の頭痛

　脳神経が支配する領域の目，顔，耳，口，あるいは，頸部などの異常と関連して頭痛が発生する．特に，頸部の自律神経異常に伴う頭痛は天候や気圧の影響を受けることが多く，枕が合わなくて朝に頭痛を訴えることもある．多くの場合は頸部筋の疲れが強くなる夕方に強くなる特徴がある．

■頭痛をきたす責任疾患

　頭痛の発生原因は，頭蓋内疾患と頭蓋外疾患に分けられる．

1）頭蓋内疾患

　脳卒中，脳腫瘍，急性水頭症，髄膜炎，脳炎，脳血管れん縮の鑑別が重要．
　脳卒中に伴う頭痛は出血部位によって異なる．

表VI-5　頭痛の分類と特徴

責任疾患	頭痛発生原因	頭痛と臨床症状の特徴
頭蓋内疾患		
脳卒中		
1．脳動脈瘤破裂	脳血管・髄膜刺激	突然の強い頭痛で巣症状を伴わない
2．高血圧性脳内出血	頭蓋内圧亢進	突然の鈍痛で，片麻痺などの巣症状あり
3．脳梗塞	脳浮腫	頭痛は軽く，麻痺や言語障害の巣症状
外傷		
1．外傷性脳血管損傷	脳血管刺激	無症状から破裂時に強い頭痛
2．外傷性硬膜外血腫	髄膜刺激・頭蓋内圧亢進	意識清明期と頭痛
3．急性硬膜下血腫	髄膜刺激・頭蓋内圧亢進	意識障害で頭痛が隠れることが多い
4．慢性硬膜下血腫	髄膜刺激・頭蓋内圧亢進	鈍痛で頭を動かすと頭痛が変化する
5．脳挫傷	頭蓋内圧亢進	巣症状が主体で頭痛は軽い
6．外傷性低髄液圧	脳血管・髄膜刺激	起立時に頭痛が強くなる
脳腫瘍		
1．髄膜部の腫瘍	髄膜刺激・頭蓋内圧亢進	鈍痛
2．脳実質内腫瘍	頭蓋内圧亢進	モーニング頭痛と巣症状
3．小脳腫瘍	頭蓋内圧亢進・水頭症	モーニング頭痛と平行・歩行障害
炎症		
1．髄膜炎	髄膜・脳血管刺激	発熱と頸部硬直を伴う頭痛．巣症状なし
2．脳炎	頭蓋内圧亢進	発熱．巣症状を伴う頭痛
3．脳膿瘍	頭蓋内圧亢進	感染歴や心房中隔欠損の病歴と巣症状
頭蓋外疾患		
頭蓋近傍疾患		
1．副鼻腔炎	髄膜・嗅神経刺激	鼻汁と鈍痛
2．蓄膿	髄膜・嗅神経刺激	鼻汁と鈍痛
3．中耳炎	髄膜・聴覚神経刺激	耳の痛み，聴力障害，めまい
4．歯槽膿漏	髄膜刺激	歯の痛み後の頭痛
頸性頭痛		
1．変形性頸椎症	髄膜・下部脳神経刺激	頸部痛，手のしびれ
2．むち打ち症	髄膜・下部脳神経刺激	頸部痛，天候や気圧の影響あり
発熱・感染症	脳血管刺激	発熱の持続
高血圧	脳血管刺激	170 mmHg以上の高血圧症

　脳表の血管破綻を基本としてくも膜下出血を起こす脳動脈瘤破裂は，脳血管と髄膜の同時刺激が発生するため急性発症の強い頭痛が特徴で，一般に片麻痺などの巣症状を伴わない特徴がある．これに対して，高血圧性脳内出血や脳梗塞に伴う頭蓋内圧亢進では，脳実質内の病巣のため髄膜の刺激は少なく頭痛は軽く鈍痛で，脳組織破壊のため片麻痺などの脳神経巣症状を伴う違いがある．脳腫瘍などの頭蓋内圧亢進に伴う夜明けや早朝に強い頭痛については前述したが，脳腫瘍の発生部位に伴う脳の巣症状にも注目する必要がある．炎症性の頭痛としては，脳に近い副鼻腔炎，中耳炎，歯槽膿漏から髄膜炎を発生する場合と，肺炎や心房中隔欠損に伴う場合がある．後者では腹部や四肢の感染症でも細菌が血行性に脳内に到達し脳炎や脳膿瘍を起こして，脳浮腫や頭蓋内圧亢進症に伴う頭痛と脳の巣症状が同時にみられるという特徴がある．

2）頭蓋外疾患

　頸部疾患，顔面・目・耳・歯・口内疾患など頭部近傍の疾患と，発熱を伴う感染症や高血圧症，ホルモン異常などいずれも脳血管，もしくは脳血管表面にある神経群の機能異常に伴う頭痛に大別される．

　このうち，頸部の異常に伴う頭痛が頻度的に最

も多く，日常みられる多くの頭痛は頸性頭痛である．肩こり，後頸部筋の圧痛，頭の向きによる手のしびれや手の脈拍減弱，左右手の血圧差，自律神経根の圧痛などを伴うことが多く，気圧変化や首の疲れが強くなる夕方に増強する特徴がある．

脳の血管は，血圧の変動に対して自動的に収縮したり拡張したりして脳の血流を一定に保つ自動調節機構をもっている．しかし，収縮期血圧が170〜180 mmHgを超えると脳血管の収縮機能限界を超え，血管拡張由来の頭痛が発生する．

頭痛患者の診かた

頭痛には，生命にかかわる頭痛と生命に直接影響しないが日常生活に影響を及ぼす頭痛がある．このうち突然の頭痛は生命にかかわるものが多く，血管性疾患がその発生原因であることが多い．治療は対症療法ですむものと外科的治療を必要とするものに大別される．

初めに，患者の全身状態，バイタルサイン，それに，頭痛を誘導する高血圧，自律神経やホルモン分泌異常の有無について確認したうえで，頭痛の特徴を把握する．頭痛に関しては，その発生様式，部位，性質，ピークタイム，付随症状，影響因子，家族歴との関連性などをチェックする．

急激な頭痛では脳の血管性頭痛，ゆっくりとした進行性で朝に強い頭痛では脳腫瘍，めまいや耳鳴り後に出現した限局的な頭痛では眼や耳の疾患，非常に強い拍動性で徐々に強くなる片頭痛，頭を動かすと気持ちが悪くなる慢性硬膜下血腫，起きあがると頭痛が強くなり髄液が外耳，鼻腔，あるいは頸椎〜腰椎部の硬膜破損部から漏れる低髄液圧症候群，疲労時や気圧変化に影響される自律神経異常を伴う頸部疾患，ヘルペスがみられるヘルペス性神経炎などが，それぞれ特徴的な頭痛として挙げられる〔文献(1)参照〕．

診断・鑑別診断の知識とこれまでに述べた患者の診かたを理解すると，頭痛を起こしている疾患の診断はそれほど難しくない．しかし，糖尿病などの合併症で神経炎を起こしている場合や，痛みの受容体感度が低い患者は，頭痛の症状があまり強く出ないこともあり，糖尿病の既往歴や普段からの痛みに対する情報に注目しながら，幅の広い視点で頭痛を評価することが大切である．

臨床症状の診断を終えたら，必要に応じて頭部・頸椎のX線撮影，CT検査を行う．腰椎穿刺による髄液検査は脳動脈の破裂や頭蓋内圧亢進時では脳嵌頓の合併症を誘導する可能性をもっているので，慎重に選択を決める必要がある．特に，くも膜下出血に伴う頸部硬直の症状は数時間遅れて出現するので，危険性を伴う腰椎穿刺よりCT画像の診断を進める．脳血管疾患が疑われる場合は，MRI-angiography，さらには，緊急手術が必要と判断された場合は経過観察は患者の命取りになるので，直ちに外科的治療が受けられる施設への紹介も救急医の大切な仕事となる．

頭痛患者の対処と治療

■対症療法ですむ突然の頭痛対策

片頭痛，群発頭痛，髄膜炎や脳炎による頭痛がある．

1）片頭痛

若い女性，家族歴，前兆を伴う突然の頭痛が特徴で，血管のれん縮が頭蓋内の血管まで及ぶと片麻痺や意識障害を起こすことがあるので早めの薬物療法が必要．くも膜下出血は発症時が最も強い頭痛であるのに対し，片頭痛はしばらくしてから頭痛のピークを迎えるのが特徴で，片頭痛患者がくも膜下出血を起こした際の診断ポイントとなる．
【処方例】
発作時：カフェルゴット®1錠，無効では30分後に1錠追加，無効ではピレチア®(25 mg)筋注
予防薬：バファリン®(330 mg)1〜2錠にカフェルゴット®1錠頓用

2）群発頭痛

男性に多く，数週〜数カ月にわたり頭痛発作が

群発する．頭痛発作はいつも同側で眼の後ろに放散する．痛みは「刺すような，裂かれるような，釘を打ち込まれるような」などと表現される．

【処方例】

カフェルゴット®1〜2錠，ナウゼリン®(10 mg)1錠頓用．

3) 高血圧性脳症

脳血管の血圧変動に対する脳循環の自動調節機構が限界となる収縮期血圧が＞170 mmHg(平均血圧＞150 mmHg)に上昇すると脳の太い血管まで拡張して頭痛を訴え，脳血管破裂の危険性が高まってくる．

【処方例】

抗 $\alpha \cdot \beta$ 作用をもつラベタロール(1日150 mg，分3)服用．重症高血圧で心筋の筋縮帯壊死の危険性がある緊急時はミリスロール®0.2 μ/kg/分点滴静注を行う．ヒドララジンやニトロプルシドは脳と全身の血管拡張を引き起こすため好ましくない．

■外科的治療を必要とする頭痛

くも膜下出血，大きな脳内血腫，硬膜外血腫，太い脳血管閉塞，脳腫瘍・脳膿瘍・急性水頭症などによる頭蓋内圧亢進症などが主な疾患で，CT検査でほとんど診断が確定する．

初期治療が非常に大切で，頭痛に対する対症療法と同時に脳の障害をできるだけ少なくするための脳内神経細胞への酸素供給と適正なグルコース供給を素早く行う．そのためには，バイタルサインの安定(血圧＞100 mmHg)，血中酸素分圧(PaO_2＞100 mmHg)，PaO_2/FiO_2＞300，酸素運搬量(＞600〜700 ml/分)，マンニトール投与による頭蓋内圧(＜20 mmHg)や脳灌流圧(＞70 mmHg)などの管理では不十分であり，視床下部-下垂体-副腎系の侵襲性神経カテコールアミン過剰放出に伴う180〜240 mg/dlを超える侵襲性高血糖管理(血糖値；120〜140 mg/dl)，発熱と血圧のバランスから発生する40〜44℃に達する脳温上昇(脳内熱貯留現象)，ヘモグロビンの機能障害から発生する酸素吸入無効状態などに対する初期治療，それに，植物症や知能障害を予防するためのラジカルに対する具体的な治療を行うことが大切となる〔詳細は，文献(2)を参照〕．

外科的治療を必要とする急性の頭痛を伴う患者に対しては，鎮痛薬に加えて鎮静薬，麻酔薬，人工呼吸器管理が必要となる場合は筋弛緩薬の投与が，視床下部-下垂体-副腎系のストレス侵襲に伴う脳温上昇，ヘモグロビン機能障害，侵襲性高血糖の被害をできるだけ少なくする方法として重要となる．

【麻酔処方例】

フェンタニル(50〜100 μg)かGABA-agonistのベンゾジアゼピン系のミダゾラム(0.01〜0.05 mg/kg)を使用．長期連用しても心肺機能，腎機能，免疫系への副作用が少ない利点がある．プロポフォールは作用時間が短く使いやすいので，最近，麻酔導入として使っている．

【筋弛緩薬処方例】

舌根沈下に伴い気道の確保が難しくなるので必ず人工呼吸器による呼吸管理を行う．その際，咳やバッキングは気道内圧とCVPの上昇から頭蓋内圧を変動させるため筋弛緩薬を用いる．サクシニルコリンのような脱分極型の神経筋遮断剤は頭蓋内圧を上昇させるので避ける．具体的には非脱分極型のミオブロック®を初回量0.08 mg/kg静注，必要に応じて0.02〜0.04 mg/kg追加する．低リン血症，低マグネシウム血症，あるいは低カルシウム血症などがあると多発性神経障害の合併症を誘発することがある．

◆文献

1) 植村研一：頭痛・めまい・しびれの臨床. 病態生理学的アプローチ. pp 1-147, 医学書院 1995
2) Hayashi N : Clinical management of brain hypothermia. In Hayashi N, Dietrich DW (eds) : Brain Hypothermia Treatment. pp 37-325, Springer-Verlag, Tokyo, Berlin, Heidelberg, New York, Hong Kong, London, Milan, Paris, 2004

4 めまい

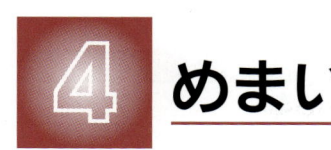

富山医科薬科大学 救急災害医学　奥寺　敬

病態

　体の平衡は視覚器，内耳，筋・関節の深部知覚受容体よりの情報が中枢神経系で統合され，維持されている．これらの感覚器，感覚器と中枢を結ぶ神経回路，中枢神経系に異常が生じると平衡感覚が障害され，めまいを生じる．めまいを主訴に救急外来を受診する患者は多いが，その症状は単一ではない．患者の訴える"めまい"には失神の前兆としてのめまい(faintness)，回転性めまい(vertigo)，ふわふわする浮動感(dizziness)，失調症状としてのふらつきなどが含まれる．そのため，めまいがどのような性質であるのか，詳しい問診が診断を進めるうえで最も重要である．

　回転性めまい(vertigo)は自分自身やまわりがぐるぐると回っているような感じとして自覚され，その原因は末梢性前庭障害と中枢性前庭障害に分類される．末梢性前庭障害によるめまいでは良性発作性頭位めまいが最も頻度が多い．そのほかMénière病，突発性難聴，前庭神経炎などがあり，Ménière病や突発性難聴は難聴や耳鳴りといった蝸牛症状を伴う．中枢性前庭障害によるめまいの原因としては小脳・脳幹部の梗塞や出血などの血管障害が多く，脳腫瘍，多発性硬化症や髄膜炎などの炎症性疾患も回転性めまいをきたす．

　浮動性(非回転性)めまい(dizziness)は体がふらつく，ふわふわするといった漠然とした浮動感であり，貧血や低血糖，薬物(向精神薬)などが原因となる．末梢性および中枢性前庭障害でも障害の程度が軽く，典型的な症状を示さない場合，浮動性めまいとして自覚されることもある．失調症状としてのふらつきをめまいとして自覚している場合もある．

　失神性めまい(faintness)は失神の前兆として生じ，意識を失わない程度の一過性の脳虚血症状である．めまいの性質として立ちくらみや眼前暗黒感といった症状を訴える．

　内耳前庭機能や神経学的検査に異常がなく，血液検査などでも原因が特定できない場合は心原性めまいの可能性を考える(表VI-6)．

表VI-6　めまいをきたす疾患

1. 回転性めまい(vertigo)
   a. 末梢性前庭障害
      良性発作性頭位めまい，Ménière病，突発性難聴，前庭神経炎，内耳炎，薬剤(アミノグリコシド系抗生剤，利尿薬，サリチル酸)，聴神経腫瘍
   b. 中枢性前庭障害
      小脳・脳幹の梗塞，出血(Wallenberg症候群，前下小脳動脈症候群，橋出血，小脳出血)，脳腫瘍，椎骨脳底動脈循環不全，鎖骨下動脈盗血症候群，多発性硬化症，脳炎・髄膜炎，Arnold-Chiari奇形，脳底型片頭痛
2. 浮動性(非回転性)めまい(dizziness)
   貧血，低血糖，薬物(向精神薬)，過呼吸症候群，頸椎症，末梢性・中枢性前庭障害
3. 失神性めまい(faintness)
   起立性低血圧(Shy-Drager症候群，糖尿病性ニューロパシー，アミロイドーシス，降圧薬)，徐脈性不整脈(Adams-Stokes発作)・頻脈性不整脈，頸動脈洞症候群，大動脈弁狭窄症，閉塞性肥大型心筋症
4. その他(失調性めまいなど)
   脊髄小脳変性症，複視，心因性

診断・鑑別診断

　初療において重要なことは，めまいの原疾患が脳血管性障害や心血管性障害など緊急性を要する病態かどうかを判断することである．このうち小脳・脳幹部の血管障害や腫瘍による中枢性めまい，心疾患による失神性めまいは生命が危険な状

態になりうるため見逃してはならない．

■病歴聴取

めまい発作が初発であるのか，めまいの性質，起こり方(突発性か持続性か)と持続時間，誘因，蝸牛症状(難聴，耳鳴り)の有無を聴取する．過去に同様のめまいを自覚したことがあるかを確認することも重要である．めまいが激しく，嘔気や嘔吐が強い場合は安静にさせ，症状に対する治療を優先させる．めまいの種類により側臥位をとったほうが楽な場合があるので配慮する．めまい患者の多くがMénière症候群と自己診断しているが(時には専門外の医師にさえ誤解がある)，実際には異なることが多いので注意を要する．

■所見・検査

意識，血圧，心拍数，呼吸数など基本的なバイタルサインのチェックを行う．神経学的所見をとり，中枢神経障害がめまいの原因でないか検討する．中枢性前庭障害によるめまいは小脳・脳幹部に病変を有する場合が多く，運動麻痺や深部腱反射のみでなく脳神経所見，協調運動などの小脳所見，感覚障害に注意する．起立が可能であれば注意深くRomberg試験，歩行検査を行う．眼振は鑑別診断に有用な情報を与える．眼振がわかりにくいときはFrenzel眼鏡を用いる．眼振が一方向性で回旋性であれば末梢性前庭障害の場合が多い．良性発作性頭位めまいでは，めまいと眼振が頭位変換で誘発される．一方，注視方向性眼振や垂直性眼振が認められれば中枢性前庭障害を強く疑う．頸部や前胸部の血管雑音，心雑音の有無も確認する(表VI-7)．

スクリーニングとして採血検査(貧血や低血糖の有無)，心電図，胸部X線検査を行う．中枢神経障害が疑われる場合や否定できない場合は，頭部CT検査か頭部MRI検査を行う．脳幹部や小脳など後頭蓋窩の病変はCTの検出力が劣るため，MRI検査が必要である．またMRIによる拡散協調画像により急性期脳梗塞の診断が可能である．髄膜刺激症状や発熱，炎症所見があれば髄膜炎などの中枢神経感染症を疑い，腰椎穿刺による髄液検査を行う．心疾患による失神性めまいが疑われる場合はHolter心電図や心エコー検査を行う．Schellong試験(収縮期血圧が臥位に比べ立位で20 mmHg以上低下すれば異常)は起立性低血圧の診断に有用である．

表VI-7　末梢性めまいと中枢性めまいの鑑別点

	末梢性	中枢性
めまいの強さ	強い	軽度
めまいの持続	間歇性	持続性
蝸牛症状(耳鳴り，難聴)の有無	しばしば伴う	まれ
悪心・嘔吐	強い	軽度
眼振の性質	一方向性，水平回旋性	注視方向性，垂直性
固視による眼振・めまいの抑制	あり	なし
中枢神経症状	なし	あり

対応・処置

中枢性めまいや心疾患による失神性めまいが疑われる場合は入院させ，それぞれの専門科へコンサルテーションする．特に脳幹部に病変を有する中枢性めまいは急激に進行し，数時間で呼吸停止，心停止に至る例がある．末梢前庭障害によるめまいが疑われる場合は耳鼻科へコンサルトし，前庭機能検査や平衡機能検査，聴力検査を行う．

激しいめまい発作への対応は安静と鎮静である．静脈路を確保し，嘔気，嘔吐を伴う場合は塩酸メトクロプラミド(プリンペラン®)10 mgを筋注または静注する．鎮静のためジアゼパム(セルシン®，ホリゾン®)を5～10 mg筋注または静注するのも有効である．ただし，使用する前に中枢性めまいを除外しておく必要がある．炭酸水素ナトリウム(メイロン®)はしばしば使用されるが，欧米の教科書には記載されておらず，その有効性は不明である．これらの治療により症状が改善しないときは無理に帰宅させずに入院させて経過観察を行う．

ポイント

- 患者の訴えるめまいの性質を把握することが診断に重要である．
- 中枢性めまいであっても回転性めまいを認める．
- 眼振が注視方向性であったり，垂直性であれば，中枢性めまいを考える．
- ジアゼパムによる鎮静がめまいの抑制に有効である．
- 小脳・脳幹部の血管障害や心疾患によるめまいを見逃さない．

◆文献

1) Daroff RB, Carlson MD: Faintness, syncope, dizziness, and vertigo. *In* Braunwald E (editor-in-chief). Harrison's Principles of Internal Medicine, 15 th ed. pp 111-118, McGraw-Hill, New York, 2001
2) 田中耕太郎：回転性めまい．症状からみた内科エマージェンシー．Medicina 35：154-156, 1998
3) 奥寺　敬：失神．*In* 日本救急医学会認定医認定委員会(編)：救急診療指針．pp 108-110, へるす出版, 2003
4) 宮下俊彦，奥寺　敬：めまい・ふらつき．*In* 小林茂昭, 小宮山　淳, 清澤研道, 他(編)：救急医療実践ハンドブック, 第2版. pp 108-110, 南江堂, 2000

5 失神

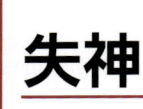

日本医科大学 救急医学　辻井厚子

病態

　失神(syncope)とは，「急激な意識消失発作により，姿勢を維持できなくなる症状で，一過性で短時間に回復するもの」と定義され，病態生理学的には，意識を賦活する脳幹網様体や脳全体が種々の原因により一過性の血流低下をきたすことによって起こる突然の一過性意識消失発作をいう．この血流低下は全身の血管虚脱による一過性の血流低下，心拍出量の急激な低下，あるいは脳幹に分布する動脈の一過性の血流低下によりもたらされる．したがって，狭義では，てんかんや頭部外傷，代謝性疾患，睡眠障害などの意識障害は含まれない．しかしながら，患者によっては，意識障害やめまいを"失神"や"気を失った"と表現することもあり，また，逆に軽度の失神や，失神徴候(pre-syncope)を"めまい"や"立ちくらみ"と言い表すこともある．診断・治療のためには，厳密な意味での失神とその他の意識障害との区別は必要であるが，実際の診療の現場では極めて多彩な病態から鑑別診断を行う必要があるため，本項では，失神に類似した病態も広義の失神として扱うことにする．

　失神は救急室受診患者の3〜4％を占めるといわれるが，持続時間が極めて短時間(数秒〜数分)のことが多く，来院時には異常所見を呈することが少ないため，軽視されがちである．患者の80％以上はその後に器質的疾患を認めないため，予後良好で，緊急処置を必要とすることは少ないが，重篤な疾患の場合もあるので慎重な診断が必要である．

　失神の原因としては，脳性失神，心臓性失神，反射性失神，状況性失神，代謝性失神，その他の原因に分類される(**表Ⅵ-8**)．失神の原因は多岐にわたるが，ことに高齢者では，高血圧，虚血性心疾患，脳血管障害の既往を有することが多く，診断・治療に注意が必要である．高齢者に限らず，

表Ⅵ-8　失神の原因

1. 脳性失神
   a. 脳血管障害：椎骨脳底動脈循環不全
   b. 脳血管抵抗上昇：高血圧性脳症，脳圧亢進，過呼吸
2. 心臓性失神
   a. 不整脈
      1) 徐脈性：房室ブロック，洞不全症候群
      2) 頻脈性：心房細動，心房粗動，心室細動，心室頻拍，上室性頻拍
      3) 徐脈頻脈症候群：心房細動，torsades de pointes
   b. 心臓，血管の器質的異常
      大動脈弁狭窄，肥大性心筋症，心房粘液腫，肺高血圧症，肺梗塞，鎖骨下動脈盗血症候群，解離性大動脈瘤，大動脈炎症候群
3. 反射性失神
   a. 起立性失神
      特発性(Shy-Drager症候群)，末梢神経障害，延髄障害，脊髄障害，変性疾患，薬剤性
   b. 血管迷走神経性失神
      心抑制タイプ：疼痛，精神的ショック，長時間の立位，疲労
      血管減圧性失神：脱水，失血
   c. 頸動脈洞失神
      窮屈なカラー，頸動脈洞マッサージ
4. 状況性失神
   a. 咽頭失神
   b. 咳失神
   c. 排尿失神
   d. Valsalva失神
5. 代謝性失神
   a. 低血糖
   b. その他：副腎機能障害，下垂体機能不全，低Na血症など
6. その他
   a. 心因性
   b. てんかん
   c. 脳震盪
   d. ナルコレプシー
   e. 過換気症候群

失神の原因の中には重篤な疾患が隠れていることがある．特に心臓性失神の患者では，発作後1年の累積死亡率は30％と高率であり，また，一過性脳虚血発作を放置すれば約1/3が脳梗塞に陥るように，失神の診断・治療は適切かつ慎重に行わなければならない．

死の家族歴は重要），薬物服用歴などである（表VI-9）．

失神を起こしうる薬剤としては，糖尿病薬，降圧薬，硝酸薬，抗不整脈薬，利尿薬，精神安定薬，睡眠薬，モノアミン・オキシダーゼ阻害薬，Lドーパ，交感神経遮断薬，アルコールなどがある．

診断・鑑別診断

■ バイタルサインのチェック

患者が搬送されたら，呼吸，血圧，脈拍のチェックを行い，重篤な異常を認めた場合（心停止，呼吸停止，脈拍触知不能）には，心肺蘇生術を行う．

脈拍の不整や頻呼吸，血圧の左右差，貧血，心雑音など，失神をきたしうる所見を見落とさないようにする．

失神の場合，来院時には意識が清明に戻っていることがほとんどであるが，再発作をきたすことも少なくなく，診断がつくまで，観察を怠らないようにすべきである．特に心臓性失神では，呼吸停止，心停止をきたすこともあるため，緊急処置の準備（カウンターショック，ペーシングを含む）が必要である．

■ 病歴聴取

失神の診断において，問診が非常に重要である．失神患者の45％は，病歴と身体所見で原因の診断が可能であるといわれている．患者自身は発作時の状況がわからないことも多いため，家族や発作の目撃者からの情報収集も必要である．失神の中には，予後良好なものから突然死に至るものまで様々な病態が含まれるので，病歴・問診からその重症度を適切に判断しなければならない．

病歴聴取の要点としては，前駆症状，発作の誘因，発作の起こり方と持続時間〔突然の発症か，やや緩慢な発症か，極めて短時間の発作（数秒〜数分）か，比較的長時間（十数分以上）か〕，発作中の症状と随伴症状，既往歴，家族歴（特に突然

表VI-9 病歴聴取のポイント

症状	原因
1．前駆症状	
・動悸，胸痛，呼吸苦，めまい	心臓性
・頭痛，めまい，悪心，嘔吐，脱力	脳性
・冷汗，生あくび，めまい，悪心，脱力	反射性
2．発作の誘因	
・排尿，咳，排便，嚥下	状況性
・頸の伸展，窮屈なカラー	反射性（頸動脈洞症候群）
・過呼吸	心因性
・安静時，睡眠中	心臓性（Brugada症候群）
・運動負荷，驚愕	心臓性（QT症候群）
・疼痛，精神的ショック	反射性（血管迷走神経反射）
・腕の運動	鎖骨下動脈盗血症候群
・起立時，急激な体位変換	反射性（起立性失神）
・長時間の立位	反射性（血管迷走神経反射）
・疲労，睡眠不足，ストレス	反射性（血管迷走神経反射）
・長期臥床	反射性（起立性失神）
・外傷	脳性，反射性（血管減圧性）
3．発作持続時間	
・比較的長時間の持続	代謝性，時に脳性
4．発作中の症状	
・脈拍触知不可または微弱	心臓性，反射性，時に脳性
・けいれん	脳性
・発汗，四肢冷感	心臓性，反射性
5．発作からの回復	
・回復の遅延，不完全な回復	代謝性，脳性
6．基礎疾患	
・心疾患，不整脈	心臓性
・中枢神経系疾患	脳性
・末梢神経障害，延髄障害，脊髄障害，変性疾患	反射性
・Parkinson，自律神経障害	反射性
・呼吸器疾患	低酸素血症
・糖尿病，肝疾患，腎疾患，代謝性疾患	代謝性
・高血圧	脳性
・過換気症候群，パニック障害，神経症	心因性

35歳以下の若年者では，神経反射による失神(血管迷走神経性失神，状況性失神，頸動脈洞失神)が最も多いが，肥大型心筋症や頻脈性不整脈などの重篤な疾患も少なからず含まれる．高齢者になるほど失神の発症率は増加し，基礎疾患の合併率も増えるため，心臓性，脳性などの失神が増加し，それに伴い重篤な失神発作の可能性が高くなるので，診断・治療には注意を要する．また，高齢者では，1回の検査でその原因を否定しないようにすべきである．不整脈のように心電図を繰り返し記録して，やっと原因を確定できることがよくあるためである．

すべての失神患者において，決して見逃してはならない所見と可能性のある重要な疾患を以下に挙げる．

- 胸痛に伴う失神：心筋梗塞，狭心症による心室性不整脈の可能性．
- 動悸やめまいを伴う失神：心室頻拍，心室細動などの不整脈の可能性．
- 頭痛に伴う失神：くも膜下出血，頭蓋内圧亢進などの可能性．
- けいれんを伴う失神：てんかんの可能性．
- 麻痺などの脳局所症状を伴う失神：脳内出血，脳梗塞，頭部外傷の可能性．一過性脳虚血発作では直後にしか認めないので，注意を要する．
- 突然死の家族歴：遺伝子異常に起因する疾患である肥大型心筋症，QT延長症候群，Brugada症候群など．

■検査

失神の診断には，12誘導心電図が必須の項目として挙げられている．12誘導心電図が診断に寄与するのは数％程度であるが，非侵襲的で，簡便，安価であり，失神に関連した突然死の多くは心臓性であるため，必ず施行すべきとされている．また，できれば測定時間は長めにし，繰り返し記録することで，できるだけ異常心電図を把握しておく．

失神の原因は極めて多岐にわたるため，病歴聴取と身体所見により，ある程度診断を絞り込んでから，検査を進める必要がある(図VI-4)．12誘導心電図に次いで施行が望まれる検査としては，頭部CT，血液検査が挙げられる．これらの検査により診断されうる疾患(中枢神経系疾患，代謝性疾患など)は治療が必要であり，見逃せば重篤化する可能性がある．

反射性失神の確定診断のための検査として，head-up tilt test(HUT試験)と起立試験(Schellong試験)がある．共に自律神経機能検査で，頭部挙上時の血圧・心拍数調節異常を検出する検査である．前者は，tilt table(傾斜台)による受動的な頭部挙上，後者は患者の能動的な起立を負荷として用い，起立性低血圧や神経起因性失神を誘発する検査である．起立試験は生理的条件に近い検査で，外来・ベッドサイドでも簡単にできるのでスクリーニングに適しているが，再現性はHUT試験に比べて劣り，また，血管迷走神経性失神は必ずしも誘発されないので，原因不明の失神に対しては専門医のもとでのHUT試験の施行が必要となる．

対処・処置

■初期対応

来院時，バイタルサインのチェックを施行し，重篤な異常(心停止，呼吸停止，脈拍触知不能)を認めた場合は，直ちに心肺蘇生術を開始し，上級医を呼ぶ．

脈の不整，頻脈，徐脈，血圧の異常(高血圧，低血圧)，チアノーゼなどを認めたときは，輸液路の確保，酸素投与の後，バイタルサインのモニタリングを施行しつつ，12誘導心電図，血液ガス，血液検査などを行い，原因の究明と治療を開始する．

バイタルサインが正常で，症状も完全に回復している場合には，ベルトを緩め，下肢を挙上するなどの体位をとり，本人および発作の目撃者などから詳細な病歴を聴取する．脱水や食欲不振などの所見がある場合には輸液(細胞外液補充液)を施行する．脳性，心臓性，代謝性などの失神の可能

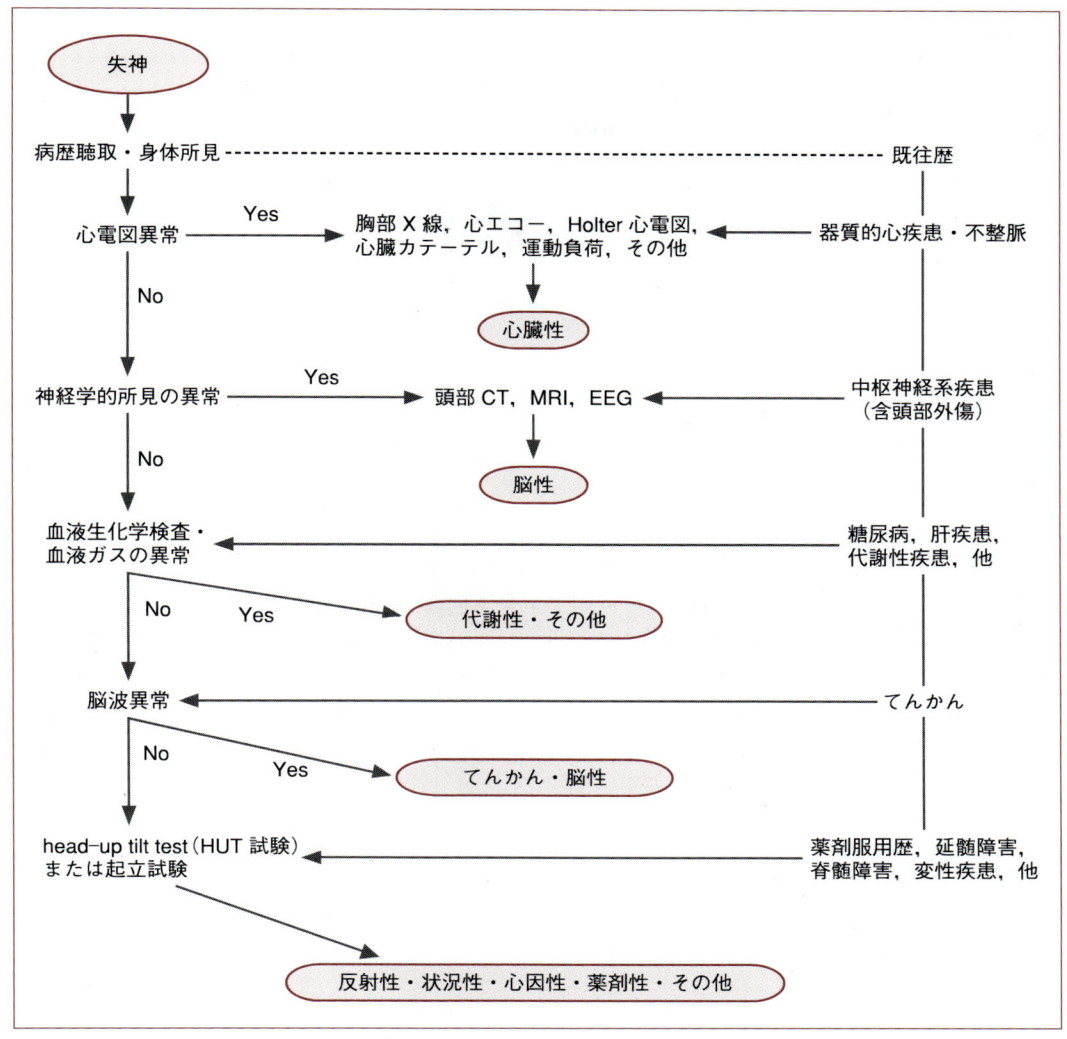

図VI-4 診断の進め方

性がある場合は，各々の疾患に対する検査を注意深く進める．

　各疾患が否定的であり，症状が完全に消失しているようであれば，静かに立たせてみる．立位のまま，心拍数，血圧を繰り返し測定する（2〜60分）．数分以内に血圧の低下（収縮期血圧下降≧20mmHg）を認めた場合は起立性の失神が疑われ，15分以降に血圧低下に加えて心拍数の低下を認めた場合は血管迷走神経性失神を疑う（起立試験）．これは，失神を誘発する検査であるので，他の疾患を完全に否定した後に，患者の理解を得たうえで十分な管理のもとに行わなければならない．

　研修医は，バイタルサインの異常を認めた時点で上級医に連絡をとるのが望ましい．また，致死的な疾患が疑われたら，上級医または専門医を呼ぶべきである．

■**各疾患に対する処置**

　基礎疾患の診断がついた時点で，各専門医の指導のもとに治療が進められるべきであり，各疾患の治療の詳細については成書に譲り，本項では主な疾患の救急初療室で必要な対応について簡単に述べる．

心臓性および脳性失神の場合，基本的に輸液路確保と酸素投与は施行する．

- 心不全・虚血性心疾患を伴う失神：薬物治療（モルヒネ，利尿薬，血管拡張薬，強心薬など），時に気管内挿管・人工呼吸
- 頻脈性不整脈：心電図モニターの装着，電解質異常がある場合は，その補正，抗不整脈薬，時に除細動
- 徐脈性不整脈：心電図モニターの装着，電解質異常がある場合は，その補正，抗不整脈薬，時に体外ペーシング
- 高血圧性脳症：降圧治療，時に脳浮腫治療
- くも膜下出血：血圧コントロール，鎮静，時に脳浮腫治療
- 脳梗塞：血圧コントロール，脳保護療法，時に抗血栓療法
- てんかん：ジアゼパム，抗てんかん薬
- 低血糖：輸液路確保，50%ブドウ糖投与，薬剤による低血糖では，薬効が切れるまでブドウ糖を持続投与する．
- 電解質異常：輸液路確保，電解質補正

反射性失神，状況性失神では，脱水や食欲不振により循環血漿量が減少して，失神発作を起こしやすくなっていることも多いので輸液（細胞外液補充液）が必要な場合がある．

> **ポイント**
> - 失神の原因の中には致死的疾患が少なからず含まれることを決して忘れてはならない．
> - 失神の原因は多岐にわたるため，全身に目を配り，病歴聴取，身体所見，心電図などにより，慎重に診断を進める．
> - 症状が消失し，完全に回復しているようにみえても，再発作の可能性を考え，観察を怠らず，診療を進めなければならない．
> - 胸痛，動悸，めまい，頭痛，脳局所所見，けいれん，突然死の家族歴などの徴候を見逃してはならない．

6 けいれん発作

山口大学 高度救命救急センター　前川剛志

病態

けいれんは脳・脊髄から末梢神経に至るあらゆるレベルの運動系の神経細胞，あるいは筋細胞の異常な興奮により起こる．全身，または一部の骨格筋の発作的不随意的収縮を伴う．発作の分類はその症状から臨床的に分類（国際抗てんかん連盟，1989）されたものと，原因疾患から分類されたもの，これらが混合されたものがある．前者では部分（焦点）発作と全般（全身）発作に分類されている．年齢も重要な因子であり，これらが加味された分類を表VI-10に示す．けいれん発作（例：強直性間代性全般性発作）時には脳波で広範囲にけいれん波を認める．

発作が長時間持続するか，頻発して発作間の回復がみられない状態をけいれん重積状態といい，緊急度が高い．この状態では骨格筋の異常な収縮により，換気障害，低酸素血症，高炭酸ガス血症，代謝性アシドーシス，ミオグロビン血症・尿症をきたす．通常，けいれん発作では意識障害を伴い，発作後も一過性に継続することが多い．

診断・鑑別診断

けいれんは症候，症状であり，診断は難しくない．基本的には年齢を考慮して，原因疾患を鑑別する（表VI-10）．

■病歴聴取

意識障害を伴うことが多いので，家族に問診することが多い．通常の問診以外に，けいれんの既往，表V-10に関連する既往歴，抗けいれん薬の服薬歴と服薬状況を聞く．飲酒歴，発症状況で誘因（発熱，疲労，ストレス，音など），前兆（異臭，幻聴，幻視，悪心・嘔吐など），けいれんの性質（四肢の硬直，全身性か部分性かなど），持続時間，発作時の転倒による外傷の有無などを聞く．また，けいれんの随伴症状の意識障害や健忘の有無も聞く．

表VI-10　発症年齢による分類

1．新生児	先天性奇形，分娩損傷，無酸素症，先天性代謝異常（低カルシウム，低血糖，ビタミンB_6欠乏，フェニルケトン尿症）	
2．乳児（1～6カ月）	上記のほか点頭てんかん	
3．小児（6カ月～3歳）	点頭てんかん，熱性けいれん，無酸素症，感染症，分娩損傷，代謝性疾患	
4．小児（3～10歳）	分娩時の無酸素症，分娩時およびそれ以降の損傷，脳血管障害，代謝性疾患，真性てんかん	
5．思春期（10～18歳）	真性てんかん，頭部外傷，薬物中毒	
6．成人初期（18～25歳）	真性てんかん，頭部外傷，脳腫瘍，アルコール中毒，睡眠薬中毒	
7．成人中期（35～60歳）	頭部外傷，脳腫瘍，脳血管障害，アルコール中毒	
8．成人後期（60歳以上）	脳血管障害，腫瘍，変性疾患，頭部外傷	

(Adams RD, Victor M: Principle of Neurology, 6th ed. p 273, McGraw-Hill, New York, 1997 および北川泰久：けいれん，In 高久史麿，尾形悦郎，黒川清，矢崎義雄（監修）：新臨床内科学．pp 100-103, 医学書院，2002 より合成)

■所見・検査

けいれん発作の継続時間，意識レベル，麻痺や髄膜刺激症状，頭蓋内圧亢進(頭痛，悪心・嘔吐)の有無を調べる．呼吸，循環，代謝などのバイタルサインを調べるが，けいれん発作による所見(換気不全，過換気，異常高血圧など)と，けいれんの原因となる所見(発熱，低酸素症，虚血など)を区別する必要がある．緊急検査では心電図(Adams-Stokes症候群の有無)，血糖値，血液ガス分析，白血球数，血清電解質などがある．血液検査で後日結果が得られるものとして，抗けいれん薬濃度，アルコール濃度，ビタミンB_6，甲状腺機能，フェニルケトンなどがある．必要に応じてけいれん発作が治まれば髄液検査も行う(頭蓋内圧亢進時は禁)．頭蓋内病変が疑われる場合には頭部CTを施行する．けいれん重積が30分以上継続するとき，原因不明で初発時，神経学的異常が悪化遷延するときにもCTを施行する．

対処・処置

抗けいれん薬の投与は必須であるが，神経細胞は低酸素に非常に弱いことを留意して対処する．

❶ 酸素投与(マスク5 L/分；成人)と気道の確保：けいれん重積状態では呼吸できないが，発作の合間に気道が開存していれば，呼吸は再開する．誤嚥防止に努め，必要に応じて回復体位にする．

❷ 静脈路確保：カテーテルを末梢静脈に留置し，ブドウ糖を含まない輸液をゆっくり点滴する．

❸ 原因が低血糖の場合にはブドウ糖液を0.2 g/kg(成人)〜0.5 g/kg(小児)静注する．ビタミンB_6欠乏症が推測される場合にはビタミンB(複合薬)を静注する．

❹ 抗けいれん薬投与：ジアゼパム(セルシン®，ホリゾン® 10 mg/2 ml/A)を小児で0.2 mg/kg，成人で10 mgを1〜2分かけてゆっくり静注する．5分後にも発作が継続していれば同量追加静注する．

以上の治療でも発作が治まらなければ，フェニトイン(アレビアチン® 250 mg/5 ml/A)を15〜20 mg/kg，投与速度は小児では1 mg/kg/分，成人では50 mg/分以下で静注する．急速静注は血圧低下，心停止の危険性があり，血管外に漏れると疼痛，組織壊死を起こすので十分注意する．

❺ 上記のジアゼパム投与で発作が治らない時点で指導医(上級医)に相談する．バッグ・マスク換気，気管挿管が必要と判断すれば，上級医を呼ぶ．

ポイント
- けいれん発作には全般性と部分性のものがあり，脳波でけいれん波がみられる．
- 発作中には換気不全，血圧上昇，発作中・後には意識障害を認めるものが多い．
- 発作中・後の呼吸・循環維持は必須である．
- 最初に使う抗けいれん薬としてベンゾジアゼピン系薬剤がある．
- けいれんの原因には色々あるが，低血糖とビタミンB_6欠乏症を忘れてはならない．

7 視力障害，視野狭窄，眼の痛み

山口大学 分子感知医科学（眼科学） 西田輝夫

1. 視力障害

表VI-11 視力障害をきたす主な疾患

外傷性前房出血
網膜剝離
硝子体出血
視神経炎
虚血性視神経症
ぶどう膜炎
網膜中心動脈閉塞症
網膜中心静脈閉塞症
網膜剝離
脈絡膜破裂

病態

視覚情報を正しく認識するためには以下の条件が満たされる必要がある．
(1) 角膜，水晶体などの眼の屈折系が正しく機能している．
(2) 角膜，前房，水晶体，硝子体などの透光体の透明性が保たれている．
(3) 網膜が正常に機能している．
(4) 視神経，視交叉，視索，外側膝状体，視放線へと続く視覚情報の伝導系が機能している．
(5) 後頭葉大脳皮質による視覚情報の認識が正常に行われている．

これらの機能のいずれかに障害が生じた場合に視覚障害の訴えが生じる．視力低下は屈折系，中間透光体，黄斑部網膜，視神経の障害で生じることが多い．

診断・鑑別診断

■病歴聴取

眼科領域の病変を確定するには眼科的な検査や脳内の画像検査が必要であるが，詳細な病歴の聴取により原因が推定されることが多い．患者が視力障害を訴えるときには表VI-11に示すような多くの疾患が考えられるので鑑別のために以下の点について確認する．

(1) 視力障害の性状．患者が「見えない」と訴える場合にはそれがどのような状態なのかを具体的に確認するべきである．視力障害には霧視（ぼやけて見える；白内障などの透光体の異常が多い），変視症（歪んで見える；黄斑部疾患に特徴的），中心暗点（中央が見えない；視神経疾患・黄斑部疾患に特徴的），動揺視（外界が動揺して見えるために見えない；眼振でみられる），閃輝性暗点（中央部に正中線をまたがない暗点があり，周囲が光って見える；片頭痛でみられる），昼盲（暗所よりも明所で見にくい；白内障でみられる）などの多くの病像がある．
(2) 自覚症状が所持眼鏡で改善するかどうか．裸眼で視力障害があっても所持眼鏡を装用して自覚症状が消失するなら異常ではない．
(3) 視力低下が両眼性か片眼性か．両眼性の視力低下は中枢性の病変に多いが，両眼同時発症の視神経炎，虚血性視神経症，ぶどう膜炎などでもみられる．また，後頭葉の脳梗塞では黄斑回避により視力低下がないとされているが，急性期には両眼の視力障害を訴えることもある．
(4) 視力低下を自覚するに至った経緯．片眼の視

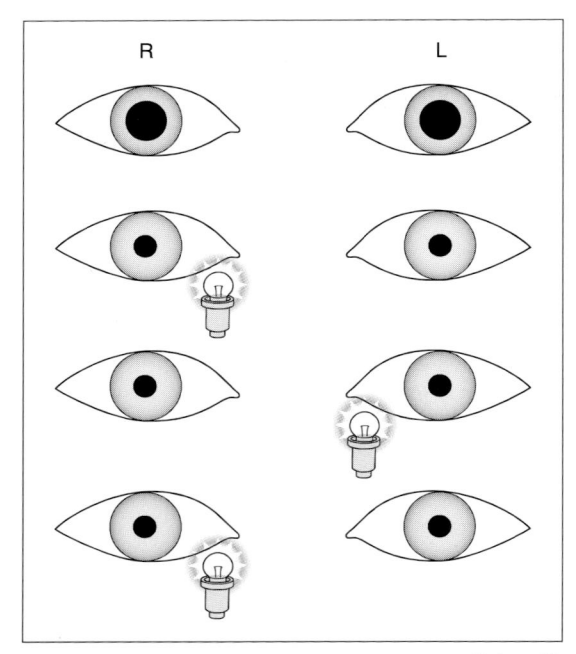

図Ⅵ-5 swinging flashlight テストでの正常者の瞳孔反応

左右眼に数秒ずつ交互に光を当て瞳孔径を見る．対光反射が正常な場合には直接反応と間接反応による縮瞳が同程度なので瞳孔径は一定である．

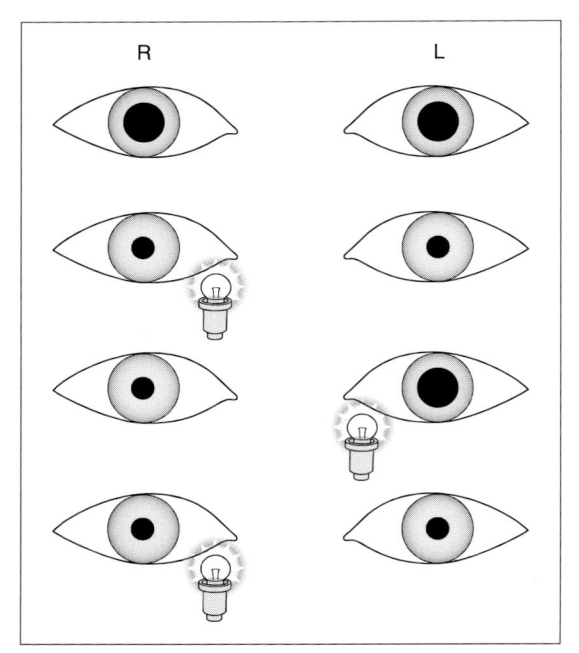

図Ⅵ-6 swinging flashlight テストで左 Marcus-Gunn 瞳孔が陽性な場合（例：左視神経炎）

視神経障害のある左側では直接反応が低下する．このために右から左へと光を移した場合（3段目），光を当てているにもかかわらず徐々に瞳孔が大きくなる．この状況をMarcus-Gunn 瞳孔と呼び，左の直接反応が低下していることを示している．

力低下があってもすぐには自覚しないことも多い．この傾向は特に小児で顕著である．視力低下が，視力検査や片眼をつぶったときに偶然発見されたものなのか，眼痛などの他の症状によって自覚されたのか，それとも患者自身が両眼視の欠損で自覚したのかを確認し，発症時期を推定する必要がある．

(5) 視力低下の発症が急激か緩徐か，また進行性か非進行性か．

(6) 外傷の既往の有無．

(7) 全身の合併症の有無．糖尿病などの眼疾患をきたす全身合併症の有無や，免疫不全症の有無の確認が特に重要である．

所見，検査

(1) 視力検査：視力障害に対しては視力検査を行うが，視力計を設置する場所のとれない施設では近見視力表を用いるのも有効である．眼鏡を装用している患者では装用したまま視力を測定する．30 cm の距離で用いるが，老視の患者（おおむね40歳以上）では＋3Dのレンズで矯正できる．

(2) 急激な片眼あるいは両眼性の視力障害・視野障害で視神経炎，虚血性視神経症などが疑われる場合には対光反射が低下することが特徴である．対光反射の検査は直接反応と間接反応を肉眼で観察することに加えて，swinging flashlight test（図Ⅵ-5）で Marcus-Gunn 瞳孔（図Ⅵ-6）の有無を確認するのが有用である．

(3) 視神経・網膜などを眼底鏡（直像鏡あるいは倒像鏡）で観察する．この際に，視神経乳頭の発赤・腫脹の有無，黄斑部の変化に特に注意を払い，左右眼で所見を比較する．

(4) 脳内疾患や視神経管骨折が疑われる場合には頭部 CT あるいは MRI を行う．

対処・処置

視力低下をきたす疾患で一刻を争う救急疾患は網膜中心動脈閉塞症である．網膜中心動脈閉塞症では片眼の視力障害を訴え，検眼鏡的に網膜は白濁し黄斑部に cherry-red spot がみられる．虚血網膜は数十分で不可逆性の変化が起きるとされており，救急の現場でこの疾患に遭遇した場合には眼科医に速やかに連絡するとともに以下の応急の処置が必要である．

1）眼球マッサージ

眼球マッサージは眼圧の低下による網膜循環の改善および，血管拡張に伴う塞栓物の末梢への移動を期待している．方法としては15秒間眼球を眼瞼上から圧迫し，急に除圧する方法を10数回程度繰り返す方法などがある．

2）眼圧降下薬の投与

アセタゾラミド（ダイアモックス®）500 mg の静注あるいは内服を行い眼圧を下げる．これによっても網膜循環の改善と視機能の回復が期待できる．

そのほかにも視力障害をきたす疾患は表Ⅵ-11に示すように多数あり，経験豊富な眼科医でなければ対処ができない疾患も多い．視力障害の発症が急性の場合や対光反射が低下している場合には，重篤な眼疾患であることが多いので速やかに上級医に相談する．脳内疾患を認めた場合には専門医にコンサルトをする．

2. 視野狭窄

病態

視力障害の項で記載した項目に準ずるが，視野障害は周辺部網膜や視交叉以降の視覚系の異常で生じることが多く，屈折系や透光体の異常で生じることはほとんどない．

診断・鑑別診断

視野障害をきたす疾患の多くは網膜疾患や脳内疾患であり，眼科的検査や脳内画像検査が必須だが，詳細な問診により疾患が絞られる（表Ⅵ-12）．

表Ⅵ-12　視野狭窄をきたす主な疾患

網膜剝離
緑内障
視神経疾患
脳梗塞・脳腫瘍
閃輝性暗点

(1) 視野障害が片眼性か両眼性か．視交叉以降の病変では両眼性の視野障害による半盲を訴えることが多い．眼球，視神経の病変では片眼の視野障害を呈するものが多い．

(2) 患者が視野障害と視力障害を混同していないか．「右眼が障害されると右側が見えなくなる」というように視野障害と片眼の視機能障害を混同している患者が多いので，患者の訴える視野障害が片側の視機能障害でないことをよく確認する必要がある．

(3) 正中線を越えているかどうか．視交叉以降の病変では同名半盲を呈するが，この場合，視野の欠損部が正中線を越えて左右にまたがることはない．左右にまたがる視野障害は視神経や網膜疾患

を疑うべきである．

所見・検査

対座法による視野検査を行い視野の欠損の有無を判定する．頭蓋内疾患が疑われる場合には頭部CTを施行する．眼底所見により網膜中心動脈の分枝閉塞症が観察された場合には前項に準じて速やかな対処を行う．

対処・処置

脳内疾患が疑われる場合には専門医にコンサルトする．それ以外の場合には眼科医にコンサルトする．

3. 眼の痛み

病態

角結膜の表面は知覚が鋭敏であり，異物の飛入，機械的な障害，感染症，炎症などにより眼痛を生じやすい．また，緑内障などによる眼球内圧の上昇も眼痛の主要な原因の1つである．また，ぶどう膜炎，眼窩蜂窩織炎などによる眼球内外の炎症も眼痛を誘導する．また，頭蓋内の病変による痛みが関連痛としての眼痛で自覚されることも多く頭痛の一症状のこともある．

診断・鑑別診断

眼痛についても多くの疾患が考えられ（表VI-13），詳細な問診が必要である．
(1) 眼痛が自然に発症したものか何らかの外傷に

表VI-13 眼痛を生じる主な疾患

角膜擦過傷・裂傷
角膜異物
コンタクトレンズによる角膜障害
薬物による角膜障害
結膜裂傷
結膜異物
角膜炎
電気性眼炎
結膜炎
強膜炎
緑内障発作
感染性眼内炎
非感染性眼内炎
急性涙嚢炎
眼窩蜂窩織炎
外傷性虹彩炎

よるものか．外傷による場合には具体的な状況を確認する必要がある．
(2) 外傷による眼痛では，穿孔性の眼外傷が起こりうる状況であるかどうかを十分に確認する．眼球穿孔が生じるためにはある程度以上の重さを持ったものが速い速度で眼球に当たる必要がある．草や紙が当たったり，砂の飛入，研磨機による鉄粉の飛散などで眼球が穿孔することはほとんどない．眼球穿孔の原因としては釘打ち時の鉄片の飛散と草刈り機による作業によるものが多い．この際に眼内に飛入するものは釘や石によるものはわずかで，ほとんどがハンマーや草刈り機の刃の破片である．
(3) 眼痛の性状についても詳細に問診を行う必要がある．結膜異物では瞬目に伴う異物感を訴える．眼内の炎症疾患では痛みは光が当たると増強することが多い．また，緑内障に伴う眼圧上昇では重苦しい圧迫感を訴え悪心を伴う．
(4) スクラブ洗顔剤の粒子の迷入は眼痛の重要な原因であるので，使用歴についても聴取する．

所見・検査

眼痛患者で，眼がごろごろする，痛いなどの場合には角結膜異物が最も疑われる．眼表面の観察を十分に行う．結膜異物では眼球を上下転させ，

眼瞼を反転させて観察することにより異物を発見できることが多い．異物は上眼瞼結膜の瞼縁より少し離れた場所にあり，肉眼でも確認できることが多い．ただし，スクラブ洗顔剤の粒子が飛入した場合には肉眼で確認することは困難である．角膜異物は肉眼で確認することも可能であるが，角膜のどの深度まで異物が侵入しているかを確認する必要があるために，細隙灯顕微鏡による検査が必要である．

眼内異物が疑われる場合には頭部単純X線撮影を行い異物を検出する．眼表面に明らかな刺入部がみられなくても眼球穿孔・眼内異物がみられることがあるので，状況的に眼内異物が疑われる場合には頭部単純X線撮影を行う．CTスキャンは眼内異物の検出力が高い．眼内異物のほとんどのものは金属製であり，MRIは禁忌である．

対処・処置

結膜異物がみられた場合には点眼麻酔下で綿棒などで除去する．角膜異物が疑われる場合には眼科医に連絡する．

溶接光への曝露による電気性眼炎の場合には治療的な点眼麻酔薬の投与は禁忌である．抗菌薬を投与して，疼痛には鎮痛薬の内用および冷庵法（濡れタオルなどで眼瞼上から眼球を冷やす）で対応する．

視機能障害を伴う眼痛は緑内障発作，ぶどう膜炎などの内眼疾患の可能性が高いので眼科医にコンサルトする．

ポイント
- 眼科疾患のうち網膜中心動脈閉塞症は一刻を争う緊急疾患で，眼科医の到着を待つ時間はない．救急診療医による速やかな対処が求められる．
- 結膜異物は上眼瞼結膜上にあることが多い．
- 外傷の問診では穿孔の可能性を念頭に置き，事故の状況を詳細に尋ねる．
- 眼内異物が疑われる場合には必ず頭部X線で確認する．目視による判定は確実ではない．
- 眼内異物のほとんどのものは金属性であり，MRIは禁忌である．
- 急速な視力，視野障害では速やかに上級医に連絡する．

8 耳の痛み

信州大学 救急集中治療医学　岡元和文

病態

　耳の痛みには耳性耳痛と関連性耳痛がある．耳性耳痛は外耳と中耳の障害による．耳の痛みの約4/5は耳性耳痛である．関連性耳痛とは，耳の炎症・外傷はないのに脳神経または頸神経の障害により耳の痛みとして感じる痛み(放散痛)のことである．耳の痛みの約1/5は関連性耳痛である．耳の痛みの原因を明らかにするには，耳の解剖と知覚神経支配の知識が不可欠である．

■耳の解剖

　耳は，外耳，中耳，内耳の3つの部分よりなる．外耳は，耳介，外耳道，鼓膜よりなる．外耳道の長さは約3cmで，外側1/3は軟骨部外耳道で内側2/3は骨部外耳道である．外耳道の鼓膜近くの下壁は膨隆し鼓膜近くに液体が貯留しやすい構造となっている．鼓膜は外耳道に対して直角ではない．鼓膜上端が最も近位にあり下端が遠位にある．中耳(鼓室ともいう)は鼓膜と内耳の間にある．鼓室にはツチ骨，キヌタ骨，アブミ骨がある．また，鼓室には耳管と乳突洞が通じている．内耳は膜迷路と骨迷路よりなる．内リンパで満たされた膜迷路は，外リンパで満たされた骨迷路内にあり，膜迷路は骨迷路の外リンパで周囲を覆われている．

■知覚神経支配

　耳介は，主に前面上部が三叉神経(第V脳神経)の第3枝，前面下方と後面は第2・3頸神経の知覚神経支配を受けている(図VI-7)．外耳道は，主に三叉神経の第3枝，迷走神経(第X脳神経)，顔面神経(第VII脳神経)の知覚神経支配を受けてい

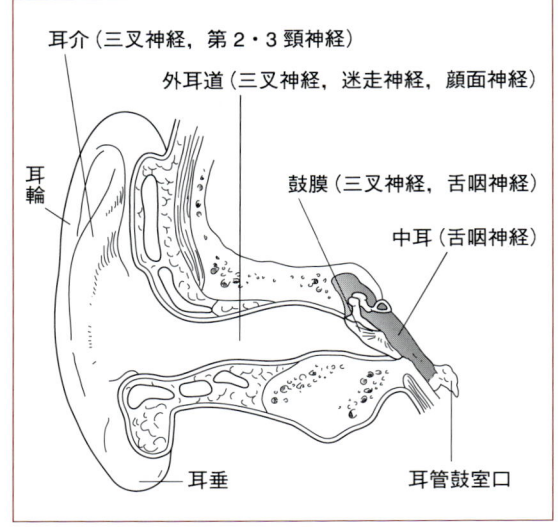

図VI-7　耳の知覚神経支配

る．外耳道を綿棒で触れると咳反射が生じるのは迷走神経の刺激による．顎関節炎で耳の痛みを感じるのは外耳道入口部に顔面神経の知覚枝が分布していることによる．鼓膜は，主に三叉神経の第3枝，舌咽神経(第IX脳神経)の知覚神経支配を受けている．中耳は，主に舌咽神経の知覚神経支配を受けている．内耳障害で耳の痛みを主訴とすることはない．

診断

　耳の痛みの性状と持続，咀嚼時痛，開口時痛以外に，耳介の牽引痛，耳鳴，難聴，耳閉感，耳漏，耳出血などの耳症状，めまいを問診する．顔面神経麻痺，髄膜炎などの頭蓋内合併症の有無も調べ，耳の異常所見があるものと耳の異常所見がないものに区別して診断を進める(表VI-14)．

表VI-14　耳の痛みの原因

耳性耳痛
　外傷
　異物
　感染：耳介軟骨膜炎，外耳道炎，中耳炎，乳様突起炎，
　　　　水疱性鼓膜炎，帯状疱疹
　腫瘍

関連性耳痛
　歯：外傷，う歯，歯肉炎，顎関節炎，咬合不全，歯ぎしり
　口腔・咽頭：扁桃炎，咽頭炎，膿瘍，腫瘍
　鼻腔：副鼻腔炎，鼻中隔彎曲
　頸部：異物，甲状腺疾患，頸椎症，腫瘍
　神経炎・神経痛：Ramsay Hunt症候群，三叉神経痛，舌
　　　　　　　　　咽神経痛

■耳の異常所見があるもの

1）耳介の異常

外傷，発赤腫脹，紅斑と水疱，瘻孔と排膿の有無を確認する．耳血腫は耳介打撲後に起こる．耳介軟骨膜炎は外傷後の耳介の細菌感染である．痛みと発赤腫脹を伴う．痛みと紅斑・水疱を認めたら帯状疱疹を疑う．

2）外耳道の異常

外傷，異物，発赤腫脹，紅斑と水疱，壊死・肉芽や腫瘍の有無を確認する．昆虫が耳道内に入ると激しい痛みと雑音を感じる．外耳道炎では発赤腫脹と耳介の牽引痛を伴うことが多い．乳様突起炎では痛みと乳様突起部の発赤腫脹を伴う．痛みと紅斑・水疱を認めたら帯状疱疹を疑う．

3）鼓膜の異常

外傷，出血，発赤と腫脹，紅斑と水疱，排膿の有無を確認する．外傷性鼓膜穿孔は，鼓膜が直接損傷を受けた直達性鼓膜穿孔と空気を介して鼓膜穿孔が生じた介達性鼓膜穿孔がある．鼓膜穿孔に耳小骨損傷，内耳障害，感染が合併すると重症である．急性中耳炎は痛み・発熱と鼓膜の発赤・膨隆を伴う．水疱性鼓膜炎は激しい痛みと鼓膜表面の水疱を認める．

■耳の異常所見がないもの

1）耳以外の外傷，炎症，腫瘍を原因とするもの

耳の異常所見がない場合は関連性耳痛を考慮する．三叉神経支配領域である鼻・咽頭，副鼻腔，歯，耳下腺，顎関節などの外傷，炎症（副鼻腔炎，歯肉炎，耳下腺炎，顎関節の咬合不全など），腫瘍の有無を確認する．顔面神経支配領域である鼻粘膜，蝶形骨洞，篩骨洞などの外傷，炎症，腫瘍の有無も確認する．鼻・咽頭，耳管，軟口蓋，後咽頭，扁桃などの外傷，炎症，腫瘍は舌咽神経を介して耳の痛みを訴えることがある．喉頭，頸部食道，気管などの外傷，炎症，腫瘍は迷走神経を介して耳の痛みを訴えることがある．

2）神経炎（痛）を原因とするもの

Ramsay Hunt症候群では，耳介や外耳道の紅斑と水疱，末梢性顔面神経麻痺，めまい，耳鳴，難聴などを特徴とする．三叉神経痛や舌咽神経痛は発作性の激痛を特徴とする．持続時間は数秒から約1分と短い．ある部分に触れると激痛を生じるなど誘発帯（trigger zone）を認めることがある．

対処・処置

原疾患の診断と治療が重要である．外耳道炎，鼓膜炎，中耳炎などでは，消炎鎮痛薬を適宜選択する．耳介の外傷処置時には局所麻酔薬でブロックする．ただし，局所麻酔薬にエピネフリンを併用してはならない．耳介凍傷では無菌的に38～40℃の生理食塩水を浸したガーゼで急に温める．激痛を伴うので鎮痛薬を併用する．外耳道内の昆虫は2％リドカインで麻痺させ吸引する．外耳道に入った砂などは室温の水で洗浄する．ただし，洗浄前には鼓膜穿孔がないことを必ず確認する．三叉神経痛では神経ブロックや神経血管減圧術も考慮する．

> **ポイント**
> - 耳の痛みには耳性耳痛と関連性耳痛がある．
> - 耳介の外傷処置は形成外科の専門医へ依頼する．
> - 外耳道から内耳の精査・根本治療は耳鼻咽喉科の専門医へ依頼する．
> - 外耳道の膿瘍や中耳炎で切開排膿を要するもの，乳様突起炎，内耳炎，頭蓋内合併症などの疑いがあれば耳鼻咽喉科の専門医へ依頼する．
> - 慢性疼痛では悪性腫瘍や真珠腫性中耳炎を見逃さない．

9 鼻出血

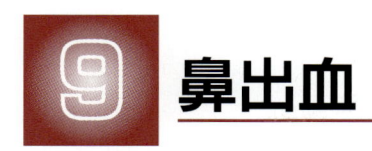

久留米大学 救急医学(高度救命救急センター)　**坂本照夫**

病態

　鼻出血は日常診療においてしばしば遭遇する一般的な症候である．その大半は比較的容易に止血できるものであるが，重症例では止血困難で出血多量による出血性ショックや血液誤嚥による気道閉塞など，全身状態の悪化をきたすために輸血や入院治療が必要になることもある．
　鼻出血の原因としては，鼻かみやくしゃみなど一過性の脈圧の上昇や鼻こすりなどの機械的刺激と特発性による出血が多い．症候性によるものも頻度は低いがみられる．
　出血部位としては図VI-8のごとく鼻前庭のKiesselbach部位といわれる前方からの出血，蝶口蓋動脈由来の後方からの出血，前・後篩骨動脈由来の上方からの出血が主であるが，中には出血点が不明な場合もある．鼻出血全体の70〜80%は鼻中隔前下方のKiesselbach部位からの出血で，粘膜が薄くわずかな刺激でも出血をきたしやすい．小児の鼻出血のほとんどは特発性でこのKiesselbach部位からの出血であるが，成人では高血圧などによるものが多いともいわれている．
　鼻出血と高血圧との関連については未だ不明なことが多いが，入院治療が必要な重症例では鼻腔後方からの出血がほとんどで，未治療の高血圧症例が多いようである．すなわち，高血圧自体は鼻出血をきたすものではないが，高血圧患者に発生した鼻出血は重篤になる可能性が高いということがいえる．

診断・鑑別診断

■病歴聴取

　鼻出血が初発症状となって原因疾患が初めて判明することはむしろ稀であるが，一応の初期治療(止血)が成功した後に原因疾患の検索を行う．その診断には問診と出血の程度(出血量と反復性)が重要で，重篤な反復性出血では若年者の血液疾患と上咽頭血管線維腫，高齢者の鼻副鼻腔の悪性腫瘍を鑑別すべきであろう．また，基礎疾患に対する抗凝固療法薬(バイアスピリン®，ワーファリン®など)や血液透析なども出血の頻度が増してくるので，基礎疾患や既往歴も十分注意して聴取する必要がある．

■症状・検査

　鼻出血の診断は容易であるが，その緊急度・重症度の判断が重要であるので，救急処置室においては必ずバイタルサインをチェックする．出血量の全身への影響を知るにはバイタルサインが最も敏感に反応して変化を示してくる．したがって，頻脈，血圧低下，脈圧の狭小化などに注意が必要である．次に，血液検査であるが，問診や診察所見より一般血液検査，血液生化学検査(肝機能・

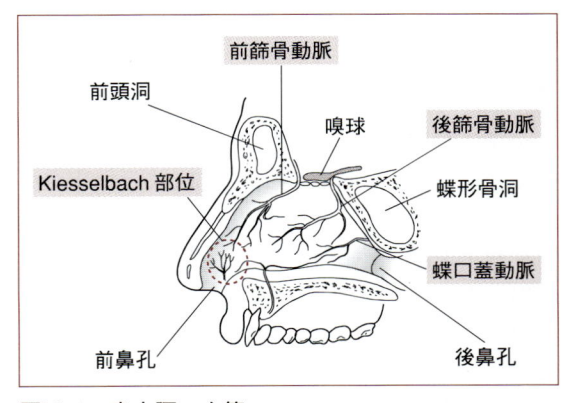

図VI-8　鼻中隔の血管

腎機能)と副鼻腔画像検査(単純 X 線撮影，CT 検査)を行う．ただし，鼻出血直後の血液検査ではヘマトクリット値の低下は認めないことを十分理解しておく必要がある．そのほかにファイバースコピーや診断と治療(IVR)を兼ねた選択的血管造影検査を行うこともある．

対処・処置

■初期対応

(1) 患者ならびに家族を落ち着かせて安心させる．処置中は患者に絶えず声をかけて，バイタルサインをチェックする．
(2) 患者の頭位は胸より高くして(座位または半座位)，血液の誤嚥を予防する．出血の程度を判断し，状況に応じて点滴を開始する．出血多量で出血性ショック状態では，大量の輸液・輸血を強いられる場合もあるので，太めの留置針を用いて早急に血管確保を行う．

■止血処置

1) 圧迫法

出血中ならば，座位で鼻翼を 5 分ほどつまんでうつむかせるように指示する．Kiesselbach 部位からの出血のほとんどはこれで止血できる．鼻の圧迫方法は，鼻骨から先の軟部組織全体を拇指と示指末節で確実に挟むことが重要である．そして，呼吸は口呼吸をさせ，血液や凝血塊は口腔から吐き出させ，大まかな出血量の推定を行う．

2) ガーゼタンポン

鼻翼の圧迫を解除しても出血が持続する場合は，鼻をかませて鼻腔内の凝血を取り除き出血側を確認する．出血側に 5,000 倍のエピネフリンに浸した小ガーゼを挿入する．その後，さらに鼻翼を圧迫しながら 5 分ほど様子を見る．この間，前鼻孔からの出血，口腔からの凝血や出血の量が変化せずに大量に持続するようであれば，血管を確保したまま，耳鼻科専門医のいる高次の救急病院へ転送する．

3) 後鼻タンポン法

大量鼻出血に対して用いる方法で，専用に作成された鼻出血用バルーンがあるが，導尿用の Foley カテーテル(15～16 号)でも代用できる．前鼻孔からカテーテルを挿入して咽頭を観察し，カテーテル先端が中咽頭に垂れ下がっているのを確かめる．水道水を 6～7 ml バルーンに注入してカテーテルを前方に軽く引き戻し，バルーンを後鼻孔に嵌頓・固定する．できれば前鼻タンポン法を併用して，やや硬めの綿栓で前鼻孔を塞ぎカテーテルを保持し，端を耳前部に絆創膏で固定する．このバルーンタンポンでもだめであれば次はベロックタンポンであるが，これは患者への負担が多大となる．そこで，下鼻甲介骨の骨折操作による止血法や内視鏡的止血法などの専門的療法もあるため，バルーンタンポンでも止血できなければ耳鼻科専門医へ紹介転送すべきである．

専門医への紹介のポイント

■紹介すべき鼻出血

すべての鼻出血が専門医への紹介を必要とするものではないが，高齢者の鼻出血では鼻・副鼻腔悪性腫瘍を鑑別すべきであり，出血様式の如何を問わず紹介し精査が必要である．また，断続的な出血症例で止血が困難と判断された場合は止血と診断のためにも紹介の適応となる．

■紹介の時期

全身状態の評価(生理学的評価)と出血量が紹介時期判定のポイントである．圧迫止血法で止血でき，全身状態が良好であれば後日に専門医を受診させればよい．断続的に出血している場合や全身状態が不良で，既往からかなりの出血が推測される場合は入院治療の適応となる．生理学的異常があればその蘇生を含む緊急処置後に即時の紹介が必要である．

合併症とその対策

(1) 鼻出血の合併症はショックである．座位で鼻翼を圧迫させているうちに，意識を失って椅子から転倒することも稀ではない．これを避けるためには側臥位で止血処置を行い，血液を嚥下しないように指導する．

(2) 血液誤嚥による気道閉塞をきたすこともあるために，体動が激しくて鎮静薬を使用しなければならない場合や意識障害をきたすようであれば指導医に連絡して，直ちに気管挿管による気道確保を行うことが重要である．

> **ポイント**
> - 咽頭，口腔への大量出血により気道閉塞をきたす場合があり，十分な注意が必要である．
> - 外傷時の鼻出血に漿液が混入しているときは，頭蓋底骨折からの髄液漏を考慮する．
> - 同一側で反復する鼻出血では，局所疾患，特に腫瘍からの出血の可能性がある．
> - たとえ止血できても，止血・凝固系に異常のある鼻出血患者では入院治療が必要である．
> - エピネフリン液ガーゼタンポンにても止血効果がないときは直ちに専門医へ紹介する．

◆文献

1) 佐藤春城, 長谷川剛, 井上　斉, 他：救急外来を受診した鼻出血症例の検討. 耳喉頭頸 75：494-496, 2003
2) 長谷川武, 竹腰英樹, 菊地　茂, 他：当科における鼻出血症例の臨床的研究―外来症例と入院症例の比較検討. 日耳鼻 107：18-24, 2004

10 胸痛

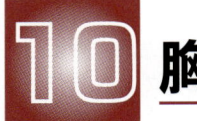

山口大学医学部附属病院 高度救命救急センター　笠岡俊志

病態

　胸痛は胸部に感じる疼痛のことであるが，痛みとして自覚する症状のみならず，不快感や圧迫感も含めて扱われることが多い．胸部(心臓，大動脈，肺，食道など)だけでなく，上腹部(消化管，膵臓，胆囊など)の臓器・組織が胸痛の発生部位となることもあるため注意が必要である．さらに痛みの原因となっている内臓からの求心神経が入る脊髄と同じ高さの神経の支配を受けている皮膚に感じる痛み，いわゆる関連痛(放散痛)を伴うことも少なくなく，心疾患や大動脈疾患では胸痛そのものより関連痛の訴えのほうが強い場合もある．病因としては虚血，炎症，外傷，機械的刺激，精神的要因など多岐にわたる．突然に発症した胸痛には致死的な緊急症が含まれ，迅速な対応が要求される．**表VI-15**に胸痛の発生源別に主要な疾患を列挙し，さらに緊急処置を要する致死的疾患を下線で示した．

診断・鑑別診断

　胸痛の原因について確定診断を行うためには，病歴聴取，身体診察および臨床検査が重要である．ただし胸痛の原因には緊急を要する致死的な疾患も多く含まれているため，胸痛が持続している場合や重篤な随伴症状(ショックや呼吸不全など)を認める場合には迅速な初期診療が要求される．

■病歴聴取

　病歴聴取は鑑別診断を行ううえで非常に重要で

表VI-15　胸痛をきたす主な疾患

胸痛の発生源	主な疾患
心臓	<u>急性心筋梗塞</u>，狭心症，急性心膜炎，急性心筋炎，不整脈
血管系	<u>急性大動脈解離</u>，胸部大動脈瘤，<u>肺塞栓症</u>，肺高血圧症
呼吸器系	肺炎・気管支炎，胸膜炎，自然気胸，<u>緊張性気胸</u>
縦隔	縦隔炎，縦隔気腫
消化器系	胃・十二指腸潰瘍，逆流性食道炎，特発性食道破裂，胆石・胆囊炎，膵炎
胸壁	帯状疱疹，肋間神経痛，骨折，筋肉痛
その他	心臓神経症，過換気症候群

(下線は致死的な緊急症を示す)

あり，病歴から診断がほぼ確定することも少なくない．ただし緊急を要する場合には手短に要領よく行う．病歴聴取の要点は以下の通りである．

（1）発症状況：突然か徐々に起きたか，自覚した時間帯(日中，夜間，早朝など)

（2）性状：耐えられないほどの激痛か，痛みというよりは不快感(圧迫感，絞扼感など)か，チクチクまたはピリピリといった表在的な痛みか

（3）部位：胸部全体か，胸骨裏面中心か，右または左胸か，背部痛があるか，肩や腕への放散痛があるか

（4）持続時間：30分以上の持続性か，10分以内の一過性か，反復性か

（5）誘因および軽減要因：労作，食事，体位，呼吸などに関連するか，安静で消失するか，体位や呼吸で軽減あるいは増強するか

（6）随伴症状：ショック，呼吸不全，意識障害，腹部症状など

（7）既往歴：心疾患，高血圧，糖尿病，手術歴など

　来院時に胸痛が持続している患者では，急性心

表VI-16 胸痛の持続時間による分類

1. 発作性反復性胸痛
   1) 狭心症
      ① 安定型(緊急を要しない)
      ② 不安定型(緊急を要する)
   2) 筋骨格系の痛み(緊急を要しない)
   3) その他の反復性胸痛(緊急を要しない)
      ① 不安神経症
      ② 逆流性食道炎
      ③ 横隔膜ヘルニア
      ④ 肺高血圧症
2. 持続性胸痛(5)—②以外は緊急を要する)
   1) 急性心筋梗塞
   2) 解離性大動脈瘤
   3) 肺塞栓症
   4) 急性心膜炎
   5) その他の持続性胸痛
      ① 緊急を要する胸痛
         気胸，縦隔洞気腫，急性肺炎，急性膵炎，急性胆嚢炎，穿孔性潰瘍，食道破裂，骨折
      ② 緊急を要しない胸痛
         筋損傷，脾屈曲症候群，帯状疱疹，頸椎症候群，不安神経症

(道場信孝：胸痛．In 高久史麿，尾形悦郎，黒川 清，他(監修)：新臨床内科学第8版．pp 109-112, 医学書院，2002年より転載)

表VI-17 確定診断に有用な検査法(心電図と胸部X線撮影を除く)

疾患名	検査法
急性心筋梗塞 不安定狭心症	心エコー，血液生化学検査(CK, CK-MB，ミオグロビン，心筋トロポニン，H-FABP*)，冠動脈造影
急性心筋炎	心エコー，血液生化学検査(CK，ウイルス抗体価)，心筋生検
急性大動脈解離 胸部大動脈瘤	心エコー，胸部CT, MRI，経食道心エコー
肺塞栓症	心エコー，肺血流シンチ，胸部CT，肺動脈造影
気胸	胸部CT
特発性食道破裂	食道造影，内視鏡
胃・十二指腸潰瘍	内視鏡
胆石・胆嚢炎 膵炎	腹部エコー，腹部CT，血液生化学検査

* H-FABP：心臓由来脂肪酸結合蛋白

筋梗塞，急性大動脈解離，肺塞栓症などの致死的な疾患をはじめとする緊急症の鑑別診断が重要である(表VI-16)．

所見・検査

身体診察では，胸部のみならず，腹部，頭頸部，四肢など全身の診察が鑑別診断を行ううえで重要である．ただし胸痛が持続していたり重篤な随伴症状(ショック，呼吸不全など)を認める患者では，血圧，脈拍，呼吸などのバイタルサインのチェックを優先する．救急外来で実施可能なスクリーニング検査として，標準12誘導心電図，および胸部X線検査はすべての胸痛患者に不可欠であり，さらに血算，血液生化学検査および動脈血ガス分析を行う．最近，心筋傷害の血液生化学マーカー(心筋トロポニンT，心臓由来脂肪酸結合蛋白)をわずか15分で測定可能な迅速検査キット(トロップT®，ラピチェック®)が開発され，急性心筋梗塞の早期診断に用いられている．スクリーニング検査から疑われた疾患について，診断確定と治療方針決定のため表VI-17に示した検査を行う．循環・呼吸器系の疾患のみならず，食道や上腹部臓器の疾患も念頭に置きつつ鑑別診断を進める．自施設で実施困難な検査が必要な患者は，高次医療施設へ搬送する．

■胸痛をきたす致死的緊急症の診断のポイント

1) 急性心筋梗塞

臨床症状，心電図所見，心筋傷害マーカーの上昇のうち2つがあれば急性心筋梗塞と診断してよいとされている．症状は20分以上持続する前胸部圧迫感が特徴的であり，顔面蒼白や冷汗を伴うとともに，左肩や左上腕への放散痛を認めることがある．12誘導心電図は，典型例ではT波の増高(superacute T)→ST上昇→異常Q波の出現へと経時的に変化する．心筋傷害の生化学マーカーとしてCK, CK-MB，ミオグロビン，心筋トロポニン，心臓由来脂肪酸結合蛋白(H-FABP)が有用であるが，CK, CK-MBおよび心筋トロポニンは発症から3時間以内の陽性率が低いため注意が必要である．心エコーでは局所壁運動異常を認め，責任冠動脈の推定が可能である．梗塞責

任血管の確定と治療方針決定のため緊急冠動脈造影が必要である．

2）急性大動脈解離

突然の激烈な胸・背部痛（時に腹痛，腰痛）をきたした場合，急性大動脈解離が疑われる．胸部X線検査では縦隔陰影や大動脈陰影の拡大を認める．胸部CT（造影を含む）にて偽腔の存在が証明できれば診断は確定される．救急外来でも行うことのできる心エコーにて，心膜腔への出血の有無（心タンポナーデ）や大動脈弁閉鎖不全の診断が可能である．血液検査では，白血球数増加，CRP上昇，Dダイマー上昇（発症早期より）などの異常所見を認める．上行大動脈に解離腔が存在するか否かを診断することは治療方針を決定するうえで重要である．

3）急性肺塞栓症

重症例では突然の胸痛，呼吸困難，頻呼吸，頻脈，ショックなど明らかな呼吸・循環器系症状を伴うが，特異的な症状に乏しく見逃す可能性もあるため存在を疑うことが重要である．血液生化学検査にて急性肺塞栓症の3徴とされるLDHおよび血清ビリルビン値の上昇，AST正常が認められる頻度は高くない．またDダイマーの上昇は診断に有用な検査所見である．胸部X線検査では肺門部肺動脈陰影の拡大，末梢肺野血管陰影の減少による透過性の亢進（Westermark sign）などを認めるが，異常所見を示さないこともある．12誘導心電図では急性右心負荷所見を示すが，典型的な$S_IQ_{III}T_{III}$パターンの出現頻度は少なく，胸部誘導V_1-V_3での陰性T波出現や一過性右脚ブロックなどを認めることが多い．心エコーでは肺高血圧による右心負荷所見（右室拡大，右室壁運動低下，心室中隔の平坦化や奇異性運動など）を認める．肺血流シンチでは区域または肺葉など肺動脈の解剖学的分布に一致した血流欠損像を示す．胸部造影CTにて肺動脈内に存在する塞栓が描出されるか，または肺動脈造影にて血流途絶や造影欠損などを認めれば確定診断される．長距離旅客機に搭乗した際に発症する下肢深部静脈血栓による肺血栓塞栓症は「エコノミークラス症候群」と呼ばれ社会問題となっている．

対処・処置

すべての胸痛患者は緊急症を念頭に置きつつ初期診療を行う必要がある．特に突然に発症した持続性胸痛では，致死的な緊急症の可能性があるため迅速な対応が要求される．なお，胸痛をきたす緊急症への適切な対応は研修医のみでは困難であり，必ず指導医とともに初期診療を行う．

■バイタルサインに異常を認める場合（ショック，呼吸困難，意識障害など）

心電図モニターを開始し，酸素投与（マスク4～5 l/分），静脈ルートの確保を速やかに行う．さらに直接動脈圧モニターやパルスオキシメーターによる経皮的酸素飽和度（SpO_2）モニターを行うことができれば患者管理に有用である．酸素投与のみで呼吸状態が改善しない場合には，気管挿管による人工呼吸を考慮する．バイタルサインの安定化を図りつつ，原因検索のための緊急検査（心電図，胸部X線検査，心エコー，血液検査など）を行う．急性心筋梗塞や急性大動脈解離に伴う激しい胸痛は患者の全身状態をさらに悪化させる要因にもなるので鎮痛薬（塩酸モルヒネや塩酸ブプレノルフィンなど）を投与して抑制する．また初期診療中に心停止をきたした場合には，直ちに二次救命処置（ICLS）を行う．

■バイタルサインに異常を認めない場合

バイタルサインに異常を認めなくても緊急症は否定できない．病歴聴取や身体診察とともに，12誘導心電図，胸部X線，血液検査などスクリーニング検査を速やかに実施して緊急症の除外診断を行う．緊急症が疑われれば，心電図モニター，酸素投与，静脈ルートの確保を行い，専門医へコンサルトする．緊急症が否定された場合には，入院の必要性や今後の検査・治療方針について検討する．

■胸痛をきたす致死的緊急症の初期治療

1) 急性心筋梗塞

心電図モニターを開始し，静脈ルートの確保を速やかに行う．さらに酸素投与(4 l/分)，アスピリン(160〜325 mg)投与，ニトログリセリン舌下または口腔内噴霧を行い，疼痛が改善しないときにはモルヒネ静注を考慮する．急性冠症候群の患者には"MONA"(Morphine；モルヒネ，Oxygen；酸素，Nitroglycerine；ニトログリセリン，Aspirin；アスピリン)と記憶するとよい．心室細動などの致死的不整脈の発生に備え，いつでも除細動器が使用できるようにしておく．心機能や長期予後の改善には再灌流療法が非常に有用である．再灌流療法として最近では経皮的冠動脈インターベンション(percutaneous coronary intervention；PCI)が主流となり，血栓溶解療法や冠動脈バイパス術(coronary artery bypass graft surgery；CABG)の頻度は減少している．一刻も早くPCIが実施できるよう循環器内科医にコンサルトして，患者をCCU(coronary care unit)に収容する．

2) 急性大動脈解離

本症が疑われる患者の初期治療としては，安静，鎮痛および降圧が重要である．鎮痛薬として塩酸モルヒネや塩酸ブプレノルフィンなどを適宜使用する．また降圧薬としてβ遮断薬やカルシウム拮抗薬などを使用し，収縮期血圧を120 mmHg以下にコントロールする．確定診断のために胸部CT(造影を含む)は不可欠であり，上行大動脈に解離を認めるStanford A型では原則として外科的治療法が選択され，Stanford B型では保存的治療法が選択される．しかしながら，Stanford B型でも破裂や臓器虚血合併例では外科的治療が必要となるため，本症と診断された患者は，心臓血管外科医が常勤し緊急手術が可能な施設で管理を行うべきである．

3) 肺血栓塞栓症

肺血栓塞栓症が強く疑われる患者では，禁忌がなければヘパリンによる抗凝固療法を速やかに開始する．ヘパリンを初回5,000単位静注後，10,000〜20,000単位/日で持続点滴静注し，活性化部分トロンボプラスチン時間を1.5〜2.5倍に維持する．酸素投与にて低酸素血症が改善しない場合には気管挿管し人工呼吸を開始する．またショックを伴う患者ではドパミンやドブタミンなどのカテコールアミンを投与する．呼吸・循環障害が著しい重症例には，緊急処置として経皮的心肺補助(percutaneous cardiopulmonary support；PCPS)が用いられることもある．血栓溶解療法や経カテーテル的血栓吸引・破砕療法などの専門的な治療法の適応について循環器内科医にコンサルトする．

> **ポイント**
> - 胸痛をきたす疾患には緊急症が多く含まれるため，迅速な初期診療が要求される．
> - 致死的な緊急症として，急性心筋梗塞，急性大動脈解離，急性肺塞栓症，緊張性気胸の早期診断・治療が重要である．
> - バイタルサインに異常を認める患者では緊急処置(酸素投与，心電図モニター，静脈ルート確保)を優先する．
> - カテーテル治療や緊急手術などの専門的な治療を迅速に行うため，専門医との密な連携が不可欠である．
> - 胸痛の原因として，循環・呼吸器系疾患のみならず，食道や上腹部臓器の疾患も念頭に置く必要がある．

11 動悸

聖マリアンナ医科大学 救急医学　**箕輪良行**

病態

　動悸はありふれた症候のトップ10に入るもので，報告によると北米の一般内科外来では16%にみられた(1990, Kroenke)．しかし，原因や自然経過，長期の予後に関してはあまりわかっていない．動悸とは普段自覚しない心臓の拍動を自覚すること，心臓拍動の乱れとともに生じる胸部不快感の総称である(2003，森田)．

　実際に血行動態の異常や器質的な心疾患の存在によって動悸が生ずる場合と，健常者であっても神経系の感度が高いために良性の徴候と正常な生理学反応に苦悩する場合とがある．

　前者では動悸をきたす条件として3つの型があり，不整脈といった心臓のリズム異常による脈の強弱や遅速を感じる1型，生理的であっても，例えば病的に完全房室ブロックで心房収縮が心室拡張期に一致して心室拡張終期容量が増して1回心拍出量の増大により動悸を感じる2型，大動脈弁閉鎖不全で脈が急に大きくなったり小さくなるのを頸動脈拍動として感じたり静脈の拍動を動悸と感じる3型である．

　一方，後者のように，健常者であっても身体感覚をより感じやすく，なおかつ日常の些細なストレスをより多く抱え込む人がそれらを動悸として継続的に自覚する場合があり，精神医学的に病的であることもある(Barsky, 1996)．具体的には「腹が減ってキューとする」「耳で脈がビンビンする」といった普通は有害と感じられないような身体感覚を増幅して体験してしまう人が，特に通勤でのイライラや対人関係での軋轢というような最新のストレスで誘発されて症状を身体化させてくると考えられる．慢性頭痛を有する患者が，人生の大きなストレスである配偶者死亡や失業のような客観的な出来事よりも，身近な職場での問題，金銭トラブル，拒絶される恐れといった主観的な体験をより頻回に強く感じるのに似ている．

診断・鑑別診断

　診断を進めるうえで診察や心電図は重要だが，救急室に到着して医師がみる時点で動悸は消失していることも多い．まず病歴を丁寧に聴取するところから始める．主な聴取項目は，①性状，②経過(発症，消失)と頻度，③誘因，④随伴症状，⑤治療歴と既往歴，⑥家族歴である．

■病歴聴取

　①の性状では，動悸が頻脈か徐脈か，整か不整かで大きく分けられる．Frogという頸部動悸感があるが，心房，心室が同時に収縮して上大静脈に過剰な逆流を生ずる房室結節リエントリー性頻拍(AVNRT；atrioventricular nodal reentrant tachycardia)のように頸部で動悸を感じているのが周囲から蛙のように見えるのでこう呼ぶ(2003，道下)．心室頻拍の患者でも訴えることがある．予想されるよりも早期に出現する期外収縮そのものよりも直後の代償性休止期を「心臓がとまったように」感じることがあり，続く期外収縮後増強による心収縮力の増強を「ドキッ，ドキン」と自覚する．長く持続する動悸では頻拍性不整脈(Af, AF, PSVT, VT)を推測する．速く不整な弱い脈では心房細動が多い．

　②経過(発症，消失)と頻度では，突然始まり突然終わる場合に発作性不整脈の頻拍であることが多い．このとき患者は正確に時刻を覚えていて，そのまま記載すれば診断に役立つ．徐々に始

まり徐々に治まるのは洞性頻拍や心房性頻拍が多い．患者によってはValsalva手技などの迷走神経刺激で自ら不整脈を停止する方法に慣れていることがあり，上室性頻拍，AVNRTである．数秒間程度の上室性頻拍が頻回でも自然停止するならば問題ではないが，たまにしか出現しなくても数時間持続すると問題である．

③誘因では運動負荷で強くなる動悸に心不全，呼吸器疾患，貧血があり，稀だが右室流出路起源の特発性心室頻拍がある．安静時に自覚するのは心因性，甲状腺機能亢進症，大動脈弁閉鎖不全を考える．低血糖，アルコール，コーヒー摂取といった食事性の誘因，薬物服用後（降圧薬，気管支拡張薬）を確認する．起立時に出現すると起立性低血圧を疑う．かがみ込んだ後に直立したときに動悸が開始して，仰臥すると消失するのはAVNRTである．

④随伴症状は胸痛や呼吸困難，失神，めまい，ふらつき感などの中枢神経症状では虚血性心疾患，心不全，Adams-Stokes症候群を鑑別しなくてはならない．特に失神があると心原性であれば予後不良であるので注意を要する．発作性心房細動で急激に左房圧が上昇するとANPが分泌されて多尿を訴えることがある．不安感やパニック症状が併存する場合，動悸といずれが先行したか鑑別するのは困難であることが多く，パニック障害は動悸の20%を占めるという報告もある．これ以外にも全般性不安発作，身体表現性障害，うつ病を考慮しなければならない．

⑤治療歴と既往歴で循環器，呼吸器，内分泌系統の疾患の既往歴と，同じ動悸の発作における治療薬剤の使用経験とその治療効果に関して聴取する．

⑥家族歴では突然死，QT延長症候群の有無を確認する．

身体所見・検査

バイタルサインで異常があれば直ちに心電図モニターと静脈路確保が必要だが，そうでないならば病歴聴取のあとで身体診察を行う．発作中に橈骨動脈と心音の一致しない脈拍欠損は頻拍性心房細動や期外収縮を疑う．Af，AFでI音の亢進，OS，拡張期ランブルは僧帽弁狭窄症を疑い，収縮中期クリックは僧帽弁逸脱症で重要である．胸骨左縁の粗な収縮期雑音がありValsalva手技で増強する肥大型閉塞性心疾患では心房細動が動悸の原因となる．うっ血性心不全や拡張型心筋症では心室細動と心房細動が動悸を呈しうる．頻拍で心室性と上室性の鑑別はI音の強さの変動の有無である．結膜の貧血，甲状腺腫，発汗過多，下腿浮腫，頸静脈怒張も観察する．

心電図は必須であるが，必要に応じて救急室レベルで胸部X線撮影，血液生化学（Hb，Ht，WBC，TSH，FT 4，FT 3，CPK，MB，血糖，BUN，Cr），動脈血ガス分析，心臓超音波検査を実施する．

対処・処置

診療指針は図VI-9のようである（2003，森田）が，いわゆる不安定性の評価が決め手である．詳細はICLS；immediate cardiac life supportの項（261頁）を参照されたい．バイタルサインの異常と胸痛や心不全，中枢神経症状がある場合には酸素，心電図モニター，静脈路確保の3点セットとともに心電図診断をして同期下カルジオバージョン，経皮体外ペーシング，アトロピンやドパミンなどを準備する．ただし，救急外来にくる多くの動悸患者は良性であり，上記の診断で述べたような注意を要する群を病歴と簡単な検査で除外しつつ，健常者であっても神経系の感度が高いために良性の徴候と正常な生理学反応に苦悩する精神医学的病態を積極的に鑑別しなければならない．

◆文献

1) Kroenke K, Arrington ME, Mangelsdorff AD: The prevalence of symptoms in medical outpatients and the adequacy of therapy. Arch Intern Med 150: 1685-1689, 1990

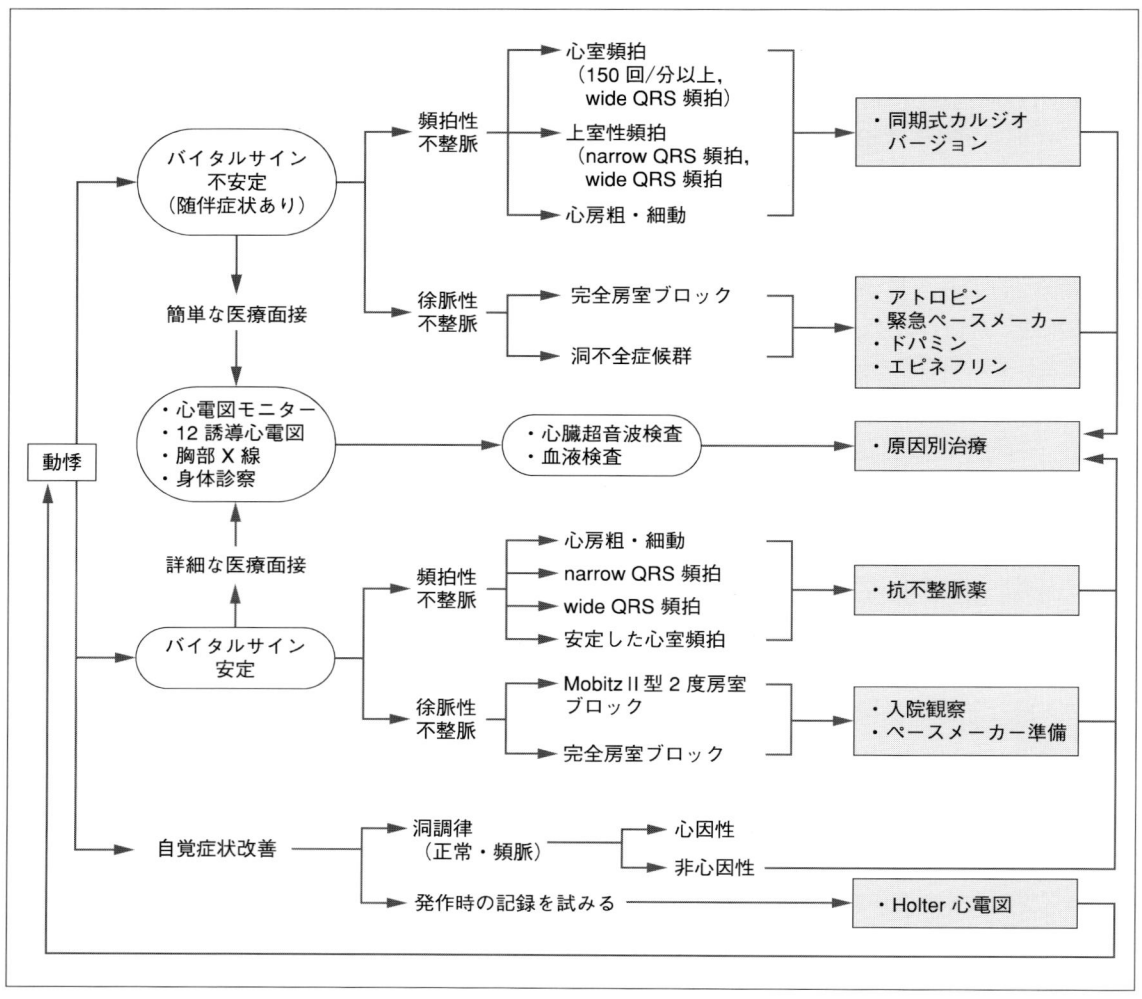

図VI-9 動悸患者の診療指針
(森田 大：動悸. In 日本救急医学会(監修)：救急診療指針，第2版．p137，へるす出版，2003 より転載)

2) 森田 大：動悸. In 日本救急医学会(監修)：救急診療指針，第2版．へるす出版，2003
3) Barsky AJ, Ahern DK, Bailey ED, et al：Predictors of persistent palpitations and continued medical utilization. J Fam Pract 42：465-472, 1996
4) 道下一朗：動悸．診断と治療 91(Suppl)：243-250, 2003

12 呼吸困難

愛知医科大学 高度救命救急センター　野口　宏

呼吸困難とは

　呼吸困難は自覚症状として呼吸をすることに努力することが要求され，それに伴い，例えば不快感，苦痛，圧迫感，息切れ感，空気欠乏感などのように患者自身が知覚的に感じるさまざまな症状を意味するものである．そのため，その訴え方は各人の性格や生活環境などによって異なってくる．日常診療では呼吸困難を訴えてくる患者は決して少なくない．その原因はいろいろであり，器質的な変化のない心因性の原因による場合から，窒息状態を呈する気道異物や，喉頭蓋炎などにより上気道の閉塞をきたし緊急処置が要求されるものもある．

　一方，上述のようなもののなかで，労作に見合って一過性に起こるものを息切れ(breathlessness)と区別して呼ぶこともあるし，すべてを含めてbreahthlessnessと呼ぶこともある．ここではこれらも含めたものを呼吸困難として取り扱うこととする．

　呼吸困難に対しては，その病態を的確に判断し，原因を探りつつ迅速に対応する必要があり，そのためには呼吸困難をきたす病態をよく認識することが大切である．

呼吸困難感の発生のメカニズム

　呼吸困難を生ずる機序は呼吸をコントロールするシステムと密接に関係する．
(1) 延髄における呼吸調節中枢への末梢での化学受容体，知覚受容体と大脳皮質からの伝達により統合される．
(2) 末梢の受容器では呼吸筋受容器が呼吸筋の収縮の程度や容量の変化の不均衡が発生した場合に感知して呼吸困難を自覚する．
(3) 具体的には肺気量の減少，分時換気量の増加，酸素消費量の増加，呼吸仕事量の増加，胸腔内圧の変化，肺循環障害，血液ガスの変化，心因性変化などが呼吸コントロールシステムに作用して起こる．
(4) 気道抵抗の増加による呼吸筋の長さと張力との間に生ずる不均等を筋紡錘が感知して，これが中枢に伝えられ呼吸困難が発生する(Campbellの呼吸筋の長さ・張力不均衡説)．

呼吸困難をきたす病態

　呼吸困難の原因は，その発生のメカニズムからいろいろである．以下にその主なものを挙げる．
(1) 心因的(精神的)原因：過換気症候群，ヒステリーなど
(2) 呼吸中枢障害：脳血管障害，脳腫瘍，頭部外傷，脳炎など
(3) 神経筋疾患：頸髄損傷，重症筋無力症，Guillain-Barré症候群，破傷風，フグ中毒など
(4) 呼吸器疾患：気道異物，喉頭浮腫，喉頭蓋炎，気道熱傷，有毒ガス吸入，肺炎，気胸，肺血栓塞栓症，フレイルチェスト，COPD，気管支喘息など
(5) 心臓・循環器疾患：急性心筋梗塞，狭心症，心タンポナーデ，心不全，ショックなど
(6) 代謝性疾患：糖尿病性アシドーシス，肝不全，急性腎不全など
(7) その他：一酸化炭素中毒，高山病，薬物中毒，敗血症など

呼吸困難の診察

■問診
① 慢性か急性(突発)か
② 持続時間
③ 既往の疾患
④ 労作時か安静時か
⑤ 反復性か
⑥ 発生時の状況
⑦ 生活環境(職業, 喫煙, ペット, 旅行, 新築家屋/転居)
⑧ 服用薬物

■視診, 聴診, 打診, 触診などによる身体所見の観察
① 意識状態
② 呼吸:呼吸数, 呼吸様式, 呼吸音の左右差, 呼気吸気音の異常, 呼気臭
③ 体位・体形:起坐, 側臥位, 肥満, 亀背, 助産師の手
④ 口腔, 喉頭, 咽頭:浮腫・発赤, 異物, 外傷
⑤ 顔面・頸部:浮腫, 頸静脈の怒張, 貧血

■随伴する症状・所見
発熱, 胸痛, 不整脈, チアノーゼ, 浮腫, 腹水, 皮下気腫, バチ状指

■検査
① 気管気管支異物, 気管の偏位, 肺炎, 肺水腫, 無気肺, 腫瘍, 気胸, 胸水, 心陰影拡大, 縦隔の拡大, 気腫, 横隔膜の高さなどを観察する.
② 酸素化能, 換気能をみるために $PaO_2<60$ mmHg, $PaCO_2<950$ mmHg を一応の基準とする.
③ ST上昇, 不整脈, 心筋虚血, 右心不全, 左心不全の有無を知る.
④ Hb, Ht, 白血球

■重症度・緊急度の判断
呼吸困難を呈する場合の重症度・緊急度を判断することは重要である. まずバイタルサインを中心にした観察により救命処置の必要性を考慮しながら, より客観的な評価を行う.
① バイタルサインによる判断:意識状態の変化, 具体的には不穏状態, 疲弊状態, 頻呼吸, あるいは徐呼吸, 下顎呼吸, チアノーゼ, 起坐呼吸, 循環不全などの観察.
② 生体監視モニターの装着により経皮酸素飽和度, 呼気 CO_2, 不整脈をモニターする.
③ 血液ガス分析により低酸素, 高二酸化炭素, 低二酸化炭素, pH の異常の観察.
④ 血清電解質の測定.
⑤ 胸部聴診.
⑥ 胸部 X 線, CT 検査による画像診断.

■緊急を要しない病態
病歴の聴取, 身体所見, 血液生化学検査, X線, CT 検査などの検査を行いながら原因の検索を行う. このとき呼吸, 循環管理のためのモニター監視を含めて厳重な観察を怠ってはならない.

対応・処置

① 35% 濃度の酸素投与
② チアノーゼの存在, 経皮酸素モニターにて 90% 以下ならば酸素吸入濃度増量
③ 静脈路確保
④ 意識レベル低下, 呼吸パターン悪化ならばバックバルブマスクで高濃度酸素下で人工呼吸する.
⑤ 気道確保:気管挿管, 輪状甲状靱帯穿刺, 輪状甲状靱帯切開を行う. 挿管困難症としての対応が要求される(ER 勤務では予めその技術を習得しておくか, 上級医を要請する).

■危機的呼吸不全をもたらす病態に対する緊急対応

緊張性気胸，肺水腫，肺血栓塞栓症を念頭に鑑別診断し対応する．

① 緊張性気胸：多くは外傷で併発するが，胸部聴打診でその左右差，皮下気腫の存在，頸静脈の怒張などで診断し，直ちに胸腔穿刺，ドレーン挿入を行う．

② 肺水腫：低酸素血症がみられれば，気管挿管後，呼気終末陽圧（PEEP）を併用した人工呼吸管理で対応する．

③ 肺血栓塞栓症：突然死の主要な原因の1つであり，主に下肢，骨盤腔内の深部静脈血栓が遊離して，肺動脈に塞栓を起こす．酸素吸入，血栓溶解療法，カテーテルインターベンション，外科的血栓摘除などで対応する．

④ 喉頭蓋炎：吸気性の呼吸困難を呈するもので，陥没呼吸，喘鳴がみられるが，外来処置後，浮腫が増悪し，窒息状態になることがある．そのため，輪状甲状靱帯穿刺/切開で対応する．

> **ポイント**
> - 呼吸困難は心因性から呼吸，循環，神経，代謝などその原因は多岐にわたる．
> - 呼吸困難は軽症から重症まで日常的にERでみられる．
> - 喉頭蓋炎は診療後悪化することがある．
> - 呼吸困難での呼吸管理の手遅れは致命的となる．
> - 気道確保のための基本的技術を修得しておくべきである．

◆文献
1) 本間　誠：肺. pp 285-292, 医歯薬出版, 1968
2) Spriging D, Chambers J : Acute Medicine : Acute breathlessness. pp 57-63, Blackwell Science, London, 2001

13 咳・痰

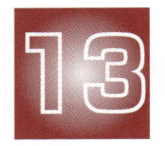

近畿大学 救急医学　坂田育弘

病態

　咳嗽は咳受容体が刺激されることにより起こる．咳受容体は主に喉頭，気管，気管支，終末細気管支にあるが，咽頭，耳，副鼻腔，胸膜，心外膜，横隔膜にもみられる．咳・痰を主訴とする疾患は緊急処置を必要とするものから，急を要さない慢性疾患まで多くの種類がある．

診断・鑑別診断

　咳・痰を主訴とする疾患の多くは上気道から肺に至る呼吸器系の疾患や異常である．呼吸器自体の疾患と周辺臓器の疾患による圧迫や血流不全により引き起こされる．咳のみられる患者では，随伴症状と痰の性状は重要である．発症の様態，胸部理学的所見，胸部X線所見，臨床検査で診断と緊急度を判断する．緊急性の高い疾患と急性発症疾患を表VI-18に示す．咳を主症状とする慢性疾患は慢性呼吸器疾患，肺悪性腫瘍，肺結核，呼吸器アレルギーなどがあるが本項では割愛する．

■症状

① 咳の発症状態：突発性か急性か慢性か
　　　　　　　　間欠的か持続的か
② 痰との関連：痰を伴わない乾性咳
　　　　　　　痰を伴う湿性咳
　　　　　　　　痰の性状〔漿液性(粘液性)・血性・膿性〕と量
③ 随伴症状：ショック・呼吸困難・発熱・チアノーゼ・胸痛・浮腫・体重減少・全身倦怠・頭痛

■理学的所見

① 視診：陥没呼吸・頸静脈怒張
② 触診：皮下気腫
③ 打診：鼓音・濁音
④ 聴診：呼吸音(減弱・水泡音・捻髪音・胸膜摩擦音・喘鳴・心雑音)

■緊急検査

① 胸部単純X線撮影：正面仰臥位撮影のみでなく，可能であれば正面立位撮影を行う．また，深吸気時と深呼気時の撮影も有用である．
② 臨床血液検査：動脈血ガス分析，血液一般検査(白血球分画)，CRP，痰細菌培養，ツベルクリン反応
③ その他の検査：心電図

■ベッドサイドモニター

　バイタルサイン，SpO_2，II誘導心電図

救急処置

　咳・痰で救急処置を必要とする疾患は少ない．しかし，随伴症状のうちショック，呼吸困難，チアノーゼのみられる症例は直ちに乳酸リンゲル液による輸液ルート確保と酸素投与を行う．緊急処置の必要なものは気道異物，気胸，血胸(胸水)，心不全，喘息発作急性増悪時である．
　気道異物に対しては小児では背部叩打法，成人に対してはハイムリック法により異物排泄処置を行う．気胸に対しては胸腔穿刺，血胸に対してはトロッカーカテーテルにより胸腔ドレナージを行う．心不全の原因が肺疾患にある場合は肺水腫やARDSによるうっ血性心不全が多い．このよう

表VI-18 救急患者に必要な診断・鑑別診断のポイント

病態	疾患	咳の発症状態	痰との関連	痰の性状	随伴症状	理学的所見	胸部X線所見	臨床検査	その他
緊急性の高い疾患	気道異物	突発性	乾性咳		呼吸困難 チアノーゼ	陥没呼吸 呼吸音減弱 喘鳴	気管内異物像 無気肺	PaO_2 低下	問診重要
	気胸	突発性	乾性咳		呼吸困難 チアノーゼ	鼓音 呼吸音減弱	肺虚脱 胸腔内ガス像	PaO_2 低下	外傷の既往 肺嚢胞の既往
	血胸	突発性	乾性咳		呼吸困難 チアノーゼ	濁音 呼吸音減弱	胸腔内液体貯留像	PaO_2 低下	外傷の既往 胸部CT
	心不全	急性	乾性咳 時に湿性咳 左心不全は血性	漿液性 浮腫	チアノーゼ	喘鳴 心雑音・水泡音 頸静脈怒張	心陰影拡大 肺血管陰影増強	心電図異常 PaO_2 低下	
	喘息発作急性増悪	突発性	乾性咳 時に湿性咳	漿液性	呼吸困難 チアノーゼ	呼気延長 呼気時喘鳴		PaO_2 低下 $PaCO_2$ 上昇 好酸球増多	喘息既往 IgE 上昇
	肺塞栓	急性	乾性咳		呼吸困難・胸痛 チアノーゼ ショック	下肢の浮腫	右心拡大・肺門部肺動脈拡大 肺野透過性亢進	PaO_2 低下 $PaCO_2$ 低下 FDP 増加	深部静脈血栓
急性発症の疾患	上気道炎	急性	乾性咳または湿性咳	漿液性	発熱・頭痛・全身倦怠			白血球増多 CRP 高値	
	急性気管支炎	急性	乾性咳または湿性咳	漿液性はウイルス性 膿性は細菌性	呼吸困難 発熱	湿性ラ音	肺紋理増強	白血球増多 CRP 高値	痰細菌培養
	急性肺炎	急性	乾性咳または湿性咳	漿液性はマイコプラズマ 膿性は肺炎球菌	呼吸困難 発熱 全身倦怠	水泡音	肺野浸潤陰影	白血球増多 CRP 高値	痰細菌培養 マイコプラズマ抗体価
	胸膜炎	急性	乾性咳		呼吸困難 発熱・胸痛	濁音 胸膜摩擦音	肋骨横隔膜角消失	白血球増多 CRP 高値	胸水検査 細菌・細胞診
	クループ症候群	急性	乾性咳 犬吠様咳		呼吸困難	吸気性喘鳴	声門下気管狭窄	白血球増多 CRP 高値	咽頭鏡検査

な心不全にはループ利尿薬(フロセミド 20 mg 静注)を用いるが,心拍出量が低下している場合はドパミン($2\sim5\ \mu g/kg/$分)とドブタミン($2\sim5\ \mu g/kg/$分)を組み合わせて投与する.喘息発作性増悪時にはエピネフリン($0.1\sim0.3$ mg)の反復皮下注,アミノフィリン($6\sim12$ mg/kg/日＋5％ glucose 500 ml)やメチルプレドニゾロン($4\sim125$ mg)の点滴静注を行う.いずれの場合も,バイタルサインや SpO_2 の改善がみられない場合は,気管挿管または気管切開を行う.

鎮咳薬は,あくまでも疾患の治療を優先しながら投与する.気道内の分泌物増加による閉塞は気道感染や無気肺の原因となるため,咳による痰の排泄は重要である.咳により呼吸困難が増加したり安静を維持できない場合に使用するが,気管支拡張薬や去痰薬と併用し,気管内の分泌物の排泄を容易にしながら鎮咳薬を使用する.

> **ポイント**
> - 咳・痰を主訴とする救急患者で緊急処置を必要とする患者は少ない.ショック,呼吸困難,チアノーゼのみられる患者が緊急処置の適応がある.まず酸素投与を行う.
> - 閉塞性肺疾患の急性増悪時,喘息発作急性増悪時には高濃度酸素投与により呼吸停止が起こるので注意する.
> - 咳は気道分泌物の排泄機転であるため乾性咳を除いてはできるだけ止めない.

14 嘔気・嘔吐

東北大学 救急医学　小池　薫

病態

嘔吐中枢は延髄にあり，機能的に異なる2つの中枢から成り立っている．1つは孤束核に近接する背外側網様体にある嘔吐中枢，他の1つは第4脳室側壁の最後野にある化学受容体引金帯（chemoreceptor trigger zone；CTZ）で，CTZが化学物質で刺激されると，情報は嘔吐中枢に伝達される．嘔吐中枢への伝達経路には以下のものがある．①消化管，腹部内臓から迷走神経，内臓神経を介する経路，②口腔，咽喉頭粘膜から舌咽神経，三叉神経を介する経路，④前庭器官から前庭神経を介する経路，⑤視神経，嗅神経を介する経路，⑥薬物，毒素，放射線照射，各種代謝性疾患などでCTZが刺激される，⑦脳疾患，脳圧亢進，脳循環障害などでインパルスが嘔吐中枢へ直接伝達される．

嘔吐は通常，中枢性嘔吐と反射性嘔吐に分類される．中枢性嘔吐は，血流を介して嘔吐中枢に化学物質が作用する場合，嘔吐中枢に圧迫が直接加わる場合，高位中枢から直接刺激が加わる場合に起こる．一方，反射性嘔吐は，消化器および他臓器から刺激が求心性に嘔吐中枢に伝達されて，反射性に起こるものである．

診断・鑑別診断

■病歴・理学所見

嘔吐の原因として鑑別すべき疾患を表VI-19に示す．悪心・嘔吐を引き起こす病態は多岐にわたるので，問診においてできるだけ多くの情報を収集する．薬物の乱用による嘔吐，妊娠性嘔吐は病歴から診断される．理学所見により腹部疾患かそれ以外によるものかがおおまかに区別でき，吐物の性状から消化管の病変部位が推測される．嘔吐をきたし生命を脅かす疾患には，中枢神経系の出血性病変や感染症，急性心筋梗塞や心不全があることを忘れない．

所見・検査

緊急度を要する順，すなわち中枢神経疾患と心疾患，腹部疾患，全身疾患の順に鑑別診断，検査を進める．中枢神経系疾患を疑えば，頭部CT，MRI，髄液検査を，急性心筋梗塞や心不全では，心電図，血清学的検査，胸部X線撮影が必要となる．

次に，嘔吐に腹部圧痛，反跳痛，筋性防御の症状を伴う場合，まず腹部単純X線撮影，CT検査を行い，フリーエアやニボーを認めれば，消化管穿孔や腸閉塞と診断する．腹部超音波，CTで胆管拡張，内腔の音響陰影や膵管拡張を認めれば膵胆道疾患を疑い，ERCPを行う．

食後一定時間後の嘔吐や病状が慢性的に進行する場合は上部消化管造影を行い，胃幽門狭窄または胃前庭部狭窄を認めれば胃内視鏡を行い，組織学的検索を行う．胃内容排泄遅延を認めれば胃不全麻痺を疑い，糖尿病，強皮症など神経障害をきたす全身疾患を検索する．胆汁様あるいは便臭様嘔吐物を認める場合は，小腸造影，注腸検査，大腸内視鏡を行い，器質的狭窄部位の診断を行う．

最後に，血液学的検索は特異的疾患の検索に有効で，HCG高値より妊娠の診断，BUN，クレアチニン高値より尿毒症，高血糖より糖尿病の疑診が得られる．

表VI-19 各求心経路からみる嘔気・嘔吐の原因疾患

腹部臓器の刺激による求心経路	上部消化管	食道炎, 食道癌, 胃炎, 胃癌, 胃・十二指腸潰瘍, 幽門狭窄症, 胃・十二指腸粘膜刺激 (アルコール, NSAIDs, 抗生物質など)
	下部消化管	腸閉塞症, 麻痺性イレウス, 腸炎（食物中毒, 細菌・ウイルス感染）, 虫垂炎, Crohn病, アミロイドーシス, 小腸腫瘍, アニサキス症, 各種ヘルニア, 小腸粘膜刺激（アルコール, NSAIDs, 抗生物質など）, 憩室炎
	肝・胆道・膵	肝炎, 胆嚢炎, 胆石症, 膵炎
	腹膜	腹膜炎, 穿孔性腹膜炎, 腹腔内膿瘍
	腎・尿路	尿管結石, 尿路感染, 腎盂腎炎, 膀胱炎
	婦人科	子宮外妊娠, 卵巣捻転症, 卵巣腫瘍, 卵管炎
	心臓	急性心筋梗塞, 心不全
中枢神経の刺激による求心経路	脳圧亢進	脳腫瘍, 脳炎, 脳出血, くも膜下出血, 髄膜炎, 緑内障, 低酸素血症
	前庭機能障害	Ménière 病, 中耳炎, 迷路炎, 乗物酔い
	鼻・咽喉頭	副鼻腔炎, 咽頭炎, 扁桃腺炎
	精神的因子など	不安, 恐怖, 不快感, ストレス, うつ, 不快な光景, 不快な臭い, 不快な味
CTZ中枢への刺激	薬物	モルヒネ, ジギタリス, アミノフィリン, アドレナリン, ヒスタミン, ニコチン, アルコール, 各種抗癌剤, 抗生物質
	放射線照射	各種放射線療法
	内分泌・代謝	糖尿病性ケトアシドーシス, 甲状腺機能亢進症, 副甲状腺疾患, 尿毒症, Addison病, 妊娠悪阻, 飢餓, 副腎皮質性疾患, 肝不全
	中毒	細菌性中毒, ガス中毒

対処・処置

(1) 原因疾患に対する原因除去および治療を行うことが基本である．
(2) 体液の喪失に対して，補液を行う．
(3) 嘔気・嘔吐が激しく，原因疾患に対する治療では速効性に嘔気・嘔吐の改善が得られない場合，対症療法として制吐薬，および向精神薬の投与を必要とすることが多い．メトクロプラミド（プリンペラン®）の静脈・筋肉注射や経口投与，ドンペリドン（ナウゼリン®）の経口・坐薬投与，塩酸クロルプロマジン（コントミン®）の筋肉注射や経口投与を行う．抗癌剤（シスプラチン®など）による嘔気・嘔吐の場合，セロトニン（5-HT$_3$）受容体拮抗薬である塩酸グラニセトロン（カイトリル®）や塩酸オンダンセトロン（ゾフラン®）の投与が有効である．
(4) 精神的因子が原因の場合，抗不安薬であるジアゼパム（セルシン®など）の投与が必要である．

不快な光景，嗅覚，味覚が誘発因子である場合は，それらを除去する．
(5) 前庭機能障害の場合，抗ヒスタミン薬の投与が有効といわれている．
(6) 薬物中毒では解毒剤または抗ヒスタミン薬の投与が必要となる．アナフィラキシーショックを伴う場合は，適切な対処を行う．

ポイント

- 嘔吐が中枢神経系由来ではないかと考えること．飲酒後の嘔吐がアルコール中毒ではなく，くも膜下出血による場合もあり，CT検査を躊躇しない．
- 胸痛のない心筋梗塞を見逃さない．
- 妊娠悪阻の嘔吐は第I期のみにみられ，それ以降も続く場合，多胎妊娠や胞状奇胎を疑う．
- 若年者の嘔気・嘔吐をみた場合，虫垂炎を見逃さない．
- 嘔吐後に，Mallory-Weiss症侯群や食道破裂をきたすことがあり，吐血・縦隔気腫を見逃さない．

15 喀血・吐血・下血

藤田保健衛生大学 救急部　荒木恒敏

病態

　喀血と吐血はともに"口から血を排出する"状態であるが，両者の鑑別は大切である．喀血とは「気道または肺からの出血」と定義され，吐血や口腔内，鼻腔からの出血ではないことの鑑別が必要である．
　喀血（hemoptysis）は出血に加え窒息や原肺疾患による呼吸不全という重大な病態を有する．重症度は出血量と出血速度により決まるが，窒息死に至る重症から，血痰（血液を混じた程度の喀痰）程度の軽症まである．
　吐血（hematemesis）は，主にTreitz靱帯より口側の上部消化管（食道，胃，十二指腸）から出血した血液を嘔吐することである．吐血があるということは，中等量以上の出血を意味し，下血を伴うことも多い．出血量により，コーヒー残渣様から暗赤色の吐血，さらに大量急速出血の場合の鮮紅色吐血とさまざまである．消化管以外にも，胆道系疾患や血管疾患（動脈瘤，動静脈奇形など）も吐血の原因となる．
　下血（melena）は，血液が肛門から出る状態であり，便潜血陽性のみの場合には下血という表現をしない．原因として全消化管からの出血でみられるが，全消化管出血の70～80％が上部消化管疾患であり，下血を下部消化管出血と短絡的に考えてはならない．逆に，Treitz靱帯より上部の出血でも吐血がなく下血のみのこともある．小腸出血は頻度が少なく全消化管出血の1～2％である．下血は，タール状黒色便（tarry stool or melena）と新鮮血便（hematochezia）に区別され，前者は上部消化管から盲腸に至る部位の出血で起こり，後者は結腸，直腸，肛門からの出血であることが多い．しかし，大量の上部消化管出血では血液が腸管内を速やかに通過し鮮紅色となり，鑑別が難しいことがある．また，結腸右半，下部回腸からの出血で赤ブドウ酒様の色調を帯びた下血を見ることがありpseudomelenaと呼ぶ．

診断・鑑別診断

■重症度・緊急度の判断

　喀血・吐血・下血ともに主な病態は出血であり，生命危機状態を招来するため，速やかな重症度・緊急度の判断が大切である．診断および処置までに不要な時間をとり過ぎないよう注意しながら，①全身状態（バイタルサイン），②出血量，③出血部位，④原因疾患などを速やかに把握し対応しなければならない．喀血では呼吸不全の重症度判断も大切であり緊急性も高い．
　出血性ショックの判定法としてショック指数（脈拍数/収縮期血圧）を用いる．正常では0.5以下であるが，ショック状態では1.0～1.5以上の指数を示す．また出血量として，成人の場合ヘマトクリット値1％の低下は約100 mlの出血と考えられている．
　なお，大量喀血の目安は，①600 ml/24～48時，②500 ml/回，③150 ml/時で計1,000 ml以上，④1回のエピソードで計1,000 ml以上とされる．

■鑑別診断

　喀血と吐血の鑑別，および喀血，吐血や下血をきたす疾患それぞれの鑑別診断が必要である（表VI-20, 21）．
　まず，現病歴，既往歴，服用薬の有無・種類，

表VI-20 喀血と吐血の鑑別

項目	喀血	吐血
排出状況	咳嗽とともに喀出	悪心を伴い，いわゆる嘔吐
色調	鮮紅色	暗赤色〜赤色，コーヒー残渣様
性状	泡沫液状，痰の混入	凝血塊状，食物残渣の混入
反応	アルカリ性（〜中性）	酸性
自覚所見	呼吸困難（窒息感）胸痛〜胸部苦悶感	嘔気，心窩部不快感，腹痛，胸やけ，下血など
他覚所見	喘鳴，水泡性ラ音	心窩部圧痛，冷汗
持続性	持続することが多い	少ない（反復することはある）
発熱	しばしば認める	稀
既往歴	肺疾患，心疾患，外傷	胃・十二指腸疾患，肝疾患

表VI-21 喀血の性状からの鑑別

少量	
線状	急性気管支炎，肺炎
持続的	気道内腫瘍
間欠的	気管支拡張症，気管支結核，僧帽弁狭窄症
大量	気管支拡張症，肺梗塞，結核性空洞，肺膿瘍

表VI-22 喀血の原因疾患

出血部位	原因疾患
気道	気管支拡張症，腫瘍（気道原発，周囲からの浸潤），異物，慢性気管支炎，細気管支炎，結核，潰瘍，外傷
肺実質・胞隔	結核，肺アスペルギルス症，肺化膿症，腫瘍，Goodpasture症候群，肺血鉄症，膠原病，月経随伴性出血，Wegener肉芽腫症，外傷
血管系	肺梗塞，肺胞出血，肺動静脈奇形，うっ血性心不全，大動脈炎症候群，肺分画症，大動脈瘤，外傷

表VI-23 上部消化管出血の原因疾患

食道	食道静脈瘤，逆流性食道炎，Mallory-Weiss症候群，食道悪性腫瘍，食道潰瘍
胃	胃潰瘍，胃悪性腫瘍，急性胃粘膜病変（AGML），出血性胃炎，静脈瘤
十二指腸	十二指腸潰瘍，乳頭部癌

表VI-24 下部消化管出血の原因疾患

小腸	小腸腫瘍，Meckel憩室，Crohn病，腸結核，腸重積症，腸間膜動脈血栓症
大腸	大腸癌，潰瘍性大腸炎，大腸ポリープ，感染性大腸炎，薬剤性大腸炎，虚血性大腸炎，憩室炎，動静脈奇形，静脈瘤，血管異形成
直腸	痔核，直腸癌，非特異性直腸潰瘍

出血の状態（大量・少量，色，混在物の有無）などの問診，身体所見，血液生化学検査（貧血の程度，動脈血液ガス分析，肝機能，腎機能，血液型，凝固系など），胸・腹部X線撮影を行う．肝炎の有無など感染症のチェックも大切である．

喀血は，気道，肺実質，血管系などの様々な疾患で生じるが（**表VI-22**），気管支拡張症，慢性気管支炎，外傷，肺癌，肺結核の頻度が多い．喀血の性状による鑑別として，線状の血痰は急性気管支炎，肺炎，少量持続性の喀血は気道内腫瘍，少量間欠的喀血は僧房弁狭窄症，気管支拡張症，気管支結核，大量喀血は気管支拡張症，肺動脈塞栓症，結核，肺腫瘍がそれぞれ考えられる（**表VI-20**）．肺癌の大動脈浸潤や大動脈瘤の気管支・肺内穿破は，致命的な喀血を起こす．

吐血・下血をきたす疾患も様々である（**表VI-23, 24**）．上部消化管出血では，胃・十二指腸の消化性潰瘍が約2/3を占め，次いで胃癌，胃炎，胃食道静脈瘤，逆流性食道炎，Mallory-Weiss症候群，急性胃粘膜病変（acute gastric mucosal lesion；AGML），などが多い．十二指腸潰瘍で吐血を伴うときは1 l 以上の出血のことが多く，関節リウマチ，肝硬変，腎不全などの基礎疾患を有するものは消化性潰瘍のハイリスク患者である．胃食道静脈瘤からの出血とその他の出血との鑑別は重要である．

下部消化管出血では，大腸癌，痔核，大腸ポリープ，潰瘍性大腸炎がよく遭遇する．薬剤性大腸炎，憩室出血やS状結腸軸捻転からも下血をきたす．小腸出血は少ないが，腸間膜動脈血栓症や腸重積症，Crohn病，Meckel憩室からの出血も

見落としてはならない．大腸の動静脈奇形（AVM）や血管異形成（angiodysplasia），さらに高齢者に多い非特異的急性直腸潰瘍からも大出血をきたすことがある．下痢を伴う下血の場合，食事の内容や旅行歴も聴取する．出血に先行する腹痛，下痢，テネスムスは炎症性腸疾患や大腸癌を考える．直腸指診も，直腸癌の存在や直腸膨大部における凝血塊の存在を知るのに大切である．

消化性潰瘍の既往は潰瘍からの出血を，肝硬変の既往は食道静脈瘤破裂，出血性胃炎，胃潰瘍を，重症外傷，熱傷，手術後の出血は AGML を，頻回の激しい嘔吐後（過度の飲酒後など）の出血は Mallory-Weiss 症候群を疑う．薬剤服用後（鎮痛剤，ステロイドホルモン，降圧剤，抗生物質など）の出血は AGML，消化性潰瘍増悪，薬剤性出血性腸炎を，結腸憩室や炎症性腸疾患の既往は結腸憩室出血や炎症性腸疾患からの出血を考える．

対処・処置

処置で大切なことはバイタルサインのチェックであり，重症度・緊急度の判断を行い，ショックであれば抗ショック療法による離脱を第一に考え，その後に出血源の検索と治療を行う（図VI-10）．

■喀血の対応

1）酸素投与

動脈血ガス分析や経皮酸素飽和度測定を行いな

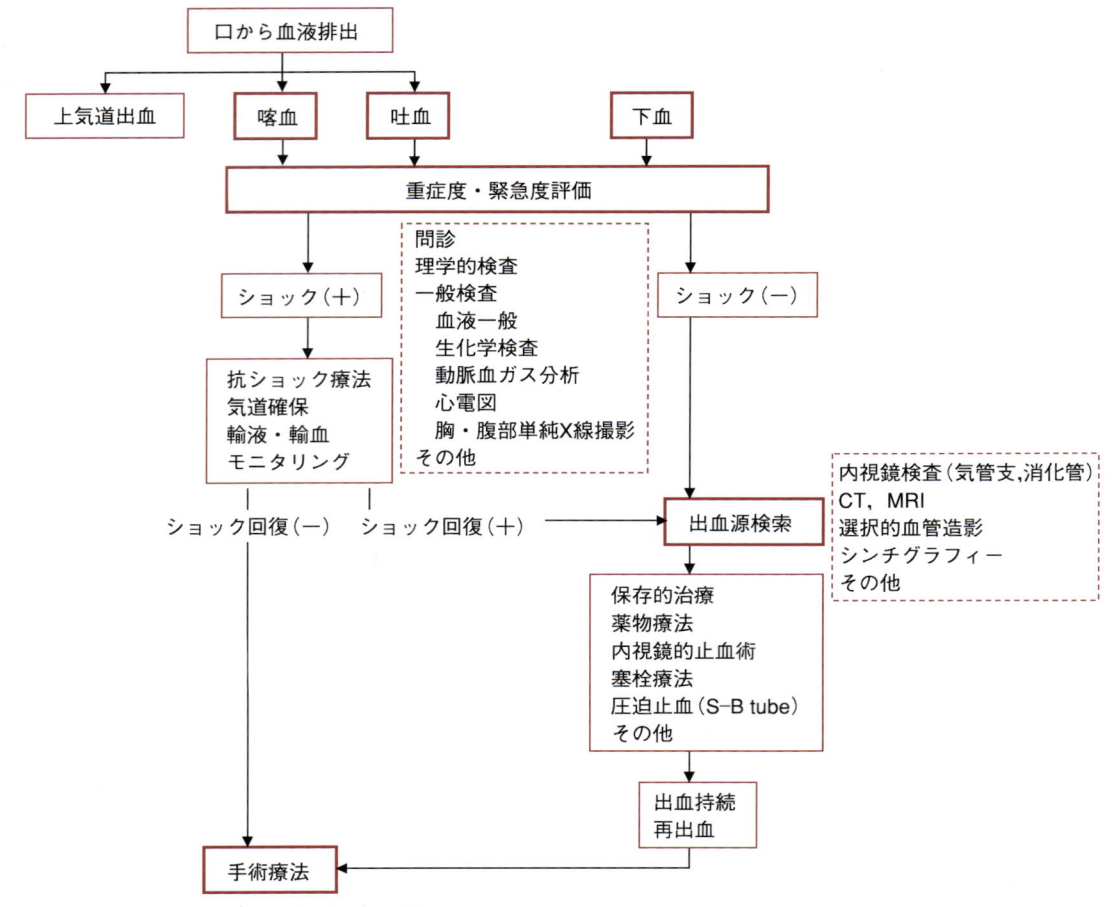

図VI-10 喀血，吐血，下血の治療方針

がら十分に投与する．

2）呼吸・循環管理

　ショックによる意識低下・消失，気道閉塞（血液喀出困難）があれば気管挿管を行い気道を確保する．血管確保を太い留置針で行い（できれば2本以上），輸液・輸血を開始する．ショック例ではまず400〜1,000 mlの急速輸液を行い，血圧は100〜120 mmHgを目安とする．2,000 ml/時の急速輸液でも循環状態が安定しない場合は活動性大量出血と考える．輸血が間に合わないときには代用血漿剤を用いる．

3）出血源検索と治療（止血）

　バイタルサインが落ち着けば，胸部単純X線撮影，気管支鏡，気道分泌物検査（細菌検査，細胞診），肺生検，CT，MRI，肺血流シンチ，大動脈造影，気管支動脈造影などの緊急検査で診断する．気管支鏡や気管支動脈造影では，診断に引き続き止血処置に移行することも可能である．

　出血源の左右がわかれば体位ドレナージを図る．気管支鏡は原因検索とともに吸引・洗浄やトロンビン散布など治療にも有用である．呼吸状態が安定していなければ，健側気管支への気管挿管による分肺換気，さらにはブロッカー付き気管内チューブやダブルルーメンチューブを用いて換気を維持する．止血が困難であれば，レーザー（Nd-YAG）治療，気管支動脈塞栓術，外科的治療に移行することを躊躇してはならない．大動脈瘤肺穿破，肺裂傷（外傷，医原性），肺動静脈瘻は外科的治療が第一選択となる．

■吐血・下血の対応

1）胃管挿入，洗浄

　胃管により，出血の程度や持続の有無の判定が可能である．血液の逆流をみれば緊急内視鏡検査に移るが，必要であれば前処置として冷却生理食塩水で胃洗浄を行う．しかし，逆に洗浄で再出血や誤嚥の恐れもある．もちろん，血液の逆流がないからといって上部消化管からの出血を完全には否定できない．胃管挿入は下血のみを主訴とする場合にも，多くの情報を与えてくれる．

2）呼吸，循環の管理

　出血によるショックであれば喀血と同様に対応する．

3）緊急内視鏡

　特に上部消化管からの出血に対して，緊急内視鏡検査は有用で，出血部位と質的診断に引き続き，治療法の選択が可能である．内視鏡的止血術は上部消化管出血の非外科的治療法の中心をなし，胃・十二指腸潰瘍に対する局注療法（高張Na-エピネフリン液，99.5%エタノールなど）や，食道静脈瘤に対する硬化療法（ethanolamine oleate）や内視鏡的静脈瘤結紮術（endoscopic variceal ligation；EVL）で多くは止血可能である．そのほかには，トロンビンやフィブリノゲンの噴霧・散布，クリップ止血，高周波焼灼，レーザー凝固法などがある．

　鮮紅色の下血の場合には，肛門鏡，直腸鏡で直腸・肛門の検索（癌，痔核・裂肛，ポリープが3大疾患である）を行う．最近は，緊急大腸内視鏡検査や内視鏡的止血術も行われる．下血例で上部消化管に病変がない場合，最初から大腸全体の検索のために大腸内視鏡を行ってもよいが，前処置などの問題で十分な所見が得られないことも多い．

4）胃内薬物注入

　AGMLなどの出血性胃炎では，H_2受容体拮抗薬の静注に加え，マーロックス，アルロイドG，トロンビン末の胃管からの注入を行う．

5）上部，下部消化管造影

　消化管出血に対する緊急消化管造影の有用性はあまりない．逆に，活動性の潰瘍性大腸炎では禁忌である．下部消化管の造影では大腸癌，憩室症，軸捻転，腸重積症を認めることもある．

6）選択的血管造影

　内視鏡検査などで出血源の同定ができないとき

に行う．下部消化管出血の場合に有用で，出血が0.5 ml/分以上あれば，造影剤の血管外漏出などの所見を認める．診断と同時に治療が可能で，ゼラチンスポンジ，トロンビン，ステンレススチールなどの塞栓物質による塞栓術と薬理学的止血法（バソプレシン，ピトレシン®投与）が行える．

7）ラジオアイソトープ検査

下部消化管出血に対する^{99m}Tc標識赤血球数シンチグラフィーは非侵襲的で，微量の出血（0.1〜0.4 ml/分）や間欠的な出血の診断にも有用である．

8）その他

超音波検査やCT検査も出血源検索に用いられる．特に喀血や消化管以外からの出血による下血（肝・胆道・膵疾患）に有用である．食道静脈瘤や胃静脈瘤ではバルーン（Sengstaken-Blakemore tube；S-B tube）による圧迫止血法も行う．

各種止血法により出血がコントロールできない場合には緊急手術の適応となる．

コツ

- ショック状態であれば，頭部・体幹部を水平とし，下肢を挙上する．吐血では誤嚥を防ぐために側臥位とする．
- 吐血・下血した血液の量を正確に測定し，また，その色調・性状をチェックしておく．尿量の経時的測定，検査や処置中における絶え間ない血行動態モニタリングを行う．
- 胃管は血液凝血塊で詰まりやすいので，太い（16 Fr以上）チューブを挿入する．
- 肝機能障害（肝硬変）や腎機能障害（慢性腎不全）の有無を調べる．腸管内の血液停滞のために血中アンモニア，BUNが上昇し，意識障害をきたす．
- 転院搬送に際しては，気道確保を確実に行い気管挿管も躊躇してはいけない．
- 血液型も速やかに判定し，緊急輸血に備える．

ピットフォール

- 下血を主訴としても上部消化管からの出血の場合も多い．
- 食道静脈瘤からの出血が疑われるときに，乱暴な胃管の挿入は行ってはいけない．静脈瘤の損傷をきたし出血がひどくなる．
- 鎮静や鎮咳は咳反射を完全になくさない程度に行わないと血液を喀出できなくなり危険である．
- ショックに対しての昇圧は，上げすぎると逆に出血を助長することもある．
- 慢性呼吸不全の患者への酸素投与はCO_2ナルコーシス誘発に注意して行う．

ポイント

- ショック例や出血が持続する症例は1人で対応できるとは限らず，次に行う緊急処置・手術などチーム治療が必要となるため上級医を呼ぶ．
- 喀血の体位ドレナージは，患側を上にした側臥位で頭低位とするが，大量出血例や自力での喀出ができない例は患側を下の側臥位とする．
- 大量出血例では，検査より治療が優先される．特に喀血による窒息は死に直面している．基礎疾患に呼吸機能障害があると少量の出血・喀血でも生命危機状態を招来するため注意を要する．
- 緊急内視鏡検査は，意識が低下している場合は気管挿管下に行い誤嚥を防止する．
- 喀血や下血をきたす疾患には，感染性の疾患もあり，二次感染防止に努めなければならない．また，患者隔離を念頭に置いておく．

◆文献

1) 茂木正寿：吐下血の鑑別診断. In 救急医学セミナー 9. p 146, へるす出版, 1984
2) 檀原 高：喀血. 臨床医 25：852-854, 1999
3) 鈴木 忠：血痰（喀血）；症状からみた緊急検査の進め方. 救急医学 24：524-525, 2000
4) 相馬一亥：喀血；救急患者への対応. 救急医学 27：1368-1371, 2003
5) 荒木恒敏：吐血と下血；救急外来での対応. MEDICUS LIBRARY 1. pp 130-136, メディカ出版, 1996
6) 金子栄蔵, 渡辺文利, 伊藤 剛：消化管出血をきたす疾患と鑑別診断（1）上部消化管. 臨床消化器内科 13：519-524, 1988

16 腹痛

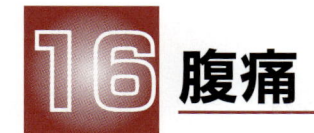

日本医科大学 救急医学　松本　尚

　腹痛は，救急医療の中で遭遇する最も頻度の高い症状の1つである．その原因や程度は極めて多岐にわたり，診断に難渋することも少なくない．救急領域における腹痛とは，いわゆる「急性腹症（acute abdomen）」であることが一般的であり，迅速な診断と治療が必要になる例が多く存在している．腹腔内，あるいは骨盤腔内の疾患に対する診断は，臓器を直接目にすることができないがゆえに，あたかもblack boxの中を探るに等しい作業であり，多くの知識と経験を必要とする．救急研修においてはこのような特徴を念頭に，腹痛の原因となる疾患を場当たり的でなく，系統的に診断する過程を学ばなければならない．

病態

　一般的に腹痛の原因は，腹腔内臓器の炎症とそれに伴う腸管運動の障害に起因する場合が多い．腸管自体やその他の腹腔内臓器は炎症や出血に対しては無感覚であるが，これらが臓器外に波及すれば，すなわち腹膜炎が存在していれば，腹膜刺激症状となって現われる．腹膜刺激症状は，腹腔内臓器の炎症が当該臓器の近傍の腹膜に及んだり，血液や感染性の腹水が腹部全体に拡がった場合にみられる．このとき体外からの腹部の圧迫（触診）により腹膜が伸展されると，患者は強い痛みを感じるために腹壁筋を緊張させて圧迫を排除しようとする．これが筋性防禦であり，腹痛患者では絶対に見逃してはならない所見である．その他，腹部の圧迫をやや持続的にかけ，急に減圧したときに生じる反跳痛（Blumberg徴候）なども腹膜刺激症状という．

　腸管運動が亢進すれば，いわゆる疝痛（colicky pain）となって症状が現われる．管腔臓器に炎症や腫瘍，結石などがあると，排泄の促進や通過障害のための激しい蠕動性収縮が生ずる．これは，腸管のみならず胆管，尿管，卵管などでもみられ，腹痛の出現と消退が間歇的に起こるのが特徴である．また，腸管運動の麻痺による腹痛も存在する．著しい腸管の拡張は，腹膜を過度に伸展し腹部の膨満感とともに痛みを生ずる．通常は，腸管麻痺に至る様々な原因が腹痛の原因となっていることが多い．

診断・鑑別診断

■病歴聴取

- 突然に発症する腹痛か，徐々に症状の悪化する腹痛か？
- 激痛か，鈍痛か？
- 腹痛を感じる部位は限局性か，腹部全体か？
- 痛みの部位は移動するか？
- 腹痛の性状は蠕動による間歇的な痛みか，持続的な痛みか？
- 今までに同じような腹痛は経験したのか？
- 腹痛が生じる前の食事の内容はどのようなものであったか？
- 外傷や海外渡航，妊娠の有無はあるか？
- 既往歴，職歴，アルコール飲酒歴は？

など，正確な病歴の聴取は，腹痛の原因を同定するためには欠かすことができない．腹部には多くの臓器が存在しているが，その1つひとつに腹痛の原因となる疾患が潜在している．発症から現在に至るまでの経過についての詳細な病歴聴取により，腹痛の原因となっている可能性のある臓器を絞り込むことができる．

　疾患により性差や好発年齢があり，また，嗜好

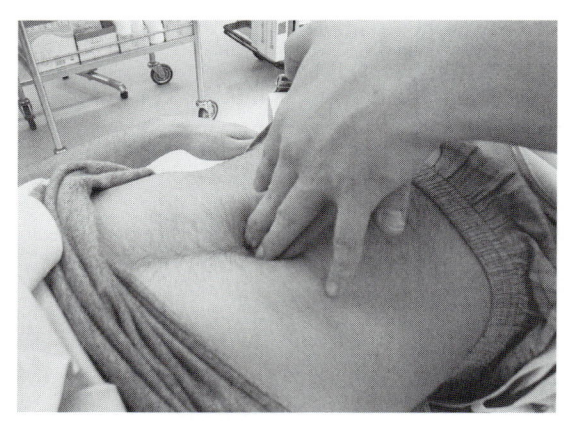

図VI-11　腹部の触診法
指先で腹部の一点を集中的に圧するのではなく，手指全体で面を作るようにして観察する．

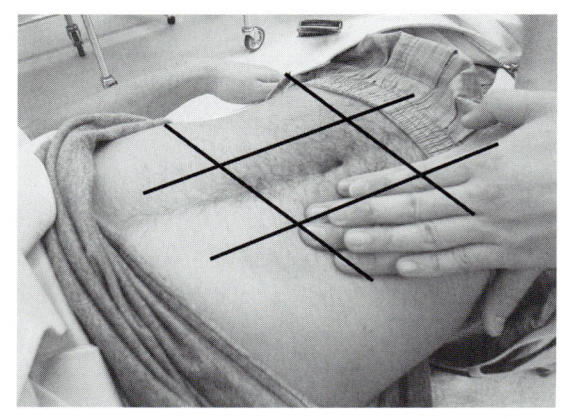

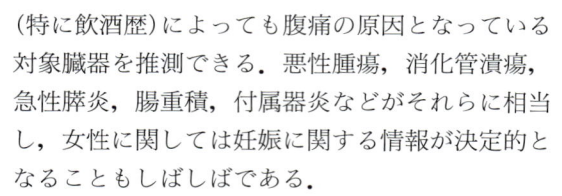

図VI-12　腹部の触診法
臍を中心として9分割などして順序よく触診する．

（特に飲酒歴）によっても腹痛の原因となっている対象臓器を推測できる．悪性腫瘍，消化管潰瘍，急性膵炎，腸重積，付属器炎などがそれらに相当し，女性に関しては妊娠に関する情報が決定的となることもしばしばである．

鑑別診断として最も注意すべきは急性冠症候群である．心筋梗塞や狭心症が原因で心窩部の痛みを訴える場合があり，このような時には詳細な病歴聴取や身体所見の観察と，12誘導心電図検査が決め手となる．心窩部痛を主訴とする急性冠症候群は，正確に診断をしないと治療がまったく異なる方向に向いてしまうため，腹痛の診断の際には常に鑑別診断の念頭におかなければならない．

■身体所見

徹底した病歴聴取と身体所見の把握により，腹痛の原因となっている疾患の"あたり"をつけることは可能であり，どのような画像診断法(X線検査，超音波検査，CT検査など)も，これを補助する役回りであると認識しなければならない．また，身体所見と種々の画像から診断を下す際には，正確な解剖学的知識を持たなくてはならない．腹部の触診，超音波検査の実施，CT写真の読影などにおいては，腹腔内臓器の位置関係をよく考慮して，常に解剖学的に思考する習慣をもつことが大切である．その結果，見落としをなくし，鑑別診断を容易にすることになる．

診察の基本は視診，触診，聴診である．視診では腹部の膨隆の有無を観察する．腸管の麻痺や浮腫などにより腹部の膨隆がみられる．局所的な膨隆にも注意をしなければならない．臍周囲や側腹部に現れる皮膚の暗青変色(Cullen徴候，Grey Turner徴候)は急性膵炎に特徴的とされているが，早期診断が進むとともに観察されることは少なくなっている．

腹部の触診は重要であり，慎重に時間をかけて行う．患者に最も痛い部位を示させて，そこから一番離れた部位より触診を始める．患者には両側の大腿を屈曲させた体位をとらせ，できるだけ腹壁の緊張を排除して行うことが原則である．指先で腹部の一点を集中的に圧する(図VI-11)のではなく，手指全体で面を作るようにして腹部の圧痛の有無を観察する．腹部をどこからともなく闇雲に触らず，臍を中心として9分割などして順序よく触診し，どの部位に圧痛があるかを観察することが肝要である(図VI-12)．

腹膜炎が骨盤腔内に限局している場合には，腹膜刺激症状はみられないか，あっても軽度なことが多い．一方，腹膜炎が腹部全体に波及している汎発性腹膜炎の場合には，腹部へのわずかの刺激でも患者は激痛を訴え，腹部は板状硬となり，少しでも腹膜の伸展を抑えるために，膝を屈曲した姿勢をとることが多い．若年者，特に男性では腹壁の筋肉が発達しているために腹部は硬く触れ，

筋性防禦と誤認しやすい．一方で高齢者では，腹膜炎に対する反応が鈍くなっており，重篤な汎発性腹膜炎であっても筋性防禦がみられないこともしばしばであり，注意を要する．また乳幼児では，啼泣により腹壁が緊張するために筋性防禦の存在を触知しにくく，腹部の触診には多少の熟練を要する．さらに著しい肥満のある場合でも，触診による腹膜刺激症状の認知が困難となる．

聴診は静寂な環境下で，聴診器の膜面を腹部にしっかりと密着させて行う．腹腔内に異常のあるとき腸管運動は麻痺するため，聴診を行うと腸音は減弱していることが多い．反対に腸閉塞の際には腸音は亢進し，特徴的な金属音（metallic sound）が聴取できる．

直腸指診（rectal digital examination）は，腹痛が主訴の場合には行われることが少ないかもしれないが，消化器疾患を診断，または鑑別診断する際には必須の検査と心得ておくべきである．

■検査所見

血液検査は，一般的には血算，生化学，CRPなどをルーチンに測定する．腹腔内臓器や腹膜に炎症があれば，白血球増多や CRP の上昇が認められることはいうまでもない．高齢者では汎発性腹膜炎の状態であっても，これらの炎症所見がみられないことがあるために注意を要する．また，例えば血清ビリルビン値やアミラーゼ値の上昇は膵胆道系疾患の存在を疑わせるし，血清 BUN 値の上昇は消化管出血の存在を考慮させる．

検尿も腹痛の診断には重要な検査である．腹痛といえば消化管疾患を第一に考えるために，つい検尿を忘れがちになる．泌尿器系疾患，とりわけ尿管結石などは腹痛を主訴とする患者の中では遭遇する頻度が高いが，検尿によりその存在を疑うことが容易であるため有用である．患者が妊娠可能年齢であれば，同時に尿の妊娠反応検査を行っておくことが望ましい．

前述のとおり，急性冠症候群を鑑別するためにも，12 誘導心電図検査の実施を忘れてはならない．血液検体によるトロポニン T や心臓型脂肪酸結合蛋白（H-FABP）の検出も有用である．

画像診断法の進歩は目覚ましく，腹部 CT 検査は腹痛を訴える患者の診断にはほぼルーチンに行われており，腹腔内遊離ガスや腹水の有無，膿瘍の存在，炎症の波及，腫瘍や結石など閉塞機転の存在など，腹腔内の形態学的異常をかなりの精度で可視化できる．一方で，従来の胸腹部単純 X 線写真でも，間接的ではあるが腹腔内の異常を診断できる．腹腔内遊離ガスの存在診断は胸部立位 X 線写真で検知可能であるし，腹部 X 線写真では腸管ガスの分布や psoas line が読み取れるか否かで，腸管運動の状態，炎症や膿瘍，腹水の存在などを知ることができる．

腹部超音波検査は非侵襲的検査として，また診断価値も高い検査法である．今やどこの救急室にも配置されており，聴診器による診察と同等かそれ以上の診断ツールとしての地位を確立しているため，基本的な診断手技は必ず修得しておかねばならない．腹部超音波検査は，特に実質臓器の描出に優れているために，肝腫大，胆嚢炎，胆管の拡張，胆石の存在，膵腫大，膵管拡張，腎盂・尿管の拡張など，肝胆膵や脾腎の異常を容易に検出できる．

内視鏡検査は上部・下部消化管の管腔内の状態を観察するうえで有用である．急性胃粘膜病変，消化性潰瘍，出血性大腸炎，悪性腫瘍などを迅速に診断でき，また組織採取による病理学的診断，クリッピングやレーザー焼灼による止血操作などが可能である点では，他の診断法を凌駕している．

対処・処置

腹痛に対する対処・処置としては，まず緊急に開腹術を行わなければならないのか否かの判断をすることが重要となる．この判断については上級医に必ず相談すべきである．急性腹症であれば開腹術に移行する頻度は高くなるが，一般的に腹痛は投薬，経過観察されることも多い．汎発性腹膜炎や症状の進行した限局性腹膜炎などは緊急開腹術が決断される．腹部大動脈瘤破裂や急性腸間膜動脈閉塞などの血管性病変に由来する腹痛や絞扼

性イレウスでは特に緊急性が高く，迅速な外科的治療を行わなければ救命が困難となる．急性胆管炎や急性胆嚢炎であれば絶食と抗菌薬投与，症状が重篤であれば経皮経肝胆道ドレナージ（PTCD）や経皮経肝胆嚢ドレナージ（PTGBD）などが施行されるが，急性化膿性胆管炎では敗血症から急激に全身状態を悪化させるので，緊急手術を考慮しなければならない．一方，急性膵炎では診断基準に照らして重症と診断されれば集中治療の適応となり，十分な輸液，蛋白分解酵素阻害剤投与，持続的血液濾過透析（CHDF）などが行われる．急性大動脈解離では，Stanford Bであれば保存的治療が第一選択となるが，厳重な血圧管理は必須である．

■外科的治療

手術術式は原因により様々である．急性虫垂炎に対する虫垂切除術は最も一般的に行われるが，腹膜炎に進展していれば術式は決して容易ではない．消化管穿孔による汎発性腹膜炎であれば穿孔部の切除術，あるいは閉鎖術に加えて，腹腔内洗浄・ドレナージ術が併施される．腸閉塞に対しては閉塞機転の除去，すなわち絞扼やヘルニアの解除，癒着の剝離が行われ，腸管の血行状態次第では腸管切除術も併せて必要になることもある．腹腔内膿瘍形成の症例に対しては，排膿と洗浄，同部位のドレナージ術が必要である．胆道系疾患では胆嚢摘除術と胆管ドレナージ術が選択される．集中治療の進歩により急性膵炎で外科的治療が選択されることは稀になったが，感染性膵壊死の状態であれば，壊死部位の除去とドレナージ術が必要になる．

特殊な例としては，腹部大動脈瘤破裂で人工血管置換術が，急性腸間膜動脈閉塞では血栓除去術や腸管切除術が行われる．

■鎮痛薬・抗菌薬

腹痛を軽減させるにはその原因を除去することが最も重要であるが，対症療法としての薬剤投与も知っておかなければならない．一般に疝痛発作には抗コリン薬が使用される．急性胆嚢炎，急性腸炎，尿管結石などがよい適応になる．鎮痛には非麻薬性鎮痛薬もよく使用され効果を発揮するが，急性腸間膜動脈閉塞や絞扼性イレウスなどでは効果がなく，漫然と使用を続けているとこれらの疾患を見逃すことになる．逆に非麻薬性鎮痛薬が無効の場合には，これらの疾患を疑わなければならない．

細菌性腸炎や急性胆嚢炎，急性虫垂炎など起因菌の存在が比較的明確な疾患に対して，抗菌薬の投与は有用である．また，腸閉塞などでは閉塞が長期間に及ぶと感染性腹水が貯留したり，bacterial translocationを生じたりするために，発症早期から抗菌薬を投与すべきである．急性膵炎においても感染性膵壊死となると予後不良となるため，予防的な抗菌薬投与は必須であり，脾動脈への持続投与なども行われる．

■胃管・イレウス管留置

腸閉塞ではイレウス管挿入による腸管内圧の減圧が行われる．多くの腸閉塞はイレウス管の留置による保存的治療で軽快するが，奏効しない場合には開腹術が選択される．絞扼性イレウスであれば，経過中にショック症状を呈するため，緊急手術を決断しなければならない．上部消化管出血や急性胆嚢炎，急性膵炎などでは，胃内容の排液の観察や胃内の減圧を目的として胃管を留置する．

ポイント

- 腹痛の診断では，病歴聴取が決め手となることが多い．
- 腹部の触診は，腹壁の緊張を排除し，手指全体で面を作るようにして圧痛や筋性防禦の有無を観察する．
- 急性腸間膜動脈閉塞や絞扼性イレウスなど，腸管血流が阻害される病態に起因する腹痛では緊急性が高い．
- 鑑別診断として，腹痛を主訴とする急性冠症候群を忘れてはならない．
- 腹痛では，外科的治療の必要性を迅速に判断しなければならない．

17 便通異常（下痢・便秘）

国立病院機構災害医療センター 救命救急センター 村田希吉

便通異常を訴えて救急受診する患者の中には，呼吸・循環に異常をきたした緊急性の高い病態がある．また，急性腹症の部分症状としてみられることもあり，診療時に見逃してはならない病態がある．いうまでもなく，チーム医療の中で研修医の果たすべき最も大切な役割の1つは「アラーム機能」であることから，上級医に相談するタイミングと，診療上の落とし穴について解説する．

1. 下痢

病態

小腸に流入する1日の水分量は，おおまかに，①経口摂取水分$2l$，②唾液$1l$，③胃液$2l$，④膵液$2l$，⑤胆汁$1l$，⑥小腸液$1l$で，ほぼ$7～9l$といわれている．回盲部を通る水分量は$1.5～2l$であるので，小腸で$7～8l$の水分が吸収されることになる．大腸ではさらに$1.3～1.5l$の水分が吸収されて，最終的に糞便には水分として$0.2l$ほどが排出される．

このように腸は水分や電解質を吸収するとともに分泌も行っていることから，吸収低下もしくは分泌亢進により下痢が引き起こされる．

腸管内容液の成分にはK^+とHCO_3^-が多いため，高度の下痢は脱水だけでなく，低カリウム血症や代謝性アシドーシスを引き起こす．

診断・鑑別診断

救急の現場では下痢の鑑別を詳細に行うことはそれほど重要ではない．
(1) 重症度の判定
(2) 緊急処置を要する下痢の否定
(3) 法定伝染病・食中毒を疑った検索
を最低限おさえることが重要である．

下痢は一般に，腹痛や嘔吐，その他の全身症状の部分症状としてみられることも多い．全身状態のおおまかな把握を優先し，
(1) 重症度の判定
(2) 緊急疾患の除外
の順に診察を行う．

重症度はショック症状の有無，脱水の程度（血圧，脈拍，皮膚のツルゴール，舌乾燥度など）で判断し，重症例では検査のオーダー，輸液路の確保とともに上級医に報告する．

急性下痢の分類を表VI-25に示す．特徴的な臨床所見は鑑別に有用であり（表VI-26），便の性状，量，随伴症状の聴取が大切である．

下痢の鑑別では問診，便の観察，理学所見を把握し，必要に応じ血液検査，腹部X線検査，超音波検査を行い，緊急疾患を除外する．症例によっては腹部CT検査も必要となるが，超音波検査はX線被曝もなく非侵襲的であり，多くの情報を拾えるように十分に習熟しておくべきである．

表VI-25 急性下痢の分類

1. 腸管感染症
   細菌，ウイルス，真菌，原虫，寄生虫
2. 腸管外感染症
   虫垂炎，腹膜炎，腹腔内膿瘍，全身性感染症
3. 非感染症
   腸管血行障害，アレルギー，薬剤，神経性，物理刺激，暴飲暴食，ほか
4. 慢性下痢急性増悪
   慢性腸管感染症，炎症性腸疾患（IBD），消化管手術後，消化酵素分泌不全，薬剤性
5. 抗生剤起因性
   偽膜性腸炎，急性出血性腸炎

表VI-26 特徴的な臨床像を有する下痢
1. 血性下痢
   腸チフス，ビブリオ，抗生剤起因性，カンピロバクター，虚血性腸炎
2. 粘血便
   細菌性赤痢，IBD，腸重積，大腸癌，病原性大腸菌感染
3. 米のとぎ汁様便
   コレラ，ウイルス性腸炎（ロタ）
4. 長く続く発熱
   慢性腸管感染症，IBD，消化管手術後，消化酵素分泌不全，薬剤性

表VI-27 抗生剤投与を考慮すべき下痢
1. 症状が重く菌血症が疑われる場合
2. compromized host
3. 途上国からの帰国者
4. 便培養で次の菌が検出された場合
   ・赤痢　　　　　・コレラ　　　　　・チフス菌
   ・病原性大腸菌　・ランブル鞭毛虫　・パラチフスA菌
   ・サルモネラ　　・カンピロバクター・エルシニア
   ・MRSA

特に小児では安易なCT検査は慎むべきである．

下痢をきたす疾患のうち，腸管外感染による下痢は要注意であり，腹部の圧痛所見があれば超音波検査，腹部CT検査で腹腔内画像所見を詳細に検討しなければならない．時に緊急手術の適応となりうる腹膜炎・虫垂炎・腹腔内膿瘍が発見されることがある．

また，非感染性下痢も腸重積や虚血性腸疾患など，腸管の血流障害に起因する下痢が潜んでいることがある．これら疾患では，①下痢便に血液が混入しやすい，②腹痛を伴いやすい，点が特徴であり，時に緊急処置を要する．確定診断には腹部CT検査が有用である．ドプラ法を含む超音波検査も非常に有用であるが，熟練を要する．

慢性下痢の急性増悪では，上記検査に加え，下部消化管内視鏡検査が適応となるケースがある．

便の検鏡・培養も必須ではあるが，救急の現場では時間外に検査を実施できる施設は限られているうえ，迅速性に欠ける．ただし，法定伝染病・食中毒であれば後日保健所に届け出る必要が生じるので，疑われる場合は上級医に報告したうえ，検体を保存しておく．

対応・処置

急性下痢の治療のポイントは，補液・輸液を主体とした全身管理，原疾患の治療，対症療法としての止痢剤である．ただし，次の2点には留意しておく．

■止痢剤は万能か？

細菌感染性下痢では，ロペラミドなどの強力な止痢剤を使用すると，腸管の自浄作用を妨げ，かえって回復が遅れることがある．整腸剤のみで経過をみたほうがよいことも多い．

■抗生剤はどういった症例で使うべきか？

易感染性でない通常の胃腸炎には，抗生剤は不要なことが多い．一般的に止痢剤と抗生剤の併用は排便回数，便性状のいずれも，回復が遅れる傾向にある．安易な抗生剤投与は控えるべきである．表VI-27に抗生剤投与を考慮すべき状況をまとめた．表の1〜3についてはいわゆるempiric therapyとして，ニューキノロンもしくはホスホマイシンが第一選択となるが，抗生剤開始は時間外診療時には判断が難しい場合が多く，特に毒素型腸炎（腸管出血性大腸菌）では抗生剤投与に関してはいまだに議論がある．

緊急処置を要すると判断される場合や，法定伝染病・食中毒が疑われる場合は，速やかに上級医に報告する．

2. 便秘

病態

3〜4日以上便通のないもの，排便があっても量が少なかったり，硬便になって苦痛や種々の愁

表VI-28 便秘の分類

1. 器質性便秘
   a. 急性：腸閉塞症
   b. 慢性：1) 先天性：Hirschsprung 病ほか
           2) 腸管狭窄：炎症，癒着，腫瘍，壁外性
           3) 蠕動異常：糖尿病，ほか
2. 機能性便秘
   a. 急性：一過性便秘
   b. 慢性：1) 弛緩性便秘
           2) 直腸性便秘
           3) けいれん性便秘(IBS)
3. 医原性便秘

訴を伴うものを便秘という．

便秘は大きく器質的異常を伴う器質性便秘と，器質的異常を伴わない機能性便秘，医原性便秘に分類される(表VI-28)．

急性器質性便秘はいわゆる腸閉塞であり，単純性・絞扼性・腸捻転がある．慢性器質性便秘では先天性(Hirschsprung 病やその類縁疾患)と後天性があり，後者は腸管狭窄を伴うもの，伴わないもの(蠕動異常)がある．腸管狭窄は炎症性腸疾患(IBD)などの炎症や，腹部手術後などの癒着，各種腫瘍，腸管の壁外性圧迫があるが，通常小腸の狭窄であれば嘔吐を伴う．蠕動異常は多くの疾患で二次的にみられるもので，糖尿病をはじめ，甲状腺機能低下，Addison 病，低カリウム血症，うつ病などで起こりうる．

腸管の運動やトーヌスの減弱により腸内容の通過が遅延し，腸への水分吸収が増大して硬便をきたすのが弛緩性便秘であり，老化，内臓下垂，下剤の連用，運動不足などで起こる．便意の抑制や排便反射機能の低下で便秘をきたすのが直腸性便秘であり，高齢者に多い．

けいれん性便秘は腸の蠕動運動を促進する副交感神経の過緊張状態による，腸運動とトーヌスの異常であり，便はひも状または兎糞状を呈する．大部分は過敏性腸症候群(IBS)の spastic colon 型である．

診断・鑑別診断

腸管(肛門)狭窄を見落とさないことはもちろんであるが，著しい宿便は様々な合併症を引き起こしうるため，便秘の程度を把握し，適切な排便処置を行うことが重要である．

問診，理学所見に加え，直腸指診は必ず行い，直腸内の便塊の有無，便性状，肛門狭窄の有無を確認する．

腸管狭窄に伴う便秘では，比較的短期間に症状が悪化するものや，便に血が混ざったり，悪心，嘔吐，腹痛，腹部膨満を伴うことが多い．少しでも疑われたら腹部X線検査を行う．

器質的疾患が否定的な場合であっても，病悩期間が長かったり，生活活動レベルの低下した患者(特に高齢者)では著しい宿便をきたす．このような場合も状況に応じ腹部X線検査を行い，評価する．

対応・処置

器質的疾患が認められる場合，腸管減圧が必要になる．絶食や浣腸，摘便だけで減圧が図れない場合は，イレウス管挿入を行う．大腸癌イレウスでは肛門からのイレウス管挿入が有効である．腸管の血行障害が疑われる場合は緊急手術を要する．

器質的疾患が除外された場合でも，宿便が著しい場合はグリセリン浣腸を併用するなどして，摘便を含めた排便介助を行う．直腸指診で便を触れない場合は下剤を投与してもよいが，器質的な腸管狭窄が否定されない時点での下剤投与は，時に腸管穿孔をきたすので，注意が必要である．

ポイント

- 下痢は多くの疾患に随伴しやすい症状であり，まず重症度の把握が重要．
- 確定診断にこだわらず，緊急疾患の除外を確実に行う．
- 法定伝染病・食中毒が疑われる場合は上級医に報告し，必要に応じて保健所に届け出る．
- 便秘では腸管狭窄を確実に除外する．
- 排便介助も救急現場では大切な仕事である．

18 腰痛

岩手医科大学 救急医学　遠藤重厚

人類が直立して歩くようになって以来，腰痛は存在し，ヒトはその生涯において，約半数が腰痛を経験するとまでいわれている．整形外科外来においては，腰痛を主訴として来院する患者は全体の3〜4割までも占めている．

脊椎は体幹の軸であり，体幹・四肢機能のすべての支点となっているため，外傷，急性のストレス，慢性のストレスなどにより腰痛が出現する頻度は大きく，また多くの疾患をその背景に有していることを念頭に置く必要がある．

腰痛の原因別の頻度は，原因のあまりはっきりしない腰痛（筋・筋膜性腰痛症を含む），腰部椎間板ヘルニア，変形性脊椎症が上位3位を占めている．

腰痛を原因別に分類すると表VI-29のごとくなる．

表VI-29　腰痛の鑑別診断

内臓疾患由来のもの	腎尿路系疾患（腎結石，尿管結石，腎盂腎炎など） 婦人科系疾患（子宮内膜症，妊娠など） その他（腹腔内病変，後腹膜病変など）
脈管疾患由来のもの	腹部大動脈瘤など
神経疾患由来のもの	脊髄腫瘍，馬尾腫瘍など
脊椎疾患由来のもの	腰椎椎間板ヘルニア 脊椎分離症 脊椎分離すべり症 変性脊椎すべり症 変性脊柱管狭窄症 脊椎靱帯骨化症（黄色靱帯骨化症，後縦靱帯骨化症） 腰部椎間板障害 椎体辺縁損傷 Schmorl結節 腰椎椎間板関節症 筋・筋膜性腰痛症 脊柱変形（側彎症，後彎症） 脊椎外傷 脊柱腫瘍（多発性骨髄腫，好酸球性肉芽腫，類骨腫，転移性腫瘍など） 脊椎の感染症（脊椎カリエス，化膿性脊椎炎など） 非特異性炎症（強直性脊椎炎など） 代謝性疾患（骨粗鬆症，骨軟化症など）
心因性のもの	

(遠藤重厚：腰背部痛．診断と治療 2003年増刊号：259-264, 2003 より転載)

診断

■既往歴と現病歴

主訴が腰痛のみであるか，下肢痛を伴っているか，あるいは筋力低下などがみられるかにより疾患のとらえ方も変わってくる．間欠跛行が主訴となることも少なくない．その発症様式を的確に把握することによっても，ある程度診断の方向づけができる．

■疼痛の経過

常に進行性であるのか，一進一退であるのか，あるいは発作的な一過性のものであるのか，発症より経過が長いか短いかなどを確かめることは，診断の面だけでなく治療法の選択にも役立つ．

■鑑別診断の進め方（図VI-13）

(1) 立位による脊柱彎曲の異常，圧痛，筋緊張・階段状変形，脊柱の運動性を観察する．背臥位による緊張徴候（SLRテストなど），反射異常，運動障害，知覚障害，仙腸関節および股関節の検査などを行う．

(2) どのような日常の生活動作から腰痛が生ずるか注意する必要がある．

(3) 腹臥位で圧痛点，神経学的所見などをみる．

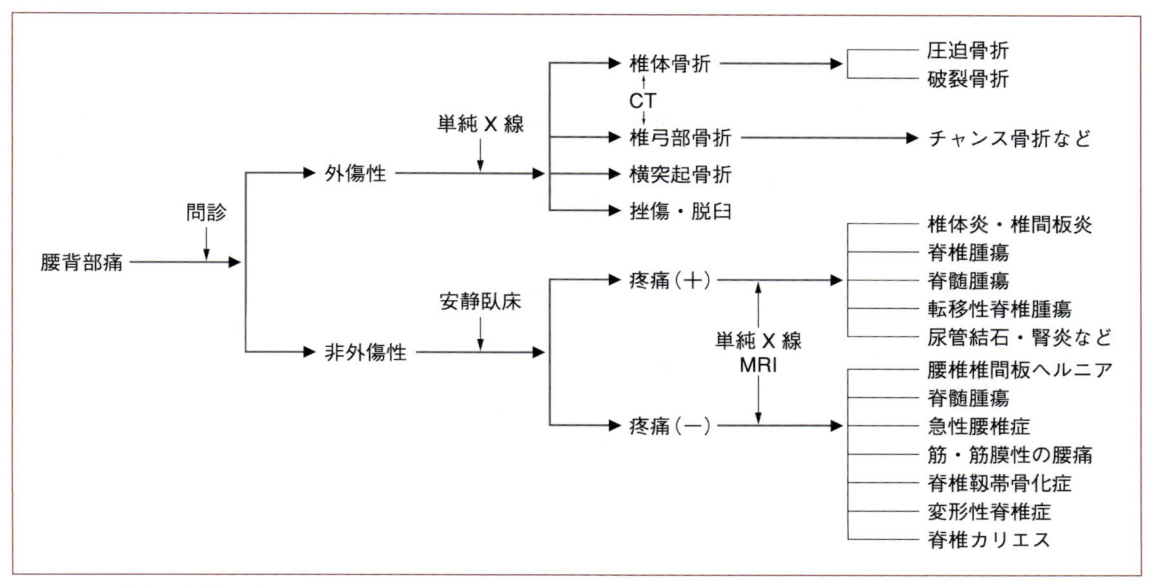

図VI-13 腰痛の診断の進め方(遠藤重厚：腰背部痛．診断と治療 2003 年増刊号：259-264，2003 より転載)

(4) 画像上の変化が，加齢によるものか，炎症あるいは腫瘍によるものかを正しく判断する．
(5) 必要に応じて脊髄造影，CT，あるいは MRI による検査も必要となる．

検査法

■血液検査

全身状態を把握する目的で貧血の有無，肝機能，腎機能などを検査することも必要である．さらに骨粗鬆症の場合は基礎疾患として代謝疾患の有無，悪性腫瘍が疑われた場合は腫瘍マーカーなどを検査する必要がある．

■尿検査

血尿により腰痛が尿路系疾患からのものであるとの診断がつくこともある．

■脊髄造影および脳脊髄液検査

脊髄造影により病変部位の確認，さらに髄液を時に採液することによりその性状，細胞数などから新たな所見が得られることもある．

■X 線検査

最も一般的な検査であり，かつ腰痛の診断には不可欠な検査である．

1) 単純撮影

腰部疾患の診断には，単純 X 線撮影は最も容易に行え，かつ豊富な情報を提供してくれる．腰椎 X 線像は前後方向，側方向撮影の 2 方向撮影が基本であるが，脊椎分離の有無の確認などでは斜位 2 方向撮影を追加する必要がある．さらに前屈・後屈，側屈などの機能撮影を必要に応じて追加する．

2) 脊髄造影法

MRI により詳細なデータが得られるようになった現在でも，脊髄造影は脊椎・脊髄疾患の補助診断として有用な手段の 1 つである．同時に脊髄液の採取，脊髄圧の測定も可能である．

■CT 検査

脊柱管の横断面や形態，その中の硬膜の形態，神経根の形や位置を観察するとともに，脊髄造影，椎間板造影と組み合わせればさらに診断価値

は向上する．

■MRI 検査

腰痛疾患の診断には極めて有用であり，広く普及してきている．脊椎・脊髄および髄液腔など，軟部組織の貴重な情報も得られる．最近は脊髄腫瘍のみならず腰椎椎間板ヘルニアまでも，本検査のみで治療方針を決定する傾向にある．

診断のポイント

腰痛をきたす代表的な疾患の診断のポイントを表VI-30に示す．

治療

■保存的治療

腰痛の治療は，保存的治療が原則である．急速な麻痺の進行や，膀胱直腸障害の出現がみられなければ，まず保存療法が治療の主体となる．しかしながら，漫然と治療を続行するのではなく，定期的な診察により，症状の進展，さらに新しい症状の発現などに十分注意を払わなければならない．

保存療法の意義を正しく理解し，患者には治療

表VI-30　代表的腰痛疾患の診断のポイント

	好発年齢・性別	症状・所見	画像診断	その他
腰部椎間板ヘルニア	20～40代	下肢伸展挙上テスト陽性，L4-L5，L5-S1椎間に好発し，L5，S1神経根障害を示す	CT，MRI，ミエログラフィーによる診断	腰痛・座骨神経痛をきたす代表疾患
脊椎分離症	10～20代　男性	分離椎棘突起の圧痛　後屈により腰痛が誘発される	腰椎X線斜位像にて診断，L4，L5椎体に好発	小児期の激しいスポーツ，遺伝性要因，日本人の5％に発生，無症状例もある
脊椎分離すべり症		すべり椎棘突起の圧痛，階段現象	腰椎X線側画像にて診断，L4，L5腰椎に好発	脊椎分離症の数％から20％ほどが分離すべり症に移行するといわれる
変性脊椎すべり症	中年女性	間欠跛行，すべり椎直下椎の棘突起に階段現象	腰椎X線側画像にて診断，分離を認めない，L4腰椎に好発	
変性脊柱管狭窄症	中高年男性	間欠跛行	ミエログラフィー，CTミエログラフィー，神経根ブロックなどで診断	
骨粗鬆症	閉経後の女性，副腎皮質ホルモン使用者など	圧迫骨折をみることあり，DXA法などの骨量定量による診断		
転移性脊椎腫瘍		激しい腰痛，進行性の両下肢麻痺	MRI，骨スキャン，単純X線での溶骨性変化，圧迫骨折，椎弓根の消失をみる	原発巣としては乳癌，肺癌，前立腺癌，甲状腺癌，腎癌など
脊椎カリエス			椎間板を中心にした骨融解像，ツベルクリン反応陽性，血沈亢進，CRP陽性，流注膿瘍，結核菌の培養	

（遠藤重厚：腰背部痛．診断と治療 2003年増刊号：259-264, 2003 より転載）

計画を具体的に説明し意思の疎通を図る必要がある．

1) 日常生活の指導

急性期の腰痛では，安静臥床が最良の治療である．大部分の急性腰痛は，安静臥床により数日間で軽快する．急激に疼痛が増強するようであれば，他の疾患をも十分考慮する必要がある．

慢性期においては，よい姿勢を保つこと，脚・腰の筋力の強化，睡眠体位や寝具の工夫，運動不足，体重増加，不良姿勢に対する指導などが重要である．

2) 薬物療法

腰痛に対する薬物は，大別して3種類ある．

まず，第1のグループは非ステロイド性抗炎症薬である．これは直接の鎮痛効果とともに，局所に起こっている非特異性炎症も抑制する．

第2のグループは筋弛緩薬である．腰痛疾患ではしばしば脊柱傍筋群の筋れん縮が起こっており，これを和らげる．

第3のグループは局所の血流改善薬である．

これらを適宜組み合わせて投与する．

経口薬と異なり，胃腸障害のない非ステロイド性座薬を投与することもある．また，必要であればマイナートランキライザーの投与も考慮する必要がある．

3) 理学療法

温熱療法，牽引療法，マニピュレーション，装具(コルセットも含めて)，腰痛体操など，症状に合わせて行うことが必要である．

4) 各種神経ブロック

必要に応じて，腰椎硬膜外ブロック，仙骨硬膜外ブロック，神経根ブロック，あるいは，疼痛部位に局所麻酔を注入することも有用である．

■手術治療

保存療法で効果がみられない場合，疼痛で日常生活動作まで制限される場合，麻痺症状があり，その回復が望めないとき，などが手術適応となる．

手術には様々な方法があるが，疾患，症状に応じて，適切な手術方法が選択されねばならない．

最近，化学的髄核融解法が行われるようになってきた．これも正確な術前検査により，症例を厳選して行われれば有用な治療手段となる．

ポイント
- 椎間板ヘルニアで排尿困難が生じたら手術も考慮する．
- 腰痛で来院する腹部大動脈瘤もある．
- 婦人科系疾患，泌尿器領域疾患による腰痛の鑑別診断は大事である．
- 下肢のしびれが強ければ椎間板ヘルニアを疑う．
- 骨粗鬆症では容易に圧迫骨折を合併する．特に胸腰椎移行部のX線側面像が重要である．

◆文献

1) 遠藤重厚：腰背部痛. 診断と治療 2003年増刊号：259-264, 2003

19 歩行障害

昭和大学 救急医学　新藤正輝

病態

人間が直立二足歩行を円滑に行うための機能は，主に中枢神経系の大脳皮質，脳幹，視床下部，小脳，脊髄などにより司られている．しかし，歩行障害はこれら中枢神経系の障害のみならず内耳の前庭機能，末梢神経，そして下肢の血管，筋肉・靱帯，骨・関節のいずれが障害されても起こる．原因として外傷，血管障害，腫瘍，感染，変性，代謝異常，心因性，中毒，先天性，遺伝性，自己免疫機序，加齢，そして不明なものまで様々なものが挙げられる．

診断・鑑別診断

歩行障害を主訴とする患者の診察では入室時の歩行状態から注意深く観察すべきである．特有な歩行障害を呈すれば，大まかな見当をつけることができる場合がある．

また歩行障害発現時の状況を知ることも大切である．歩行を続けるにつれて足を引きずり歩けなくなり，休息すると再び歩行が可能となる間欠性跛行のような発症様式が聴きだせれば，原因疾患はかなりしぼられてくる．

比較的特徴的な歩行異常と障害部位や障害レベル，および鑑別すべき疾患について，以下に述べる．

■歩行異常から考えられる疾患

1) 弛緩性麻痺による歩行障害

下肢の弛緩性麻痺は単麻痺，片麻痺，対麻痺であれ，筋トーヌスの低下のため体重を支えられず，歩いて受診することは稀である．この場合，歩行状態のみから原因や局在を診断することは困難であり，急性発症か，進行性か，突発完成型か，発症からの期間などの病歴聴取，そして他の神経学的所見や単純X線写真，CT，MRIなどの補助診断を必要とする．

基礎疾患は多種多様であり慎重に鑑別すべきである．

2) 痙性片麻痺歩行

大脳皮質から延髄錐体を通り脊髄前角に至る運動下行路である皮質脊髄路を含む損傷では，片麻痺性歩行障害を生ずることが多い．

典型例では歩行時にWernicke-Mann肢位をとり，股関節を中心に伸展した下肢を外側から内側に，つま先を地面に引きずりながら，半円を描くように歩く．このような歩行は「草刈歩行」と呼ばれている．原因として脳血管障害でよくみられる．

3) 錐体外路性疾患でみられる歩行

大脳基底核と黒質，視床，脳幹網様体の一部で構成されている錐体外路系の障害では，特徴的な歩行を呈する．

進行したParkinson病患者では，膝を曲げ，前かがみの姿勢で小刻みに歩く．第一歩を踏み出すのが困難な「すくみ足歩行」や，最初はゆっくりだが徐々に駆け足になる「加速歩行」，止まれと命じてもすぐに停止ができない「前方突進現象」などが特徴的であり，パーキンソン歩行と呼ばれる．

一方，舞踏病などの不随意運動を前景とする疾患では，たえずゆっくりと，体をくねらすような不随意運動を伴う独特な歩行様式をとり，「奇怪歩行」と呼ばれる．

4）運動失調性歩行

失調性歩行とは，不安定で酔っ払いの歩き方に似た「よろめき歩行」であり，小脳性，前庭性，感覚性歩行障害を鑑別する必要がある．

小脳性歩行障害では，手の回内・回外運動がスムースに行えない反復拮抗運動不能や眼振などの小脳症状がみられる．一方，前庭性疾患では回転性めまいを伴い，急激な頭位変換で症状が悪化することなどが鑑別点となる．原因疾患として，Ménière病，前庭神経炎，外傷性前庭障害などがある．

感覚性歩行障害は，下肢の表在感覚や深部感覚障害のため，足を踏み出し足底部が床に接触したときの深部・皮膚感覚が正常に中枢性にフィードバックされず，適切な筋力によって歩行が制御されないために生ずる．特徴は，歩行時に絶えず床に目を注いでおり，暗所や閉眼時に歩行障害が著明となる．また Romberg 徴候が陽性となる．典型例は，深部感覚が強く障害される脊髄癆や糖尿病性ニューロパチー，尿毒症性ニューロパチー，アミロイド性ニューロパチーなどでみられる．

5）痙性対麻痺性歩行

中枢神経（脳・脊髄）の両側性錐体路の障害でみられる．膝を伸ばしたまま床からあまり足を上げず，内反尖足位で，足趾と足の外縁で床をこすりながら歩行する「アヒル歩行」を呈する．原因疾患として脳性麻痺痙直型，多発性硬化症や脊髄の腫瘍，損傷でみられる．痙性対麻痺歩行を呈する脊髄損傷は，頸髄または胸髄の不全損傷であるが，胸髄部は脊柱管が狭く完全損傷となる割合が高いため，頸髄の中心性損傷でみられる場合が多い．

6）間欠性跛行

歩行当初には症状はないが，歩行距離が伸びるにしたがって下肢のしびれ，疼痛，脱力感などが生じ，しばらく休息すると回復して歩けるようになる特徴的な歩行障害である．鑑別診断として脊髄性，馬尾神経性，血管性が挙げられる．

脊髄性間欠跛行では，下肢の脱力感，しびれ，だるさを主訴とすることが多い．歩行が困難になった状態での診察では，下肢の筋力は低下し，痙直を呈し，下肢深部腱反射の亢進，クローヌス，Babinski 徴候などの脊髄症状を認める．原因として，脊髄動脈硬化症，梅毒性脊髄動脈炎，脊髄動脈奇形などが挙げられる．

馬尾性間欠跛行では，下肢の異常感覚が遠位部から上行または近位部から下行したりする sensory march がみられることが多い．症状は前屈位で緩解し，歩行困難時には下肢深部腱反射は減弱している．腰部脊柱管狭窄症にみられる症状であり，馬尾神経の直接圧迫，絞扼によるうっ血や血流障害が原因と考えられている．

血管性間欠跛行では，下肢の疼痛を主訴とすることが多い．姿勢による症状の緩解はみられず，足背動脈などの末梢動脈拍動は減弱または消失している．しかし，知覚障害や下肢深部腱反射亢進などの神経学的異常はみられない．動脈硬化症や Buerger 病などによる下肢の末梢循環不全が原因となる．歩行に伴う下肢筋肉の酸素需要増大に比較して，十分な酸素を供給することができないため，下肢の筋肉痛や筋力低下が生ずる．

7）動揺歩行

腰帯筋の筋力が弱いため，1歩ごとに骨盤が傾き，腰と上半身を左右に振って歩く，進行性筋ジストロフィーに特有な歩行である．ミオパチーなどの筋疾患では下肢近位筋に筋力低下が起こることが多いため，このような歩行障害が起きやすい．代表的な筋疾患として筋ジストロフィー，多発皮膚筋炎などがある．

8）跛行

下肢の疼痛，脚長差，関節可動域制限のため，患側肢を引きずるようにして歩行する．下肢運動器の種々の原因による損傷で起こるが，日常診療でよくみられる疾患としては加齢による変形性膝関節症や変形性股関節症がある．

対処・処置

　歩行障害の原因疾患および局在部位，高位レベルにより対処方法は異なる．大切なことは，歩行障害の原因と基礎疾患の診断を注意深い診察や画像で早期に行うことである．中枢神経系の障害で急速に進行する歩行障害では，手術が必要なこともある．

> **ポイント**
> - 歩行障害は中枢神経系，内耳の前庭機能，末梢神経，下肢の血管，筋肉・靱帯，骨・関節のいずれが障害されても生ずる．
> - 歩行障害は疾患のサイン（徴候）であることを念頭に置き診察を行う．
> - 特徴的な歩行障害から損傷部位をある程度推定可能である．
> - 歩行障害の高位や部位を考えながら診断することが大切である．
> - 急速に進行する脊髄レベルの歩行障害は緊急手術の適応となることがある．

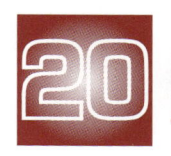

20 四肢の運動・知覚障害

東京都立墨東病院 救命救急センター　濱邊祐一

病態

　四肢の運動障害とは，四肢の骨格筋を随意的にスムーズに動かすことが不可能あるいは困難であったり，不随意的な動きが生じたりする状態を指し，知覚障害とは，表在知覚（触覚，痛覚，温冷覚）や深部知覚（固有知覚，振動覚）が鈍麻，麻痺したり，感じないはずの感覚を感じるということである．

　こうした運動・知覚は，いうまでもなく最終的には中枢神経である脳（大脳皮質）においてコントロールあるいは認識されるものであり，運動・知覚とも，大脳皮質とそれぞれの末端組織（筋肉・刺激受容器）との間に，神経組織による連絡路が存在する．

　すなわち，大脳皮質（運動野）から内包，中脳大脳脚，橋，延髄（錐体交叉），脊髄，脊髄神経根，末梢神経，神経筋接合部，そして筋肉に至るのが，骨格筋の収縮・弛緩を随意的にコントロールする運動経路（錐体路）であり，これとは別に，大脳基底核や小脳を経由し，骨格筋の筋緊張や運動を無意識的（反射的・不随意的）に制御する経路が錐体外路である．また，皮内あるいは骨格筋内にある刺激受容器から脊髄神経節，脊髄神経根，脊髄，脳幹，視床，そして大脳皮質に上行するのが知覚伝導路である．

　錐体路，錐体外路あるいは知覚伝導路が，骨格筋および刺激受容体を含めたどこかで障害されると，自覚的あるいは他覚的に運動障害あるいは知覚障害として認識されることになる．

診断・鑑別診断

　運動障害あるいは知覚障害を主訴とする患者に対してまず下すべきは，患者の訴え通りの障害が客観的に認められるのかどうかという存在診断であり，次に伝導路のどこが障害されているのかという局在診断，最後に，何が起きているのかという病因（鑑別）診断である．

■ 存在診断

　知覚は多分に主観的なもので，例えば「鈍い」とか「シビレている」とかの患者の訴えを，客観的あるいは定量的にとらえることが難しいため，知覚障害の存在診断は簡単ではない．

　一方，運動障害についても，患者の主観が入り込む余地がありうるが，Barré徴候や，Hoover徴候の有無で麻痺の存在を確認できたり，徒手筋力検査法（MMT）により，ある程度，運動障害の度合いを客観的に表記することが可能である．

■ 局在診断

　運動障害であれ知覚障害であれ，局在診断をするうえで重要なことは，患者の主訴はもちろん，それ以外の部位も含めて，全身の神経学的所見を得るということである．

　運動障害の場合，障害が発現している部位によって，四肢麻痺，片麻痺，対麻痺，単麻痺と分類することができる．

　四肢麻痺であれば頸髄レベル以上の障害が，左右対称に生ずる両下肢の障害である対麻痺であれば，胸髄または腰髄レベルでの障害が考えられる．また，片側の上下肢の障害がみられる片麻痺の場合，運動野から延髄に至る中枢神経内の伝導

表VI-31 主な筋の支配神経と支配神経根

筋	髄節	末梢神経	神経叢	機能
側頭筋		V		咀嚼
咬筋		V		咀嚼
前頭筋		VII		額部皺入れ
眼輪筋		VII		閉眼
口輪筋		VII		閉口
軟口蓋筋		X		軟口蓋挙上
舌筋		VII		舌前出
胸鎖乳突筋	XI C$_{2\sim3}$	cervicalis	cervicais	頸頭屈
深頸筋(群)	C$_{1\sim4}$	//	//	頸頭屈
僧帽筋	XI C$_{2\sim8}$	//	//	頸伸展
肩甲挙筋	C$_{3\sim5}$	dorsalis scap.	brachialis	肩甲骨挙上
三角筋	C$_{5\sim6}$	axillaris	//	上腕外方挙上
大胸筋	C$_5$〜T$_1$	thoracales	//	上腕前内転
上腕二頭筋 上腕筋	C$_{5\sim6}$	musculocutaneus	//	前腕屈曲
上腕三頭筋	C$_{6\sim8}$	radialis	//	前腕伸展
円，方形回内筋	C$_5$〜T$_1$	medianus	//	前腕回内
回外筋	C$_{5\sim6}$	radialis	//	前腕回外
手根伸筋(群)	C$_{5\sim8}$	//	//	手伸展
手根屈筋(群)	T$_6$〜T$_1$	medianus, ulnaris	//	手屈曲
手虫様筋 II, III	T$_{6\sim7}$	medianus	//	手屈曲
手虫様筋 IV, V	T$_8$〜D$_1$	ulnaris	//	(中手，指骨関節)
手骨間筋	C$_8$〜T$_1$	//	//	指開扇，閉鎖
母指対立筋	C$_{6\sim7}$	medianus	//	母指対立
小指対立筋	C$_8$〜T$_1$	ulnaris	//	小指対立
母指球筋(群)	C$_6$〜T$_1$	medianus, ulnaris	//	
小指球筋(群)	C$_8$〜T$_1$	ulnaris	//	
腸腰筋	D$_{12}$〜L$_3$	femoralis	lumbalis	大腿屈曲
大殿筋	L$_4$〜S$_1$	glut. int.	sacralis	大腿伸展
大腿二頭筋	L$_4$〜S$_2$	ischiadicus	//	下腿屈曲
大腿四頭筋	L$_{2\sim4}$	femoralis	lumbalis	下腿伸展
下腿三頭筋	L$_5$〜S$_2$	tibialis	sacralis	足底屈
前脛骨筋	L$_{4\sim5}$	peroneus	//	足背屈(伸展)
足虫様筋	L$_5$〜S$_2$	tibialis	//	趾屈曲
趾伸筋(群)	L$_4$〜S$_1$	peroneus	//	趾伸展

(半田 肇：脳神経外科学，改訂8版．p77，永井書店，1986より転載)

路の障害が考えられる．また，四肢のうち1カ所にのみ運動障害が認められる単麻痺の場合，脊髄もしくは脊髄神経根，末梢神経レベルでの障害を考えるべきである．

また，錐体路を上位運動神経(大脳皮質から脊髄前角細胞に至るまで：核上性)と下位運動神経(脊髄前角細胞から神経筋接合部に至るまで：核下性)に分けた場合，障害の部位によって神経学的所見が大きく異なるので，その所見は障害の局在診断に寄与する．

さらに，各神経根によって固有に支配されている骨格筋に着目すると，より細かい局在診断が可能となる(表VI-31)．

知覚障害の局在診断を行う場合は，デルマトームを用いて，末梢神経領域か，神経根領域か，脊髄領域か，あるいは中枢神経領域かを判断する．また，Brown-Séquard症候群と呼ばれる脊髄半側障害では，表在知覚と深部知覚の特徴的な解離が観察される(図VI-14 a,b)．

■病因(鑑別)診断

中枢神経(脳，脊髄)，末梢神経あるいは骨格筋

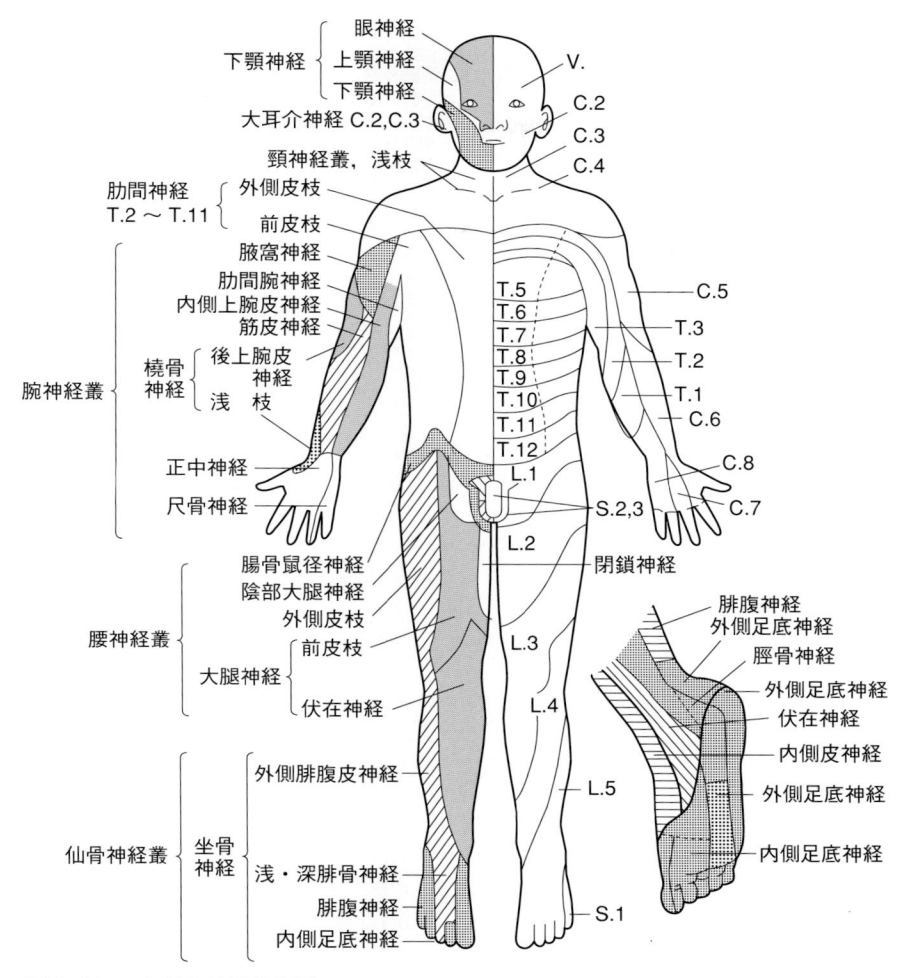

図VI-14a　皮膚の神経分布(1)
(半田　肇：脳神経外科学，改訂8版. pp 108-109，永井書店，1986 より転載)

に障害をきたす代表的な疾患を知っておく必要がある．

救急領域でよくみられる疾患を**表VI-32**(249頁)に示す．

検査

局在診断で欠かせないのが，全身の系統だった神経学的所見の採取である．さらに，病因診断に際しては，現病歴聴取（いつから症状が出てきたのか，発症は急激か緩徐か，進行性か消長を繰り返しているのか）に加えて，既往歴（心臓疾患の有無，糖尿病の有無），家族歴（遺伝性疾患の有無），職業歴（中毒物質曝露の有無）などの聴取をまず行わなければならない．

そのうえで，血液検査（炎症所見），生化学検査（電解質，甲状腺ホルモン），髄液検査，画像検査（単純X線，CT，MRI），生理検査（心電図，脳波，筋電図，末梢神経伝導速度），病理学的検査（筋生検，末梢神経生検）などの諸検査を行う．

これらのうち，救急の場面では，画像検査が大きな威力を発揮する．

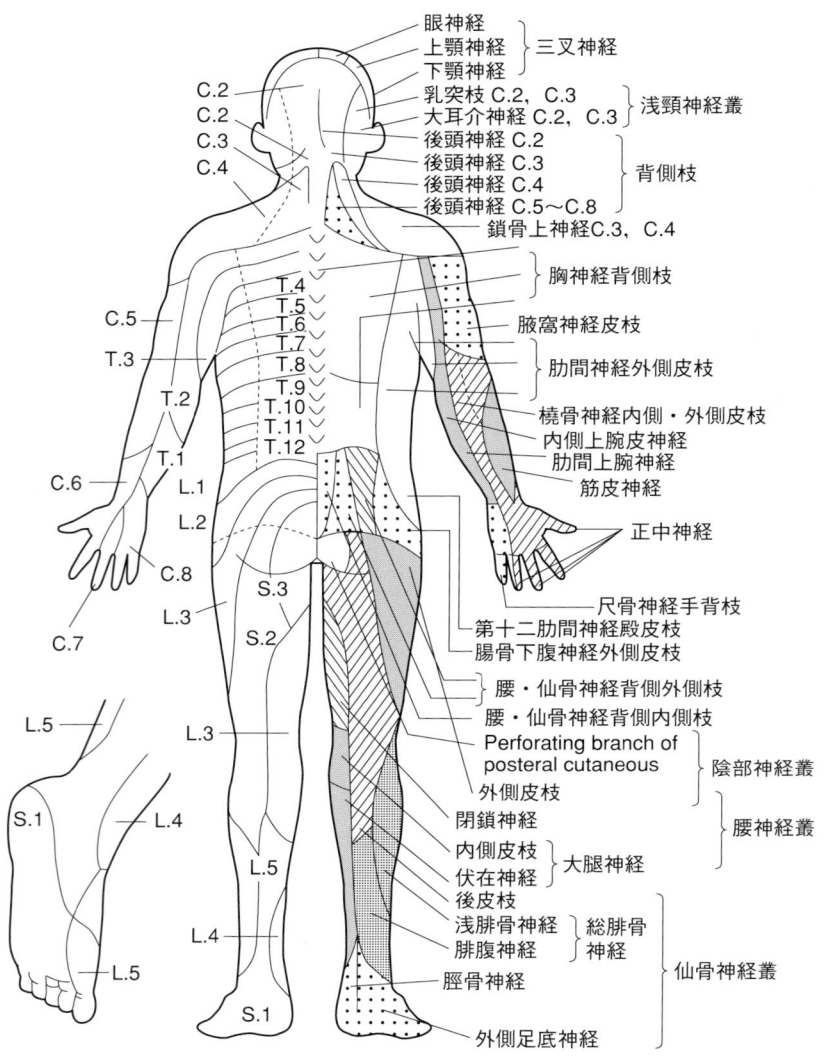

図VI-14b　皮膚の神経支配(2)
(半田 肇：脳神経外科学，改訂8版．pp 108-109，永井書店，1986より転載)

対処・処置

　意識障害や気道閉塞(舌根沈下)，あるいは呼吸筋麻痺などを伴う障害の場合，気管挿管による気道確保や人工呼吸を含めた蘇生処置が最優先される．

　また，脳梗塞による障害の場合，発症からの時間経過によっては血栓溶解療法の適応が生じる場合もあることを念頭に置き，画像検査などを段取りよく行う必要がある．

　また，例えば頭蓋内血腫や脊髄硬膜外血腫・硬膜外膿瘍などで，短時間のうちに症状が進行する場合，迅速な外科的処置が求められる．

　それ以外の場合であれば，診断をつけることが先決であり，それぞれの疾患に応じて，必要な処置を講じることとなる．

表VI-32　中枢神経，末梢神経，骨格筋に障害をきたす主な疾患

脳血管障害
・脳出血
・脳梗塞
外傷
・頭蓋内血腫
・脊髄損傷
・コンパートメント症候群
腫瘍
・脳腫瘍
・脊髄腫瘍
脊椎疾患
・椎間板ヘルニア
・後縦靱帯骨化症
感染症
・脳脊髄膜炎
・脳膿瘍
・脊髄硬膜外膿瘍
変性・脱髄性疾患
・Parkinson病
・脊髄小脳変性症
・多発性硬化症

中毒
・重金属
・有機物質
・ふぐ毒
・ボツリヌス中毒
代謝性疾患
・糖尿病
・電解質異常
・甲状腺機能異常
・副甲状腺機能異常
筋疾患
・重症筋無力症
・進行性筋ジストロフィー
・多発筋炎
・周期性四肢麻痺
末梢神経疾患
・多発性神経炎
・Guillain-Barré症候群

ポイント
- 現病歴や既往歴，職業歴等，患者から十分な情報を得ること．それだけで診断のつく場合がある．
- 意識障害や気道閉塞を伴っている場合は，蘇生処置を最優先しなければならない．
- 患者の訴えだけではなく，常に全身の神経学的所見を把握すること．特に健側との比較は重要である．
- 神経学的所見は，必要ならば時をおいて何度も採取し，経時的な変化を見落とさないようにしなければならない．
- 発症後数時間内の対応の差が，神経学的予後の大きな違いにつながる場合があることを理解し，画像検査等は段取りよく行わなければならない．

21 血尿

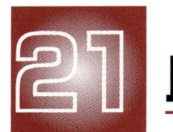

熊本大学 侵襲制御医学　木下順弘

病態

尿の色調異常で赤褐色を呈する場合には，ヘモグロビン尿，ミオグロビン尿，(ヘマト)ポルフィリン尿，ビリルビン尿，ウロビリン尿，メトヘモグロビン尿，PSP，フェノールフタレイン含有緩下薬服用や人工着色料摂取などがある．赤色調の尿の中で，血尿と診断するには，尿中に有意の赤血球を確認することが第一歩で，この検査に用いる尿は新鮮尿が必須である．

女性の場合には外陰部での汚染による尿中赤血球混入を除外するため，陰唇を十分広げて外尿道口周囲を清拭，中間尿を採取し検査を行う．

尿路系のいずれから出血していても血尿となるが，出血部位と血尿の関係においては，腎，尿管，または膀胱内からの出血では，尿全体に血液が混在する．中でも，糸球体性血尿は色が褐色がかり(コーラ色)，尿沈渣で変形赤血球や赤血球円柱がみられ，蛋白尿を伴うことが多く，腎盂や尿管からの血尿は鮮紅色で，蛋白尿や円柱はない．膀胱頸部近傍，後部尿道からの出血では，凝血をみたり，排尿の終末時に尿が血性となる．前立腺，前部尿道では尿道口に血液が付着していたり排尿初期にのみ血性となることが多い．

診断・鑑別診断

赤色を呈する尿より，真に血尿であることをまず鑑別する必要がある．

■尿潜血反応

オルトトリジン反応を応用した試験紙法による尿潜血反応をもって判定しているのが一般的である．この潜血反応は非常に鋭敏で尿沈渣毎視野5個以上の赤血球が存在すれば陽性を示すという．仮に5個以下であっても時に陽性を示し，偽陽性を示すことが多い．本法は集団検診でも用いられ，短い時間内に多数の検体を調べるのに適しているといえよう．ただし問題点はヘモグロビン尿，ミオグロビン尿でも陽性に出る点である．

■尿沈渣による顕微鏡的血尿と円柱

新鮮尿の沈渣の鏡検による．10 ml の尿を1分間 1,500 回転で5分間遠心し，その沈渣を 400 倍で鏡検する．ヘモグロビン尿であれば，遠心後も上清が血性のままである．真の血尿であれば，上清は清澄となり，赤血球が沈渣として沈殿する．毎視野5個以上の赤血球を認める場合を顕微鏡的血尿という．一般に鏡検で赤血球1個は尿1 ml あたり赤血球10個に相当するといわれる．健常者の赤血球は 10 個/ml 以下とされている．赤血球円柱が混在するものでは，糸球体腎炎を第一に考える．

対処・処置

血尿を主訴として受診する場合の多くは肉眼的血尿であり，血尿の原因を診断する際には，排尿異常や排尿痛などを伴う症候性か，単なる血尿で随伴症状のない無症候性か，出血部位は上部尿路か下部尿路か，などを考慮する．

■症候性血尿

随伴症状から原因疾患の推定を行う．

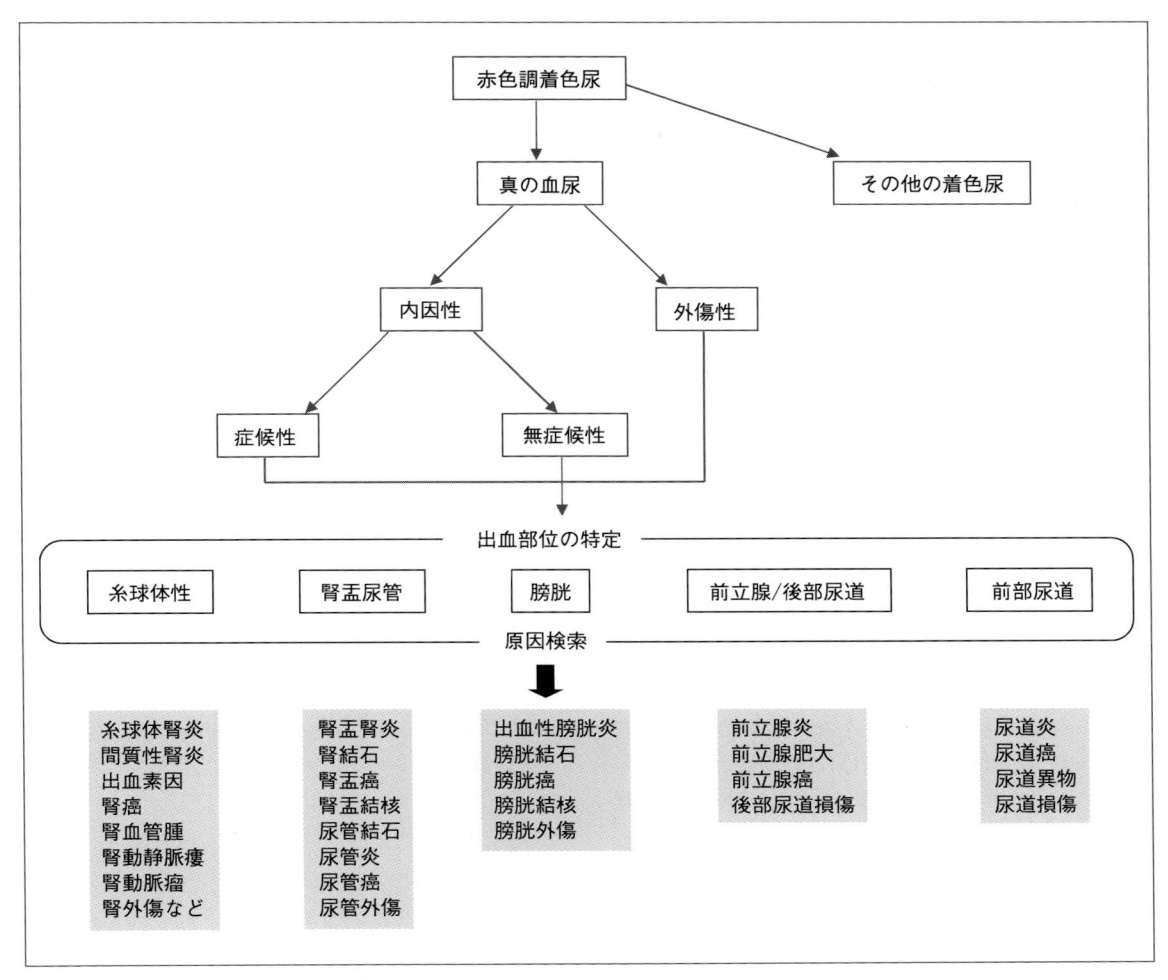

図Ⅵ-15　血尿診断フローチャート

1) 急性出血性膀胱炎

排尿痛，頻尿，残尿感を訴え，膿尿，細菌尿を認める．急性膀胱炎の原因のほとんどは細菌感染で，ニューキノロン系かβ-ラクタム系の抗生物質の投与を行う．高齢者では膀胱腫瘍の合併を考慮しておく．

2) 前立腺肥大症

排尿困難や頻尿を伴い，直腸診で肥大した前立腺を触知する．薬物療法は$α_1$遮断薬を投与し，高度肥大や難治性では手術の適応となる．PSAを測定し，前立腺癌との鑑別が必要である．

3) 尿路結石

尿管結石では，特徴的な疝痛発作を伴うことが多い．腎疝痛は，尿管の急激な閉塞に伴い，腎筋膜に分布する交感神経を介して起こる関連痛であり，腰背部に出現する間欠性の激痛である．同時に拡張による疼痛をみるので，ブスコパン®，ペンタジン®，アタラックスP®などの鎮痛薬の注射，症状が強いときには硬膜外麻酔を行う．結石に対しては，体外衝撃波結石破砕術(ESWL)を考慮する．結石の尿管嵌頓により，尿管，腎盂の平滑筋がスパズムを生じ，腎盂内圧が亢進し水腎症，水尿管をみる．経皮的腎瘻造設や尿管ステント留置などで閉塞を解除する．

尿道，膀胱の結石では排尿困難，ひどくなれば尿閉をみる．自然排石されないときは閉塞に伴う尿路感染症を合併するので，膀胱鏡による摘除後導尿カテーテル留置と抗生物質の投与を行う．

4) 急性腎炎症候群

血尿，蛋白尿，高血圧，浮腫，腎機能低下を伴う．代表的なものは溶連菌感染後の急性糸球体腎炎であるが，その他の細菌やウイルス感染後の急性糸球体腎炎，IgA 腎症，膜性増殖性腎炎，紫斑病性腎炎，ループス腎炎なども含まれる．腎不全への移行を防止するため，輸液管理や利尿薬を投与する．

5) 急性進行性腎炎症候群（RPGN）

中高年者で急速に進行する腎不全と血尿，蛋白尿，赤血球円柱，顆粒円柱を認める．抗好中球細胞質抗体（anti-neutrophil cytoplasmic antibody；ANCA）や抗糸球体基底膜（glomerular basement membrane；GBM）抗体が陽性となる．ステロイドと免疫抑制薬の適応となるが放置すれば腎荒廃に至る．

6) 外傷性血尿

内因性疾患による血尿以外には外傷性の血尿がある．腎から外尿道口までの尿路のいずれかに損傷を伴うことで血尿を呈する．

a) 腎外傷

交通事故や墜落などの高エネルギー外傷では，多発外傷の1つとして鈍的外力による腎外傷が起こる．比較的軽微な腰背部の打撲や打撃，刃物などによる穿通外傷では，局所的外力による腎外傷が起こる．血尿の程度と腎外傷の重症度は，必ずしも一致しない．日本外傷学会では，腎損傷を損傷形態と重症度を考慮し，Ⅰ型＝腎被膜下損傷，Ⅱ型＝腎表在性損傷，Ⅲ型＝腎深在性損傷，Ⅳ型＝腎茎部血管損傷，に分類している．腎外傷の診断には造影 CT 検査が最も有用であり，ベッドサイドでのスクリーニングに超音波検査も併用される．

出血が多量でショック状態や大量の輸血が必要な場合には腎摘除となるが，粉砕でない場合には部分的に腎を温存する術式を採る．循環動態が保たれる場合には，経カテーテル塞栓術を行う．

b) 膀胱破裂

膀胱充満時に下腹部を打撲することにより，膀胱頂部が破裂し，尿が腹腔内に溢流する．血尿よりは下腹部痛や腹膜刺激症状が典型的であり，逆行性膀胱造影で診断する．破裂が明らかな場合には緊急開腹手術を行う．

c) 尿道外傷

男性の会陰部強打やオープンブック型の骨盤骨折で，恥骨結合離開症例に膜様部尿道，球部尿道の損傷がみられる．骨盤外傷で，肉眼的血尿や，外尿道口からの出血を認める場合は，尿道カテーテルを留置する前に必ず尿道造影を行う．尿道の断裂か尿道からの造影剤の漏れを認める場合，尿道カテーテルは挿入せず外科的に膀胱瘻を造設する必要がある．尿道再建は待機的に行う．

d) 尿道カテーテルによる出血

導尿操作が不適切であったり，狭窄した尿道に無理な太さのカテーテルを入れようとしたりすると尿道出血をきたす．術後などで尿道カテーテルを留置中の患者が急に血尿を呈した場合には，カテーテルの過度の牽引やバルーン部の尿道内逸脱などが考えられる．患者が暴れたり，カテーテルが引っ掛かって強く牽引されたりしないように工夫する．出血自体は保存的に治癒する．

■無症候性血尿

尿路悪性腫瘍（腎腫瘍，膀胱腫瘍，前立腺腫瘍）と凝固障害による血尿の可能性を念頭に置く必要がある．腎腫瘍，尿管腫瘍による水腎症では，腰背部の鈍痛や違和感を訴えることもある．悪性腫瘍を疑う場合には，腫瘍マーカーの測定（CEA，PSA，PAP，BFP，NSE など），尿細胞診と画像診断で精査する．出血傾向が疑われる場合，抗凝固薬の過剰投与がないかどうかや，血小板数，部分トロンボプラスチン時間，プロトロンビン時間などによって凝固障害の有無を検索する必要がある．必要なら止血薬の投与を行う．

なお，真の血尿ではないが，熱傷，外傷，体外

循環などで血管内溶血によるヘモグロビン尿がみられたら清澄になるまでハプトグロビンを投与する．

> **ポイント**
> - 赤色着色尿から真の血尿を鑑別診断する．
> - 内因性では，尿路結石，腎炎，膀胱炎などが原因であることが多い．高齢では腫瘍の合併も考えておく．
> - 腎機能低下や尿閉をきたさないようにする．
> - 電解質や腎機能，止血凝固，炎症反応，腫瘍マーカーなどを測定する．
> - 外因性では，腎尿路系の外傷がある．外傷の重症度と血尿の程度は一致しない．
> - 尿道狭窄や尿道損傷疑い例では，研修医が無理な導尿をしてはいけない．

◆文献

1) 日本外傷学会腎損傷分類委員会：日本外傷学会腎損傷分類．日外傷会誌 11：32-33, 1977

22 排尿困難

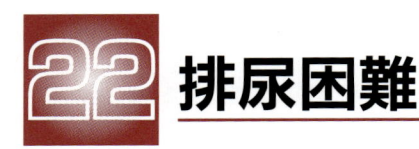

武蔵野赤十字病院 救命救急センター　須崎紳一郎

症候・病態

　排尿困難は「尿が出にくい状態」をいう排尿障害症状であり，尿線細小，尿勢低下，腹圧排尿，努責排尿，二段排尿，遷延性排尿（排尿開始遅延），苒延性排尿（排尿時間延長）などとしてみられる．排尿困難の最も重い状態が尿閉である．さらに頻尿，尿失禁，排尿痛，尿線中絶，尿道会陰部痛，二・三段尿などの症候も排尿困難と表現されることがある．解剖学的理由から男性に多いが，女性排尿障害患者においても1/3に排尿困難を認める．
　尿閉は高齢男性に圧倒的に多く，中でも急性完全尿閉は緊急処置の適応になる．急性尿閉はそれまでの排尿状態とは必ずしも関係なく，急激に生じた尿閉で患者は激しい尿意を訴え苦悶状態となり，下腹部の膨隆が観察される．一方，慢性尿閉では長期にわたり緩徐に生じた膀胱壁の過伸展のために，大量の膀胱尿があっても必ずしも強い尿意，苦痛を訴えない．溢流性尿失禁をみることもあり，膀胱部の膨隆は急性尿閉よりさらに大きくなる．腎後性に腎機能を障害しうるが，適切な尿路確保によって腎機能の改善が期待できるので，見逃してはならない．

原因

　排尿困難（尿閉）の原因は，大きく分けると下部尿路通過障害（閉塞性障害）と排尿筋収縮低下（機能性障害）になるが，これらの複合したものや特定できないものも多い．
　下部尿路通過障害：男性では前立腺肥大症，前立腺癌，膀胱頸部硬化症，急性前立腺炎などが主であり，膀胱炎，尿道炎，膀胱尿道異物，尿道弁，真性高度包茎などによるものもある．女性では膀胱瘤，子宮筋腫による尿道圧迫，遠位尿道狭窄，尿道カルンクル，尿道周囲炎などがあり，そのほか男女を問わず尿道・膀胱結石や腫瘍，外傷，強度の血尿による凝血塊なども原因になる．
　排尿筋収縮低下：糖尿病性末梢神経障害，骨盤神経損傷・障害（腫瘍，手術後），脊椎・脊髄疾患などによる神経因性膀胱，薬剤性（特に抗コリン剤，α刺激剤，抗うつ薬，抗精神病薬ほか），一部の加齢変化によるものなどによる．中高年の女性では特発性尿閉もある．
　これらの中で最も頻度の高い尿閉の原因は高齢男性に生じる前立腺肥大症であり，しばしば飲酒，寒冷，長時間の座位，抗コリン剤（風邪薬）服用などが誘因となる．女性の排尿困難も稀ではないが，原因がわかれば有効な治療も多い．

診断・鑑別診断

　救急診療を求めてくる排尿困難は，そのほとんどが急性尿閉であり特徴的症候から診断はたやすい．主訴の聴取と直腸診を含む理学的診察が重要であるが，神経因性膀胱では自覚的尿充満感に乏しく，また自慰目的の尿道異物などでは問診でも真実が語られないことがある．尿閉が生じると，救急診療でもルーチン手技になっている腹部超音波検査によって，下腹部に尿で拡張した膀胱が容易に確認できる．この膀胱に気づかず「不明の下腹部腫瘤」として他科に紹介したり，CTを撮って初めて膀胱の拡張緊満を指摘されるようでは恥ずかしい．一方，排尿障害がなくても尿意切迫が強いときには訴えが類似することもあるが，急性前立腺炎などでは導尿操作が炎症を増悪させるの

で禁忌とされる．この鑑別に最も有効な手段もやはり腹部超音波検査である．

排尿障害の原因を確定し，その重症度や基礎疾患の鑑別診断を進めるには，経直腸的超音波検査，排泄性/逆行性膀胱造影，膀胱内圧・尿流同時検査などを要し，これらは泌尿器科の専門診察に委ねられる．

むしろ救急診療においては，「排尿困難があること」自体の把握を落とさないようにする．排尿困難が慢性習慣化し，重症でも自覚症状に乏しい患者や，大量の残尿による頻尿や奇異性遺尿が主訴の患者もいるので注意する．また見かけの尿量が少ない（ない）ときに，排尿困難を考えず乏尿・無尿状態と誤ってとらえ，輸液負荷したり利尿剤を投与したりすると，いたずらに患者を苦しめるばかりとなる．尿量は重要な情報であり，救急診療では意識障害などで患者自身の口から十分に症状を確認できないことは少なくないので，この意味からも，入院を要する重症以上の救急患者には初期治療として持続導尿（膀胱留置カテーテルの挿入）が基本的に勧められている．

対処・処置

急性尿閉においては，導尿か持続導尿（膀胱留置カテーテル挿入）ができれば，救急には対処できる〔V-8（121頁）参照〕．高度な尿路通過障害があり導尿が著しく困難であれば，むやみに挿入手技を反復せず専門医に委ねるが，転送ができなかったり苦痛が著しい場合は，応急処置として恥骨上にて経皮的膀胱穿刺を行う．

恥骨の頭側腹壁下に充満した膀胱が大きく張り出しているので，経皮的膀胱穿刺は一般に危険は少なく容易である．ただし下腹部手術・外傷後では腸管の腹壁癒着もありうるので，より安全に行うためには超音波ガイドを併用する．専用の膀胱瘻キット（マレコー型ないしバルーン型）もあるが，中心静脈カテーテルセットでも代用でき，細いトロッカーカテーテルや18G程度の長い静脈留置針でも穿刺可能である．正中恥骨上1〜2横指で垂直に刺入すると抵抗の消失とともに膀胱内腔に達する．深く刺して肥大した前立腺を傷つけると出血させる．尿排出によって膀胱が小さくなると針が抜けやすくなるが，完全に膀胱尿を排除する必要はなく，救急的には一時的に患者の苦痛を除ければ十分である．

膀胱内凝血塊による尿閉（膀胱タンポナーデ）では，凝血塊除去後，内視鏡的止血も必要になることがあるので，やはり専門医に処置を依頼する．

前立腺肥大症はじめ基礎疾患自体の診療や閉塞障害の根治治療は，通常，救急診療の範囲を超える．

ピットフォール

- 発症にヒステリーや精神的ショックなど心理的要因が関与するものがある．
- 併存する上部尿路障害と尿路感染の有無にも注意．
- 導尿の際にスタイレットの使用やブジー操作は，経験のない場合は勧められない．
- 導尿で急速に膀胱を空にすると，高齢者では迷走神経反射による低血圧発作や高度の血尿をみることがある．また排尿後の水・電解質バランスにも注意する．

ポイント

- 排尿困難の把握が第一．乏尿・無尿との鑑別を誤ってはならない．
- 高齢男性では前立腺肥大によるものが多いが，先入観をもって決めつけない．
- 急性完全尿閉では患者の苦痛も大きく，救急処置の対象になる．導尿もしくは持続導尿を行う．
- 抵抗が強く困難と感じれば，尿道カテーテル挿入は決して無理をしない．反復すれば浮腫が増悪し，さらに粗暴に挿入操作を行うと尿道（多くは球部）を損傷し，出血させる．
- 導尿の反復（間欠導尿）や持続導尿を要する場合は無菌処置に留意し，感染予防を心がける．

23 異物

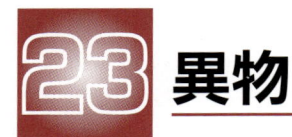

筑波メディカルセンター病院 救命救急センター　河野元嗣

　本項では異物を以下のように定義する．すなわち，体外から侵入したもので，①それに起因する症状がある，または②進入を自覚あるいは目撃されている（疑いを含む），または③他覚的に発見されたもの，とする．元々生体内にあるものが体腔内の異物となったもの（関節ねずみなど）はここでは除外する．

病歴

　意識清明な成人の場合は，「○○を飲んだ（入った，刺さった，他）」との主訴で来院する．これには「何々したらしい（気がする）」も含まれる．伏針の場合は○○が触れる，との主訴で来院する．患者自身から病歴を詳細に聴取し，異物の性状，部位，時間経過，随伴症状を明らかにしていく．これに対し，自ら詳細な説明ができない幼小児，高齢者の場合，病歴の聴取は困難なことがある．家族関係者の目撃情報，「○○を飲んだ（入れた，他）のを見た」，という話から情報をつかむしかない．中には，「○○が見当たらないので飲んだのかもしれない」という主訴もある．事前に来院の問い合わせがある場合には，体内に侵入したのと同じ物を持参するよう説明するとよい．

診断

　夜間休日の救急外来で診断を突き詰める必要があるか否かについては，摘除の必要度に依存する．摘除必要性の低いものは診断を突き詰める必然性が低く，経過観察でよい．摘除必要性の高いものは診断を突き詰め，緊急摘除必要性の有無を決定する必要がある．すなわち，異物に対する緊急性とは，緊急摘除の適応があるか否かにほかならない．

（1）症状の有無にかかわらず，侵入の自覚あるいは目撃があり，他覚的に存在が確認された場合，診断は容易に確定できる．
（2）症状の有無にかかわらず，侵入の自覚あるいは目撃があるが，他覚的に存在が確認されない場合，診断確定の必要性は異物の種類と体内の部位に依存し，有害性の高い異物（鋭利なもの，腐食性のもの）か否か，危険な部位（食道，気管など）か否かによる．
（3）侵入の自覚あるいは目撃があっても，実際に体内に侵入しなかった場合も考えられるので，ほかに同症状を呈する原因がないかどうか慎重に鑑別を進める．
（4）侵入の自覚も目撃もないが，ほかに症状を説明する原因が見当たらない場合，鑑別診断の1つに異物を考慮しておく．

■画像診断

　金属はX線非透過性であるので診断は容易．魚骨もわずかにX線非透過性なので診断可能．ガラスはX線透過性のため周囲組織に比べて黒っぽく写る．検索対象物が金属なのか魚骨なのか木片なのかガラスなのかを放射線技師に伝え，最適の曝射条件で撮影する．場所を指定したうえで最低2方向を撮影し，立体像を再構成する．X線透過性のわずかな差異を描出するためにはCTが必要．立体像の構築にも有用．

除去の適応

　有害度と難易度の相関による（表Ⅵ-33）．
（1）有害度が高く，摘除が容易あるいは非侵襲的

表VI-33 異物摘除の適応

	有害度低	有害度高
摘除容易	相対適応	絶対適応
摘除困難	非適応	要検討

な場合，緊急摘除の絶対適応．
(2) 有害度が低く，摘除が困難あるいは侵襲的な場合，絶対非適応．
(3) 有害度が低いが，摘除が容易あるいは非侵襲的な場合，待機的摘除の相対適応．
(4) 有害度が高いが，摘除が困難あるいは侵襲的な場合，事例毎に検討．
(5) 有害度が高いものとは，鋭利なもの，腐食性のもの，である．
(6) 摘除困難とは，摘除に伴う侵襲が大きいもの（開心術が必要など），専門的技術を要するもの（小児の内視鏡など），である．

■異物摘除術

処置を始めてから透視台へ移動したり，駆血帯を巻いたりする事態に陥らないよう，万全の体制で臨むべきである．透視装置使用が望ましいが，単純X線写真あるいはCT写真で異物が同定できたとしても，解像力の劣る透視装置で同定できるとは限らない．無血野の確保も重要で，駆血帯をかけるためだけに腰椎麻酔をかける必要も生じる．

各論：身体の上から

1) 結膜，眼球

疼痛が強いため無症状で来院することは稀．洗眼程度しかできないがそれで十分．角膜，結膜が傷ついている場合の疼痛は激しいが，専門医受診は翌日で十分．金属片の刺入は緊急に専門医受診が必要．

2) 鼻腔

幼児の玩具が多い．ほとんどの場合，鼻鏡で確認可能．照明灯，額帯鏡，鼻鏡の取り扱いに習熟しておく．鉗子，鑷子など，入手可能な範囲で工夫する．粘膜を傷つけ出血させないように注意．吸引チューブが有用で，先端をハサミで切断して単孔とし，異物に密着させて陰圧をかけて慎重に引き出すと，かなり大きな異物も容易に摘除できる．時に慢性膿性鼻汁の原因が異物であることがあり，鑑別の1つに考慮しておく．

3) 耳腔

鼻腔に同じ．耳腔に特徴的な虫の迷入は，患者がパニック状態となっているので，まず落ち着かせることが肝心．リドカインやオリーブ油を滴下して虫体を殺す，と成書にあるが，回りくどい手順を踏むまでもなく，上述の吸引チューブで容易に除去できる．除去後，耳鏡で鼓膜および外耳道を観察し，異常所見があれば，翌日耳鼻科へ紹介する．

4) 咽頭

最も多いのが魚骨．直視下に確認できるもの以外での除去は極めて困難である．翌日も症状が残るなら内視鏡検査へ回すが，疼痛が残存していても異物を見いだせないことも多い．ただし高齢者，免疫低下状態（糖尿病，ステロイド内服など）では咽頭周囲膿瘍の原因となりうるので，患者に対し十分な説明が必要．

5) 気道

異物の大きさで緊急度が異なる．窒息に至るような事例は，BLS(basic life support)のFBAO(foreign body airway obstruction)手順に従う．欧米の窒息は肉片が多く，国内の窒息は餅が多い．ピーナッツ誤嚥による片側性気腫性肺膨張と化学性肺炎像は教科書的には有名であるが，実際に遭遇することは稀で，知識の整理にとどめておく．

6) 食道

食道は異物の危険地帯である．食道異物は原則として緊急摘除の適応である．その理由は，摘除が容易であること（摘除容易の部位），食道壁が薄

く漿膜がないこと(有害性高の部位)による．特に鋭利な義歯，PTP は早急に摘除する必要がある．食道に停留するボタン電池も緊急摘除の適応である．内視鏡先端にフードをかぶせ，二次損傷を予防する．内視鏡を一度引き抜くとフードが翻転して視野の妨げになるので注意．

硬貨を誤飲した幼児にしばしば遭遇する．食道入口部に引っ掛かっている場合，尿道カテーテルを用いた簡便な摘除法が有用である．患児を透視台で仰臥位固定する．12 Fr 程度の尿道カテーテルを鼻腔から挿入し硬貨の先まで進める．蒸留水でバルーンを拡張させ上方へ引き抜くが，後鼻孔でバルーンが引っ掛かるので，抵抗を感じたらバルーンを減圧すること，再び誤飲しないために患児をすぐにうつ伏せにして背部叩打することがコツである．

7) 胃

成人の場合，低侵襲で摘除可能な部位は胃までである．幽門輪を越えたら経内視鏡的摘除はできない．鋭利なものは可及的に摘除を試みる．磁石付きカテーテルも市販されている．

8) 直腸肛門，尿道膀胱，腟

これらは間違って侵入することは稀で，幼児のいたずら，成人では自慰行為に伴うため，病歴の聴取が容易でない．存在を疑うことを忘れないでおく．摘除の適応は表VI-33 に準ずる．

9) ガラス

予防する配慮：ガラスによる多発切創など，局麻下の十分な洗浄異物除去を施行し，ガラス片の遺残を極力回避する．ガラスに突っ込んだ場合など，患者はガラス片の侵入を自覚していない場合があり，単純 X 線写真撮影でガラス片の有無を必ず確認する．同様の処置は，魚の骨やとげ，木片，金属片などでも起こりうる．摘除は無血野，透視下に行う．ガラス片を鉗子で握りつぶす事態も生じうるので愛護的に操作する．

10) 伏針

X 線写真で診断は容易．ただし立体的位置関係の把握は容易でなく，摘除はしばしば困難を極める．無血野，透視下に異物と直交方向に皮切を入れるとよい．

VII

緊急を要する病態とその初期治療

1 心肺停止

帝京大学 救命救急センター　坂本哲也

病態

　心肺停止（cardiopulmonary arrest；CPA）は心臓と呼吸の機能が停止した状態と定義され「心肺機能停止状態」ともいわれる．心肺停止は自分の五感によって得られる身体所見で判断する必要があり，心電図モニターや血圧測定のみによって判断してはいけない．意識を消失し，気道確保を行っても正常な自発呼吸がなく，「循環のサイン」（呼吸，咳，体動）と脈拍が消失していれば，身体所見から心肺停止と判断し心肺蘇生法を開始する．この際に，心臓超音波検査を行えば心臓の微弱な収縮が認められたり，下顎呼吸などの換気不十分な呼吸運動が残存していることもあるが，心肺停止は常に身体所見を優先して判断する．言い換えれば，心肺停止とは心肺蘇生法の開始基準と考えてもよい．

　心肺停止は，2つの意味で最も緊急を要する病態である．第1に，心肺停止は時間が経過するほど自己心拍の再開や救命が困難となるためである．心室細動を例にとると，退院に至る救命の可能性は，心室細動への除細動が1分遅れるごとに7〜10％ずつ減少するといわれている（V-5，103頁参照）．第2に，心肺停止により全身への酸素供給が停止することで，その後，心拍が再開しても回復しない不可逆的な臓器障害が生じるためである．特に脳の虚血許容時間が最も短いので，蘇生に時間を要すると，救命できても意識が戻らず遷延性意識障害となることが多い．心肺蘇生法の目的は，単なる自己心拍の再開ではなく，脳機能の回復を伴った救命なので，心肺蘇生法（cardiopulmonary resuscitation；CPR）に脳蘇生を加えて，心肺脳蘇生法（cardiopulmonary cerebral resuscitation；CPCR）ともいわれる．

　心肺停止は，心停止で発症する病態と呼吸停止（低酸素血症）で発症する病態に大別される．心停止で発症する病態は，さらに，心室細動など突然の心停止をきたす病態と，大量出血などショック状態から心停止に至る病態に区別される．突然の心停止に至る心電図は心室細動/無脈性心室頻拍によるものが80％以上を占め，徐脈から心静止に至るものよりも多いと考えられている．大量出血などによるショック状態から心停止に至る場合は，無脈性電気活動（pulseless electrical activity；PEA）となるものが多い．それぞれの病態により，最終的な根本治療は異なってくるが，発症時や発見時の初期治療のアプローチを定型化して共通のアルゴリズムとして記憶することにより，急変時の対応が容易となる．

　突然の心停止では，心停止後10〜15秒で脳組織内に残存する酸素が消費され，正常な神経活動を維持するエネルギーが不足し意識が消失する．嫌気性代謝が行われている間は，神経障害は可逆的であるが，心停止後3〜5分で脳組織内のブドウ糖とATPが消費され神経細胞の不可逆的障害が始まる．低体温や薬物による脳保護がある場合を除いて，心停止後，心肺蘇生法を行わずに10分以上経過していると，蘇生できても意識が戻らないことが多い．

　呼吸停止（低酸素血症）で生じる病態は，その原因と程度により一定ではない．完全気道閉塞による窒息では，低酸素血症とアシドーシスによる苦悶を呈し，数分後に意識が消失する．PaO_2が40 mmHg（SpO_2 75％程度）以下になると脳機能が障害され，20 mmHg以下になると神経障害は不可逆的となる．低酸素血症により交感神経が刺激され頻脈，高血圧となるが，進行とともに徐脈，低血圧となり，5〜10分後には心停止に至る．無

脈性電気活動となることが多いが，心室細動となることもある．

初期治療

■共通のアルゴリズム

　国際蘇生法連絡委員会(international liaison committee on resuscitation；ILCOR)から発表された国際的なガイドラインである「ガイドライン2000」における「包括的な救急心血管治療アルゴリズム」を図VII-1に示す．このアルゴリズムは患者に接触してから心電図モニターをつけて必要に応じて除細動を行うまでの一次ABCD評価と，その後の二次ABCD評価とに，大きく2段階に分かれている．

　1980年代までは，医師以外が行う心肺蘇生法がBLS(basic life support)，医師による器具と薬剤を用いた高度な心肺蘇生法がACLS(advanced cardiac life support)と定義されていた．しかし，心肺停止患者に遭遇したときに，医師であっても最初から気管挿管をしたり薬剤を投与するわけではなく，医療従事者にふさわしいBLSから開始する必要がある．また，電気的除細動はできるだけ早期に行うべきであることから，国際ガイドライン2000では自動体外式除細動器(automated external defibrillator；AED)による除細動は「救命の連鎖」の概念において最後の輪である二次救命処置から独立して前倒しされて3つ目の輪となっている(図VII-2)．

　「包括的な救急心血管治療アルゴリズム」では，一次ABCD評価で自己心拍が再開しない場合，応援スタッフと気道確保用具や緊急薬品が届いてから二次ABCD評価が開始される．二次ABCD評価には従来の意味でのACLSに相当する手技が含まれる．アルゴリズムは3回の除細動後も自己心拍が再開しない心室細動／無脈性心室頻拍と，それ以外の心静止／PEAに分けると理解が容易となる．

　このような観察および行動を流れ図で示したアルゴリズムは，実際の心肺蘇生法を単純化しているので，知識を整理し，記憶を助けるためには極めて有用である．しかし，実際の症例ではアルゴリズムからはずれた様々な病態があるので，単にアルゴリズムに従うだけでなく，常に医学的判断に基づいた治療の選択を優先すべきである．アメリカ心臓協会のACLSプロバイダーマニュアルにも「アルゴリズムはよい料理本を提供するが，患者は常に考える料理人を必要としている」と明記されている．

■一次ABCD評価

1) 意識消失の確認

　身動きがない，不自然な体位を取っている，顔色が土気色である，モニター(心電図，SpO_2，血圧など)のアラームが鳴っているなど，まず患者が尋常でないことに早く気がつくことが重要である．患者の様子がおかしいことに気づいたら，意識消失の有無をみるため患者に近づき，「大丈夫ですか」とか「もしもし」と問いかけて傷病者の肩を軽く叩いて反応を確かめる．心停止後は速やかに意識が消失し反応がなくなるので，たとえ意識清明でなくても何らかの応答，開眼，体動などの反応を示す患者は心停止ではないと考え，呼吸不全，ショックや意識障害への対応を行う．

2) 応援スタッフ招集と除細動器の要請

　患者の意識が消失していることを確認したら，いきなり1人で心肺蘇生法を始めるのではなく，必ず大声やナースコールなどで応援スタッフを招集しAEDもしくはモニター付き除細動器を含む蘇生用具を要請する．心肺停止が疑われる患者が発生したことを伝える緊急コール(欧米ではしばしば"Code Blue"という符丁が用いられる)を前もって決めて周知しておき，発生場所だけを伝えれば，緊急蘇生チームが蘇生用具を持って参集するシステムを構築しておくとよい．現場に2人以上の人がいる場合には，心肺蘇生法を行うものと連絡を行うものを最初から手分けする．

　声の届く範囲に他の人がいない場合は，心肺蘇生法の開始よりも応援スタッフ招集と除細動器の

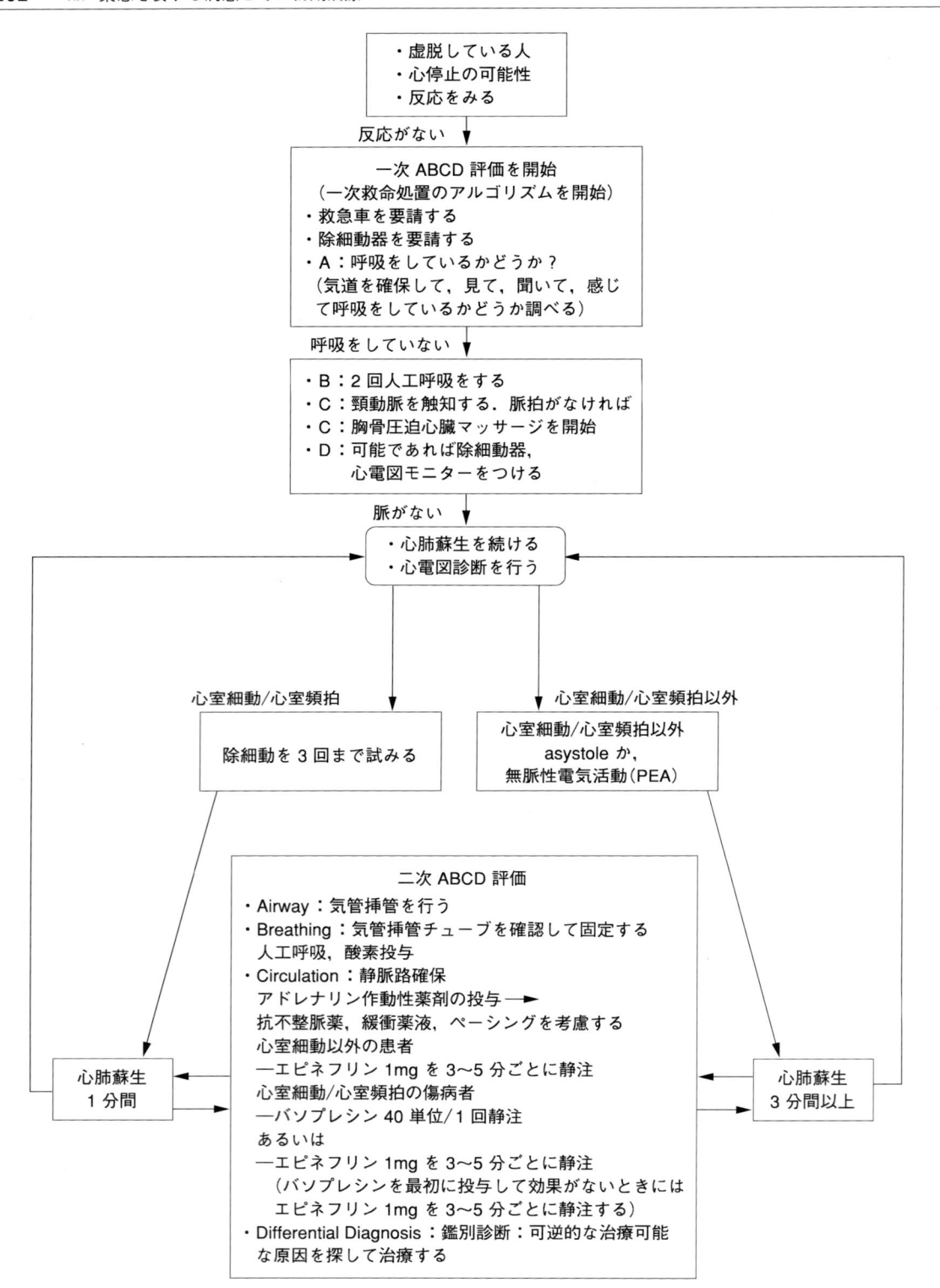

```
                    ┌─────────────────┐
                    │・虚脱している人 │
                    │・心停止の可能性 │
                    │・反応をみる     │
                    └────────┬────────┘
                         反応がない
                             ↓
              ┌──────────────────────────────┐
              │       一次ABCD評価を開始      │
              │ （一次救命処置のアルゴリズムを開始）│
              │・救急車を要請する            │
              │・除細動器を要請する          │
              │・A：呼吸をしているかどうか？ │
              │ （気道を確保して，見て，聞いて，感じ│
              │  て呼吸をしているかどうか調べる）│
              └──────────────┬───────────────┘
                      呼吸をしていない
                             ↓
              ┌──────────────────────────────┐
              │・B：2回人工呼吸をする        │
              │・C：頸動脈を触知する．脈拍がなければ│
              │・C：胸骨圧迫心臓マッサージを開始│
              │・D：可能であれば除細動器，    │
              │    心電図モニターをつける    │
              └──────────────┬───────────────┘
                         脈がない
                             ↓
                 ┌──────────────────────┐
                 │・心肺蘇生を続ける    │
                 │・心電図診断を行う    │
                 └──────────────────────┘
```

心室細動/心室頻拍 ← → 心室細動/心室頻拍以外

| 除細動を3回まで試みる | 心室細動/心室頻拍以外 asystole か，無脈性電気活動（PEA） |

二次ABCD評価
- Airway：気管挿管を行う
- Breathing：気管挿管チューブを確認して固定する
  人工呼吸，酸素投与
- Circulation：静脈路確保
  アドレナリン作動性薬剤の投与
  抗不整脈薬，緩衝薬液，ペーシングを考慮する
  心室細動以外の患者
  ―エピネフリン1mgを3〜5分ごとに静注
  心室細動/心室頻拍の傷病者
  ―バソプレシン40単位/1回静注
  あるいは
  ―エピネフリン1mgを3〜5分ごとに静注
   （バソプレシンを最初に投与して効果がないときには
   エピネフリン1mgを3〜5分ごとに静注する）
- Differential Diagnosis：鑑別診断：可逆的な治療可能な原因を探して治療する

心肺蘇生1分間 ／ 心肺蘇生3分間以上

図VII-1 包括的な救急心血管治療のアルゴリズム
（AHA心肺蘇生と救急心血管治療のための国際ガイドライン2000．p 167，中山書店，2004より転載）

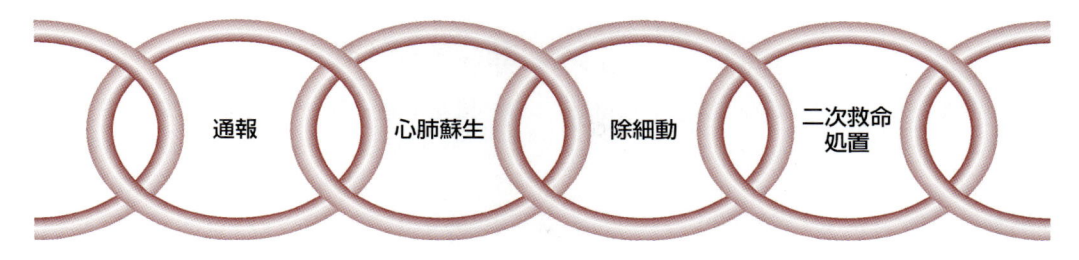

図Ⅶ-2　救命の連鎖
救命の連鎖は4つの輪もしくは行動で成り立っている；迅速な通報，迅速な心肺蘇生，迅速な除細動，二次救命処置

要請が優先されるので，連絡のために現場を一時的に離れるのもやむをえない．ただし，8歳未満の小児や溺水，外傷，薬物中毒などの外因による場合は，心肺停止の原因が気道閉塞であることが多いので，心肺蘇生法を1分間試みても効果がないことを確認してから，人を呼びに現場を離れるべきである．

3）気道の確保と呼吸の確認
（気道確保の項，86頁参照）

意識障害が認められたら，仰臥位にして頭部後屈あご先挙上法か下顎挙上法による用手的気道確保を行い，10秒以内に呼吸の状態を観察する．呼吸の有無は胸郭の上下動を見て，呼吸音を聞いて，呼気を自分の頬に感じて判断する．呼吸音が聴こえても，気道の閉塞（舌根沈下や異物）によりヒューヒューやゴロゴロと雑音が聴こえる場合は，さらに十分な気道の確保が必要となる．気道を確保しても，下顎呼吸のように呼吸が著しく不規則であったり減弱していて有効な換気が得られていないと判断すれば，呼吸はないとみなして次の人工呼吸に進む．

4）人工呼吸（人工呼吸の項，94頁参照）

一般的に，最初に行う人工呼吸としては，呼気吹き込み人工呼吸が選択されるが，医療従事者はフェイスシールドやポットマスクなどの感染防御用具を用いることなしに口対口人工呼吸を行うべきではない．口対口人工呼吸による感染の危険は極めて小さいとされているが，病院内ではあらゆる場所でバッグ・バルブ・マスクなどを直ちに使用できるように準備し，その場所を周知しておくべきである．施設の準備体制が不十分なため感染防御用具の手配に多少の時間を要する場合は，バッグ・バルブ・マスクなどが入手できるまで，人工呼吸を行わずに次の心マッサージやAEDの手順に進むこともやむをえない．特に目撃者のある心室細動では数分以内にAEDを使用するまでの間の心マッサージの効果は大きいといわれている．

5）心停止の確認と心マッサージ
（心マッサージの項，98頁参照）

心停止の確認は最初の人工呼吸後の「循環のサイン」（呼吸，咳，体動）のすべてが認められないことと，頸動脈の脈拍を触知できないことで判断する．頸動脈の脈拍が10秒以内に確実に触れると判断できなければ，医療従事者も「循環のサイン」のみで心停止を判断する．心停止と判断したら，AEDかモニター付き除細動器が到着次第，装着する．これらが到着するまでは心マッサージを行う．15回の心臓マッサージを1分間100回の速さで行い，その後に2回の人工呼吸を行い，これを繰り返す．15回の心臓マッサージと2回の人工呼吸を1サイクルとしたとき，4サイクル施行した後，再び「循環のサイン」と頸動脈の脈拍を10秒以内で確認する．もしこれがないときには，心臓マッサージと人工呼吸を15：2で続行して，数分ごとに心拍再開の有無を確認する．人工呼吸と心マッサージにより，不可逆的な神経障害の発生を遅らせ，心筋への酸素供給を維持する．低酸素血症による心停止であれば，これだけで自

己心拍が再開することもあり，心停止後数分以上経過した振幅の小さな心室細動が，除細動により自己心拍再開が得られやすい振幅の大きい心室細動に変化することもある．

6）除細動(除細動の項, 102頁参照)

AEDもしくはモニター付き除細動器が到着次第，心マッサージを中断して心電図の診断を行う．心室細動もしくは無脈性心室頻拍であれば，気管挿管や薬剤投与などの二次ABCD評価に先立って連続3回までの電気的除細動を試みる．AEDやモニター付き除細動器以外の蘇生用具の到着が遅れるようであれば，心肺蘇生法を絶え間なく続けながら，1分毎に心電図解析を繰り返し，必要に応じて連続3回の電気的除細動を反復する．

心電図モニターで平坦な1本の直線が表示されても心静止と即断せず，心室細動が隠れていないかを必ず確認する．この手順は「フラット・ライン・プロトコール」ともいわれ，モニターの電源，電極，ケーブルを確認し，感度を上げ誘導を変えて心室細動を積極的に探す．除細動は心臓への強い副交感神経刺激であり，心静止では自己心拍再開の可能性が低下するので本当の心静止には施行してはいけない．

心電図波形で心室細動もしくは心室頻拍以外の波形であればPEAと判断する．心電図が正常洞調律であることはPEAを否定する根拠とはならない．規則的なQRS幅が0.12秒以上と広くて心室性リズムが考えられても100/分未満であればPEAと判断する．心房は活動しているが心室が全く反応せずP波だけを認める場合や，6回/分未満の極めて遅い心室性リズムのみがみられる場合は，PEAではなく心静止と定義される．

最初の電気的除細動に反応しない心室細動/無脈性心室頻拍または心静止/PEAに対しては，気道確保用具や緊急薬品が届き次第，次の二次ABCD評価に進む．

■二次ABCD評価

1）気管挿管(気管挿管の項, 89頁参照)

二次ABCDの最初に経口的に緊急気管挿管を行う．気管挿管を行える技術と経験がなければ，用手的気道確保によりバッグ・バルブ・マスクで換気を続ける．気道確保補助用具として口咽頭もしくは鼻咽頭エアウエイを用いてもよい．また，救急救命士によるラリンゲアルマスクやコンビチューブなどの気道確保用具で換気が良好であれば，そのまま用いてもよい．これらの方法に対する気管挿管のメリットは，心マッサージを人工呼吸と同期させずに連続的にできるので効率がよいことと，誤嚥に対する防御がより強固であることである．用手的気道確保では不十分だが気管挿管が困難な場合は輪状甲状靱帯切開などの外科的気道確保を考慮する．

2）気管内チューブの位置確認, 換気, 酸素
(気管挿管の項, 89頁参照)

気管内チューブの先端が食道ではなく気管にあることを一次確認，二次確認で確認することは最も重要である．気管挿管後は5秒に1回の速度で1～2秒かけて換気を行う．できるだけリザーバ付きのバッグ・バルブを用いて，高流量酸素による人工呼吸を行う．換気量は目で見て胸郭が数cm挙上する程度が10～15 ml/kgとなり適切である．酸素が使えない場合や重度の肥満ではやや多めの換気を行うが，換気量が多すぎると脳血流減少や胸腔内圧増加などにより蘇生に不利となるので注意する．

3）静脈路確保, 心電図波形に応じた薬剤
(静脈路確保の項, 111頁参照)

薬剤投与のために末梢静脈路を確保する．よく使用される末梢静脈は肘正中静脈である．末梢静脈が虚脱して末梢静脈路が確保できないときは，気管内投与もしくは中心静脈路を選択する．十分な数のスタッフがいれば中心静脈路(大腿静脈，鎖骨下静脈，内頸静脈)を確保することも可能であるが，血管確保に時間をかけて薬剤投与を遅ら

せるべきではない.

a) 心室細動/無脈性心室頻拍

心室細動/無脈性心室頻拍の場合は,まずエピネフリン1mgを末梢静脈路から急速静注し,生理食塩水20mlで後押ししてから輸液路を確保した肢を挙上する.30～60秒待ってから360Jで電気的除細動を行う.エピネフリンは3～5分ごとに1mgを急速静注し,その都度,電気的除細動を繰り返す.除細動はそれぞれ1回ずつでもよいし,薬剤投与ごとに3回連続で行ってもよい.薬剤投与のタイミングとは独立して,1分間ごとに3回連続の除細動を行うことも容認されている.バソプレシン40単位の急速静注は1回のみの投与でエピネフリンの繰り返しと同等の効果がある.ガイドライン2000で推奨しているが,2005年3月の時点で日本では心室細動/無脈性心室頻拍に対する保険適用は認められていない.

難治性心室細動/無脈性心室頻拍に対しては抗不整脈薬の投与を考慮する.抗不整脈薬は同時に催不整脈作用もあるので,使用する種類は必要最小限にする.リドカイン1.5mg/kgを急速静注した後に30～60秒待ってから360Jで電気的除細動を試みる.無効であれば3～5分後にもう一度だけ同量の投与を行い電気的除細動を繰り返す.ガイドライン2000ではアミオダロン300mgの急速静注を推奨しているが,2005年3月の時点で日本では静注薬は承認されていない.

多形性心室頻拍(torsades des pointes)や低マグネシウム血症が原因の心室細動に対しては硫酸マグネシウム1～2gの急速静注を考慮し,いったん除細動成功後も繰り返し再発する心室細動/無脈性心室頻拍にはプロカインアミドの30～50mg/分投与を考慮する.プロカインアミドの極量は17mg/kgである.炭酸水素ナトリウムは無条件で投与すべきではないが,高カリウム血症や三環系抗うつ薬中毒に限り1mEq/kgを1回で投与してもよい.また,気管挿管による人工呼吸を含むCPRを長時間行っているときや,心拍は再開したが,心拍再開まで長時間CPRを行ったときに代謝性アシドーシスがあれば投与してもよい.

b) 心静止/PEA

心静止/PEAの場合も,エピネフリン1mgを心室細動/無脈性心室頻拍と同じ方法で3～5分ごとに投与を繰り返す.薬剤投与後は3分ごとに自己心拍再開と心電図波形の確認を行う.心静止および心電図モニター上の心拍数が60/分未満の徐脈を呈するPEAには,硫酸アトロピン1mgを急速静注する.硫酸アトロピンは3～5分ごとに,心停止に対する極量の0.04mg/kgまで投与を繰り返す.炭酸水素ナトリウムの投与基準と投与量は心室細動/無脈性心室頻拍と同じである.

病歴や心電図波形から循環血液量の減少が無脈性電気活動の原因であると考えられる場合は,生理食塩水もしくは乳酸(酢酸)リンゲル液などの細胞外液補充液を急速投与することは認められている.

突然の心静止になることが目撃された患者には経皮ペーシングの適応を考慮する.特に,徐脈性不整脈により突然心静止になった場合,Adams-Stokes発作,迷走神経過緊張による心静止,初回除細動実施後の心静止,薬物中毒などが適応となる可能性がある.

4) 鑑別診断と治療可能な原因への対応

二次ABCD評価は常に鑑別診断と治療可能な原因への対応を念頭に置きながら進める.

難治性心室細動/無脈性心室頻拍の治療可能な原因として,電解質異常,薬物中毒,低体温などを検索し,これらの問題を解決することにより除細動が有効になることを期待する.特に深部体温が30℃未満の低体温による心室細動には,最初の3回の除細動が無効なら,30℃以上まで復温してから薬剤投与や次の除細動を行うべきである.

心静止/PEA,特にPEAに対しては治療可能な原因の検索が極めて重要である.PEAは原因となっている病態の解決が直接的な治療につながることが多いからである.心肺停止患者に対する原因の検索手段は,現場から患者を動かせず,すぐに結果が必要なため制約が多いので,病歴聴取,身体所見,緊急血液検査,超音波検査,ポー

表Ⅶ-1　PEAの原因となる病態

低酸素症	電解質異常
循環血液量減少	アシドーシス
急性冠症候群	低体温
緊張性気胸	薬物中毒
心タンポナーデ	低/高血糖
肺血栓塞栓症	（隠れた）外傷

タブルX線検査などに限られる．PEAに対しては，特に心電図波形が鑑別診断の糸口となることが多い．一般に，幅の狭い頻拍は循環血液量減少や心タンポナーデ，肺血栓塞栓症など心筋自体の問題でないことが多く，幅の広い徐脈は高/低カリウム血症，薬物中毒などによる心筋自体の問題か，ショックや心停止状態が遷延して心筋全体が著しい低酸素状態となったり高度のアシドーシスが生じている場合が多い．表Ⅶ-1にPEAの原因となる病態を示す．

心静止の場合は，蘇生の継続や中止を考慮するが，鑑別診断を含めて適切な治療をすべて行ったうえで，蘇生の可能性がないことを判断することが重要である．患者本人の蘇生不要の意思表明が生前になされている場合は，蘇生の可能性にかかわらず，原則として心肺蘇生法は行わない．また，明らかな死の徴候が現れている場合も心肺蘇生法は継続しないが，低体温症が原因の場合は注意が必要である．最終的な蘇生中止の判断は医師にゆだねられているので，可能な限り家族への配慮をもって対処すべきである．

■心肺蘇生後の集中治療

心肺蘇生法により自己心拍が再開したら，呼吸と循環を安定させるために集中治療が必要となる．一般に最低24〜48時間は集中治療管理下におかれることが多い．呼吸に関しては，動脈血液ガスを測定しパルスオキシメーターで酸素飽和度のモニターを行う．呼吸が十分に回復していないか，酸素化が不十分であれば人工呼吸器管理を行う．胸部X線写真で気管内チューブの深さが適切であるかどうかを確認するのと同時に，心肺蘇生法による合併症である，肋骨骨折，気胸などを検索する．気管挿管患者の呼吸状態が急速に悪化した場合は，まず気管内チューブの位置異常，チューブの閉塞，緊張性気胸，器具の異常を考える．

循環系のモニタリングを開始するが，蘇生直後の上室性の頻拍，高血圧，徐脈，低血圧などは，著しいものでなければ即座には対症療法を開始しない．蘇生時に使用したエピネフリンの影響が消失すれば頻拍と高血圧は改善し，換気と酸素化が十分になれば徐脈や低血圧は自然に回復することも多いからである．気管挿管患者には経鼻胃管を挿入し，尿量のモニターをするため膀胱カテーテルを留置する．急性冠症候群が原因であれば，β遮断薬の投与および線溶療法か心臓カテーテル検査を考慮する．また，急性冠症候群による心室細動/無脈性心室頻拍であれば6〜24時間のリドカイン持続投与を考慮する．蘇生中に有効であった抗不整脈薬があれば，再発を防ぐための持続投与を考慮する．

蘇生後に十分な酸素化と換気を行っても，低血圧が遷延すると脳灌流圧が維持できないため脳蘇生の妨げとなるので，積極的な治療の対象となる．可能であれば，超音波検査や肺動脈カテーテルなどにより循環血液量と左室機能を評価して治療を選択する．これらの検査をする前であれば，前負荷の過剰が明らかでなければ250〜500 mlの容量負荷を試みてもよい．容量負荷で改善が得られなければ塩酸ドパミンなどのカテコールアミンの持続投与による昇圧を考慮する．

脳蘇生のためには高体温を避けることが必要である．目撃者のある心室細動/無脈性心室頻拍蘇生例で，心停止から救急隊による蘇生が始められるまでが5〜15分であり，自己心拍が60分以内に出現した患者を対象として，蘇生後に意識が改善して指示に従えるようになった患者や低血圧や低酸素血症のあった患者を除外し，膀胱温32〜34℃を12〜24時間保つことが推奨されている．低体温療法は他の波形や病院内心停止にも有効である可能性がある．脳の酸素需要増大を防ぐために，抗けいれん薬でけいれんを制御することを考慮する．循環動態が安定していれば，頭蓋内圧を

下げるために頭部を30°挙上することが有効である．

> **ポイント**
> - 心肺停止は身体所見で判断して心肺蘇生法を開始する．
> - 患者の意識が消失していることを確認したら，まず応援スタッフを招集しAEDもしくはモニター付き除細動器を含む蘇生用具を要請する．
> - 心室細動/無脈性心室頻拍に対する早期除細動がもっとも重要である．
> - 一次ABCD評価は，気道の確保(Airway)，人工呼吸(Breathing)，心マッサージ(Circulation)，除細動(Defibrillation)である．
> - 二次ABCD評価は，気管挿管(Airway)，気管内チューブ位置の確認，換気，酸素(Breathing)，静脈路確保，心電図波形に応じた薬剤(Circulation)，鑑別診断(Differential diagnosis)である．
> - 心室細動/無脈性心室頻拍に使用する薬剤はエピネフリンとリドカイン，心静止/PEA(徐脈性)に対する薬剤はエピネフリンとアトロピンである．
> - PEAは鑑別診断で治療可能な原因をみつけることがもっとも重要である．

2 ショック

獨協医科大学越谷病院 救命救急センター　池上敬一

　ショックは「生体の細胞・組織が正常に機能するために必要な酸素が供給ができなくなった状態」と定義することができ（図Ⅶ-3），ショックが進行すれば生体は細胞・組織機能の障害から臓器不全を呈し最終的には死に至る（図Ⅶ-4）．ショックの診療においては，ショックという病態が，一見無症状から死に至るまで幅広いスペクトルを有することを理解し，その治療においては，ショックの原因に根本的な対策と酸素運搬量を増加する適切な処置を講じなければ死に直結することを肝に銘ずる必要がある．

　本項ではショックの総論と初期治療，および診療におけるピットフォールについて解説する．

ショックの病態と循環動態

　ショックの病態は，循環動態と血液による酸素運搬という2つのカテゴリーに分けて考えると理解しやすくなるし，そうすることで初期治療を合理的かつ効果的に行えるようになる．ここではまず，ショックの循環動態について解説する．

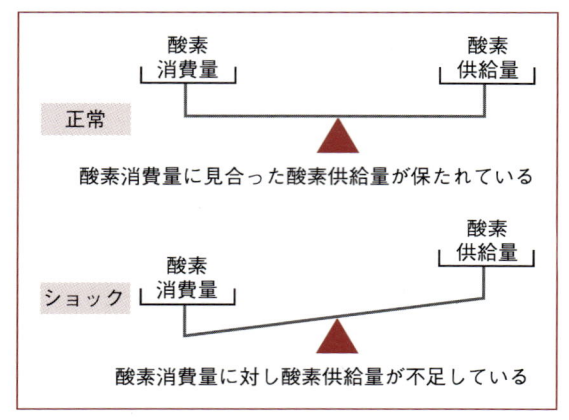

図Ⅶ-3　ショックの病態：酸素供給量と酸素消費量のアンバランス

■ショックの病態

　ショックは，組織灌流（血流量）の低下により酸素運搬量が減少し，細胞・組織が必要とする酸素消費量をまかないきれなくなった状態をいう（図Ⅶ-4）．換言すれば，酸素供給量と酸素消費量のバランスが崩れ，必要な酸素消費量に見合う酸素が供給されなくなった状態をショックという．
　酸素運搬量は次の式で表される．
　　酸素運搬量（ml/分）
　　　＝心拍出量×動脈血酸素含量
　生体はショックに陥ると代償機構を作動し，まず低下した酸素運搬量を増加するために心拍出量を増加しようとする．このような代償機構がすべて作動しても酸素供給と酸素消費のアンバランスが解消できなくなると，生体に嫌気的代謝が惹起されることになる（図Ⅶ-4）．

■循環動態

　ショックでは血圧低下がみられることが多いが，血圧低下がないからといってショックの存在は否定できない．むしろショックの本質が細胞・組織における酸素供給と酸素消費のミスマッチにあると考えれば，ショックの診断を動脈圧という数値データだけで行うことが本来「見当違い」であることが理解できる．ショックの診断と治療を動脈圧のみを指標に行うことは極めて危険であり，ショックの臨床では常に酸素運搬量で考え意思決定する習慣を身につけるべきである．

1) MAP＝CO×SVR

　ヒトの循環動態は「オームの法則」を使うと理解しやすい．「オームの法則」は，電圧（V）・直流電流（I）・抵抗（R）とすると「V＝IR」で表わされる．循環動態にあてはめるには，Vを血圧，Iを血

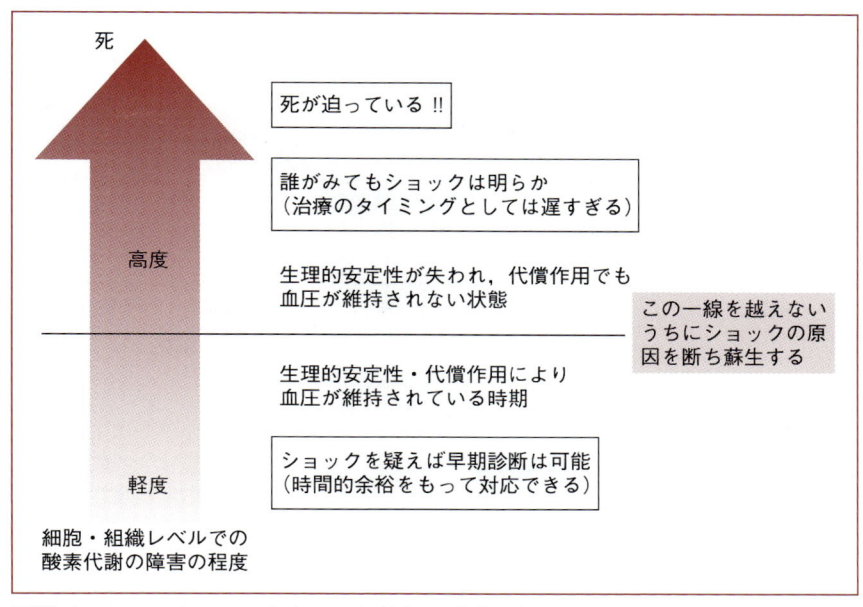

図Ⅶ-4 ショックのスペクトラムと対応のポイント

表Ⅶ-2 循環動態と酸素運搬の指標

	指標	計算式	正常値
循環動態の指標	心拍出量(CO)	CO＝SV×HR	4〜8 L/分
	一回拍出量(SV)	SV＝CO/HR	50〜100 ml/beat
		SV＝LVEDV－LVESV	
	全末梢血管抵抗(SVR)	SVR＝[(MAP－RAP)/CO]×80	700〜1,600 dynes・s/cm^5
酸素運搬の指標	Hbの酸素運搬能		1.39 ml/g
	動脈血酸素含量(CaO_2)	1.39×Hb(g/dl)×SaO_2＋0.0031×PaO_2	20 ml/dl (20 vol%)
	混合静脈血酸素含量($CmVO_2$)	1.39×Hb(g/dl)×$SmvO_2$＋0.0031 $PmVO_2$	15 ml/dl (15 vol%)

CO：cardiac output, SV：stroke volume, SVR：systemic vascular resistance, HR：heart rate, LVEDV(左室拡張末期容量)：left ventricular end-diastolic volume, LVESV(左室収縮末期容量)：left ventricular end-systolic volume, MAP：mean arterial pressure, RAP：right atrial pressure

流，Rを血管抵抗と考える．左心室と大動脈を考えれば，Vは動脈圧（mean arterial pressure；MAP），Iは心拍出量（cardiac output；CO），Rは全身血管抵抗（systemic vascular resistance；SVR）に相当することになる（MAP＝CO×SVR）（表Ⅶ-2）．

まず理解するべきことは，MAP，CO，SVRの中で酸素運搬に重要な一義的な指標はCOであり，MAPではないことである．またCOは心機能を決定するそれぞれ独立した因子（前負荷，後負荷，心収縮性と心拍数）によって決まり，COと後負荷（SVR）の関係でMAPが二義的に決まる（図Ⅶ-5）．

酸素運搬量は動脈血に含まれる酸素含量と心拍出量との積で決まる（酸素運搬量＝動脈血酸素含量×心拍出量）ことから（表Ⅶ-2），ショックの原因からその代償機構も想定できる．

酸素運搬量は動脈血酸素含量，あるいは心拍出量のいずれかが減少した場合に低下する（図Ⅶ-5）．動脈血酸素含量が低下した場合には，生体は心拍出量を増加し酸素運搬量の減少を代償しようとする．一方，心拍出量が低下した場合は，生体は動脈血酸素含量を増加できないため動脈血の酸素利用率（oxygen extraction ratio）を増加することで酸素消費量に見合った酸素を動脈血から抽出する（図Ⅶ-6）．

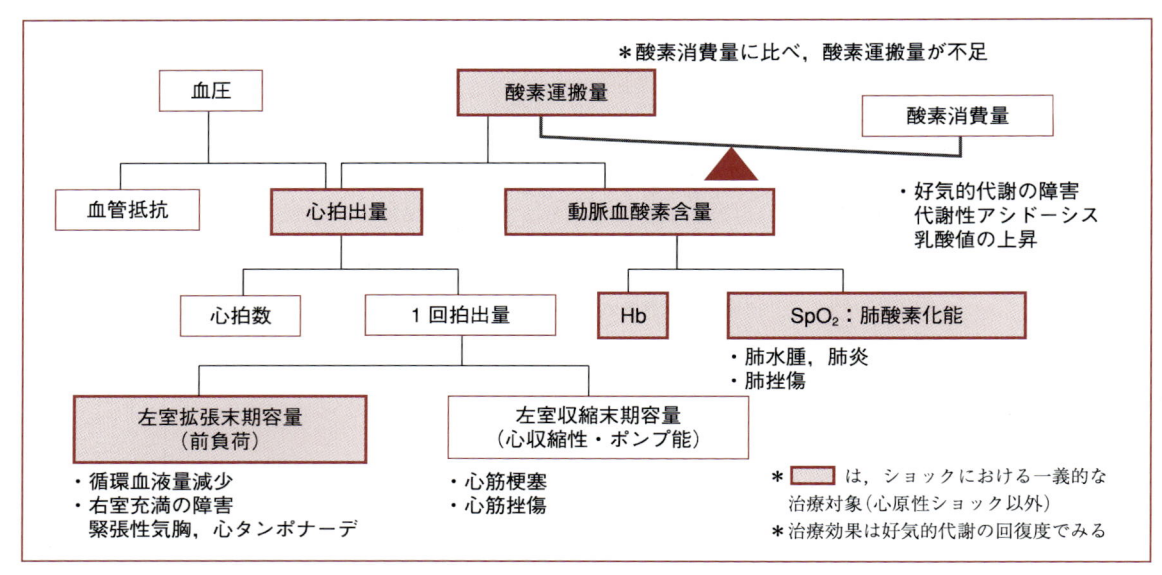

図VII-5　ショックの病態生理

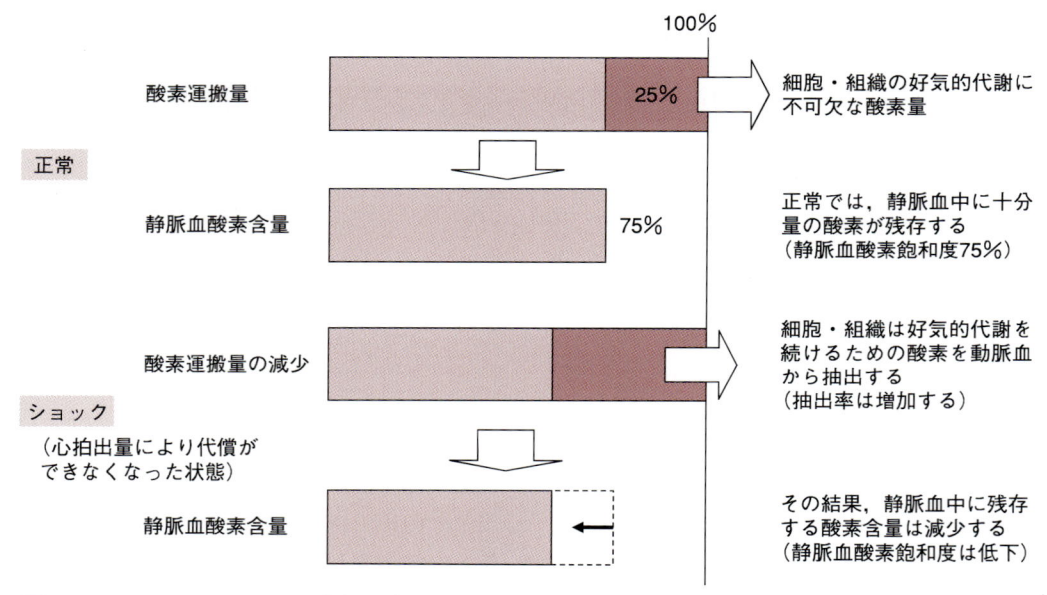

図VII-6　ショックにおける酸素抽出率の変化

　以上のことからも，血圧の低下だけをショックと呼び，低下した血圧を上げることをショックの治療の目標と思い込むことの生理学的な過ちが理解できる．

2) 心拍出量

　ショックの治療に必要な循環動態の指標を表VII-2 にまとめた．ショックは酸素消費量に比べ酸素運搬量が相対的に減少した状態であり，ショックの治療ではショックの根本的な原因と低下した酸素運搬量に同時に対策を講じる．酸素運搬量を増加するには，酸素療法と人工呼吸器を用いた陽圧呼吸という「酸素含量」に手を打つ対応と，心拍出量を増加する対応があるが(図VII-6)，ここで

表Ⅶ-3　出血性ショックにおける初期兆候からみた失血量および輸液量の予測

	class I	class II	class III	class IV
失血量(ml)	<750	750〜1,500	1,500〜2,000	>2,000
失血量(%全血量)	<15%	15〜30%	30〜40%	>40%
脈拍数	<100	>100	>120	>140
収縮期血圧(mmHg)	正常	正常	低下	低下
脈拍	正常-拡大	縮小	縮小	縮小
呼吸数	14〜20	20〜30	30〜40	>35
尿量(ml/時)	>30	20〜30	5〜15	無尿
意識状態	軽度不安	中等度不安	不安, 昏迷	昏迷, 無力
輸液療法	晶質液	晶質液	晶質液, 血液	晶質液, 血液

＊：70 kg 男性を想定．
(Provost DA：ショック．田中　経，他(監訳)：パークランド外傷ハンドブック．p 43, メディカルサイエンスインターナショナル, 1994 より転載)

は後者について解説する．

心拍出量を操作するには，心拍出量が決定される生理学的背景を理解する必要がある(表Ⅶ-2, 図Ⅶ-6)．

心拍出量は以下の式で表される．

$$CO = HR \times (LVEDV - LVESV)$$

この式には，心拍数，前負荷(LVEDV として)，さらに心収縮性(LVESV として)が含まれている．この式には直接表現されない SVR を加えると，心機能を決定する因子がすべて揃うことになる．

LVEDV は前負荷そのものであるが，臨床的には心エコー図法あるいは肺動脈楔入圧で推定する．Frank-Starling の法則から，「よい心臓」とは同じ前負荷でもより多くの心拍出量が得られる心臓といえる．

ショックの臨床では，LVEDV を決定する因子として循環血液量，心嚢内圧(緊張性気胸と心タンポナーデで上昇)，血管抵抗(高血圧緊急症，大動脈弁狭窄など)と心房細動の有無が，また LVESV を決定する因子として心筋の障害(心筋梗塞や心筋挫傷)が重要となる．

3) MAP のピットフォール

動脈圧(MAP)は心拍出量(CO)と全末梢血管抵抗(SVR)の積(MAP＝CO×SVR)である．CO は酸素運搬量を決定する大きな要因であり，酸素運搬量が減少するショックでは低下した CO を増加することが重要な治療となる．ショックで心拍出量が低下していても，中枢神経系への血流を維持するために全末梢血管抵抗が上昇し動脈圧を上昇しようとする．したがって，実際には心拍出量は減少していても動脈圧は比較的一定に維持される．このことを表Ⅶ-3 に示したが，失血量が全血の30%までにとどまっていれば，実際には心拍出量は減少しても，代償機構として SVR が増加するため見かけ上，動脈圧は正常に保たれる．つまり，血圧低下だけを頼りにショックを診断しようとすれば，ショックを見逃すことは必至であるということになる．

ショックの診断基準として「収縮期血圧が 90 mmHg 以下」などの数値データが挙げられていることがあるが，これはショックというスペクトラムの広い病態を数値データの異常として想起するための工夫である．数値としてクリアカットな分だけ，看護師，救急隊員，一般人も使いやすいが，ショックの病態と治療効果を考えれば医師が利用するには粗い目安といえよう．

ショックの病態と酸素運搬量(需給のバランス)

次にショックのもう1つの病態である酸素運搬について述べる．局所の細胞・組織に対する酸素運搬量(vol%/分)は，局所血流量(ml/分)×動脈血酸素含量(vol%/ml)で定義することができる．実際の臨床では，細胞や組織といった局所ではなく総体としてのヒトを対象にするので，以下の解

1) 酸素運搬

生理的条件下における酸素運搬量は，酸素の直接のキャリアであるヘモグロビンの量と，ヘモグロビンの酸素飽和度で決定される（血液中に物理的に溶存する酸素量はごくわずかにすぎない）（表VII-2）．

表VII-2の式から，動脈血酸素含量の低下の原因は，ヘモグロビンの減少（貧血）あるいは動脈血酸素飽和度の低下（肺酸素化能の低下）によることがわかる．また逆に，低下した動脈血酸素含量を補正するには，ヘモグロビンを増加するか（輸血）あるいは呼吸管理（多くの場合，レスピレータを用いた陽圧呼吸管理）により動脈血酸素飽和度を98％以上に維持するしかないことも理解できる．

また酸素運搬量（心拍出量×動脈血酸素含量）を考えると，ショックの治療においては，貧血を是正し動脈血酸素飽和度を100％に維持してしまえば，あとは心拍出量を増加する治療しか残らないことになる．しかし心原性ショックの場合はもともと心臓のポンプ機能の予備力がないことが多いこともあり，心拍出量を必要なだけ増加することは現実的には困難である．

そこで重要になるのは，酸素運搬量と酸素消費量のアンバランスを是正するには，酸素運搬量を増加するだけでなく，酸素消費量を減少する方法があることである（後述）．

2) 酸素利用

通常，動脈血酸素含量のうち末梢組織で消費されるのはその25％で，残りの75％は消費されずにそのまま静脈血中に含まれている（したがって混合静脈血酸素飽和度の正常値は75％）．末梢組織に対する酸素供給が減少してきた場合（すなわちショックが進行すると），最初に起こる代償作用は心拍出量の増加であり，次に作動するのは動脈血からの酸素抽出率（oxygen extraction ratio）の増加である（図VII-7）．

ショックで酸素運搬量が減少しても，細胞・組織が好気的代謝を続けるために必要とする酸素消費量は減少せず，好気的代謝を続けるためには酸素運搬量の減少にかかわらず一定の酸素を動脈血から抽出する必要がある．幸い正常では動脈血酸素含量の25％しか抽出されていないので，ショックの場合には抽出率を増加することで（結果的に静脈血酸素飽和度は低下する）酸素運搬量の低下を代償することができる．この現象を静脈血酸素飽和度の視点から考えると，この値が正常より低下した場合は，何らかの原因で酸素運搬量が減少し，それを代償するため組織の酸素抽出率が増加したと考えることができる（図VII-6）．また混合静脈血の代わりに上大静脈血を用いることも報告されているので，静脈血酸素飽和度のモニターはショックの早期発見あるいは監視として有用性が高い．

これらの代償機構がフル作動し，酸素消費量に見合うだけの酸素供給が行えなくなると，ついには好気的代謝から嫌気的代謝に移行し，その結果，乳酸が産生されるようになる．すなわち臨床的に乳酸アシドーシスは多くの場合，もはや酸素供給量の低下を代償するメカニズムが破綻し，嫌気的代謝が始まるほどショックが進行していることを示唆する．また，乳酸値はショックの重症度を反映する指標として，ショックの診断，治療の指標として有用である．

3) 酸素消費量

ショックの原因が酸素運搬量と酸素消費量のアンバランスにあることを考えれば，酸素消費量を減少することで，このバランスを是正することの治療的意義が理解できる．

疼痛と呼吸不全でみられる努力性呼吸は，酸素消費量を増大する大きな因子であり，ショックでは十分な鎮痛と気管内挿管下の人工呼吸管理を積極的に考慮する必要がある．特に横隔膜は最大で心拍出量の25％をスティールするので，呼吸不全を伴う心原性ショックの治療では呼吸運動に伴う酸素消費を抑制することが肝要となる．

ショックの分類とその治療戦略

ショックの分類を表VII-4にまとめた．ここでショックの病態とその治療戦略について概説する．

■循環血液量減少性ショック

循環血液量減少は，血管が破綻しそこから血液が血管外へ失われる出血（上部消化管出血や外傷による出血など）と，血管の破綻はないが血管透過性の亢進から血液の血漿成分のみが血管外へ漏出する場合（急性膵炎，広範囲熱傷など）に起こる．

循環血液量減少性ショックの本態は前負荷の減少であるが，表VII-3に示したように血圧は循環血液量の減少を反映し直線的に低下するわけではない．したがって診断は血圧ではなく，基礎疾患の評価に基づいた臨床的な徴候によって行う．すなわち，皮膚蒼白・冷感と冷汗，微弱な脈拍，爪床の毛細血管のrefilling遅延（圧迫解除後2秒以上）によりショックを強く疑うことが重要となる．

表VII-4 ショックの分類

Ⅰ．循環血液量減少性ショック（oligemic shock）
　a．出血性ショック（hemorrhagic shock）
　b．体液喪失（fluid depletion）
Ⅱ．心原性ショック（cardiogenic shock）
　a．心筋性（myopathic）
　　1）心筋梗塞（myocardial infarction）
　　2）拡張型心筋症（dilated cardiomyopathy）
　b．機械性（mechanical）
　　1）僧帽弁閉鎖不全症（mitral regurgitation）
　　2）心室瘤（ventricular aneurysm）
　　3）心室中隔欠損症（ventricular outflow obstruction）
　　4）大動脈弁狭窄症（left ventricular outflow obstruction）
　c．不整脈（arrhythmia）
Ⅲ．心外閉塞・拘束性ショック（extracardiac obstructive shock）
　a．心タンポナーデ（pericardial tamponade）
　b．収縮性心膜炎（constrictive pericarditis）
　c．重症肺塞栓症（massive pulmonary embolism）
　d．緊張性気胸（tension pneumothorax）
Ⅳ．血液分布異常性ショック（distributive shock）
　a．感染性ショック（septic shock）
　b．アナフィラキシーショック（anaphylactic shock）
　c．神経原性ショック（neurogenic shock）

循環血液量が減少すると，生体は重要臓器（脳・心臓）への血流を優先させるため，それ以外の臓器への血流を遮断しようとする（代償機序として血管抵抗を上昇させる）．まず犠牲になるのが皮膚・筋肉で，そのため皮膚蒼白が出現する．またショックの代償機序としてカテコールアミンが分泌され，これが汗腺を刺激し汗が分泌される（熱放散という生理学的発汗ではない）．次に犠牲になるのが腹腔内臓器・腎臓である．ショックで時間尿量が減少するのは代償機序により腎血流が減少するためで，これを逆に考えれば，時間尿量減少が内臓の血流を犠牲にしなければならないほどショックが進行したことを示唆する重要な所見であることが理解できよう．

ショックでは心拍数の増多がみられるが（100回/分以上），これも顕著でない場合が少なくない．こういった場合は，表VII-5に示したショック指数を用いるとよい．この指標はショックで低下する血圧が分母に，またショックで増加する心拍数が分子にあるため，ショックの影響が増幅されるので，循環血液量減少性ショックでは有用な指標である．

循環血液量減少性ショックの治療の原則は，出血には止血，血管透過性亢進には原疾患の治療であり，初期治療（蘇生）はABCDE（261頁参照），特に細胞外液製剤（必要なら血液製剤も併用）を十分投与する．

蘇生のゴールは十分な組織血流の回復にあり，上述した徴候でいうなら皮膚蒼白・冷感の消失（大量輸液による低体温を防止した場合），時間尿量の増加はよい目安となる．ただし，スタンダードな蘇生のエンドポイントはいまだ明確でない．循環動態が不安定な場合は，20～40 ml/kgの乳酸加リンゲル液などの細胞外液製剤をできるだけ

表VII-5 ショック指数（shock index）

shock index	0.5	1.0	1.5	2.0
脈拍数（bpm）	70	100	120	140
収縮期血圧（mmHg）	140	100	80	70
出血量（%）	0	10～30	30～50	50～70

$$\text{shock index} = \frac{\text{脈拍(bpm)}}{\text{収縮期血圧(mmHg)}}$$

急速(10～20分間)に投与する．静脈内投与した乳酸加リンゲル液のうち，血管内にとどまるのは投与量の30％程度に過ぎないため(残りは血管外の細胞外液スペースに移行する)，乳酸加リンゲル液で出血量を補おうとすれば出血量のおよそ3倍量を投与する必要がある．

■心原性ショック

心原性ショックでは心収縮力の低下，または弁疾患などによるポンプ機能の低下から心拍出量が減少する．心収縮力を単独で測定することは臨床的ではないので，実地ではSwan-GanzカテーテルによるForrester分類を用いて心臓のポンプ機能を評価する．Forrester分類はFrank-Starlingの法則に還元できるので，この分類の考え方は心原性ショック以外にも応用できる．

心原性ショックの治療では，カテコールアミンなどによる心収縮力の増強，心拍数制御(抗不整脈薬，ペースメーカ)，血管抵抗の修飾(血管作動薬)，前負荷の適正化(輸液・利尿剤)などの治療法が患者の状態に合わせて行われる．

■心外閉塞・拘束性ショック

緊張性気胸・心タンポナーデでは胸腔内圧・心囊内圧の上昇により，右心充満が阻害され心拍出量減少性ショックをきたす．治療は上昇した胸腔内圧・心囊内圧の減圧で，前者では胸腔ドレナージ，後者では心囊ドレナージあるいは心囊開窓術を行う．

いずれの病態も，ショックであるにもかかわらず，外頸静脈が怒張するなど循環血液量の減少を示唆する所見がない場合に強く疑うことが肝要である．また心タンポナーデでは，超音波診断で心囊液の貯留として容易に診断できる(腹部エコー用のプローベでも可)．注意しなければならないのは，急性心タンポナーデ(心囊内貯留液・血液量が少量にとどまる)は胸部単純X線写真だけで診断できないことである．

■血液分布異常性ショック

ショックは血液の喪失がなくても生じる．その代表が感染性ショック，アナフィラキシーショック，および神経原性ショックである．これらの病態では主に静脈系の拡張により血液のプーリングが起こり，その結果，相対的に循環血液量が不足する．このことは，治療においては相対的に減少した循環血液量を輸液により補うことが必須であることを意味している．

感染症が基礎にあり，十分な輸液管理にもかかわらず収縮期血圧が90mmHg未満または平時の血圧より40mmHg以上の血圧低下が持続する状態，あるいは血管作動薬を投与しても臓器機能障害・循環障害があれば感染性ショックという．

アナフィラキシーショックは，ヒスタミンなどのメディエータにより血管透過性が亢進しショックをきたす．神経原性ショックは，交感神経の遮断と相対的な迷走神経の機能優位のため，全身血管の拡張(結果的に静脈系に血液がプーリングされる)と徐脈からショックを呈する．

初期治療の原則

ショックの初期治療の原則は，A：気道確保(Airway)，B：呼吸仕事量の制御(control the work of Breathing)，C：循環の安定化(optimization of the Circulation)と不要な酸素消費の防止(preventing inappropriate oxygen Consumption)，D：十分な酸素運搬量の確保(assuring adequate oxygen Delivery)，E：組織に対する十分な酸素供給(tissue oxygen Extraction)である．

具体的には不要な酸素消費の防止として，積極的な鎮痛・鎮静と人工呼吸の導入による自発呼吸運動の抑制を行う．治療のターゲットは血圧上昇ではなく，酸素運搬量の確保にあり，組織に十分な酸素が供給されているか否かは乳酸値の変動やアシドーシスの推移により推測する．循環動態の指標，酸素運搬の指標，酸素代謝の指標と臨床的徴候がすべて改善傾向にあれば，そのときに初めてショックの治療が奏功していると判断する．

3 意識障害

埼玉医科大学 救急部 根本 学

病態

意識障害を呈する病態は様々であり，その原因は極めて多岐に及ぶ（表VII-6）．したがって初期の判断・処置の正否が患者予後に直接影響を与えるため適切な対応が求められる．

意識障害の原因は一般的に，一次性（原発性）脳障害と二次性（続発性）脳障害に分類される．

■一次性（原発性）脳障害

一次性とは脳血管障害や頭部外傷のように脳そのものに障害が生じて起こる意識障害で，持続的な意識障害をきたす原因の中で最も頻度が高い．

■二次性（続発性）脳障害

二次性とは脳以外に原因があり，その結果として脳機能が低下して起こる意識障害で，原因として脳細胞の代謝を維持するのに必要な酸素や栄

表VII-6 意識障害をきたす病態と主な疾患

一次性（原発性）脳障害（頭蓋内に原因あり）	
内因性	（非外傷性） ① 脳血管障害 　出血性：脳出血，くも膜下出血，腫瘍内出血など 　閉塞性：脳梗塞（脳血栓，脳塞栓），一過性脳虚血発作 ② 腫瘍：原発性・転移性脳腫瘍 ③ 感染症：髄膜炎，脳炎 ④ 正常圧水頭症 ⑤ てんかん ⑥ 精神疾患：ヒステリーなど
外因性	（外傷性） 頭部外傷：急性硬膜外・下血腫，慢性硬膜下血腫，外傷性脳出血，外傷性くも膜下出血，びまん性軸索損傷など
二次性（続発性）脳障害（頭蓋外に原因あり）	
内因性	① 循環障害：各種ショック，不整脈，Adams-Stokes症候群など ② 低酸素血症：急性/慢性呼吸不全，CO_2ナルコーシス，重症肺炎，気管支喘息発作など ③ 低栄養（グルコースの減少）：低血糖 ④ 電解質異常：低・高ナトリウム血症 ⑤ 代謝性疾患：肝性昏睡，糖尿病性昏睡，尿毒症，粘液水腫など ⑥ 異常体温：悪性症候群 ⑦ その他：重症感染症など
外因性	（外傷性） ① 低酸素血症：気道閉塞，窒息 ② 循環障害：脊髄損傷 （非外傷性） ① 薬物・毒物中毒：アルコール，睡眠剤，向神経剤，麻薬，覚醒剤，有機リン，シアン，一酸化炭素など ② 環境障害：熱中症（熱疲労，熱射病），偶発性低体温症 ③ 循環障害：高山病，減圧症など

（堤　晴彦：意識障害．綜合臨牀 53（救急マニュアル 2004）：289-294，2004 より転載）

表VII-7 発症時の状況から予測される代表的疾患

1) 周囲の状況が明らかなもの	
外傷の状況, 打撲痕	頭部外傷, 脊髄損傷
アルコール臭	急性アルコール中毒
薬の空包装, 農薬の瓶	薬物中毒, 農薬中毒
室内の状況, 複数同時発症	一酸化炭素中毒
環境異常	熱疲労, 熱射病, 偶発性低体温症
2) 突然発症	脳血管障害(脳出血, 脳梗塞, くも膜下出血)
3) 先行する胸部痛, 背部痛	心筋梗塞, 解離性大動脈瘤
4) けいれんに伴うもの	てんかん, 脳血管障害, 脳腫瘍, 脳膿瘍, 髄膜炎
5) 先行する激しい頭痛	
突然発症	くも膜下出血
先行する高熱	髄膜炎, 脳炎
6) 過去にも意識障害があったもの	てんかん, 脳梗塞, 低血糖, 糖尿病性昏睡, Adams-Stokes症候群
7) 基礎疾患が明らかなもの	糖尿病, 肝疾患, 心疾患, 尿毒症, 慢性呼吸器疾患, 内分泌疾患

(堤　晴彦：意識障害．In 救急救命士教育研究会(監修)：救急救命士標準テキスト, 第6版. pp 386-399, へるす出版, 2002 より改変)

養，およびそれらを供給する脳血流のいずれかが障害されて生じるものと，化学物質や薬剤(アルコールや睡眠剤など)によって脳活動が抑制されて生じるものの2つに大別される．

病歴聴取

■発症状況の把握

意識障害の病態を把握するには，患者や患者家族，救急隊員，あるいは発症時にそばにいた人たちからできるだけ情報を集めることが大切である．特に，発症時の現場状況，初発症状，発症様式，随伴症状，意識障害の時間的変化・経過などに関して短時間に要領よく聴取することが求められる(表VII-7)．

■既往歴の把握

意識障害の原因を検索するうえで特に既往歴は重要である．問診で聴取すべきポイントを表VII-8に示す．

表VII-8 問診で聴取すべきポイント

1) 既往歴：高血圧, 呼吸器疾患, 心疾患, 肝疾患, 腎疾患, 糖尿病, てんかん, 精神疾患, 脳神経外科領域の手術歴の有無, かかりつけ医療機関の有無
2) 外傷　：外傷の合併や先行の有無
3) 常用薬：血圧, 不整脈, その他心疾患に関する薬, 抗けいれん薬, 向精神薬, 睡眠剤, 麻薬, 覚醒剤
4) 嗜好品：アルコール
5) 職業　：工業薬品, 農薬

診察

■第一印象

第一印象では四段階評価法であるAVPU法(表VII-9)により意識レベルを把握し，同時に気道，呼吸，循環をチェックし，重篤な状態か否かを判断する．この時点で意識障害の原因検索を行うことは時間の浪費にとどまらず，救命の機会を逃すことにもなりかねないため，20〜30秒で完結するように心掛ける．

第一印象で重篤な意識障害，気道閉塞，呼吸・循環異常が判明したら，直ちに状態改善に努めなければならない．

表VII-9　四段階評価法（AVPU法）

A：patient is Alert（意識清明）
V：patient responds to Verbal stimulus
　　（声がけで開眼）
P：patient responds to Painful stimulus
　　（痛み刺激で開眼）
U：patient is Unresponsive（反応なし）

（McSwain NE Jr, Frame S, Paturas LJ（eds）：Head Trauma. Basic and Advanced Prehospital Trauma Life Support, 4th ed. p 176, Mosby, St Louis, 1999 より一部改変）

表VII-10　緊急処置のポイント

1）Airway：気道確保と酸素投与
　用手的気道確保，経鼻エアウェイ，気管挿管など
　ショック時にはリザーバー付きマスクで10ℓ/分以上で酸素投与
　慢性呼吸器疾患の既往がある場合はCO_2ナルコーシスによる呼吸停止に注意
2）Breathing：呼吸の安定化
　必要に応じて補助呼吸，気管挿管，人工呼吸管理を実施
　外傷患者の場合，緊張性気胸やフレイルチェストなどに注意
3）Circulation：循環の安定化
　各種ショックに応じた処置を実施
4）Disability：意識障害の評価
　JCS，GCSを用いて意識レベルを把握する
5）Exposure/Environmental control：全身観察と体温管理
6）その他
　全身管理に必要な各種モニター（心電図，血圧，血中酸素飽和度など）を装着
　吸引器はいつでも使用できるように準備しておくこと

（McSwain NE Jr, Frame S, Paturas LJ（eds）：Patient Assessmet and Management. Basic and Advanced Prehospital Trauma Life Support, 4th ed. pp 40-45, Mosby, St Louis, 1999 より一部改変）

■初期評価と緊急処置（表VII-10）

a）Airway：気道確保と酸素投与

　低酸素症は脳障害やショック状態を助長するため，十分な酸素投与を行う．

　意識障害の患者では，舌根沈下により気道閉塞をきたすため，まず用手的気道確保を実施し，必要に応じてエアウェイ挿入，気管挿管を実施する．外傷患者では，潜在する頸椎・頸髄損傷を考慮し，用手的気道確保は下顎挙上法を選択する．気管挿管時は，助手が用手的頭・頸部保持を行い，頸椎過伸展に十分注意しなければならない．

b）Breathing：呼吸の安定化

　呼吸が不安定であれば補助呼吸や気管挿管を実施して安定化を図る．外傷患者の場合，緊張性気胸やフレイルチェストなどを見逃してはならない．

c）Circulation：循環の安定化

　ショックにより循環障害が合併している場合は，病態に応じて安定化に努める．

d）Disability：意識障害の評価

　意識障害の評価法は初期の緊急評価法としてのAVPU法のほかに，Japan coma scale（JCS, 3-3-9度方式）（19頁参照），Glasgow coma scale（GCS）（19頁参照）が主に使用されている．

　JCSは脳卒中の外科研究会により1975年に提唱された評価法である．意識レベルをⅠ，Ⅱ，Ⅲのgradeに分け，各gradeをさらに3段階に分類することから3-3-9度方式とも呼ばれている．GCSは1974年に提唱された国際的な評価法であり，開眼，発語，運動機能の3つの因子を用い，それぞれの最大刺激による最良反応をもって評価する．

　実際の臨床では，より正確な評価を行うという意味でJCSとGCSの両方を用いることを推奨する．

　意識障害の検索に頭部CT検査は有用であるが，バイタルサインの安定化を図らずに頭部CT検査室に患者を移送することは禁忌である．

e）Exposure/Environmental control：全身観察と体温管理

　第一印象で重症と判断したら着衣を脱がせて全身観察を行う．脱がせるのに時間がかかる場合は，躊躇せず着衣を剪断する．観察が終了次第，体温管理を実施しなければならない．

f）各種モニターの装着，その他

　全身管理に必要な各種モニター（心電図，血圧，血中酸素飽和度など）を装着する．また，嘔吐などに備えて吸引器はいつでも使用できるように準備しておかなければならない．

表Ⅶ-11 意識障害の鑑別と代表的疾患

症状・所見	疾患
呼吸の異常	
Cheyne-Stokes 呼吸	両側性の大脳半球深部および間脳の障害（稀に橋上部の障害）
中枢性過呼吸	中脳下部から橋中部にかけての障害
呼気休止性呼吸・群発呼吸	橋上部から下部の高さの障害
失調性呼吸	延髄の障害
Kussmaul 呼吸	代謝性アシドーシス（糖尿病性昏睡など）
喘鳴	低酸素血症（気管支喘息，心不全など）
脈拍・血圧の異常	
高血圧	高血圧性脳出血，くも膜下出血，高血圧性脳症など
低血圧	ショック，脱水，中毒，心不全，薬剤性低血圧など
血圧の左右差がある	急性大動脈解離
頻脈	感染症，心不全，中毒など
徐脈	Adams-Stokes 症候群，心筋梗塞（下壁），頭蓋内圧亢進，有機リン中毒など
不整脈	発作性上室性頻脈，心室性頻脈，心筋梗塞，心房細動では脳梗塞など
頸静脈怒張	緊張性気胸，両側性気胸，心タンポナーデ，心不全，気管支喘息の大発作など
体温の異常	
意識障害発症前から続く高熱	重症感染症，感染症ショック，敗血症，脳・髄膜炎など
意識障害発症後の高熱	体温調節中枢の障害（脳幹部の障害）
高温多湿環境下における高熱	熱疲労，熱射病
異常行動を伴う高熱	覚醒剤中毒
体温の低下	偶発性低体温症，薬物中毒，アルコール中毒，粘液水腫など
その他	
口臭	アルコール臭：アルコール中毒
	ニンニク臭：肝性昏睡
	アセトン臭：糖尿病性昏睡
	アンモニア臭：尿毒症
皮膚の色調	顔面紅潮：一酸化炭素中毒，熱射病
	チアノーゼ：低酸素血症
	皮膚黄染：肝性昏睡（肝不全）
	蒼白，チアノーゼ：ショック
皮膚乾燥	脱水，熱射病，糖尿病性昏睡
浮腫	心不全，腎不全
嘔吐を伴う頭痛	くも膜下出血，脳・髄膜炎，頭蓋内圧亢進
精神状態	幻覚，妄想：精神疾患
	錯乱，興奮：覚醒剤中毒

（田崎義昭，斎藤佳雄：ベッドサイドの神経の診かた，第14版. pp 255-273, 南山堂，1991 より転載）

症状・所見・検査

　第一印象および初期評価，緊急処置が終了したら症状の把握に努める．意識障害をきたす病態は様々であるが，バイタルサインや全身所見からある程度の疾患を予測できる（表Ⅶ-11）ため，日頃から症状と予測される代表的な疾患を整理しておくことが大切である．

　神経学的異常所見はある程度の診断をつけるうえで重要である．この際，意識障害の原因が一次性なのか二次性なのかが鑑別のポイントとなる．外傷の場合，頭部に損傷があっても緊張性気胸による低酸素血症や大量出血による循環血液量減少性ショックなど，二次性意識障害が合併していることも稀ではないので十分に注意しなければならない．

　意識障害患者の場合，確定診断を得ようと急ぐあまり検査を重要視する傾向がみられるが，これは誤りである．検査を行う前に第一印象および初期評価で異常があれば，まずバイタルサインを安

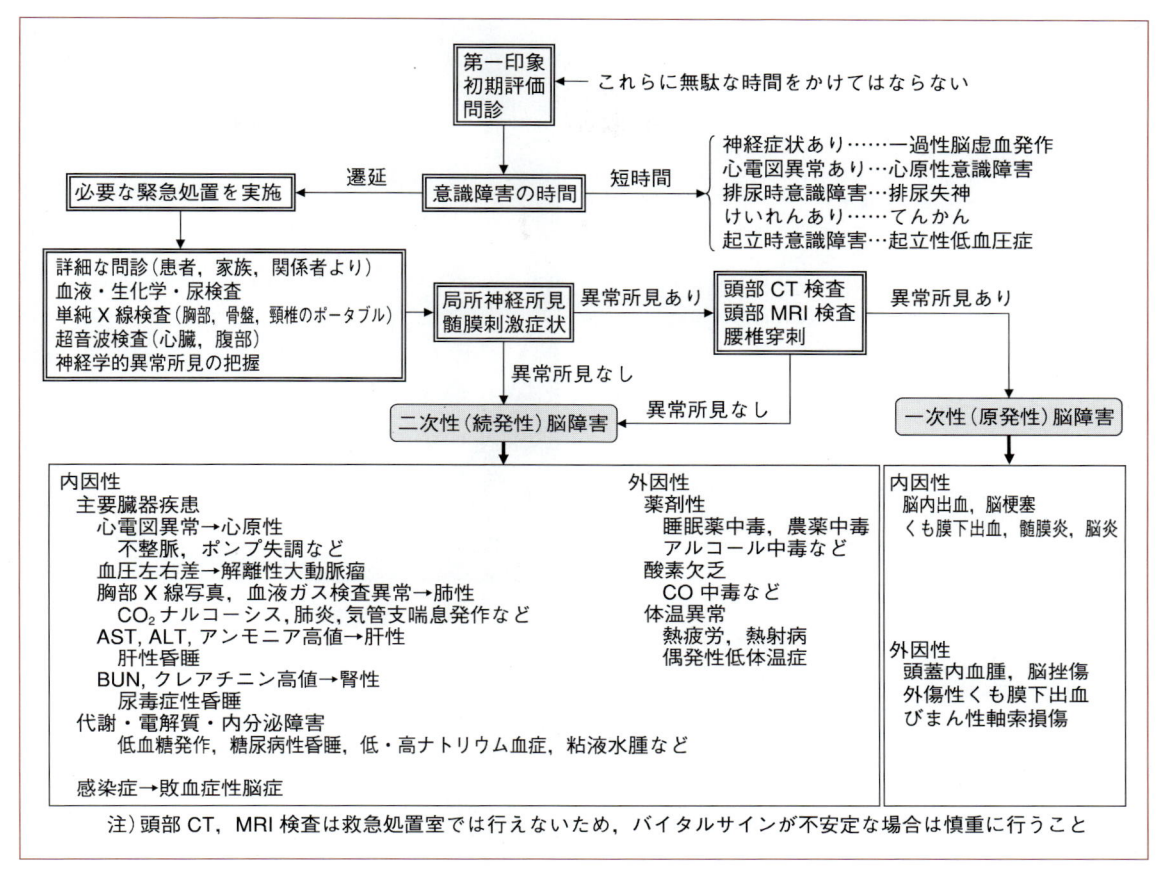

図VII-7 意識障害患者に対する検査
〔堤 晴彦:意識障害.綜合臨牀増刊 53(救急マニュアル 2004):294,2004 より改変〕

定化させる治療を優先する.
　検査の手順と疑い診断を図VII-7 に示す.

■神経学的検査

　神経学的異常所見は,ある程度病態を予測するうえで極めて重要であり(表VII-12),カルテ記載上,特に意識レベル,脳幹機能,四肢の動きについては正確さを要求される.意識レベルはJCS,GCSを併記することが望ましい.脳幹機能に関しては,瞳孔所見,対光反射,偏視の有無を,四肢の動きに関しては,麻痺,深部腱反射,病的反射の有無を調べ,異常姿勢(除皮質・除脳姿勢)についても記載しておく.

■補助検査

1) 血液検査

　血液検査では,動脈血ガス分析,血算,電解質,血糖値の測定は必須である.これらは,動脈血ガス分析装置で測定できるため,持続する意識障害患者には,まず最初に行うべきである.また,肝機能や腎機能などは血液生化学検査を参考とする.これらの血液検査により低酸素血症,貧血,糖尿病性昏睡,低血糖,肝性昏睡,尿毒症など二次性(続発性)脳障害の多くは鑑別可能である.

2) 尿検査

　尿検査は薬物中毒による意識障害の診断に有用

表VII-12 神経学的異常所見と代表的疾患

1) 四肢運動機能障害
　片麻痺：大脳，脳幹の病変（脳出血，脳梗塞など）
　交代性片麻痺：脳幹部の病変（脳幹出血，脳幹梗塞）
　四肢異常屈曲・伸展（除皮質姿勢・除脳硬直姿勢）：
　　脳ヘルニア末期
　四肢麻痺：頸髄損傷，頸髄病変
　対麻痺：胸・腰髄損傷，胸・腰髄病変
　周期性四肢麻痺，後弓反張：破傷風
　Babinski 反射：錐体路障害（脳出血，脳梗塞など）
2) 脳幹反射の消失：脳幹の病変，脳ヘルニア末期
　　対光反射，角膜反射，毛様脊髄反射，眼球頭反射，
　　前庭反射，咽頭反射，咳反射
3) 瞳孔異常
　瞳孔不同：脳血管障害・頭部外傷などによる頭蓋内
　　　　　　圧亢進（脳ヘルニア）
　両側縮瞳：橋出血，有機リン中毒，麻薬中毒など
　両側散大：脳ヘルニア末期，アルコール中毒，
　　　　　　蘇生後低酸素脳症など
4) 眼位の異常
　共同偏視：テント上では同側の病変
　　　　　　テント下では反対側の病変
　内下方視：視床出血
　斜偏視：脳幹の病変
5) 眼振：主にテント下病変
6) 髄膜刺激症状（項部硬直，Kernig 徴候）：くも膜下出
　血，脳・髄膜炎
7) 頭蓋内圧亢進症状：頭蓋内占拠性病変
　頭蓋内圧亢進の三徴候：①頭痛，②悪心・嘔吐，
　　　　　　　　　　　　③うっ血乳頭
　Cushing 徴候：①血圧上昇，②徐脈，③緩徐深呼吸

（堤　晴彦：意識障害．In 救急救命士教育研究会（監修）：救急救命士標準テキスト，第6版．pp 386-399，へるす出版，2002 より一部改変）

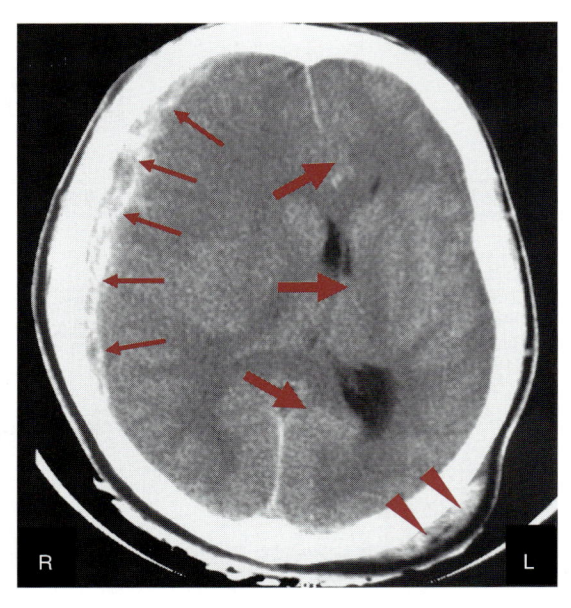

←：脳挫傷と出血による血腫
→：正中線の左方向への偏位
◀：打撲部位の頭蓋軟部損傷
　　（皮膚の挫創および皮下血腫）

図VII-8　頭部外傷の頭部 CT 所見
交通事故で救命救急センターに搬送された症例．意識レベルは，JCS：III-200，GCS：E1，V1，M2；4点．CT 検査では，打撲部位と対側の脳挫傷および急性硬膜下血腫（対側損傷）と右半球優位の脳腫脹がみられる．この症例は救急外来手術室で緊急開頭血腫除去術を施行した．

である．救急外来で簡単にできる尿中薬物定性検査キットが市販されているので，使用方法を熟知しておく必要がある．

3）画像検査

　心疾患や肺疾患の存在を確認するにはポータブル胸部 X 線写真を撮影する．外傷の場合は，緊張性気胸やフレイルチェスト，心タンポナーデ，大量出血などによる循環動態の異常から意識障害に陥ることを念頭に置き，X 線撮影に加え，心臓，腹部超音波検査を併せて実施する．
　頭部単純 X 線撮影は，頭部外傷を伴う意識障害患者には救急処置室で積極的に行うべきである．通常は前後像，後前像，左右側面像および半軸位（Towne 撮影法）を加えた5枚を1セットとするが，緊急時には前後像，左右側面像，半軸位像の4枚で十分である．
　頭部コンピュータ断層撮影（computed tomography；CT）検査は一次性（原発性）脳障害の診断に最も有用である．脳出血，くも膜下出血，脳挫傷，急性硬膜外・下出血，びまん性脳腫脹などが診断可能で，その後の治療方針や手術適応の決定に極めて重要な情報が得られる（図VII-8）．
　核磁気共鳴画像法（magnetic resonance imaging；MRI）は脳梗塞やびまん性軸索損傷，脊髄損傷などの診断に有用であるが，検査時間が長い，体内に金属（心臓ペースメーカーなど）を有する患者には行えない，設備や運転費用が高いなどの問題がある．

4）その他

　不整脈や心不全など心疾患が疑われる場合は12誘導心電図をとり，同時に心臓超音波検査を行う．

　頸髄損傷を疑う場合は，頸椎の正面像，側面像および開口位の3枚を1セットとして撮影する．

　腰椎穿刺による髄液検査は髄膜炎の確定診断に必要であるが，患者の全身状態を十分に把握して行う．

初期治療

　一次性（原発性）脳障害による意識障害患者の多くは，頭蓋内圧（intracranial pressure；ICP，正常値：5～15 mmHg）が亢進している．原疾患が何であれ，25～30 mmHg以上の頭蓋内圧が持続すると脳ヘルニアを生じる可能性が高く，40 mmHg以上では急激に死亡率が上昇する．また60 mmHg以下の脳灌流圧（cerebral perfusion pressure；CPP，平均動脈圧－頭蓋内圧）が持続すれば虚血に伴う脳障害が生じ，不可逆性となる可能性が高い．

　頭蓋内占拠性病変が頭蓋内圧亢進の原因である場合は，緊急手術により原因を除去する．特に急性硬膜外血腫では，早期に血腫除去を行えば予後は比較的よい場合が多い．

　外科的に頭蓋内圧を低下させるのに時間がかかる場合や，手術適応がない場合には頭部挙上体位とし，浸透圧利尿剤（マンニトール，グリセオールなど）を使用する．人工呼吸管理下にある場合は，過換気を行うことにより脳圧低下が期待できるが，その機序は脳血管の収縮による脳血流の低下であり，場合によっては脳虚血がさらに進行することもあるので，適応には十分な注意が必要である．

　これらの治療に併せてバルビツレート療法や脳低体温療法が選択される場合もある．

　二次性（続発性）脳障害による意識障害患者に対しては，呼吸・循環管理を中心とした緊急処置を行いながら原疾患の治療に努める．

専門施設への転送

　検査の結果，脳神経外科や神経内科などの専門医による治療が必要と判断された場合には医療機関転送を躊躇してはならない．転送に際しては，家族に，①転送の必要性，②転送途中の病態変化，③転送先における治療などを手短に説明し，インフォームドコンセントをとる必要がある．

　特に脳神経外科手術が必要な場合は，時間の経過とともに脳ヘルニアが進行するため，早急に転院先医療機関を決定し，必要な処置のみを実施して転送すべきである．

■頭部CT検査が可能な医療機関への転送

　①初診時の意識レベルが清明であって短時間の意識消失発作があった場合（頭部外傷患者も含む），②頭部外傷患者で初診時の意識レベルがJCS：1桁，GCS：12～14点の場合，③片麻痺や構音障害などの神経所見がある場合には，頭部CT検査が可能な医療機関に転送したほうが安全である．諸事情で転送不可能な場合は，帰宅させず外来観察室で12時間程度観察するのが望ましい．

■脳神経外科手術が可能な医療機関への転送

　①突然の激しい頭痛で発症した場合，②頭痛，悪心・嘔吐を訴えている場合，③片麻痺や構音障害などの神経症状がある場合，④頭蓋内圧亢進症状がある場合，⑤頭部外傷が疑われる場合には，脳神経外科手術が可能な医療施設へ転送する．

　来院直後より明らかな頭蓋内圧亢進症状を呈している場合（意識レベルがJCS：3桁，GCS：8点以下）は，頭部CT検査を実施せず，緊急処置だけで転送することを考える．

■かかりつけ医療機関への転送

　既往歴があり，現在通院中のかかりつけ医療機

関がある場合は，①転送可能な状態であること，②既往歴が意識障害の原因に関与していると思われること，③かかりつけ医療機関において診察および治療が可能であること（休日や時間帯によっては診察ができない場合もある），などを確認し，かかりつけ医療機関へ連絡した後に転送するのが望ましい．

いずれの場合においても，転送先医療機関に紹介状（内容は簡素でも可）を書き，検査結果や撮影したX線写真などと一緒にして患者家族もしくは救急隊員に持たせる（FAXも可）．意識障害患者は，大丈夫と思っていても何が起こるか予測することが難しいため，急性期の転送は救急車で行うべきである．また転送途中の急変に備え，医師が同乗すべきである．

ポイント（研修医のDos and Don'ts）

Dos
① 第一印象で患者の重症度を把握せよ．
② 初期評価ではバイタルサインの安定化に努めよ．
③ 意識レベルは正確に評価せよ．
④ 病歴は関係者から正確に聴取せよ．
⑤ 検査は救急処置室で行えるものを優先せよ．
⑥ 常に急変に備えよ．
⑦ 専門医へは簡潔にコンサルトせよ．
⑧ 原因不明のときは検体を保存せよ．

Don'ts
① 意識障害の原因検索を優先させるな．
② 頭部CT検査を優先させるな．
③ 血糖・電解質異常を見落とすな．
④ 原因を決めつけるな．
⑤ 他部位の外傷を見落とすな．
⑥ 酔っぱらいと決めつけるな．
⑦ 麻薬や覚醒剤を忘れるな．
⑧ 患者を乱暴に扱うな．

◆文献

1) 堤　晴彦：意識障害. 綜合臨牀増刊53（救急マニュアル 2004）：289-294, 2004
2) 堤　晴彦：意識障害. In 日本救急救命士教育研究会（監修）：救急救命士標準テキスト, 第6版. pp 386-399, へるす出版, 2002
3) McSwain NE Jr, Frame S, Paturas LJ (eds)：Head Trauma. Basic and Advanced Prehospital Trauma Life Support, 4th ed. p 176, Mosby, St Louis, 1999
4) McSwain NE Jr, Frame S, Paturas LJ (eds)：Patient Assessment and Management. Basic and Advanced Prehospital Trauma Life Support, 4th ed. pp 40-45, Mosby, St Louis, 1999
5) 篠原幸人, 吉本高志, 福内靖男, 他（編）：脳卒中治療ガイドライン 2004. p 217, 協和企画, 2004
6) 田崎義昭, 斎藤佳雄：ベッドサイドの神経の診かた, 第14版. p 255-273, 南山堂, 1991

4 脳血管障害

埼玉医科大学総合医療センター 高度救命救急センター　杉山　聡

　脳血管障害は日本人の死亡原因の第3位を占め，死亡総数に対する割合は13%に達している．高齢者人口の増加とともに脳血管障害の発生件数は今後も更に増えると推測される．このような状況下で，意識障害や片麻痺など，比較的高い緊急度や重症感を示す脳血管障害は多くが救命救急センターへ搬送されている．一方，脳血管障害ほど来院時の迅速な病態把握とその後の病態変化の予測，それに基づく的確な治療が必要とされる疾患はない．したがって初療に当たる医師は脳血管障害の病態の正しい知識をもち，対処できなければならない．
　本項では出血性病変の代表的疾患である破裂脳動脈瘤によるくも膜下出血を中心に高血圧性脳出血および虚血性病変の脳梗塞について，初療に当たる医師として知っておくべき項目を述べる．

病態

■病歴聴取

1）救急隊情報
　搬送要請時に年齢，性別，発症様式，バイタルサインなどを収集する．患者の背景，大まかな病状把握が可能となり，受け入れまでの間に救急処置の準備ができる．

2）問診
　a）年齢
　b）性別
　c）現病歴
　脳血管障害のおおよその診断は病歴を詳細に聴取することで下すことができる．どんな症状が，いつどのような状況で出現し，どのような経過をたどったか聴く．
　「sudden onsetであること」と「neurological deficit 出現の有無」が脳血管障害の病歴聴取のキーワードである．この2つを満たせば脳血管障害の可能性が高い．
　d）既往歴
　高血圧症，糖尿病，高脂血症，不整脈，心疾患など危険因子の有無，これらの治療歴，服薬歴を聴取する．
　e）家族歴
　同胞の脳血管障害患者の有無を確認する．
　f）生活歴
　飲酒歴，喫煙歴などを聴取する．
　以上を患者から聴けないときは家族や救急隊員などあらゆる情報源を探り，確定診断の助けとする．

症状・所見・検査

■バイタルサイン
　脳血管障害はバイタルサインに異常を示すことが多い．呼吸，血圧，脈拍，意識状態などを調べ現着時と病院到着時を比較し容態の変化をチェックする．必要であれば呼吸・循環管理を行う．

■神経学的検査
　病巣部位診断，重症度判定を行う．

1）意識レベル
　Japan coma scale，Glasgow coma scaleで意識レベルを判定する（19頁参照）．

2）瞳孔，対光反射，眼位
脳ヘルニアの徴候や共同偏視をみる．

3）運動麻痺・肢位
顔面神経麻痺を含めた四肢の動きの左右差を確認，除脳硬直，除皮質硬直をみる．

4）反射・病的反射
病巣の高位診断，錐体路障害をみる．

5）脳神経障害
病巣部位診断をする．

6）小脳症状
小脳障害の有無を確認する．

7）失語，失認，失行
高次脳機能障害の有無を確認する．

■その他の検査

1）血液検査
肝・腎機能，電解質，血糖，血算，出血凝固，血液型，感染症の確認．出血傾向や代謝性疾患を鑑別する．

2）動脈血ガス分析
低酸素血症の有無を確認する．

3）心電図
不整脈，虚血性変化を確認する．

4）胸部単純X線写真
肺水腫，誤嚥性肺炎，心陰影を確認する．

■画像診断

1）頭部CT
急性期脳血管障害で最初に行われる頭部の画像検査として重要である．くも膜下出血は鞍上槽や大脳縦裂，Sylvius裂に，脳出血は脳実質内や脳室内に高吸収域を確認する．そのほか急性水頭症，脳浮腫，中心構造物の偏位にも注意する．脳梗塞は低吸収域として描出される．

2）頭部MRI
T1強調法，T2強調法，FLAIR法，拡散強調法などを行う．脳梗塞の診断に有用で急性期の脳梗塞巣はCTより早期に描出できる．その一方，検査時間が長いため瀕死の重症例や人工呼吸器装着などの症例には適さない．心臓ペースメーカー装着者は禁忌である．

3）脳血管撮影・DSA
Seldinger法により脳動脈瘤，脳動静脈奇形，もやもや病の診断に用いる．

初期治療

■初期対応

1）呼吸・循環管理
気道確保を行い呼吸状態を観察する．適切な気道確保後に酸素投与をしても十分に酸素化が得られない場合や脳幹障害による呼吸障害，あるいは意識障害による舌根沈下，頻回の嘔吐で吐物による誤嚥や窒息などの危険性を認めたら躊躇せずに気管内挿管を行う．ただし乱暴な挿管操作は病態を悪化させる恐れがあるため，導入麻酔薬や筋弛緩薬を使用することが望ましい．また挿管時は誤嚥予防のためにSellick法を併用する．導入麻酔薬としてミダゾラム（ドルミカム®），筋弛緩薬として臭化ベクロニウム（マスキュラックス®）を使用する．マスク下に十分の酸素化の後，臭化ベクロニウム1 mgを静注，3分後にミダゾラム5 mg，次いで臭化ベクロニウム7 mgを追加，さらに2〜3分後ミダゾラム5 mgを追加し気管挿管する．

意識清明あるいは意識障害が軽度で呼吸状態も安定している場合は酸素投与にとどめ，挿管操作など不要な刺激を与えてはならない．

くも膜下出血，脳出血では再出血，血腫増大予防のために降圧が必要となる場合がある．自動調節能が失われている時期の降圧は意見の分かれる

ところであるが，血圧上昇のために予後悪化の可能性があるならば降圧を優先する．一方，脳梗塞でも異常上昇を認めることがあるが，ペナンブラ領域を考慮して降圧しない．塩酸ジルチアゼム（ヘルベッサー®）150 mg を生理的食塩水 50 ml で溶解し，シリンジポンプを用いて 5 ml/時から開始，観血的持続血圧測定を併用しながら収縮期圧を適宜調節する．塩酸モルヒネ 5～10 mg の静注によっても降圧効果を得られる．ニカルジピン（ペルジピン®）は止血の完成していない出血性病変での使用は禁忌である．ニフェジピン（アダラート®）の舌下は降圧の調節が不確実で口腔内粘膜からの吸収はほとんどないとされており，刺激による咳を誘発するため勧められない．

2) 鎮静・鎮痛

激しい頭痛を伴うくも膜下出血の疼痛管理に必要である．脳出血，脳梗塞で患者が不穏状態に陥り管理に危険を伴う場合も適応となる．ただし呼吸抑制に対する対応は必ず行う．特に高齢者では注意を要する．鎮静薬としてジアゼパム（セルシン®），ミダゾラム（ドルミカム®），プロポフォール（ディプリバン®），鎮痛薬としてペンタジン（ソセゴン®），フェンタニル（フェンタネスト®），塩酸モルヒネなどが使用される．ミダゾラム（ドルミカム®），塩酸モルヒネが多く用いられる．

降圧剤，鎮静剤，鎮痛剤の投与には，必ず輸液ポンプやシリンジポンプを用い，細心の注意を払う．

3) 頭蓋内圧管理

脳血流を維持しつつ静脈灌流を促進させて頭蓋内圧を下げるために約 30 度の頭部挙上を行う．高浸透圧利尿剤としてマンニトール，グリセオールを用いる．使用方法は各施設により若干異なるが，200～300 ml を 1 日 3 回程度，1 時間で点滴静注する．ただしくも膜下出血ではこれらの投与により再出血を，脳出血では血腫増大をみることがあるので慎重を期す．

■ くも膜下出血の症状・所見・検査と初期治療

1) 症状，所見

a) 頭痛

突然に発症する「今まで経験したことがない激しい頭痛」，「バットで殴られたような頭痛」を訴える．稀にわずかな出血で起こる minor leakage といわれる比較的軽微な頭痛で発症することもある．

b) 嘔気・嘔吐，photophobia

髄膜刺激症状としてみられる．

c) 意識障害

約半数にみられる．脳室内穿破による急性水頭症や頭蓋内圧亢進，直接的な脳幹損傷などにより起こる．

d) 局所神経症状

内頸動脈-後交通動脈分岐部動脈瘤では動眼神経麻痺，中大脳動脈瘤による側頭葉内血腫で片麻痺，前交通動脈瘤により下肢の対麻痺を示すことがある．

e) 項部硬直

髄膜刺激症状で発症直後はみられないこともある．

f) 心電図異常

QT 延長や ST 上昇などを示すことがある．

2) 検査

a) 頭部 CT

鞍上槽，Sylvius 裂，大脳縦裂，迂回槽などに高吸収域を認めればくも膜下出血と診断する．急性硬膜下血腫や脳内血腫（前頭葉，側頭葉），脳室内出血による急性水頭症を伴うこともある．

b) 脳血管撮影

CT でくも膜下出血と診断したら，次に脳血管撮影を行い脳動脈瘤を確認する．好発部位は Willis 動脈輪前半部の前交通動脈，中大脳動脈，内頸動脈-後交通動脈分岐部と後半部の脳底動脈である．脳動脈瘤が多発することもあり 4 vessel study を行うことが望ましい．

表Ⅶ-13　Hunt and Kosnik の重症度分類(1974)

重症度	基準徴候
Grade 0	未破裂の動脈瘤
Grade Ⅰ	無症状か，最小限の頭痛および軽度の項部硬直をみる
Grade Ⅰa	急性の髄膜あるいは脳症状をみないが，固定した神経学的失調のあるもの
Grade Ⅱ	中等度から重篤な頭痛，項部硬直をみるが，脳神経麻痺以外の神経学的失調をみない
Grade Ⅲ	傾眠状態，錯乱状態，または軽度の巣症状を示すもの
Grade Ⅳ	昏迷状態で，中等度から重篤な片麻痺があり，早期除脳硬直および自律神経障害を伴うこともある
Grade Ⅴ	深昏睡状態で除脳硬直を示し，瀕死の様相を示すもの

重篤な全身性疾患，たとえば高血圧，糖尿病，著明な動脈硬化，または慢性肺疾患，または脳血管造影でみられる頭蓋内血管攣縮が著明な場合には，重症度を1段階悪いほうに移す．
(吉峰俊樹，上島弘嗣，大本堯史，他：科学的根拠に基づくくも膜下出血診療ガイドライン．日本脳卒中の外科学会機関紙31巻増刊号(Ⅰ)．2003より転載)

表Ⅶ-14　Hunt and Hess の重症度分類(1968)

重症度	基準徴候
Grade Ⅰ	無症状か，最小限の頭痛および軽度の項部硬直をみる
Grade Ⅱ	中等度から重篤な頭痛，項部硬直をみるが，脳神経麻痺以外の神経学的失調はみられない
Grade Ⅲ	傾眠状態，錯乱状態，または軽度の巣症状を示すもの
Grade Ⅳ	昏迷状態で，中等度から重篤な片麻痺があり，早期除脳硬直および自律神経障害を伴うこともある
Grade Ⅴ	深昏睡状態で除脳硬直を示し，瀕死の様相を示すもの

(吉峰俊樹，上島弘嗣，大本堯史，他：科学的根拠に基づくくも膜下出血診療ガイドライン．日本脳卒中の外科学会機関紙31巻増刊号(Ⅰ)．2003より転載)

c) MRA, 3 D-CTA

脳血管撮影に代わり MRA やヘリカル CT の 3 dimensional-CT angiography(3 D-CTA)を使って脳動脈瘤の描出も可能となった．

d) 腰椎穿刺

CT で確定診断がつけば不要であり行ってはならない．しかしくも膜下出血を強く疑わせるが確定できない場合は腰椎穿刺を行い血性髄液かキサントクロミーを証明する．キサントクロミーは発症3時間後には認められる．腰椎穿刺は痛みを伴い静脈灌流を悪化，頭蓋内圧を亢進させる体位をとるため鎮痛，鎮静下で行う．

3) 初期治療

くも膜下出血の初期治療は再出血の予防と急性期クリッピング術までの万全な患者管理を目的とする．そのため再出血の引き金となる頭痛，嘔気・嘔吐，検査時の痛みやストレスによる血圧上昇などを鎮静・鎮痛処置により抑えることが必要となる．再出血予防のために鎮痛，鎮静，降圧を前記に従い積極的に行い，収縮期圧を130 mmHg 以下に保つように調節する．ただし鎮静剤や鎮痛剤は意識レベルを低下させ重症度判定を困難にするため，強力に鎮静を必要とする場合は必ず鎮静前の意識レベルを判定記述し，急性期に手術ができる可能性が残されている期間は時折覚醒させ意識レベルを判定し鎮静前と比較することが重要である．

急性期クリッピング術の適応を決定する基準となっている重症度分類を表Ⅶ-13～15に示す．Hunt and Kosnick，Hunt and Hess，世界脳神経外科連合(WFNS)分類は本質的には一致していないが，一般に Hunt and Kosnick で grade Ⅰ～Ⅲ，WFNS で grade Ⅰ～Ⅳの一部までは急性期クリッピング術を行う．Hunt and Kosnick grade Ⅳ以下，WFNS grade Ⅴは各施設により適応が異なる．脳内血腫や硬膜下血腫を伴う例では血腫が grade を落としていると考え，血腫除去とクリッピング術を平行して行う施設が多い．

頭蓋内圧亢進により grade が悪い例は意識が Japan coma scale でⅡ桁に自然回復するか，マンニトール投与により意識回復が得られれば緊急手術を行う．また急性水頭症併発のための grade 悪化例は脳室ドレナージ設置後に意識回復を認めれば根治術を行うこともある．しかし脳室ドレナージを設置すると再出血の危険が増加するため注意が必要である．

表VII-15 世界脳神経外科連合(WFNS)によるくも膜下出血重症度分類(1983)

重症度	GCSスコア	主要な局所神経症状（失語あるいは片麻痺）
Grade I	15	なし
Grade II	14-13	なし
Grade III	14-13	あり
Grade IV	12-7	有無は不問
Grade V	6-3	有無は不問

(吉峰俊樹, 上島弘嗣, 大本堯史, 他：科学的根拠に基づくくも膜下出血診療ガイドライン. 日本脳卒中の外科学会機関紙31巻増刊号(I). 2003 より転載)

いずれにしろ管理方法や手術適応は各施設により方針が異なるため、その施設の脳神経外科専門医に相談して決定するべきである.

最近は再出血予防処置として血管内手術も行われるが、脳動脈瘤の部位、大きさ、ネックの形状などによってその適応は難しく、未だcontroversialである. クリッピング術と血管内手術の比較および適応に関して日本脳神経外科学会の見解が学会ホームページに載っているので参照されたい.

■脳出血の症状・所見・検査と初期治療

1) 症状, 所見

高血圧性脳出血の出血部位による症状を表VII-16に示す. 脳出血は日中活動時や入浴中に突然発症することが多く, 意識障害や局所神経症状が数時間進行するのを特徴としている. 高血圧症の既往があることが多い.

2) 検査

a) 頭部CT

脳実質内の高吸収域で診断する. 血腫の部位, 形状, 量, 血腫周辺の浮腫, 周囲脳の圧迫の程度, 脳室穿破の有無, 急性水頭症の有無などを観察する. 手術適応の判断や予後を推測できる.

b) MRI

血腫はT1, T2強調画像とも経時的に変化する. flow voidを示すAVMや脳幹部の血管腫などの描出に優れている.

c) 脳血管撮影・DSA

高血圧性脳出血では無血管野を示す. AVMや血管腫の診断に必要である.

3) 初期治療

脳出血の初期治療は血腫増大の予防と頭蓋内圧の管理を目的としている. 頭蓋内圧降下には前述のごとくベッド上安静とし頭部を30度挙上する. また脳ヘルニアの危険性があればマンニトール,

表VII-16 高血圧性脳出血の出血部位と臨床症状

	被殻出血	視床出血	小脳出血	橋出血	皮質下出血
出血原因	中膜壊死・小脳動脈瘤	中膜壊死・小脳動脈瘤	中膜壊死・小脳動脈瘤	中膜壊死・小脳動脈瘤 血管腫	AVM・血管腫 アミロイドアンギオパチー
麻痺	片麻痺	片麻痺	(−)	四肢麻痺	出血部位により(+)
瞳孔 反応	正常大 対光反射(+)	縮瞳 対光反射(−)または低下	正常大 対光反射(+)	縮瞳 対光反射(+)	正常大 対光反射(+)
眼位	水平共同偏視（病巣側）	下方共同偏視（鼻先凝視）	水平共同偏視（病巣反対側）	正中固定 (ocular bobbing)	水平共同偏視 (−)～(+)
Horner徴候	(−)	(+)	(−)	(+)	(−)
半盲	(−)～(+)	(−)～(+)	(−)	(−)	(−)～(+)
顔面神経麻痺	反対側（中枢性）	反対側（中枢性）	同側：軽度（末梢性）	同側（末梢性）	反対側（中枢性）
感覚障害	(+)	(+)	(−)	(+)	出血部位により(+)
体幹失調	(−)	(−)	(+)	(−)	(−)
発症時意識障害	(−)	(−)	(−)	(+)	(−)

グリセオールを使用する．

血圧管理に関して異常高血圧が血腫増大を促進するか否か結論は出ていないが，発症6時間以内で収縮期200 mmHgを超えるような血圧上昇が続くと血腫が増大することを少なからず経験するので，血腫増大防止には降圧が必要である．降圧目標は治療開始前の2割減とする．

手術適応は被殻出血，小脳出血，皮質下出血にあるとされるが，機能予後をみると内科的治療例と外科的治療例で差がなく，外科治療の優位性は疑問視されている．現在最もよく手術適応に当てはまるのは小脳出血だけと思われ，他の部位の出血で手術の対象となるのは意識障害が強く内科的治療では生命予後が悪いと予測される例である．

■脳梗塞の症状・所見・検査と初期治療

1）症状，所見

脳梗塞はアテローム血栓性脳梗塞と心原性脳塞栓，ラクナ梗塞に分けられる．

a）特徴

① アテローム血栓性脳梗塞：早朝または起床時に症状が出現，進行がゆっくりで意識障害は軽い．生活習慣病をもつ高齢者に多い．

② 心原性脳塞栓：日中活動時に発症することが多い．症状はごく短時間で完成し高度の意識障害を示す．心疾患をもつものが多い．

③ ラクナ梗塞：夜間睡眠中に発症することが多い．意識障害は認めないことが多い．

b）閉塞した血管の支配領域により異なる症状

① 中大脳動脈：対側の片麻痺，感覚障害，同名半盲，Gerstman症候群

② 内頸動脈：amaurosis fugax，中大脳動脈の症状に準ず

③ 前大脳動脈：下肢の麻痺，精神症状，記名力障害

④ 椎骨・脳底動脈：意識障害，四肢麻痺，小脳症状

2）検査

a）頭部CT

発症後24時間以内は異常所見に乏しいが，脳出血と鑑別するために必要である．発症6時間程度で脳溝の消失，淡い低吸収域を認めることもあるが，24時間以降には低吸収域として描出される．心原性脳塞栓では灌流域に一致した皮質を含む広範な低吸収域を，アテローム血栓性脳梗塞では境界域や終末域に低吸収域をみる．ヘリカルCTではearly CT signとして発症早期に中大脳動脈主幹部が高吸収域として描出されることがある．

b）MRI

超急性期には通常MRIでの異常所見の描出は困難である．発症24時間ほどでT1強調画像で低信号域，T2強調画像で高信号域を示す．拡散強調画像では発症6時間ほどで梗塞巣を高信号として確認できる．

c）MRA

閉塞血管を同定する．

3）初期治療

初期治療の目的は頭蓋内圧亢進の防止とペナンブラ領域の保護，血行再建である．頭蓋内圧亢進に対しては高浸透圧利尿剤のグリセオール，マンニトールを使用する．

アテローム血栓性脳梗塞の抗凝固療法として選択的抗トロンビン薬のアルガトロバン（スロンノン®），抗血小板療法として選択的トロンボキサンA2阻害薬オザグレルナトリウム（カタクロット®）を使用する．フリーラジカルスカベンジャーのエダラボン（ラジカット®）は梗塞巣周辺のペナンブラ領域に保護作用があるとして使用される．

脳梗塞も発症時に異常血圧上昇を示すが，脳の自動調節能は破壊されており，脳血流は血圧に依存しているため積極的に降圧すると脳灌流量が低下しペナンブラ領域は障害される．そのため降圧は禁忌である．

心原性脳塞栓の血行再建を目的とした内科的治療法として血栓溶解療法を行う施設がある．ウロキナーゼ，組織プラスミノーゲンアクチベーター（t-PA）を投与する．ただしt-PAは脳梗塞の保険適用外である．この治療で最も重要なことは，発症6時間以内に治療開始することである．再開通が遅れると出血性脳梗塞となり病態は一挙に悪

化することが多い．

外科的治療法としてアテローム血栓性脳梗塞に対してSTA-MCA（浅側頭動脈-中大脳動脈）吻合術，心原性脳塞栓の頭蓋内圧亢進に対して外減圧術がある．

ポイント

- ●くも膜下出血のポイント
- ・突然の激しい頭痛を訴える患者をみたらくも膜下出血を考える．
- ・頭部CTで出血を確認する．確認できなくても強く疑ったら腰椎穿刺を行い血性髄液かキサントクロミーを証明する．
- ・頭痛に対して鎮痛を，必要であれば鎮静をする．異常な高血圧は降圧する．
- ・診断確定したら脳神経外科専門医と相談し治療方針を決定する．
- ・痛みやストレスを伴う検査は必要最低限とし不必要な刺激を与えてはならない．再出血予防が治療の第一歩である．
- ●脳出血のポイント
- ・局所神経症状が出現し脳出血を疑ったら頭部CTを行う．
- ・発症早期の血圧管理が最も重要である．治療前の血圧の8割程度に降圧する．
- ・脳ヘルニア予防にグリセオール，マンニトールを投与する．
- ・患者を漫然と診ていてはならない．症状は刻々と変化している．画像だけに頼らず定期的に自分で診察し症状変化を把握することが重要である．
- ●脳梗塞のポイント
- ・脳梗塞を疑ったら頭部CTを行う．発症早期に異常は出現しないが脳出血との鑑別に必要である．
- ・発症早期の降圧は禁忌である．
- ・確定診断後は神経内科専門医に相談，治療方針を決定する．
- ・発症6時間以内の脳塞栓は脳神経外科や神経内科専門医に連絡し血栓溶解療法の可能性を検討する．

◆文献

1) Bastianello S, Pierallini A, Colonnese C, et al：Hyperdense middle cerebral artery CT sign：comparison with angiography in the acute phase of ischemic supratentorial infarction. Neuroradiology 33：207-211, 1991
2) 橋本洋一郎, 松浦　豊, 寺崎修司：出血部位と神経症候, 出血性脳血管障害. In 山浦　晶, 児玉南海雄（編）：脳神経外科学大系 8. pp 48-59, 中山書店, 2004
3) 宝金清博, 鹿野　恒：急性期患者管理, 出血性脳血管障害. In 山浦　晶, 児玉南海雄（編）：脳神経外科学大系 8. pp 84-93, 中山書店, 2004
4) 森脇龍太郎, 堤　晴彦：救命救急センターにおける病態把握と初期治療. 救急医学 24：126-134, 2000
5) 吉峰俊樹, 上島弘嗣, 大木堯史, 他：科学的根拠に基づくくも膜下出血診療ガイドライン. 日本脳卒中の外科学会機関誌 31巻増刊号（Ⅰ）. 2003

5 急性呼吸不全

和歌山県立医科大学 救急集中治療部　篠﨑正博

病態

　呼吸不全とは，呼吸機能障害のために肺でのガス交換が障害され，生体の組織が正常な機能を営めない状態と定義されている．呼吸不全の基準は安静時に空気呼吸してPao_2が60 mmHg以下となる呼吸機能障害またはそれに相当する異常状態であり，$Paco_2$が45 mmHg未満をI型呼吸不全，45 mmHg以上をII型呼吸不全と分類されている．I型は肺における酸素化障害であり，II型は換気障害を伴う呼吸障害である．急性呼吸不全とは急激に発症した呼吸不全であり，発症1ヵ月以内であると定義される．

　急性呼吸不全の病態として，①肺胞低換気，②肺内シャント，③換気血流比の不均等分布，④拡散障害の4つが挙げられる．

1）肺胞低換気

　換気が十分でなく，二酸化炭素の肺胞からの排泄が障害され，また肺胞での酸素分圧が低下するためにPao_2の低下および$Paco_2$の上昇となり，呼吸不全の分類からはII型となる．肺胞低換気は，分時換気量の低下や死腔の増加によって生じる．また，マスクや人工呼吸器の呼吸回路などで生じる機械的死腔も肺胞低換気の原因となる．

2）肺内シャント

　気管支などが喀痰や異物などで閉塞され無気肺になると，肺胞毛細血管を流れる静脈血はガス交換がなされず，静脈血のまま酸素化されない血液が肺静脈へ流入し，Pao_2を低下させる．肺内シャントでは二酸化炭素の排泄もわずかに障害されるが，低酸素血による刺激で分時換気量が増加することにより，二酸化炭素の排泄は増加し，$Paco_2$はむしろ低下することが多い．しかしながら，多くの気管支が閉塞され，換気量が低下すれば肺胞低換気に分類される．

3）換気血流比の不均等分布

　肺でのガス交換は，肺胞換気(V_A)4 l/分，肺胞血流量(Q)5 l/分，個々の肺胞での換気血流比(V_A/Q)も4対5(0.8)であれば肺胞でのガス交換が最もよいことが知られている．しかしながら，病的肺では換気血流比が0(無気肺，肺内シャント)から無限大(死腔)まで生じ，V_A/Q比が特に0～1.0ではシャント様効果といわれ，肺胞での酸素化が障害される．V_A/Q比の不均等分布では，100％酸素を吸入させると，肺胞に十分な酸素が行きわたるために肺毛細血管では酸素化が改善され，Pao_2は上昇する．

4）拡散障害

　大きな気管支では換気により酸素分子は移動するが，末梢気管支では換気ではなく分子運動で肺胞および血液中に移動する．拡散障害が生じると酸素は肺胞へ達せず，肺胞での酸素化は障害されるが，二酸化炭素は拡散能力が酸素より約20倍大きいために拡散障害の影響を受け難い．肺線維症や肺胞蛋白症などは拡散障害により呼吸不全となるとされているが，肺線維症は換気血流不均等分布，および肺胞蛋白症は肺内シャントとして計測されるために，臨床ではこの概念は無視できる．

　肺胞換気量，死腔率，肺内シャント率，換気血流量不均等分布および拡散率などの測定は可能であるが，複雑で手間がかかる．動脈血ガス分析と酸素吸入から呼吸不全の病態を鑑別する方法および治療法を図VII-9に示す．動脈血ガス分析で

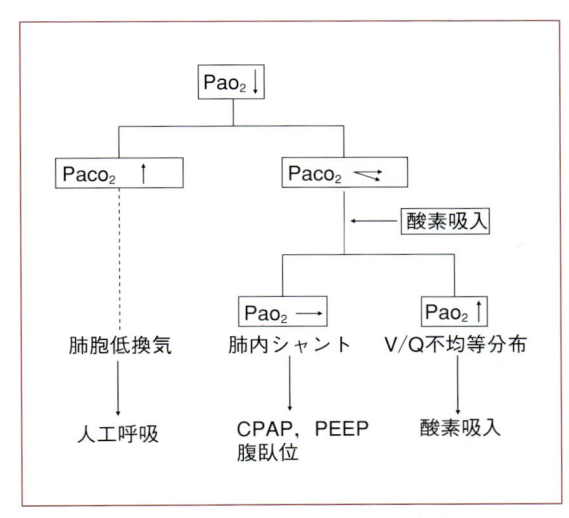

図VII-9 呼吸不全の原因の鑑別法と治療法

Pao_2 が低く $Paco_2$ が高ければ肺胞低換気である．$Paco_2$ が正常あるいは 40 mmHg 以下であり，酸素吸入下での Pao_2 増加が認められれば換気血流量不均等分布であり，Pao_2 の増加がわずかであれば肺内シャントである．

呼吸不全の原因となる内因性および外因性疾患を表VII-17 に示す．

症状・所見・検査

■呼吸不全の症状および所見

急性呼吸不全患者では呼吸困難を訴えることが多いが，表VII-17 に示すように原因疾患が多彩であるために随伴症状として，意識障害，心肺停止，呼吸停止，チョークサイン，起坐呼吸，異常な呼吸(過呼吸，頻呼吸，徐呼吸など)，異常な呼吸様式(努力性呼吸，陥没呼吸，フレイルチェスト)，胸痛などの種々の症状を呈する(表VII-18)．これらの症状や胸部の打診，聴診から急性呼吸不全の原因疾患を鑑別し(表VII-19)，急性呼吸不全の低酸素血症の治療を早急に行うことができれば，救命率の向上につながる．

■検査

1) 動脈血ガス分析

動脈血ガス分析は急性呼吸不全の診断および治療に必要である．また，$Paco_2$ の増加が代謝性アルカローシスの代償によるものか，II型の呼吸不全によるものかを鑑別できる．

表VII-17 呼吸不全の病態とその原因となる内因性および外因性疾患

病態	内因性疾患	外因性疾患
肺胞低換気	・脳疾患(脳血管障害，脳腫瘍，Guillain-Barré 症候群，ポリオ，ALS，横隔神経麻痺) ・呼吸筋障害(筋ジストロフィー，多発筋炎，重症筋無力症) ・胸腔内占拠(重度の気胸・血胸) ・気道の障害(喉頭けいれん，喉頭浮腫，舌根低下，上気道腫瘍，喘息重積発作) ・肺実質障害(肺線維症，肺気腫) ・死腔の増加(COPD，ARDS，肺塞栓症，ショック)	・脳疾患(頭部外傷) ・神経脊髄疾患(脊髄損傷) ・呼吸筋障害(破傷風) ・胸腔内占拠(重度の気胸・血胸) ・気道の閉塞(気道異物) ・肺実質障害(肺挫傷) ・薬物・毒物中毒(催眠薬，鎮静薬，鎮痛薬，筋弛緩薬，サリン，VX ガス，ボツリヌス中毒)
肺内シャント	・気道の障害(気管，気管支閉塞) ・肺実質障害(肺水腫，肺炎，背側性無気肺)	・気道の障害(気管，気管支閉塞) ・肺実質障害(肺挫傷，肺胞出血)
換気血流量の不均等分布	・胸郭の異常(亀背，胸郭形成術後，横隔神経麻痺，横隔膜挙上) ・胸腔内占拠(重度胸水貯留) ・気道の障害(喘息) ・肺実質障害(肺炎，肺水腫，肺気腫，肺うっ血)	・胸郭の異常(フレイルチェスト，横隔膜破裂) ・胸腔内占拠(重度の気胸・血胸)
拡散障害	・肺障害(肺胞蛋白症，肺線維症) ・血液疾患(鎌状赤血球症)	・肺障害(肺胞出血)

表VII-18 随伴症状からみた呼吸困難の原因

- 意識障害：CO_2ナルコーシス，低酸素血症，ショック，心停止
- チアノーゼ：低酸素血症
- チョークサイン：窒息
- 起坐呼吸：呼吸不全，心不全
- 陥没呼吸：上気道閉塞，声門浮腫，肺水腫，肺線維症
- フレイルチェスト：多発肋骨骨折
- 頸動脈怒張：緊張性気胸，心不全，心タンポナーデ
- 過換気：肺炎，敗血症，肺動脈血栓塞栓症，間質性肺疾患
- 吸気性喘鳴：気管支喘息，心臓喘息，COPD，慢性気管支炎，肺気腫
- 呼気性喘鳴：気管支異物，仮性クループ，喉頭蓋炎，気管・気管支腫瘍，縦隔腫瘍
- 咳嗽，喀痰，発熱：肺炎，肺化膿症
- 咳嗽，喀痰：びまん性細気管支炎
- 泡沫血痰：肺水腫（敗血症，急性心筋梗塞，脳圧亢進）
- 血痰，喀血：肺癌，気管支拡張症，肺結核
- 胸痛：肺動脈血栓塞栓症，気胸，胸膜炎，狭心症，心筋梗塞，急性大動脈解離
- 下腿浮腫：心不全

表VII-19 胸部の打診，聴診の異常からみた急性呼吸不全の原因疾患

胸部打診	・鼓音（気胸） ・濁音（胸水，血胸，横隔膜挙上）
胸部の聴診	・荒い湿性ラ音（肺水腫，肺炎，気管支炎） ・細かい湿性ラ音（間質性肺炎，肺線維症） ・荒い乾性ラ音（舌根沈下，上気道異物） ・細かい乾性ラ音（気管支喘息，心臓喘息） ・呼吸音減弱（肺気腫，喘息重積発作） ・呼吸音消失（無呼吸，気道閉塞，無気肺） ・胸膜摩擦音（胸膜炎）

呼吸管理中のPao_2はパルスオキシメーターの非観血的な持続モニターにより推測できる．

2）心電図検査

心筋梗塞を含む虚血性心疾患，心不全の原因となる不整脈の検索に心電図検査は必要である．また，心電図モニターは呼吸不全の低酸素血症や高二酸化炭素血症などによる不整脈，頻脈，徐脈，心静止などの変化をとらえることができるために必須である．

3）胸部単純X線撮影

胸部単純X線所見は急性呼吸不全の原因疾患の診断に必須であり，多くの情報を提供する．胸郭異常陰影として肋骨骨折，胸郭変形，横隔膜破裂，横隔膜挙上，横隔膜ヘルニア，胸腔内異常陰影として気胸，胸水，血胸，および肺実質異常陰影として無気肺，肺炎，肺水腫，肺腫瘍，肺膿瘍などが診断可能であり，必須の検査である．

4）CT撮影

胸部X線所見より詳細な病変が描出される．背側性無気肺，肺動脈塞栓（造影ヘリカルCT）はX線単純撮影では得られない所見である．

5）超音波検査

超音波検査は急性呼吸不全の原因となる胸腔内の貯留液，心タンポナーデ，心機能などの検査ができるために有用である．

初期治療

急性呼吸不全では，初期治療で低酸素血症に対する適切な処置を行い，心停止になるのを防止しなければならない．

■気道確保

気道閉塞があれば直ちに用手あるいは経鼻エアウェイによる気道確保を行う．異物による気道閉塞があれば，喉頭鏡マギール鉗子を用いて異物を除去する．最も確実な気道確保は気管挿管であり，wet lungや人工呼吸が必要な場合に適応となる．

異物，腫瘍などの上気道閉塞で気管挿管ができない場合には，輪状甲状間膜切開あるいは輪状甲状間膜穿刺を行う．

■酸素吸入

患者の病態に応じて酸素を投与する．急性呼吸不全患者では，Pao_2が80 mmHgから100 mmHg，Spo_2が97〜98%が得られるようにす

```
                  低酸素血症
                （Pao₂＜60 mmHg）
         ┌─────────────┴─────────────┐
  Paco₂≦40 mmHg                Paco₂＞50 mmHg
         ↓                             ↓
    鼻カニューレ
   Pao₂＜60 mmHg
         ↓                     気管挿管，人工
    酸素マスク                  呼吸（PEEP）
   Pao₂＜60 mmHg  ────→        Pao₂＜60 mmHg
         ↓           Pao₂＜60 mmHg    ↓
   リザーバー付き              原因疾患に対する治療
    酸素マスク                  Pao₂＜50 mmHg
   Pao₂＜60 mmHg                     ↓
         ↓
      NPPV                       ECLA，PCPS
```

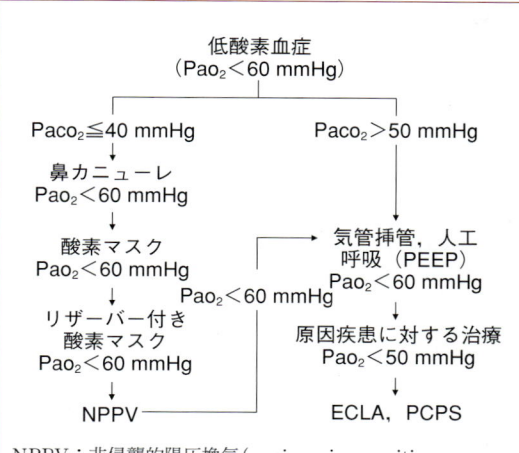

NPPV：非侵襲的陽圧換気(noninvasive positive pressure ventilation)
PEEP：呼気終末陽圧(positive end-expiratory pressure)
ECLA：人工肺補助(extra-corporeal lung assist)
PCPS：経皮的心肺補助(percutaneous cardio-pulmonary support)

図VII-10　急性呼吸不全に対する酸素療法の手順

る．吸入酸素濃度は鼻カニューレ＜フェイスマスク＜リザーバーマスクの順に効率がよくなるので，Pao_2 あるいは Spo_2 をみながら適切な方法を選択する(図VII-10)．

一方，慢性呼吸不全の急性増悪患者では低濃度酸素から吸入させる必要があり，吸入酸素濃度が規定できるベンチュリーマスクが有効である．加湿を十分したい患者に対しては，加温式ジェットネブライザーを付けた酸素流量計に蛇管を接続したマスクを用いる．

■人工呼吸

酸素吸入でも Pao_2 が改善しない場合は呼気終末陽圧(positive end-expiratory pressure；PEEP)による人工呼吸を行う．意識が明瞭であれば非侵襲的陽圧換気(noninvasive positive pressure ventilation；NPPV)も適応できるが，有効性は確立されておらず，喀痰が多い症例(wet lung)あるいは呼吸不全が改善しない場合には，いつでも気管挿管による人工呼吸の準備をしておかなければならない．

人工呼吸は無呼吸では調節呼吸で行うが，自発呼吸がある場合にはできるだけ補助呼吸を行う．圧調節(PCV)，量調節(VCV)，圧補助呼吸(PSV)，SIMV などの呼吸モードがあるが，どの呼吸モードが呼吸不全の治療に有効であるかのエビデンスはない．肺の過膨張は肺を障害し，ARDS 症例の予後を悪化させる．人工呼吸器の設定は 1 回換気量が 6～10 ml/kg を超えないように，また気道内圧が 35 cm H_2O 以下に設定することが推奨される．

換気量低下による $Paco_2$ の増加は頭蓋内圧亢進症状の危険性がない場合には容認できる(permissive hypercapnia)と報告されている．その上限は明らかではないが，pH＞7.2，$Paco_2$＜80 mmHg を目安とする．

■人工肺補助あるいは経皮的心肺補助

F_{IO_2} 1.0 の人工呼吸でも，Pao_2 が 50 mmHg 以下では人工肺補助(extra-corporeal lung assist；ECLA)，あるいは経皮的心肺補助(percutaneous cardiopulmonary support；PCPS)の適応となる．

肺動脈血栓塞栓症でショック状態になった症例あるいは人工呼吸ができない症例などは PCPS の適応となる．しかし，ECLA および PCPS は ARDS などの急性呼吸不全に対して有効であるというエビデンスはない．

■原因疾患に対する緊急処置

急性呼吸不全で人工呼吸の対処療法が有効でなく，原疾患に対する緊急処置が優先する疾患として，気道異物，緊張性気胸，急性肺動脈血栓塞栓症などがある．

1) 上気道閉塞

気道異物に対して，喉頭鏡を用いたマギール鉗子による異物除去を行う．マギール鉗子での異物除去が困難な場合，上気道の腫瘍や喉頭蓋炎，喉頭浮腫などで気管挿管ができない場合には，輪状甲状間膜切開あるいはミニトラック II による輪状甲状間膜穿刺により気道を確保する．

2) 緊張性気胸

緊張性気胸では，陽圧呼吸で緊張性気胸を増悪させるために，気管挿管と陽圧呼吸を行う前に緊急の胸腔内穿刺あるいはドレナージを施行する．

3) 肺動脈血栓塞栓症

肺動脈血栓塞栓症で酸素吸入でも Pao_2 が改善しない場合やショックを伴っている場合では経皮的心肺補助(PCPS)の適応となる．

ポイント

- 急性呼吸不全の病態は $Pao_2 < 60$ mmHg であり，緊急に低酸素を改善しなければならない．
- 換気不全を伴っていれば人工呼吸の適応となる．
- 換気不全がなければ($Paco_2$ が正常であれば)，酸素吸入を行う．
- 酸素吸入は適切な方法を選択して，Pao_2 を 80〜100 mmHg に保つ．
- 酸素吸入で $Pao_2 < 60$ mmHg であれば，NPPV あるいは人工呼吸で気道内圧を上げる．
- 人工呼吸では 1 回換気量を 6〜10 ml/kg 以下，気道内圧を 35 cm H_2O 以下とする．
- 気管挿管ができない上気道閉塞では輪状甲状間膜切開・穿刺，緊張性気胸では胸腔内ドレナージ，呼吸管理が有効でない肺動脈血栓塞栓症では PCPS の緊急処置を行う．

◆文献

1) 厚生省特定疾患「呼吸不全」調査研究班：呼吸不全―診断と治療のためのガイドライン，1996
2) Sasoon CSH: Noninvasive positive-pressure ventilation in acute respiratory failure: Review of reported experience with special attention to use during weaning. Respir Care 40: 282-288, 1995
3) Amato MB, Barbas CS, Mederios DM, et al: Beneficial effects of the "open lung approach" with low distending pressures in acute respiratory distress syndrome. A prospective randomized study on mechanical ventilation. Am J Respir Crit Care Med 152: 1835-1846, 1995
4) The Acute Respiratory Distress Syndrome Network: Ventilation with lower tidal volumes as compared with traditional tidal volumes for acute lung injury and the acute respiratory distress syndrome. N Engl J Med 342: 1301-1308, 2000
5) Stewart TE, Meade MO, Cook DJ, et al: Evaluation of a ventilation strategy to prevent barotraumas in patients at high risk for acute respiratory distress syndrome pressure-and volume-limited ventilation strategy group. N Engl J Med 338: 355-361, 1998
6) Hickling KG, Enderson SJ, Jackson R: Low mortality associated with low tidal ventilation with permissive hypercapnia in severe adult respiratoy distress syndrome. Intensive Care Med 16: 372-377, 1990
7) 日本呼吸療法医学会人工呼吸安全対策委員会：人工呼吸器安全使用のための指針. 人工呼吸 18: 39-52, 2001
8) 久木田一朗，堂籠 博，内村龍一郎：ECLA および PCPS. 救急医学 27: 1871-1875, 2003

6 急性心不全

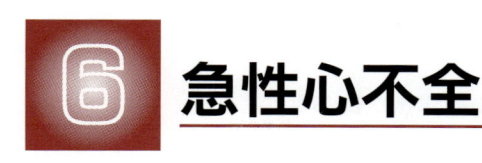

春日部市立病院 診療部　有馬　健

　急性心不全は救急の現場で頻繁に遭遇する病態である．臨床的には急性心不全と慢性心不全の急性増悪は，治療においては共通の部分も多い．このため，ここでは両者を含めて述べる．

心不全の分類

■急性心不全，慢性心不全

1）急性心不全
　急性の心室ポンプ機能の低下により全身の酸素需要をまかなえなくなった状態．

2）慢性心不全
　あらゆる心疾患の終末像ととらえることができる．

■収縮機能不全，拡張機能不全

　一般に心不全というと収縮機能低下によるものと考えられてきた．しかし収縮機能が正常で，拡張機能の低下により，肺うっ血などの心不全症状を呈する拡張不全と呼ばれる状態も多いことが明らかになってきた．

■左心不全，右心不全，両心不全

1）左心不全
　種々の原因により左心の拍出量が低下した状態であり，左心から血液が駆出されないため右心系からの血液は肺にうっ滞する．

2）右心不全
・右室梗塞：右冠状動脈の近位部閉塞により起こるが，この際ショックとなっていれば通常の心不全の治療とは異なり，急速輸液が適応となる点に注意が必要である．
・肺塞栓：最も多いのは下肢の静脈血栓が遊離し肺動脈を閉塞する肺血栓塞栓症である．ほとんど無症状の軽症のものから突然死を起こすものまである．
・肺高血圧症（一次性，二次性）：原発性肺高血圧症や慢性肺疾患による肺高血圧症など．
・三尖弁・肺動脈弁疾患
・シャント疾患：心房中隔欠損などの先天性疾患や，急性心筋梗塞に併発した心室中隔穿孔など．

3）両心不全
　左心不全により肺うっ血が起こり，右心の後負荷が増大し，右心不全が起きた状態．

原因

■心機能低下

1）虚血性心疾患
・心筋梗塞：冠状動脈閉塞により支配領域の壊死が起こりポンプ機能が低下するために起こる．通常は広範囲の梗塞に伴って起きるが，陳旧性心筋梗塞例などで元から心機能が悪い例では，小梗塞の再発でも発症する．また，乳頭筋断裂，心室中隔穿孔を合併した例では外科的修復を行わないと救命は困難である．一方，乳頭筋が断裂には至らない乳頭筋機能不全例では，僧帽弁逆流の程度が軽く，経過中に改善することも多く保存的に治療できることが多い．
・狭心症：3枝病変をもつ症例などでは心機能低下により心不全が起こる．糖尿病患者などでは3枝病変があっても胸痛を自覚しない無痛性心筋虚血例も多く，このような例が心不全を呈すること

もある．

2）弁膜症

通常，弁膜症による心不全はゆっくりと進行するが，大動脈疾患は心不全の症状が出始めると，進行が急速であり，早期に手術を行わないと予後が悪い．

3）心筋症
- 拡張型心筋症
- 肥大型心筋症：通常，心機能は保たれるが，経過中に拡張型心筋症様の病状を呈する例がある．
- 拘束型心筋症：心筋の拡張障害により心不全を呈するが，稀な疾患である．

4）心筋炎

感冒様症状から発症し，重症型では心停止を含め重篤な心不全を呈することがある．急性期を乗り切れば心機能が回復する例が多くみられ，循環補助を含めた強力な治療を行うことがある．

5）たこつぼ心筋症

驚愕などにより発症し，老人の女性に多い．心基部のみ収縮が温存されるが，それ以外の左室運動が著明に障害される．ショックや心不全を呈することがあるが，急性期を乗り切れば，数日～数週間で回復することが多い．カテコールアミンや冠れん縮の影響が考えられている．

6）心膜疾患

心室の拡張が制限され心不全を呈する．
- 心タンポナーデ：心膜炎（ウイルス性，結核性，癌性），大動脈解離，外傷などによるものがある．
- 収縮性心膜炎：結核によるものが多く慢性の経過をとり，右心不全症状を呈する．

7）先天性心疾患

8）代謝性心筋疾患
- 甲状腺機能低下
- アミロイドーシス
- ヘモクロマトーシス

9）全身性疾患に伴うもの
- SLE
- サルコイドーシス

10）毒性物質，抗癌剤など

11）神経筋肉疾患

■調律異常

1）徐脈性

徐脈になると心臓は1回拍出量を増加させて心拍出量を保とうとするが，限界があり，心拍出量は減少する．
- 房室ブロック
- 洞不全症候群

2）頻拍性

ある程度以上頻脈となると拡張期が短くなり，心室充満が障害され，1回拍出量が減少し心不全を呈する．
- 心室性
- 上室性

■心臓への負荷の増大

1）高血圧

未治療の高血圧では後負荷の増大により心不全を呈することがある．

2）腎不全

尿量低下による容量負荷（前負荷）と高血圧により心不全をきたす．

3）水分過剰摂取・補液過多

ベースに心機能低下があるような症例では，少量の容量負荷でも心不全を呈することがある．

病態生理

■Frank-Starling の機序

心臓は一定の範囲の前負荷の増大に対しては1回拍出量の増大により対応する．しかしそれには自ずと限界があり，過度の負荷では破綻する．

■神経体液因子

1）レニン・アンジオテンシン（RA）系

心不全において血中のRA系だけでなく，心筋や血管局所における組織RA系が重要であることが明らかにされてきた．心不全による交感神経の緊張は血中RA系を活性化させ，血圧は上昇し，腎における水・ナトリウムの再吸収が促進される．心筋の機械的負荷は心筋細胞でのアンジオテンシンII産生を促進し，これがAT1受容体に作用し肥大を形成する．心筋肥大による酸素需要量増大は，心筋虚血を助長する．一方，アンジオテンシンIIは心筋間質の線維芽細胞増殖，コラーゲンの産生増加，コラーゲン分解抑制により，心筋間質の線維化を促進する．心筋間質の線維化は心筋コンプライアンスを低下させ拡張機能障害を招く．

2）交感神経

心不全・心原性ショックにおける交感神経興奮は，β作用による心拍出増大，α作用による皮膚などより重要臓器への血流再分布，腎の傍糸球体細胞のβ受容体を介しRA系を活性化し血管収縮，体液の増加をもたらす．このように初期には交感神経系は代償機序として働いている．長期間β受容体をカテコールアミンで刺激すると受容体数の減少（down regulation）が起こる．$\beta 1$受容体の刺激はアポトーシスを誘発する

3）エンドセリン

強力な血管収縮作用を有するペプチドで，ET-1，ET-2，ET-3がある．ET-1は慢性心不全患者において心不全の重症度に伴い上昇する．

4）ナトリウム利尿ペプチド

心臓由来のペプチドホルモンには，主に心房から分泌されるANP（atrial natriuretic peptide），主に心室から分泌されるBNP（brain natriuretic peptide）がある．前負荷の上昇，心筋障害などに伴い分泌される．血管に対しては直接拡張性に働き，RA系，交感神経系，ET-1を抑制する．さらに腎においては利尿性に働く．

症状

■呼吸困難

左心不全による肺うっ血の症状である．

1）労作時息切れ・呼吸困難

安静時には症状がないが，運動により出現する状態．

2）心臓喘息（喘息様喘鳴）

肺水腫の初期に間質の浮腫が起こり，気道を圧迫し，喘息用の聴診所見を呈することがあり，心臓喘息といわれている．

3）夜間発作性呼吸困難

夜間臥床すると静脈還流が増え，心不全が増悪して呼吸困難が出現する．

4）起座呼吸

肺水腫が起こった患者では上半身を起こすと静脈還流が減少し呼吸困難が軽減する．このため，患者は臥位とならず起座位となる．

■浮腫

右心不全の症状であり，下腿，顔面などに多いが，臥床患者では体幹背側に出現する．

■頸静脈怒張

右心不全の症状である．静脈圧上昇により経静脈が怒張する．重症例では半臥位でも怒張がみられることがある．

■肝腫大

右心不全の症状．

■夜間頻尿

心拍出量が減少すると腎血流は比較的早期に減少する．夜間になり多臓器の必要量が減少すると腎血流が増加し，尿量が増加し頻尿となる．

■乏尿

心拍出量減少の程度が強く，ショック状態になると腎血流が著明に低下し乏尿となる．

診断

■意識，バイタルサイン

まず意識があるか，ショックになっていないかをチェックする．高血圧が原因の心不全では血圧は上昇していることもある．

■モニター心電図，12誘導心電図

急性心不全では即座にモニター心電図を付け，徐脈性不整脈や心室性頻拍などの致死的不整脈の出現に注意する．

■病歴聴取

迅速で詳細な病歴の聴取は診断の大きな手がかりとなる．いつごろから症状があるのか，程度はどうか，胸痛や意識消失など随伴症状がないか，など．

■聴診

肺水腫による湿性ラ音を聴取する．Killip分類（表VII-20）は本来急性心筋梗塞症に用いられるも

表VII-20 Killip 分類

class I	心不全の徴候なし
class II	軽症～中等度心不全
class III	肺水腫：ラ音聴取域が全肺野の50％未満
class IV	心原性ショック：血圧90 mmHg以下，尿量減少，チアノーゼ，冷たく湿った皮膚，意識障害を伴う

のであるが，急性心不全の初期判断としても，聴診器と血圧計があれば決められ，簡便で有用である．弁膜症の雑音や，心筋梗塞に伴う乳糖筋断裂・機能不全，心室中隔穿孔による収縮期雑音なども注意して聴診する．

■胸部X線写真

肺水腫による肺うっ血や，心拡大，胸水貯留などが確認できる．診療にあたってはその経過を比較することが重要である．X線の条件の違いにも注意をしないと誤った判断をしかねない．また，合併する肺炎像などにも注意を要する．

■ガス分析

肺水腫により呼吸状態が悪ければ即座にガス分析を行うべきであるが，急性心筋梗塞で血栓溶解療法を行う場合は，血腫を作り神経麻痺が起こることもあるので注意が必要である．

■心エコー

急性心筋梗塞においては，梗塞局所の壁運動の低下を認める．陳旧性心筋梗塞がある患者では左室瘤などが確認されることも珍しくない．乳頭筋の機能不全・断裂，心室中隔穿孔などもドプラによって確認される．左室自由壁破裂例でもウージングタイプであれば，即座に心停止とはならず，心エコーで心嚢内の血液が確認される．弁膜疾患の診断にも心エコーは欠かせない．拡張型心筋症では全般的な左室壁運動の低下を認める．心筋炎でも拡張型心筋症様の所見を示すことが多い．たこつぼ心筋症では心基部のみの動きは温存されるが，前壁から中隔，下壁にかけて壁運動が障害される．肺塞栓では，右室の著明な拡張と収縮低下がみられる．

■Swan-Ganz カテーテル

Swan-Ganz カテーテルは血行動態を知るうえで，大変役に立つ．このデータに基づき，Forrester 分類を使用して治療方針を決めていくのは重症例の管理に欠かせない．しかし，すべての急性心不全患者に必要というわけではなく，重症例に限って使用すべきである．また，急性肺水腫で入院してきたばかりで起座位でいる患者を，Swan-Ganz カテーテルを入れるからといって無理やりカテ台に寝かせるようなことをしてはいけない．呼吸状態が悪化し，生命の危険がある．このような患者は，まず利尿を図り状態を安定化させる．そのうえで必要なら Swan-Ganz カテーテルを挿入する．どうしても最初から Swan-Ganz カテーテルを使用したいというのであれば，気管内挿管して人工呼吸を行い，呼吸状態を安定化させてから行う必要がある．

■冠状動脈造影（CAG）

胸痛を伴い連続した2誘導以上のST上昇もしくは新たに出現した脚ブロックを認めた場合は，急性心筋梗塞を考慮し緊急冠状動脈造影を行う．ただし，必要に応じ気管内挿管して人工呼吸を行うなどの対策をとってから行わないと，臥位にしただけで急変の可能性がある．さらに，必要ならIABP，PCPS による循環補助を行ったうえでCAG を行う．虚血性の心不全でも急性心筋梗塞でなければ，通常は薬物などにより循環補助を行い血行動態の安定を図ったうえでCAG を行う．もしどうしても必要なら循環補助下の CAG を考慮する．

■心筋シンチ

心筋虚血の有無，駆出率の測定などに有用．ただし，3枝病変であると虚血の検出率が低下することに注意を要する．通常は虚血が疑われる症例に対し心不全が落ち着いた後に施行する．

治療：急性期

日本循環器学会よりガイドラインが示されている．

■体位

Fowler 位（ベッドをギャッジアップし上半身を起こした状態），起座位患者では起座位のままとする．これにより下半身よりの静脈還流を減らし，前負荷の軽減を図る．

■酸素投与

SPO_2 95% 程度を目標に酸素投与を行う．多量の酸素投与時にはリザーバー付きの酸素マスクを使用しないと高濃度の酸素投与はできない．高濃度酸素を投与しても SPO_2 90%（酸素分圧 60 mmHg）を維持できなければ気管内挿管し人工呼吸を行う必要がある．その際，5～15 cm 水柱の PEEP をかける．これは，肺胞内に水分が漏出するのを防ぐ効果もある．ただし，極度に心機能が低下していると，PEEP をかけた途端に血圧が低下する症例があるので，注意を要する．慢性呼吸不全のある患者ではナルコーシスに注意しなくてはならないが，ナルコーシスを恐れるあまり低酸素を放置してはならない．慢性呼吸不全の患者では低酸素に慣れていることが多いが，心不全を合併し酸素分圧 60 mmHg を維持できず，呼吸苦が強ければ気管内挿管し人工呼吸を行う必要がある．

■水・ナトリウム制限

・まず緊急の場で気をつけなくてはならないのは，静脈路確保後に不用意に急激な輸液が行われないようにすることである．気がつくとボトルの 2/3 が入ってしまっていたなどということがないように注意する．このような患者の点滴確保は小児様のセットを用い，ルートキープ程度のスピードで開始する．

・入院患者などでは予定輸液量を大幅に減じる．

ルートの整理も必要である．

■経静脈的薬物療法

1) 利尿薬
・フロセミド：速効性のループ利尿薬で，静脈拡張作用もある．通常ボーラス投与を行う．ボーラス投与では尿量の変動が激しい場合に持続少量投与を行うこともあるが，近年はhANPがこの目的で使用され，尿量が低下した際にラシックスを補助的に使う方向になってきている．低カリウム血症，低ナトリウム血症は高頻度に起こる副作用であり，頻回の採血でチェックを行う必要がある．低カリウム血症はスピロノラクトンの併用である程度抑えることができる．

・スピロノラクトン：カリウム保持性利尿薬で単独での利尿作用は強くないが，ラシックスとの併用で使用されることが多い．

2) 硝酸薬
静脈拡張により前負荷を軽減する．ニトログリセリンを$0.05 \sim 0.1 \mu g/kg/$分で，硝酸イソソルビド$1.5 \sim 10 mg/$時間を点滴静注する．

3) カルペリチド(hANP)
心房より分泌されるhANP(human atrial natriuretic peptide)製剤であり，利尿作用と血管拡張作用がある．血圧低下に気をつければ，電解質異常などの副作用は少ない．$0.05 \mu g/kg/$分程度の少量から始める．重篤な血圧低下例，脱水例，右室梗塞例には禁忌．

4) カテコールアミン
強心作用を有する薬の代表であるが，強心作用を有する薬は長期予後の改善効果はなく，むしろ悪化させるとされている．このため，ショック例などに対しできるだけ短期間の使用とするのが原則である．

・ドブタミン：β作用が主でα作用はほとんどなく，血圧を上げる作用は弱い．このため，ショック例などではドブトレックスと併用されることも多い．

・ドブトレックス：β作用に加え，α作用を有する．α作用は投与量が多くなるほど顕著となる．このため，ショック例などでは頻用されている．

・ノルアドレナリン：$\beta 1$作用(心拍出増加，心拍数増加)に加え強いα作用を有する．$\beta 2$作用(筋肉などの血管拡張)を有さず，血管は強く収縮する．心筋酸素需要量を増加させるため，ドブトレックスで血圧が維持できないようなときのみ使用する．

5) ホスホジエステラーゼ(PDE)阻害薬
細胞内のcyclic AMPを増加させ狭心症作用に加え動静脈拡張作用も持っている．心筋酸素消費量を増加させにくく，肺動脈圧の低下作用もある．血圧低下と，心室頻拍などに注意を要する．カテコールアミンと同様，長期投与はむしろ予後を悪くするので，できるだけ短期間の使用とする．

・アムリノン　$5 \sim 15 \mu g/kg/$分
・オルプリノン　$0.1 \sim 0.3 \mu g/kg/$分
・ミルリノン　$0.25 \sim 0.75 \mu g/kg/$分

6) コルホルシンダロパート
細胞内アデニル酸シクラーゼを活性化し，強い心拍出量増加と血管拡張作用がある．高度の大動脈弁狭窄症・僧帽弁狭窄には禁忌．肥大型閉塞性心筋症も禁忌．重篤な頻拍性不整脈に注意．

■冠インターベンション
急性心筋梗塞による心不全では，可及的速やかに血流を再開通させることが重要である．現在ではステント留置が主流となっている．必要に応じIABPによる補助循環下に行う．さらにショックを伴った症例や，心停止を繰り返すような症例ではPCPS下のインターベンションが必要となる．

■機械的補助

1) IABP(大動脈内バルーンパンピング)
大腿動脈より挿入し，バルーンを左鎖骨下動脈分岐部直下に置き，拡張期に膨らませるものである．冠血流増加，後負荷の軽減効果がある．通常のタイプ以外にシャフトの中を通してカテーテル

を使用することのできる吉岡式があり，PCPS使用時などには重宝する．

2) PCPS（経皮的心肺補助装置）

通常，大腿静脈より挿入したカニューレを用い遠心ポンプで脱血を行い，人工肺により酸素化を行って，大腿動脈より挿入したカニューレを用い送血する．VFを繰り返す例やカテコールアミンに反応しないショック例への血行再建術中の循環補助などに絶大な威力を発揮する．ただし，後負荷を増大させるため必要に応じIABPを併用する．PCPSの使用に当たって最も重要なのは導入の時期を逸しないことである．長時間の心肺蘇生の後に導入しても効果は小さい．合併症に挿入部からの出血や，下肢虚血などがある．通常の使用は1週間程度が限界であり，それ以上補助が必要であれば，補助人工心臓などが考慮される．

■体外循環による除水療法

1) ECUM（体外限外濾過：extracorporeal ultrafiltration method）

十分な薬物療法に反応しないうっ血例で電解質などに異常がない場合に考慮される．ただし，引きすぎると血圧低下や腎不全増悪が起こるので注意が必要である．

2) CHDF（持続濾過透析：continuous hemodiafiltration）

十分な薬物療法に反応しないうっ血例で電解質などに異常がある場合に考慮される．ECUMと同様，引きすぎると血圧低下や腎不全増悪が起こるので注意が必要である．

■瀉血

夜間などですぐに透析などを行えない状況下で，血圧が維持されていれば考慮されてよい．透析患者の溢水などでは時々行われる．この際，採血バッグに血液を採ることが重要である．瀉血により急激に血圧が下がってしまった場合など，すぐにその血液を輸血することができる．また，後日心不全が回復した後に必要があれば輸血することも可能である．

■ペーシング

徐脈性不整脈を合併した心不全ではペーシングにより脈拍を維持することは重要である．II度・III度房室ブロックではアトロピンは無効であり，経皮的ペーシングを使用したうえ，経静脈的ペーシングを行うことが推奨される．恒久型ペースメーカーの適応については，投与されていた薬物の影響による徐脈を除外してから判断する必要がある．

治療：回復期

急性期を乗り切ったら治療の主体は経口薬物療法に移行する．しかし，循環補助より離脱できない例や，心不全を繰り返す例では更なる療法が必要である．

■経口薬物療法

1) 利尿薬

・フロセミド：長期投与により電解質異常（低ナトリウム，低カリウム）が高頻度で起こるので定期的なチェックが必要である．20～40 mg/日
・ルプラック：強力な利尿薬であるが低カリウム血症を起こさず，使いやすい薬である．
・スピロノラクトン：アルドステロン拮抗薬であり，長期投与で死亡率を減少させることが証明されている．K保持性であり単独投与では高カリウム血症に注意が必要である．利尿効果はあまり強くなくフロセミドと併用することが多い．これによりカリウムの副作用が相殺される．25～50 mg/日
・サイアザイド：降圧剤として使用され単独での利尿作用はそれほど強くないが，ラシックスの効果が不十分なときに追加投与すると，利尿効果が増強する．

2) アンジオテンシン変換酵素阻害薬（ACEI）

複数の大規模臨床試験により生命予後改善効果

が示されており，心不全治療の第1選択薬である．空咳が比較的高頻度に出現し服用継続できないことがある．高カリウム血症にも注意を要する．また，腎保護効果も有するが，腎機能障害例では腎機能を悪化させることもあり，少量より慎重に投与する必要がある．
- エナラプリル：5～10 mg/日

3）アンジオテンシンⅡ拮抗薬（ARB）
咳嗽の副作用がなく，ACE阻害薬と同等の心不全改善効果を有する．また，ACE阻害薬投与患者へのARBの併用が予後を改善することが証明されている．
- ロサルタン　25～50 mg/日
- バルサルタン　40～80 mg/日
- カンデサルタン　4～8 mg/日

4）βブロッカー
長期予後を改善することが証明されている．特にαブロック作用を併せ持つカルベジロールの効果が著しい．投与は肺水腫などが改善し，dryな状態になってから，極少量より投与を開始し，徐脈，心不全に注意しながら，ゆっくりと漸増させる．入院中にカルベジロール1.25 mgもしくは2.5 mgから開始し，外来で2週間ごとにX線・心電図をチェックしながら増量し10～20 mgを維持量とする．
- カルベジロール：1.25～20 mg/日

5）ジギタリス
死亡率改善は示されていないが，QOLの改善効果はある．
- ジゴキシン　0.125～0.5 mg/日
- メチルジゴキシン　0.1～0.2 mg/日

■心臓再同期療法（cardiac resynchronization therapy；CRT）
左室の電導障害がある場合，左室の収縮のタイミングにズレが生じ効率が低下する．これを是正するために，右室と左室をペーシングし収縮のタイミングを同期させようとする治療である．

■VAS（ventricular assist system）
心臓移植へのブリッジというのが従来の評価であり，わが国での使用の意義は限られていた．しかし，近年生存率の向上により自己心拍の回復を目的としたVASの使用も試みられてきている．海外では体内完全植込型のVASが使用され始め，感染機会が減り，QOLの改善が図られている．

■外科的療法

1）左室縮小形成術（Batista手術，Dor手術）
拡大した左室を縫縮する治療法であるが，基本的には心移植までのブリッジ的役割が大きい．

2）心移植
本項では詳述しないが，わが国ではごく稀に行われるのみであることは周知のとおりである．

◆文献
1) 丸山幸夫，他：急性重症心不全治療ガイドライン（1998～1999年度合同研究班報告）．JPC Circ J 64（suppl IV）：1129, 2000
2) 鈴木知己，他：急性心不全と心原性ショック：病態と治療．In 篠山重威（編）：目でみる循環器病シリーズ2 心不全，ショック，改訂版．pp 128-139, メジカルビュー社, 2001
3) 矢尾板裕幸，丸山幸夫：急性心不全：循環器疾患最新の治療 2004-2005. pp 241-246, 南江堂, 2004

7 急性冠症候群

聖マリアンナ医科大学 救急医学　**明石勝也**

　急性冠症候群(acute coronary syndrome；ACS)とは，アテローム性動脈硬化によるプラーク(動脈硬化巣)の破綻とそれに引き続く血栓形成によって冠動脈の狭窄や閉塞が生じて発生する一連の臨床症候群，すなわち不安定狭心症，急性心筋梗塞，およびその延長線上にある心臓性突然死までを1つの病態として包括した用語であり，1992年にFusterらによって提唱された．ACSという概念が一般に受け入れられるようになった現在においても，不安定狭心症や急性心筋梗塞といった病名がなくなったわけではないが，それでもあえて急性冠症候群という言葉を用いるのは，これらが同じ病態で生じること，いずれも重症で緊急度の高い疾患群であること，心臓性突然死を除けば治療も基本的に同一であること，などといった理由からである．また，不安定狭心症，急性心筋梗塞および心臓性突然死のすべてをひっくるめて表現する用語が必要でもあった．

　歴史的にみると，CCU(coronary care unit)は虚血性心疾患の高い死亡率を何とか下げようと作られた施設であったが，急性心筋梗塞の治療だけではその目的を十分に果たすことができなかった．その理由は，急性心筋梗塞がいったん発症してしまうと，心原性ショックや心室細動をはじめとする致死性不整脈により病院到着までに心臓性突然死をきたす例が少なくなかったためである．そこで，CCUは急性心筋梗塞の治療はもちろんのこと，心筋梗塞に移行しやすい狭心症，すなわち不安定狭心症を同定し，治療することにより，心筋梗塞への移行を未然に防ぐ目的でも活用され始め，これによりCCUは当初の目的を達成できるようになってきた．虚血性心疾患の死亡率を下げ，心臓性突然死を減らすためには，不安定狭心症や急性心筋梗塞を一連の臨床症候群として認識し，治療する必要があったのである．

病態

　冠動脈プラークには酸化されたLDLコレステロールを取り込んだ泡沫細胞が集簇している．このプラークが徐々に大きく形成されていくと，当然プラークは脂質に富む(lipid rich)こととなる．またその脂質を覆う被膜は，内皮細胞領域の炎症性成分の存在により脆弱化して，破綻をきたしやすい不安定な病変となる．このプラークが破綻して血栓が形成されると，様々な程度に冠動脈血流を遮断する．Fusterらは，プラーク破綻により冠動脈が完全閉塞してしまうと急性心筋梗塞が生じ，狭窄だけで血流が少しでも残るようならば不安定狭心症が生じると説明している．

診断

　急性冠症候群の診断においては，問診，理学所見，血液生化学的検査，心電図，画像診断などをすべて並行して迅速に行い，再灌流療法までの時間を短縮するように心がけねばならない．

■問診(表Ⅶ-21,22)

　急性冠症候群を診断するうえで最も重要なのは問診である．問診が的確であれば，他の胸痛を呈する疾患の除外も可能となり，必要な検査・治療が絞り込まれて確定診断・治療までの時間は自ずと早くなる．問診で注意すべきなのは，詳しすぎる病歴の聴取は避け，必要なことのみを簡潔に短時間に聴取するように努めねばならない点である．必要な点を聞き漏らさないようにO，P，Q，R，S，Tの順に聴取する．

表Ⅶ-21 急性冠症候群患者の問診で重要な OPQRST

- O：onset，発症様式，発症時間
- P：provocation，誘因
- Q：quality，(胸痛の)質，性状
- R：radiation，放散
- S：severity，重症度
- T：time，持続時間

表Ⅶ-22 問診で聴取すべき既往歴・個人歴・家族歴

- 既往歴
  - <u>虚血性心疾患の既往</u>
  - <u>高血圧</u>
  - <u>糖尿病</u>
  - <u>高脂血症(中性脂肪？　コレステロール？)</u>
  - <u>高尿酸血症(痛風)</u>
  - <u>肥満</u>
  - その他
    　甲状腺機能低下，膠原病，梅毒など
- 治療の弊害になる既往
  - 出血性疾患(胃潰瘍，眼底出血など)
    　抗血小板剤，抗凝固剤が使用しくい
  - 胸部の手術
    　冠動脈バイパス術を考える際に癒着が問題
  - 血管疾患
    　冠動脈造影を行う際に問題になる可能性
  - 薬剤アレルギー
    　造影剤アレルギーの既往
    　局所麻酔に対するアレルギーの既往
  - 薬剤使用歴
    　凝固能亢進をきたしうる薬剤(ジギタリス，ステロイド，経口避妊薬など)使用の有無
    　不整脈をきたしうる薬剤使用の有無(βブロッカー，Caブロッカー(ベラパミル)，抗不整脈薬など)
- 個人歴
  - <u>喫煙</u>
  - 飲酒
  - 性格(type A)
  - 職業
    　管理職(頭脳労働)，運動不足
- 家族歴
  - <u>家族内に虚血性心疾患患者がいるか</u>

下線は冠危険因子(coronary risk factor)

1) O：onset，発症様式(胸痛はどのように出現してきたのか)，発症時間

発症からの時間は，線溶療法を選択すべきか，冠動脈形成術(percutaneous coronary intervention；PCI)を選択すべきか，といった治療の選択に重要な意味を持つため，絶対に聴取せねばならない．AHA guidelines 2000 では過去2カ月以内に発症した狭心症(de novo type)，発作の頻度が増えたり，持続時間が長くなる，軽労作で生じるようになったなど，症状が増悪してきたと考えられる場合(worsening type)，安静時にも胸痛を自覚するようになった場合(at rest type)など，すなわち不安定狭心症の部類に属するものは急性冠症候群と考えて治療するように勧告している．

2) P：provocation，誘因

急性冠症候群は運動，入浴，食事，急激な温度変化，感情の乱れなどが誘因となることが多い．高齢の甲状腺機能低下症例にL-T4製剤(チラージンS®など)を投与すると併存する冠動脈疾患が増悪することもあるため，薬剤の使用歴は必ず聴取すべきであり，特に最近変更になった薬剤の有無は必ず聴取する．

3) Q：quality，胸痛の質，性状

急性冠症候群では多くの場合締めつけられるような胸部圧迫感が主訴であるのに対して，急性大動脈解離では引き裂かれるような痛みと表現されることが多い．急性大動脈解離が上行大動脈に生じると冠動脈が巻き込まれて急性冠症候群を呈することがあるが，基礎にある急性大動脈解離に気づかないと，冠動脈造影をしようとして偽腔にカテーテルを挿入してしまい大動脈解離を悪化させたり，破裂させてしまう危険もある．

4) R：radiation，放散

急性冠症候群では顎〜頸部や左肩，左腕，背部に放散痛があるのは有名であるが，特に高齢者においては顎〜頸部や左肩，左腕のみの痛みなど，非特異的な症状が唯一の主訴であることもある．

5) S：severity，重症度

今まで経験したことのないような強い痛みであり冷や汗を伴う場合は急性冠症候群を強く念頭に置く．また，胸痛の経過も治療の有効性を判断するために重要であり，最も痛いときを10として，今何点になるのかを繰り返し尋ね，改善や増悪の有無を評価する．

6) T：time，持続時間

　虚血性心疾患の中で急性冠症候群に含まれない安定狭心症は，労作性であろうが冠れん縮性であろうが，通常は15分以内に胸痛が治まることが多い．逆に15分以上胸痛が続いた場合は，急性冠症候群としてすぐに治療しなければならないということになる．

　その他の問診のポイントを表Ⅶ-22に示すが，既往歴ではいわゆる冠危険因子の有無に注意する．甲状腺機能低下症はCPK，GOT，LDHなどの心筋逸脱酵素や総コレステロール値が高値となるために鑑別を要するほかに，前述したように高齢の甲状腺機能低下症例にL-T4製剤を投与したことが原因で，併存する冠動脈疾患が増悪した可能性もあるため注意を要する．

　検査および治療上問題となる既往歴として，血管疾患や薬剤アレルギー，胸部の手術の既往などが挙げられる．膠原病や梅毒では血管病変が合併している可能性があるが，特に大腿動脈，上腕動脈，橈骨動脈など冠動脈造影の際，カテーテル挿入に使用する血管に病変が及んでいる場合は，造影剤もしくは局所麻酔剤にアレルギーの既往がある場合と同様に，冠動脈造影そのものがリスクとなる．また胸部の手術歴がある場合は冠動脈バイパス術が癒着により困難となるため，治療法が限られてしまうこととなる．

■理学所見

　疾患の重症度や状態の変化は必ずまず血圧，脈拍，呼吸，体温などのバイタルサインに反映されるため，バイタルサインが著明に高値，もしくは低値であったりする場合は急性冠症候群の中でも重症と考えるべきである．心原性ショックの有無，重症不整脈には特に注意すべきである．また，急性心筋梗塞では発症早期にも自由壁や中隔の穿孔，乳頭筋や腱索の断裂を認めることがあるため，心雑音の聴取は注意深く行う．

■心電図

　急性冠症候群が疑われる場合は，2000年秋に発表されたAHA guidelines 2000によって，図Ⅶ-11のように初期心電図に基づくリスクの層別化（risk stratification）が図られている．ただし，急性心筋梗塞の超急性期（発症から30分程度）にはST変化は認められず，R波およびT波の増高（injured R，hyperacute Tと呼ばれる）だけが所見であることがある．さらに，ある種の心筋梗塞では前胸部誘導の一部に巨大陰性T波（giant negative T）を認めるだけの場合もある．また，ST変化を有する胸痛は虚血性心疾患を示唆する重要な証拠であるが，食道裂孔ヘルニアや胆嚢炎，膵炎などでも心電図異常を呈することもある．

■血液生化学的検査

　急性冠症候群の診断には，白血球値や心筋逸脱酵素の値のほかに心筋トロポニンTや心筋脂肪酸結合蛋白（heart-type fatty acid-binding protein；h-FABP）を定性評価できる迅速診断キット（トロップTセンシティブ®，ラピチェック®）が有用である．ただし，発症6時間以内の早期ではトロップTの感度はラピチェックに比べて劣るものの特異度に関してはトロップTが優れるなど，迅速診断キットの種類による若干の差があること，トロップT，ラピチェックともに心不全，腎不全で陽性となることがあることは知っておくべきであろう．

■画像診断

　診断の決め手は冠動脈造影である．冠動脈に動脈硬化所見がなくとも急性冠症候群は否定できず，冠れん縮を否定するためにはアセチルコリンやエルゴノビンといった薬剤負荷も必要となる．そのほか，心不全の有無や大動脈瘤もしくは大動脈解離を疑わせる所見の有無，動脈硬化程度などを判断するために胸部単純X線写真が必要となる．また，急性冠症候群では心エコー図は必須の検査であり，壁運動異常の程度から心タンポナーデや中隔穿孔，乳頭筋および腱索断裂の有無なども診断できる．急性大動脈解離を否定するためにCTなども必要となることがあるが，CT中は監視が届きにくく，かつ迅速な処置も行いにくい環

虚血を示唆する胸痛

即時評価（10分以内）
- 生命徴候を測定する（自動/標準BPカフ）
- 酸素飽和度を測定する
- 静脈路を確保する
- 12誘導心電図を得る（医師が検討する）
- 簡潔に的を絞った病歴をとり理学検査をする（血栓溶解療法の適格性に焦点を合わせる）
- 初期の血清心臓マーカーを測定する
- 初期の電解質と凝固の検査をする
- ポータブル胸部X線を依頼，検討する（30分以内）

即時一般的治療
- 4l/分の酸素吸入
- アスピリン 160～325 mg
- ニトログリセリン舌下錠またはスプレー
- モルヒネ静注（ニトログリセリンで痛みが軽減されない場合）

記憶の助け：「MONA」はすべての患者を歓迎する（モルヒネ，酸素，ニトログリセリン，アスピリン）

初期12誘導心電図を評価する

①ST上昇または新しい左脚ブロックまたは新しいと思われる左脚ブロック：強く損傷が疑われる／ST上昇急性心筋梗塞

補助治療を開始する（適応の場合：再灌流の遅れなし）
- βアドレナリン作動受容体部ブロッカー静注
- ニトログリセリン静注
- ヘパリン静注
- ACE阻害薬（6時間後または安定したとき）

②ST下降または動的T波陰転化：強く虚血が疑われる／高リスク不安定狭心症／非ST上昇急性心筋梗塞

補助治療を開始する（適応の場合：禁忌なし）
- ヘパリン静注（UFH/LMWH）
- アスピリン 160～325 mg 経口
- グリコプロテインIIb/IIIa受容体阻害薬
- ニトログリセリン静注
- βアドレナリン作動受容体ブロッカー

③非診断的心電図：STまたはT波に変化がない／中リスク/低リスクの不安定狭心症

不安定狭心症の基準に合致する．または新しい狭心症の発作？またはトロポニン陽性？

- はい→救急部門胸痛室またはモニター付きベッドに入れる
  救急部門では以下を行う
  - 連続的血清マーカー（トロポニンを含む）
  - 反復心電図/連続的STモニタリング
  - 画像検査を考慮する（2D心エコー法または放射性核種）

虚血または梗塞のエビデンス？
- はい→CCU/モニター付きベッドに入れる
  - 適応であるなら，補助治療を継続または開始する
  - 連続的血清マーカー
  - 連続的心電図
  - 画像検査を考える（2D心エコー法または放射性核種）
- いいえ→退院許可・フォローアップを手配する

症状発症からの時間

12時間以上→臨床状態を評価する

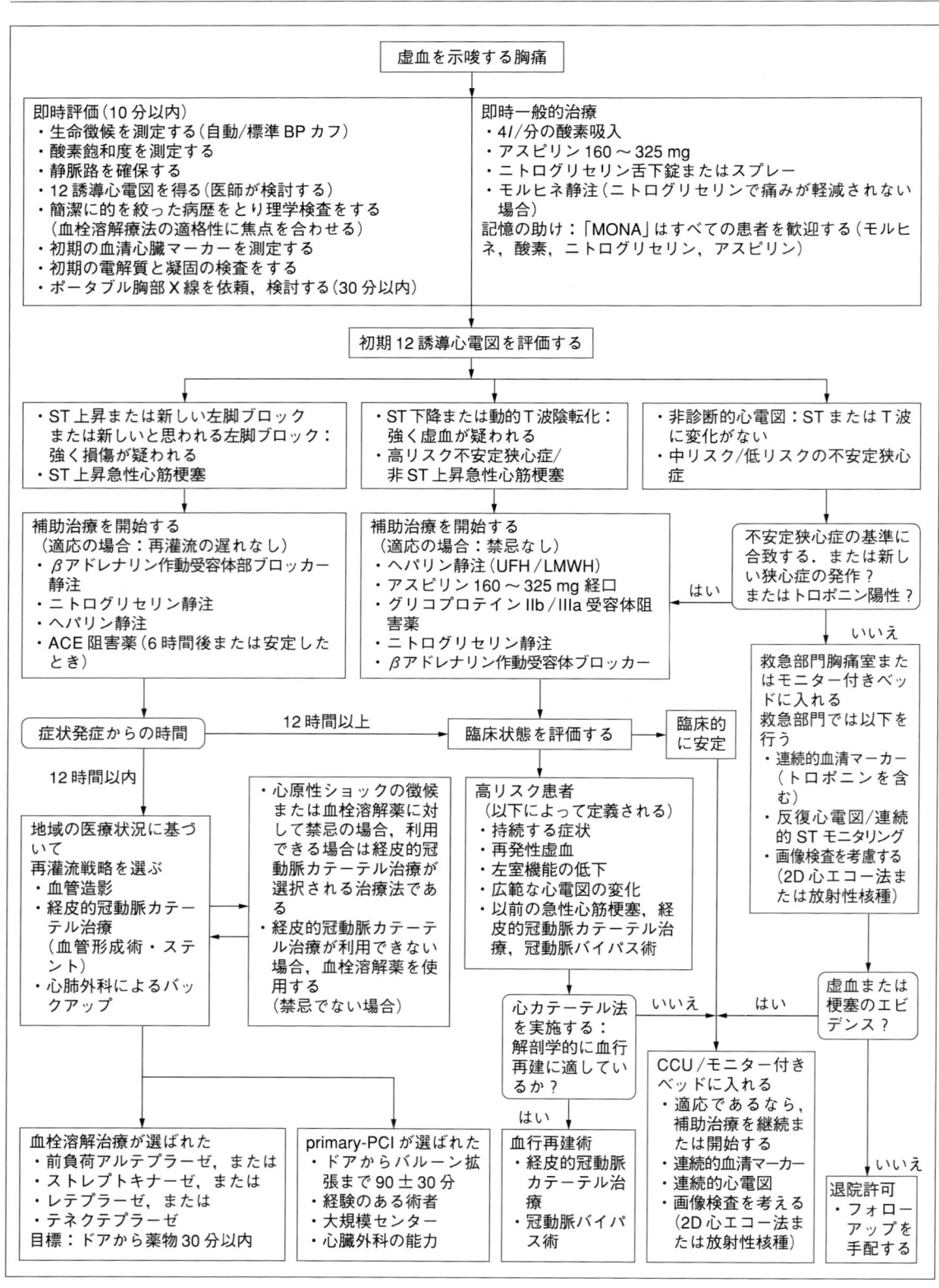

12時間以内→地域の医療状況に基づいて再灌流戦略を選ぶ
- 血管造影
- 経皮的冠動脈カテーテル治療（血管形成術・ステント）
- 心肺外科によるバックアップ

臨床状態を評価する

臨床的に安定

高リスク患者（以下によって定義される）
- 持続する症状
- 再発性虚血
- 左室機能の低下
- 広範な心電図の変化
- 以前の急性心筋梗塞，経皮的冠動脈カテーテル治療，冠動脈バイパス術

心原性ショックの徴候または血栓溶解薬に対して禁忌の場合，利用できる場合は経皮的冠動脈カテーテル治療が選択される治療法である．
経皮的冠動脈カテーテル治療が利用できない場合，血栓溶解薬を使用する（禁忌でない場合）

心カテーテル法を実施する：解剖学的に血行再建に適しているか？
- はい→血行再建術
  - 経皮的冠動脈カテーテル治療
  - 冠動脈バイパス術

血栓溶解治療が選ばれた
- 前負荷アルテプラーゼ，または
- ストレプトキナーゼ，または
- レテプラーゼ，または
- テネクテプラーゼ
目標：ドアから薬物30分以内

primary-PCIが選ばれた
- ドアからバルーン拡張まで90±30分
- 経験のある術者
- 大規模センター
- 心臓外科の能力

図VII-11 急性冠症候群の診断・治療アルゴリズム

境にあることが多いため，患者の急変が予想される場合には十分な注意を要する．

初期治療

急性冠症候群に対する治療に関しては，前出のAHA guidelines 2000において図Ⅶ-12のごとくアルゴリズムが作成されており，初期治療はMONA，すなわちM：モルヒネ静注，O：酸素，N：硝酸剤舌下もしくはスプレー，A：アスピリンである．酸素は4 l/分で用い，アスピリンは吸収を早めるために160〜325 mgを噛み砕いて服用させる．アスピリンの腸溶錠は吸収が遅れるために避けるべきである．塩酸モルヒネは硝酸剤などを使用しても胸痛などの症状が持続する場合に2〜4 mgを5分以上かけて静脈注射し，以後効果に応じて5〜30分毎に同量を使用する．硝酸剤と塩酸モルヒネは血圧低下作用を持つために特に右室梗塞を合併している際には注意を要する．

その後の治療はアルゴリズムに従うが，初期心電図で急性冠症候群が疑われる場合は再灌流療法までの時間が問題となるため，特に発症早期に来院した患者では生化学的検査の結果を待たずに循環器専門医にコンサルトする．また，急性冠症候群が疑われる場合，発症早期において予後を左右する最も重要な合併症は不整脈と心原性ショックを含む心不全であるため，これらに対する治療が迅速にできる準備を整える必要がある．

徐脈性不整脈が出現する場合は，医療技術の進歩によりその確実性が向上したことから，特殊な設備や技術，経験がなくとも迅速かつ安全に施行できる経皮的ペーシングの適応が広がり，AHA guidelines 2000においても積極的な使用を勧告している．AHAの勧告により，最近の救急初療室に置かれている心電図モニター付き電気的除細動器には経皮的ペーシング機能が備わっているものが多い．心室細動や心室頻拍などの致死性頻脈性不整脈が出現する場合は早期除細動が重要であり，電気的除細動器の準備は不可欠である．

心原性ショックは現在においても死亡率の高い重篤な病態であり，その救命には経皮的人工心肺（percutaneous cardio-pulmonary support；PCPS）や大動脈内バルーンパンピング（intra-aortic balloon pumping；IABP）などの侵襲的治療が必要となることも多いため，こうした意味においてもすぐに循環器専門医の応援を要請しなければならない．

ポイントのまとめ（研修医のDon'ts）

■専門医へのコンサルテーションは早期に行う

専門医にコンサルトする際に空振りを恐れるあまり検査の結果を待ってしまい，再灌流療法までの時間を遅らせてしまうケースがあるが，前述したように特に発症早期に来院した患者で急性冠症候群を少しでも疑う場合は，可及的早期に循環器専門医にコンサルトすべきである．その際に提示すべき内容は，発症時間，冠動脈危険因子の有無，薬剤使用歴と心血管疾患，出血性疾患の既往，理学所見（特に心不全やショックの有無），心電図および画像所見，外来で行った治療内容などである．

■胸痛は必発ではない

急性冠症候群では胸骨裏面の痛みや圧迫感が必発であるといった思い込みがあると，患者に帰宅許可を出してしまい，再度来院した際には心肺停止状態であったというような事態となってしまう．急性冠症候群はその発症に個人差がある代表的な疾患であり，軽度の呼吸苦や顎，左腕の違和感のみが主訴であることもあるし，糖尿病患者では痛みが全くないこともある．また，心窩部痛もしくは違和感，胸焼けなどの消化器症状を主訴として受診する患者は決して少なくなく，全体の20〜40％程度に及ぶとする報告もある．心窩部痛を訴えることが多いために特に見逃しやすいのは急性下壁梗塞患者である．下壁梗塞では，横隔膜に接する下壁部分の梗塞であるために患者は胸

痛ではなく心窩部が痛いと訴え，また迷走神経反射の影響で悪心・嘔吐，下痢などの腹部症状を伴うこともある．またプラセボ効果によって，急性冠症候群患者の痛みが制酸剤投与で改善することもある．

■心電図変化は必発ではない

急性冠症候群では心電図の変化のない，もしくは極めて少ない患者が数％存在するし，前述したように，R波およびT波の増高だけが所見であれば，以前の心電図と比較しない限り正常と判断される危険もある．同様のことはその後に認められる急性期のST上昇に関してもいうことができ，ST上昇だけの心電図は往々にして早期再分極（early repolarization）と区別がつかない．よって胸痛患者の心電図を見る際に重要なことは，可能な限り前回の心電図と比較することであり，もし前回の心電図が入手できないときには急性冠症候群である可能性を考慮しなければならない．

■急性冠症候群を否定できなければ観察下におく

問診や身体所見，血液生化学的検査所見，心電図所見，心エコー図などは，典型的であったり陽性を示す場合は診断に有効であるが，すべて陰性であったとしても十分な感度をもって急性冠症候群を否定する根拠とはなりえない．1万人以上の患者を対象とした多施設前向き研究によると，急性心筋梗塞患者の2.1％，不安定狭心症患者の2.3％が診断の誤りによって救急外来から帰宅している．急性冠症候群は診断ミスもしくは診断の遅れが直接的に患者予後に結びつくため，少しでも急性冠症候群を疑う要素があれば，必ず心電図モニターを行うことのできるベッドに収容して観察下におき，心電図や血液生化学的検査などを繰り返したり，核医学的検査などの画像診断を考慮すべきである．

■急性冠症候群のリスクが高い例を見極める

特に重要なのは，図VII-12に示す心電図所見であり，発作時の1mm以上のST変化，新たな左脚ブロックの出現が認められる場合はリスクが高い．ほかに急性冠症候群のリスクが高いものとして，先行する48時間以内に虚血症状が増悪しているもの，20分以上の胸痛，ポンプ不全症状の合併などが挙げられる．

本邦においても食生活の欧米化などを背景にして急性冠症候群の頻度は増加の一途を辿り，死因の第一位になる日もそう遠くはないと考えられる．最近普及してきたAHAのACLSコースにおいても急性冠症候群は習得しなければならない10のケースの中に含まれている．急性冠症候群の予後は，診断が遅れずに確実に行われ，早期に線溶療法や冠動脈形成術が施行されるか否かにかかっているといっても過言ではない．急性冠症候群を疑ったら初期治療と初期評価を並行して迅速に行い，ためらわずに，かつ可及的早期に専門医にコンサルトすることが必要である．

◆文献

1) Fuster V, Badimon L, Badimon JJ, et al：The pathogenesis of coronary artery disease and the acute coronary syndromes（1）. N Engl J Med：326：242-250, 1992
2) Fuster V, Badimon L, Badimon JJ, et al：The pathogenesis of coronary artery disease and the acute coronary syndromes（2）. N Engl J Med：326：310-318, 1992
3) American Heart Association in collaboration with ILCOR：Guidelines 2000 for cardiopulmonary resuscitation and emergency cardiovascular care：An international consensus on science. Circulation 102：I-1〜I-370, 2000
4) Pope JH, Aufderheide TP, Ruthazer R, et al：Missed diagnosis of acute cardiac ischemia in the emergency department. N Engl J Med 342：1163-1170, 2000

8 急性腹症

東京女子医科大学 救急医学　鈴木　忠

突発性の腹痛を主訴とし，緊急手術が必要と考えられる腹部疾患を急性腹症と称すが（狭義の急性腹症），具体的定義になると諸家により微妙な相違があり，必ずしも広範囲の確定的なコンセンサスが得られた概念があるわけではない．例えば症状について必ずしも腹痛を必要とはせず，吐下血も含めたり，あるいは外傷を外すという意見もある（広義の急性腹症）．処置についても最近では開腹手術に限定せず，内視鏡下止血術やPTCDを必要とする場合を含める場合が多い．

本書は救急医療の現場において，研修医や若い医師が的確に業務を遂行できることを目的にしたものであり，あえて狭い範囲を考えた急性腹症に限定することなく，緊急対応を求められる腹部傷病を念頭に置いて基本的な考え方を記述した．また実際的な業務遂行という視点に立ち，○○徴候とか○○症候群とかの解説は割愛し，手術術式や緊急処置の細かな技術的解説も除いた．

診断のポイント

■腹痛の原因と緊急度

腹痛をきたす疾患は極めて多い．これらの腹痛機序と緊急度は治療方針を決める最も重要な因子である．すなわち，くわしい局所所見よりも全身状態の判断を重視すべきである．生命危機状態であれば即時手術が必要であり，とりあえずは生命危機状態でなくとも短時間内に生命危機状態に陥ると思われたら，可及的短時間内に輸血用血液や手術に必要なスタッフを手配し，緊急手術を行うことになる．これらの場合には正確かつ細部に及ぶ原因疾患の確定にこだわるべきでない．

このような病態として高度の炎症，大量出血，重篤な臓器血流障害がある．しかしこれらの病態も軽度であれば待期的手術になることもあり，保存的治療でよいこともある（表VII-23，24）．例えば十二指腸潰瘍穿孔は従来より緊急手術の絶対適応と考えられたが，最近は発症早期で腹膜炎が限局的かつ軽度の場合には保存的治療にする施設が増

表VII-23　主な急性腹症の原因疾患（広義の定義）

病態		疾患	手術 即時	手術 緊急	手術 待期	保存的治療
炎症	化学性	上部消化管穿孔		◎		○
		急性膵炎				○
	細菌性	下部消化管穿孔		◎		
		膵膿瘍		◎		
		急性胆道炎		○	○	○
		急性腸炎				○
		急性虫垂炎		○		○
		子宮付属器炎		○		○
	ウイルス性	急性肝炎				○
		急性腸炎				○
出血		腹部動脈瘤破裂	◎	◎		
		腫瘍性臓器破裂	◎	◎		
		外傷	◎	◎		○
臓器血流障害		絞扼性イレウス		◎		
		SMA血栓症		◎		
		嵌頓ヘルニア		◎		
		腸重積症		◎		○
		卵巣嚢腫軸捻転		◎		
その他		単純性イレウス			○	○
		アニサキス症[*1]		○		
		AGML[*2]				○
		虚血性腸炎				○
		尿管結石			○	○
		中毒性巨大結腸症			○	○
		月経痛				○

*1：症状が高度で腹膜炎を生じ，手術になることがある．
*2：大量出血により手術になることがある．

表VII-24 腹痛をきたす腹腔内臓器以外の疾患

1. 心疾患：心筋梗塞，狭心症，心外膜炎
2. 呼吸器疾患：肺梗塞，肺炎，胸膜炎
3. 腎・尿路系疾患：尿路結石，腎盂腎炎，腎周囲膿瘍，腎梗塞，尿毒症
4. 神経疾患：腹部てんかん，abdominal migraine，脊髄癆
5. 内分泌・代謝疾患：糖尿病性ケトアシドーシス，高脂血症，ポルフィリン症
6. 血液疾患：溶血性貧血，白血病，アレルギー性紫斑病
7. 感染症：帯状疱疹
8. 精神疾患：ヒステリー，詐病

(上野文昭：急性腹症．In 亀山正邦，高久史麿（総編集）：今日の診断指針，第5版．p 388，医学書院，2002 より転載)

えてきた．また，胆石発作は胆嚢の壊死穿孔がなければとりあえずは保存的治療とされる．胆石が胆嚢頸部に固定され，胆嚢炎が高度であれば，緊急手術で胆嚢摘除をする場合と経皮的胆嚢穿刺ドレナージ(PTGBD)で炎症を軽快させてから胆嚢摘除をする場合がある(後述)．

初診時および早期の治療方針決定

急性腹症患者は腹痛以外に様々な自覚症状を合併し，全身的な重要な問題も合併している場合が多い．そのため初診時および早期には細密な診断ではなく緊急処置，緊急手術の必要性を的確に判断することが最優先される．

■非開腹的緊急処置

1) 全身所見，腹部所見，血液・生化学検査，血液ガスなどのレベルで判断すべきこと

a) 低血圧ショック

低血圧ショックの定義は，施設により異なり，必ずしも広いコンセンサスを得た判断基準があるわけではないが，一般的には収縮期血圧が80 mmHg 以下になると脳や腹部臓器の血流量が低下すると考えられているので，この場合は直ちに輸血，輸液，カテコールアミン投与などを開始する．

b) 脱水症

脈拍数，皮膚・口腔内乾燥，排尿状況，ヘマトクリット値，尿比重などで判断するが，治療の緊急性および点滴を開始するかどうかの判断に際しては時間尿量が重要である．直ちに電解質維持液の点滴を開始する．無尿か乏尿(40 ml/h 以下)では高度の脱水症であり，とりあえず 500 ml を急速点滴する．その後は身体状況に応じ点滴速度を調整するが，排尿がみられたら通常速度で持続する．

c) 低酸素血症，高炭酸ガス血症

顔面や眼瞼結膜の色調と呼吸状態で重症度も含めて相当の正確性をもって判定できる．疑わしい場合は血液ガス検査で重症度も判断する．酸素代謝が障害されていると思われるときは直ちに酸素投与を開始する．通常はマスク換気でよいが，意識障害，呼吸運動異常，呼吸気時雑音などがあれば気管挿管下に有効な呼吸管理をすべきである．この際，睡眠薬や筋弛緩剤を使用する必要がある場合は，その前に必要な問診および腹部理学診断をしておく．

d) 電解質異常

特に高K血症と低Na血症に注意する．高齢や精神的背景により摂水量が減少した場合には高度の脱水症による血液濃縮状態により，高K血症，高Na血症になる．脱水症補正に伴う電解質値の変動も考慮しながら電解質補正を行う．

e) アシドーシス

急性腹症では呼吸抑制，血圧低下，末梢静脈拡張，臓器・組織代謝異常など様々な現象が複合的に関与してアシドーシスが発生する．呼吸循環管理や不全臓器治療などによりアシドーシス改善を図るべきであり，これらを抜きにして短絡的に重炭酸ソーダ液による補正をすべきでない．なお全身状態と整合しない高度のアシドーシスであれば腸管壊死または腸管血流不全の可能性がある．

2) CT，エコー，消化管造影などのレベルで判断すべきこと

a) 胆道拡張

黄疸があればCTやエコーで胆道系をチェックする．特にCharcotの3徴(悪寒を伴う間歇性発熱，上腹部痛，黄疸)があればAOSC(急性閉塞性化膿性胆管炎)の可能性が高く，突然の急変も

視野に入れるべきである．一刻も早く減黄術を行う．MRCP（MR cholangiopancreatography）は非侵襲的に行え，診断の精度も高いので，可能であれば直ちに行う価値がある．緊急減黄法としては経皮経肝胆管ドレナージ（percutaneous transhepatic cholangiodrainage；PTCD または percutaneous transhepatic biliary drainage；PTBD）と逆行性内視鏡的胆管ドレナージ（endoscopic retrograde biliary drainage；ERBD）がある．PTCD は腹腔内出血や胆汁漏出をきたすことがあり，ERBD は急性膵炎を合併することがあるので，施行直後は厳重に経過をみる必要がある．癌などによる完全閉塞では PTCD の適応である．

b）胆嚢蓄膿症

胆嚢頸部の癌や結石嵌頓などで胆嚢に膿様胆汁が貯留している場合も緊急手術の適応となるが，敗血症や ARDS を合併して全身状態不良のときは経皮経肝胆嚢ドレナージ（percutaneous transhepatic gallbladder drainage；PTGBD）で減黄する．診断上注意すべきは急性無石胆嚢炎である．急性胆嚢炎は通常は画像上は胆嚢拡張と胆嚢壁肥厚，胆嚢周囲の液体貯留で示される．しかし急速に発症し胆嚢壊死に陥った場合，胆嚢壁の浮腫性肥厚を認めず，診断に迷う場合がある．画像上は胆嚢拡張と胆嚢周囲の液体貯留しか判明しなくても，理学上の所見が強ければ厳重に経過を追い，手術のタイミングが遅れないようにする．

c）単純性イレウス

イレウスは腹部単純 X 線写真で診断が容易である．診断したら直ちにイレウス管により胃腸内容を排除する．小腸ニボーが上腹部に限局され，胃内容も貯留して胃拡張状態のとき，すなわち口側に近い部の狭窄によるイレウスではイレウス管よりむしろ経鼻胃管のほうが有効であるが，広範囲に小腸ニボーを認める下部腸管狭窄によるイレウスではイレウス管挿入による内容排除を行う．

d）腎盂拡張

エコー，CT で腎盂拡大が認められるときは尿管閉塞を考える．過去に何らの腹部疾患歴がないときは尿管結石の可能性が高く，鎮痙剤を投与して排石を図る．尿管結石発作は，突発的な発症と背部叩打痛，繰り返す疝痛発作，尿潜血（+）などにより，CT や経静脈的腎盂撮影を行うまでもなく診断できる場合が多い．

両側の腎盂拡張とか，腹部癌治療中で癌浸潤による尿管閉塞が予測される場合は鎮痙剤は無効であり，エコー下腎盂穿刺による排尿ドレナージが必要である．

e）膀胱拡張

前立腺肥大で加療中，日常的に膀胱炎を生じやすい，最近の排尿状況が少量ずつ頻回になった，高齢者などに突然の下腹部正中の疼痛および膨満をきたしたときは，外尿道の急性閉塞と急性膀胱拡張の可能性がある．診断は腹部触診でもできるが，エコー，CT などの画像検査で確定できる．直ちに導尿して排尿させる．膀胱が過剰に拡張し，ゴム風船が伸びきったようになると，膀胱の再収縮が困難になり尿意も感じなくなる．尿道閉塞による緊満膀胱では早急な導尿をすべきであり，尿道カテーテル挿入が不可能の場合は腹壁を通して膀胱穿刺を行う．

f）腸重積症

腹部疝痛，腹部腫瘤，腹満，下血などでは消化管腫瘍か腸重積症の可能性がある．腹部 CT か注腸造影で判明する．成人でも幼小児でも腸重積症と判明したら，まず水溶性造影剤による注腸造影下に徒手整復を試みる．稀に徒手整復中に腸管穿孔を生ずることがあるので，バリウム注腸は禁忌である．徒手整復が不可能のときは開腹して戻す．成人では腫瘍やポリープが先導して腸重積状態になる場合が多い．徒手整復できてもそれでよしとせず，状態安定後に重積部位の前後も含めて精査する．開腹時に腫瘍が明らかならば摘除する．

g）消化管捻転症

単純 X 線写真の異常ガス像（コーヒー豆徴候）と腹部所見より確診または疑診できる．好発部位は S 状結腸であり，次に胃，肝結腸曲，脾結腸曲，回盲部などである．整復は注腸造影か内視鏡下に徒手整復法で行う．胃と S 状結腸軸捻転では内視鏡下整復がよく，他の軸捻転には X 線透視下徒手整復がよい．

腸管癒着症が捻転の原因になり，徒手整復不能のこともある．緊急手術の適応である．

3）腹部アンギオグラフィー
a）腹腔内出血および後腹膜血腫
肝癌や白血病性脾腫などの実質臓器破裂，特発性末梢動脈破裂，腹部大動脈瘤破裂，腹部外傷などで発生する．

重度ショック状態ではアンギオグラフィーを行う前に急速大量輸血，輸液をすべきであり，それによりバイタルサインが安定した患者，および短時間でもアンギオグラフィーに耐えられると判断された患者が適応となる．出血部位だけでなく，時に原因も確認でき，同時的に塞栓止血術ができることは他の検査法にない大きな利点である．他の検査では出血部位が不明な場合の判定，および出血部位が判明しているが，開腹手術が過剰侵襲になる場合でのとりあえずの止血を図る場合に有用である．

b）主要な臓器支配動脈閉塞
そもそも血管損傷や閉塞の診断は他の画像検査では判定困難な場合が多い．特に上腸間膜動脈血栓症や腹部外傷による動脈内膜剝離が原因の内腔閉塞（腎動脈，脾動脈など）の確定にはアンギオグラフィーが必須である．これらの場合は臓器不全対策上からも開腹手術が避けられない．早期に開腹すれば，血栓除去術や動脈閉塞部の切除再吻合により不全臓器除去を回避できる．

■緊急開腹手術

急性腹症の診療で最も重要なことは，緊急手術の必要性と実施のタイミングを的確に決めることである．そのために重要なことは，原因疾患や詳細な部位を正確に知ることではなく，主要病態とその緊急度を的確に判断することである．緊急手術のタイミングを決める中には，手術以外の緊急治療，例えば輸血や急性血液浄化法などとの優先順位を決めたり，手術は一期的に行うか，二期的に分けるか，second look operation や open abdomen management を選択するか，なども検討項目として重要である．また背景因子として，手術室の準備状況や必要スタッフの手配もある．重症患者ほど一刻も早い手術が必要であり，緊急の資機材とスタッフ数の手配が求められる．これらの手配が十分に行えない場合は，直ちに開腹手術ができる病院に転院させるべきである．

以下の病態では緊急開腹手術を考慮すべきである．

a）汎発性腹膜炎
大部分の患者では広範かつ明確な腹膜刺激症状により腹膜炎の診断は容易である．しかし高齢者や意識消失患者では他覚的な腹部所見がさほど強くないことがある．全身状態が不良であり，腹部よりも先に行う全身精査中に腹腔内遊離ガスや液体貯留が発見されて診断されることもある．これらの場合は原因疾患や部位が不明とはいえ，重症例ほど検査より治療が優先されるべきであり，直ちに開腹すべきである．原因が不明な場合は臍部正中の小範囲開腹とし，状況が確認されたらそれに応じて上方または下方に創を延長する．

b）腹部出血
大量急速輸血・輸液をしてもショックより離脱できないと考えられたら1秒を急いで開腹し止血をすべきである．

それほどの出血でなければアンギオグラフィーによる出血部位確定と塞栓術による止血を図ることもできる．

重度ショックでなくとも，以下の場合は開腹手術かアンギオグラフィーを施行する．

（1）1時間に400 ml以上の輸血を3時間続けてもバイタルサインが安定しない．
（2）ショックでなくとも，画像上またはドレーンから1時間に100 ml以上の出血が6時間以上続く．
（3）いったんは止血して循環が安定しても，24時間以内にショック状態となる出血が再発した．

以上の指標はあくまで大まかなものであり，実際には症例個々で検討し決定する．

c）絞扼性イレウス
小範囲の腸管に限局したニボー像のことが多い．CTができれば腸間膜所見もあわせて判断する．診断困難な場合に腹腔鏡検査で判定すること

もある．

イレウス状態であり，それが絞扼性かどうか判断できずに経過をみているうちにアシドーシスが進行したり，腹水貯留が増多し穿刺採取して血性だったりした場合は絞扼腸管壊死の可能性が高い．早期緊急開腹を考慮する．

■準緊急または待期的手術

a) 単純性イレウス

大部分は保存的治療で対処できる．しかしいつまで待っても寛解せず開腹処置が必要なこともある．保存的治療の限界について一定の見解はないが，5日間が一応の目安となる．しかし患者の希望でもっと長い期間保存的に頑張ることもあるし，逆にこれまで何回もイレウスを繰り返してきた場合には，単純性イレウスとはいえ発症後1～2日で根治的手術をすることもあり，発症後5日間に必ずしもこだわるわけではない．

b) 十二指腸潰瘍穿孔

消化管穿孔は開腹手術で治療することを原則とするが，上部消化管穿孔では化学性腹膜炎が主病態であり，早期から的確な対応（胃腸内容排除，抗生物質治療，抗潰瘍薬治療）をすれば予後良好なことが多いとの報告は多い．腹部所見が限局性，腹腔貯留液が少ない，全身状態が悪くないなどの条件により選択すれば，本症患者の約3割で保存的治療が可能である．保存的治療がうまくいかずに開腹手術になることは稀だが，本疾患の特徴からみて，保存的治療を行う場合はいつでも開腹手術に方針変更できる体制で臨むべきである．

c) 消化管出血

胃，十二指腸，大腸などからの出血は止血剤投与と内視鏡下止血術を第一選択とする．しかし癌や巨大潰瘍などによる広範囲性出血であったり，大量の凝血塊充満などで出血部位の確定や有効な止血術などが行えない場合，あるいは最初の内視鏡下止血が成功しても，数日後（2～3日後が多い）に再出血した症例などで開腹手術に方針変更になることがある．癌性潰瘍のほか，長期の抗凝固剤やステロイド投与中に消化管出血を合併した場合に多い．

また噴門直下の潰瘍性出血の止血は技術的に困難な場合が多く，開腹手術による止血を要す場合がある．

■試験開腹の回避

開腹手術そのものが患者にはかなり侵襲的な治療である．しかし開腹手術をしなければ死に致る可能性が高ければ，患者への侵襲を覚悟のうえで踏み切らざるをえない．実際に開腹手術直後に肺炎が生じたり無尿になる患者も時に経験する．重症患者に侵襲が加わることがきっかけになり，坂道を転げ落ちるようにMOFになることも珍しいことではない．

特に結果的に不必要だったと考えられる手術，すなわち試験開腹は避けるべきである．

重症患者で検査も不十分なままに即座に手術を決めるのだから，結果的には起死回生的な改善を得る場合と，逆に悪いほうに一転する場合がありうる．後者の例を避け，かつタイミングが遅れることなく有効な手術をめざすべきだが，そのための一定の明確な判断基準があるわけではない．

いえることは，「何となく」とか「万が一を考慮して」というような抽象的なことではなく，1項目であっても緊急開腹手術の必要性を裏づける明確な所見や検査結果を根拠に決定すべきである．

ポイント

- ショック状態，およびショック前状態の患者に無理な姿勢（特に立位）での移動や検査をしない（Don't）．
- CTやMRI検査中の患者から目を離すな（Don't）．気が付いたらショック状態で失神していたということがある．
- 理学所見および理学診断技能を重視せよ（Do）．急性腹症患者の9割は腹部理学診断で的確な治療方針を決められる．
- 全身所見の把握に努めよ（Do）．急性腹症患者の対応では，全身所見を正確に判断し的確に対処することが大変に重要である．腹部にのみ目を集中させないこと．

9 急性消化管出血

東京医科大学 救急医学　太田祥一

病態

■病歴聴取

　消化管出血の症状は吐・下血が一般的である．吐・下血が確認できれば，その後の診断・治療は図VII-12に示すように進める．まずは循環血液量減少性ショック（出血性ショック）の判断とその対応が重要となる．吐・下血がない場合の症状は，出血量に応じて，めまい，失神，立ちくらみなどの軽微なものからショック，意識障害など重篤なものまで多岐にわたる．その他，動悸，胸部不快感，食欲低下，全身倦怠感，脱力感などの症状がみられることが多い．めまいは，立っているときや立ち上がったときに気が遠くなる，目の前が暗くなるなどを訴えることが多いので，発症時の状態について詳細な問診が必要となる．既往歴では，消化管出血の原因となる疾患が指摘されてい

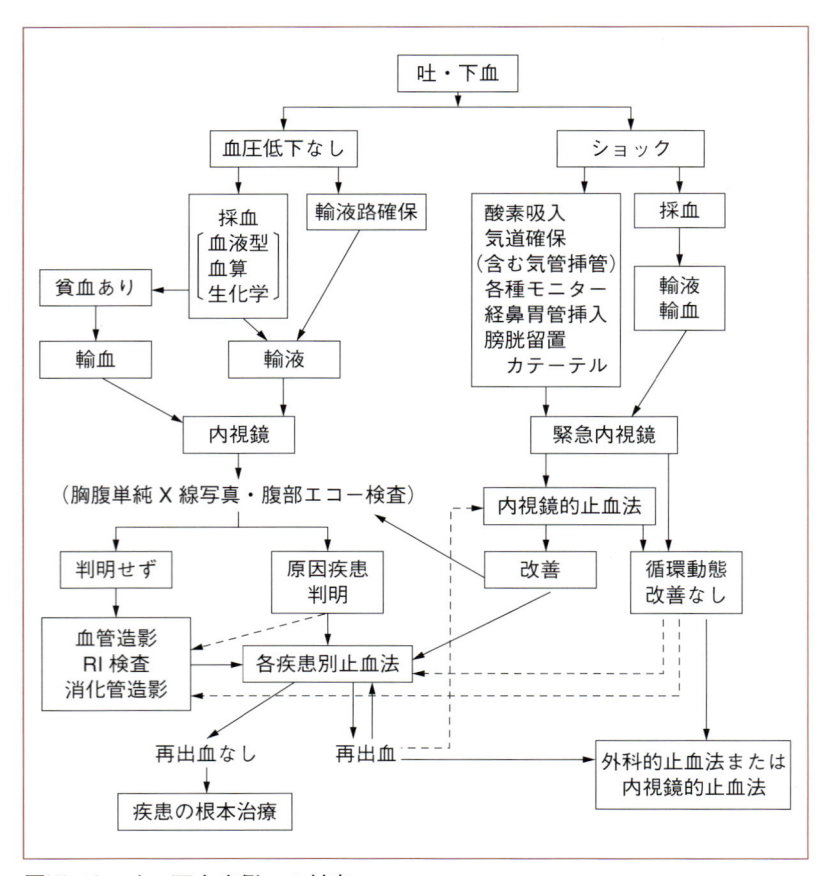

図VII-12　吐・下血症例への対応

表VII-25 消化管出血の原因疾患

食道	食道静脈瘤，食道癌，食道潰瘍，食道炎，食道憩室炎，逆流性食道炎
食道胃接合部	Mallory-Weiss 症候群，特発性食道破裂
胃	胃潰瘍（含 Dieulafoy 潰瘍），AGML，胃癌，胃静脈瘤，angiodysplasia
十二指腸	十二指腸潰瘍，平滑筋肉腫，癌，悪性リンパ腫，十二指腸憩室，angiodysplasia
胆道，膵臓	PTCD・ERCP・EIS などの後出血，結石・外傷による胆道損傷，急性膵炎
小腸	Crohn 病，Behçet 病，腸結核，Meckel 憩室炎，癌，悪性リンパ腫，平滑筋肉腫，平滑筋腫，神経系腫瘍，動静脈奇形，angiodysplasia，非特異性小腸潰瘍，薬剤性潰瘍，腸閉塞，放射線性腸炎
結腸，直腸	癌・ポリープ，大腸憩室炎，虚血性腸炎，潰瘍性大腸炎，Crohn 病，出血性腸炎，細菌性腸炎（腸チフス・赤痢・腸炎ビブリオ），その他の腸炎（赤痢アメーバ），動静脈奇形，angiodysplasia，放射線性腸炎
肛門	痔核，裂肛
患者側の因子などによるもの	凝固異常の既往（血友病，紫斑病，Henoch-Schönlein 病など），抗凝固療法施行中，消炎鎮痛薬・ステロイド薬などの薬剤，手術・脳出血後などの侵襲，外傷による各臓器損傷，異物（誤飲，その他）
術後出血	EMR・ポリペクトミー後出血，吻合部潰瘍，ストレス潰瘍，縫合不全

AGML：急性胃粘膜病変，PTCD：経皮的胆道ドレナージ，ERCP：内視鏡的逆行性胆道膵管造影，EIS：内視鏡的注入硬化療法，EMR：内視鏡的粘膜切除術

ないかをチェックする（表VII-25）．

頻度としては食道・胃静脈瘤と消化性潰瘍が多いが，この両者では止血法が異なるため，肝機能障害や消化性潰瘍の既往や内服の有無を聴取しておく．その他，腹部の手術歴の有無や抗凝固剤，NSAIDs などの内服の有無についても確認する．

現病歴では，腹痛の有無，ある場合には部位や性状，いつ頃からどのような（コーヒー残渣様，tarry stool などの色調や性状）吐・下血がどれぐらいあったかを確認する．消化性潰瘍は腹痛を主訴とすることが多いが，上腹部の不快感や鈍痛，胸痛，背部痛，嘔気などの症状にも注意する．消化管出血で腹痛を主訴とすることはさほど多くないが，消化管運動が麻痺すると痛みを訴えるようになる．

症状・所見・検査

蒼白，虚脱，冷汗，脈拍不整，呼吸苦などのショックの徴候をはじめ，眼瞼・眼球結膜の色調（出血直後には変化しない）や腹壁静脈の怒張などの門脈圧亢進を示唆する身体所見に注意する．

吐・下血が明らかでなく，失神の既往がある場合にはティルトテストを行う．これは，患者を仰臥位より起こした場合の血圧・脈拍の変化をみるもので，脈拍増加や血圧低下がみられた場合には循環血液量の減少が示唆される．

経時的なバイタルサインの測定が重要であることはいうまでもないが，血圧だけではなく脈拍数にも注意する．通常，出血性ショックでは血圧低下の前に頻脈となる．高齢者では血圧低下や頻脈がみられないことも少なくないので注意する．吐・下血では迷走神経反射刺激により徐脈の場合もある．救急搬送された場合には，来院時だけでなく現着（現場到着）時から搬送途上のバイタルサインの変動にも注意する．

血液検査では動脈血血液ガス所見，貧血の程度，肝機能，腎機能をチェックする．出血直後には Hb は低下しないため経時的にチェックする．診断に直結する重要な所見としては代謝性アシドーシスや BUN/Cre の解離がある．後者の精度は高いが，出血が初回で直後の場合にはみられないこともある．ショックの場合には，心電図，酸素飽和度，時間尿量，動脈圧を持続的にモニターする．

鑑別すべき疾患としては表VII-25 に挙げるように多岐にわたるが，これらの診断名よりも出血量

や活動性出血の有無(噴出性あるいは拍動性出血spurting，湧出性出血oozing)，全身状態＝ショックの有無で重症度・緊急度が決まる．

　消化管出血を疑った場合には，緊急内視鏡検査にて出血源の確認を試みる．下部消化管に出血源が強く疑われる場合には下部消化管内視鏡検査を行うが，下部消化管からの出血でショックに至ることは少ないため，待機的に行われることが多い．内視鏡検査にて出血源の確認ができない場合で，状況が許すならばCT，血管造影，核医学検査を考慮する．

初期治療

■初期対応

　ショック時はまず気道確保，酸素投与，輸液などの抗ショック療法を強力に行う．集中治療中の消化管出血(いわゆるストレス潰瘍からの出血)は多臓器不全の一分症と考えられるため，非常に重篤で，直ちに対応しないと致死的となる．重症ショックや内視鏡検査のために鎮静する場合には，その時点の呼吸状態にかかわらず早期より気管挿管，人工呼吸器管理を考慮する．前者は誤嚥防止にも有用である．2ルート以上(できれば1ルートは中心静脈であることが望ましい)の血管をできるだけ太い留置針で確保し，細胞外液の急速輸液を行う．1,000 mlの急速輸液にてもショックが改善しない場合には重症と判断し，代用血漿，アルブミンなどの膠質液輸液を検討する．必要に応じて輸血(濃厚赤血球，新鮮凍結血漿，血小板)を用意する．

　重症ショックや集中治療中の消化管出血では凝固機能が低下することが多く，循環血液量補充とともに凝固因子補充の目的にて新鮮凍結血漿の輸血も早期より行う．

　胃洗浄については賛否両論あるが，上部消化管出血が明らかで緊急内視鏡検査が可能な場合には必ずしも必要ではない．意識障害例に対しては誤嚥に注意する．洗浄にて血液が薄くなる場合には，その時点の出血は活動性ではないと予想できるため，内視鏡検査まで時間がある場合には行っても問題はない．

■止血

　内視鏡検査にて出血源(活動性出血，露出血管visible vessel)が確認されればそのまま内視鏡的に止血を行う．ショックでは各種モニター監視下で，できるだけ短時間の検査，治療を心がける．消化管内の凝血塊のために出血点が確認できない場合には，洗浄や吸引を繰り返す，鉗子を用いる，体位変換，送気量の調整などにより凝血塊の除去を試みる．胃内に貯留しているのが新鮮血であれば出血が持続している可能性が高く，血液の流れがみられる近傍に出血点を確認できることが多い．

　凝血塊の除去に時間を要する場合にはいったん検査を中止することも検討する．この際，ベッドアップあるいは右側臥位で経過観察後に再検査を行うか，あるいは全身状態を鑑み，IVR(経カテーテル的動脈塞栓術)や外科的止血法などの他の治療法を選択するかを早急に決断する．バイタルサインが安定していれば待機的に行うことも可能である．昨今はカテーテルや塞栓物質が改善されているためIVRによる止血も合併症が少なく有用である．いずれを選択するにしても判断の遅れから救命のチャンスを失うことがないようにする．

　静脈瘤からの出血にはSBチューブ挿入も早期に検討する．内視鏡検査中は画面に気を取られがちであるが，全身のモニターに十分に気を配ることを忘れないようにする．ショック状態下の検査では物品や人員の準備を通常以上に入念に行う．

　内視鏡止血では各種モニターのチェックのほか，体位の確保や処置の介助，などのチーム医療が重要であるので，これを怠らないようにする．

　術者が処置に集中できるように上記サポートを心がけることも重要である．

■止血後

　消化性潰瘍の場合には，PPI，H_2ブロッカー，

胃粘膜保護剤，制酸剤，止血剤(アルロイドG，トロンビン)などによる薬物療法を行うとともに，輸液，輸血および栄養管理を行いつつフォローアップ内視鏡検査にて入念に経過観察を行う．薬物は経口投与(胃粘膜保護剤)も併用する．重症例では再出血もあるので，貧血や凝固機能異常は早めに改善させ，各種モニター監視下でフォローし早期発見に努める．

ポイント

- 消化管出血の症状は吐・下血が一般的である．
- 吐・下血が確認できれば，まずは循環血液量減少性ショック(出血性ショック)の判断とその対応が重要となる．
- 吐・下血がない場合は，出血量に応じてめまい，失神，立ちくらみなどの軽微なものからショック，意識障害など重篤なものまで症状は多岐にわたる．
- 経鼻胃管挿入や直腸診の所見が診断の手がかりを与えることが多い．
- 確定診断には内視鏡検査を行い，出血源が明らかとなれば内視鏡的止血法を行う．
- 内視鏡画面に気をとられることなく，各種モニターのチェックや介助を怠らないようにする．
- ショック例では急速輸液を中心とした抗ショック療法を行うが，その際には誤嚥防止の意味からも早期の気管挿管を考慮する．
- 重症例では，内視鏡的止血法や抗潰瘍療法だけではなく，止血後の貧血・凝固機能・低蛋白血症の改善などを含めた総合的な全身の集中管理とフォローアップ内視鏡検査が重要である．

◆文献

1) 太田祥一，佐々木博一，須田高之：消化管出血を疑う．medicina 40：678-682, 2003
2) Ohta S, Goto H, Yukioka T, et al：Efficacy of endoscopic hemoclipping for GI bleeding in relation to severity of shock. Hepato-Gastroenterology 50：721-714, 2003
3) 太田祥一，三島史朗，佐々木博一：ここまできた低侵襲治療"IVR"―画像・穿刺・カテーテルのいま―〔総論1〕適応疾患，外傷と現在の動向．救急・集中治療 13：1121-1132, 2001

10 急性肝不全

横浜市立大学附属市民総合医療センター 高度救命救急センター　杉山　貢

病態

　肝不全には，急性肝炎や心不全増悪に伴う急性肝不全と，主に肝硬変を基礎疾患とする慢性肝不全がある．慢性肝不全は慢性肝疾患の非代償期を意味し，慢性疾患終末期に近く治療方針にも配慮が必要である．一方，急性肝不全は原則的に正常肝に急速に起こった致命的な肝機能の低下であり，救命には迅速で適切な治療が必要で，救命されれば多くの場合，肝機能は回復する．急性期治療の質が問題となる救急領域内科疾患の代表的疾患である．

　致命的な肝機能の低下とは，主に合成能低下と，狭義の代謝能低下の2点を意味している．前者は，ほとんどが肝で合成される血液凝固因子の枯渇による出血傾向を指し，後者は生体毒性物質（脳症起因物質）の解毒・排泄障害による蓄積を指す．合成能低下から消化管出血，脳出血，播種性血管内凝固症候群などを発症し，代謝能低下から昏睡，脳浮腫をきたし，致命的な状態となる．診断，治療，予後もこの2つの機能の評価がポイントである．

　急性肝不全には明確な診断基準は存在しない．肝逸脱酵素の上昇と高ビリルビン血症のみで判断されたり，あるいは顕性の肝性昏睡を前提としたりされているが，肝細胞障害を原因に何らかの意識障害，凝固不全をきたした状態とするのが妥当と思われる．覚醒が得られているか，凝固能が保持されているかに常に留意しなければならない．

　急性肝炎を原因とする急性肝不全の多くは劇症肝炎という疾患群に分類される．劇症肝炎はプロトロンビン時間活性値40％以下の凝固異常とⅡ度以上の肝性昏睡の存在をもって診断される（表Ⅶ-26）．この時期に初めて急性肝不全の認識をもつのは遅すぎると思われ，劇症化の予知式も提唱されている．また，術後肝不全としてはALT値と総ビリルビンが目安となっている．

原因疾患と病歴聴取

　急性肝不全をきたす疾患を**表Ⅶ-27**に示す．欧米，豪州においては急性肝不全の原因としてアセ

表Ⅶ-26　劇症肝炎の診断基準
（第12回犬山シンポジウム，1981年）

劇症肝炎とは，肝炎のうち症状発現後8週以内に高度の肝機能障害に基づいて肝性昏睡Ⅱ度以上の脳症をきたし，プロトロンビン時間40％以下を示すものとする．そのうちには発病後10日以内に脳症が発現する急性型とそれ以後に発現する亜急性型がある．

（注）急性型には fulminant hepatitis (Lucke, Mallory, 1946) が含まれ，亜急性型には亜急性肝炎（日本消化器病学会 1969）の一部が含まれる．

表Ⅶ-27　急性肝不全をきたす疾患

1. Viral infection
   hepatitis A, B, E, D with B, (C)
   cytomegalovirus, Epstein-Barr virus, herpes simplex virus
   varicella virus, adenovirus
2. Drug and toxins
   acetoaminophen, yellow phosphorus, halothane, isoniazid, nonsteroidal anti-inflammatory drugs, antibiotics
3. Cardiovascular
   right ventricular failure, Budd-Chiari syndrome, veno-occlusive disease, shock liver, heat stroke
4. Metabolic
   acute fatty liver of pregnancy, Wilson's disease, Reye's disease, galactosemia, tyrosinemia
5. Miscellaneous
   autoimmune hepatitis, sepsis/bacteremia, malignant infiltration

トアミノフェン過量内服が最も頻度が高い．本邦では劇症肝炎が重要で，また原因不明が多いのも特徴である．劇症肝炎の約90％はウイルス性急性肝炎が原因である．劇症肝炎のほかに臨床的にしばしば遭遇する病態に心不全によるうっ血肝があり注意が必要である．

ウイルス性肝炎は発熱や全身倦怠感で発症する．初診施設では感冒として対応されることも多く注意が必要である．黄疸やリンパ節腫脹など簡便に確認できる所見は見落としてはならない．

A型肝炎は経口感染で潜伏期間は2〜6週である．その発生は衛生環境に影響され，本邦での抗体陽性者は激減し，海外渡航者の感染が目立つようになっている．また，抗体陰性者が増加したことで，集団発生や家庭内発生が問題となり，カキなどの生食の有無とともに海外渡航歴や，近親者の同様の症状の有無は病歴聴取のポイントである．多くは予後良好で一過性であり，強い免疫を獲得する．

B型肝炎は血液感染で一般的には性行為感染症と位置づけられる．潜伏期間は1〜6カ月である．また，保ウイルス者（キャリア）が存在し慢性感染の病態が存在する．劇症肝炎急性型の半数以上を占め最も重要なウイルスである．不特定の性交渉の有無を確認する．慢性肝炎の急性増悪から急性肝不全を呈することもあり，既往歴（手術歴，輸血歴，本人と母親の肝疾患の有無）も詳細に聴取する．

C型肝炎は血液感染である．潜伏期間は2週〜6カ月である．感染性は低く，家族間の感染率も低い．主に輸血，汚染された注射針の使いまわし，刺青などによって感染する．劇症肝炎の発症率は低く，むしろ慢性化が問題である．このほかにEBウイルス，ヘルペスウイルスなどに注意が必要である．

薬剤性肝障害も急性肝不全の原因となりうる．薬剤使用歴も必ず聴取する．自殺企図による感冒薬過量内服症例においてはアセトアミノフェンの含有についての確認が必要である．

症状・所見・検査

■理学所見

感冒様症状から食思不振，悪心などの消化器症状に続いて黄疸が出現する．尿の濃染で気づかれることも多い．遅くともこの時点で採血を行って肝障害に気づかなければ，先述の適切な病歴聴取や以下の診察も不十分となる．

本邦の意識障害（肝性脳症）は5段階に分類されている（表VII-28）．肝性脳症II度以上が劇症肝炎診断の必要条件になっているが，劇症肝炎の診断の前に急性肝不全の危険性を認識することが重要である．肝性脳症I度は医療者が意図をもって診断に臨まないと見落とされやすい．簡単な計算（7-series），ナンバーコネクティングテストなどを積極的に用いるべきである．肝性口臭（アンモニア臭）に気づくこともあるが慣れていないと簡単ではない．皮下出血や歯肉出血の有無，便の性状を確認する．

■画像検査

急性肝炎を疑ったら腹部超音波検査を行う．肝臓の腫大，胆嚢壁の浮腫性肥厚，腹水の有無を確認する．肝萎縮や内部エコーが不均一に描出されれば重症を考える．CTは肝容積の客観的な把握や，造影検査の追加によって肝細胞脱落の程度が推測できる．原因不明の肝障害においては肝循環の異常（虚血，うっ血）について情報を与えてくれることもある．

■血液検査所見

AST，ALTは速やかに上昇する．数千から2万台まで幅広い．著しい高値は肝破壊が広範囲であることを推測させるが，一般的に重症度の指標とはならない．肝細胞破壊が持続しているか，終結に向かっているか，ダイナミックな指標としてとらえられる．残存肝機能の指標としてはコリンエステラーゼ（CHE），アルブミン，総ビリルビ

表VII-28　肝性脳症の昏睡度分類

昏睡度	精神症状	参考事項
I	睡眠・覚醒リズムの逆転 多幸気分，ときに抑うつ状態 だらしなく，気にとめない態度	retrospective にしか判定できない場合が多い
II	指南力(時，場所)障害，物をとり違える(confusion) 異常行動(例：お金をまく，化粧品をゴミ箱に捨てるなど) 時に傾眠状態(普通の呼び掛けで開眼し会話ができる) 無礼な言動があったりするが，医師の指示には従う態度をみせる	興奮状態がない 尿・便失禁がない 羽ばたき振戦あり
III	しばしば興奮状態，せん妄状態を伴い，反抗的態度をみせる 嗜眠状態(ほとんど眠っている) 外的刺激で開眼しうるが，医師の指示に従わない，または従えない (簡単な命令には応じる)	羽ばたき振戦あり 指南力障害は高度
IV	昏睡(完全な意識の消失) 痛み刺激に反応する	刺激に対して，払いのける動作，顔をしかめるなどがみられる
V	深昏睡 痛み刺激には全く反応しない	

表VII-29　劇症肝炎にける肝移植適応のガイドライン
（第 22 回日本急性肝不全研究会，1996）

1) 脳症発現時に次の 5 項目のうち 2 項目を満たす場合は死亡と予測して肝移植の登録を行う
　1. 年齢：45 歳以上
　2. 亜急性型(初発症状から脳症発現までの日数：11 日以上)
　3. プロトロンビン時間：10% 未満
　4. 血清総ビリルビン濃度：18 mg/dl 以上
　5. 直接/総ビリルビン比：0.67 以下
2) 治療開始(脳症発現)から 5 日後における予後の再予測
　1. 脳症が I 度以内に覚醒，あるいは昏睡度で II 度以上の改善
　2. プロトロンビン時間が 50% 以上に改善
以上のうちで，認められる項目数が
2 項目以上の場合：生存と予測して肝移植の登録を取り消す
0 または 1 項目の場合：死亡と再予測して肝移植の登録を継続する

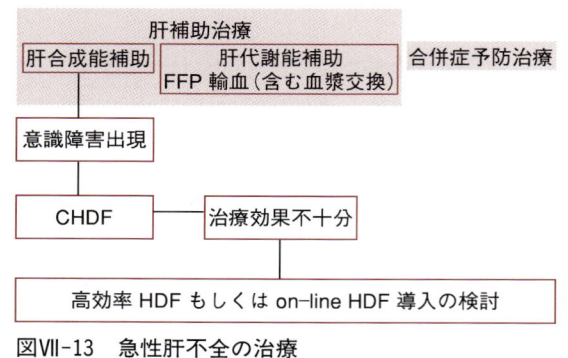

急性肝不全の診断
（①T-bil＞5 mg/dl，②PT＜40%，③肝性脳症 II 度以上のいずれか2つ以上を満たすもの）

肝補助治療
肝合成能補助　　肝代謝能補助　　合併症予防治療
　　　　　　　　FFP 輸血(含む血漿交換)

意識障害出現
↓
CHDF　　治療効果不十分
↓
高効率 HDF もしくは on-line HDF 導入の検討

図VII-13　急性肝不全の治療
（横浜市立大学高度救命救急センター）

ン値，直接ビリルビン/総ビリルビン(DT 比)，尿素窒素，プロトロンビン時間(PT 値)，動脈血ケトン体比，アミノ酸分析，アンモニア濃度などを総合的に評価する．半減期の短い CHE，PT 値は鋭敏な指標として，DT 比の著しい低下，尿素窒素の低下，アンモニアの高度上昇は予後不良の指標として重要である．重症例の判別の指標として肝不全研究会の肝移植ガイドラインを表VII-29 に示す．

成因の検索として HAV 抗体(IgM)，HBs 抗原，HBs 抗体，IgM-HBc 抗体，HBV-DNA，HCV 抗体，抗核抗体，EBV 抗体，総 Ig-G，総 IgM，総 Ig-E などを計測する．

治療

原疾患の治療が期待される B 型急性肝炎やうっ血肝，アセトアミノフェン中毒などを除くと，その治療は肝再生あるいは移植までの bridge use としての肝補助療法が中心となる(図VII-13)．

■肝補助治療

1）肝合成能代償

血液凝固因子の補充が主体である．新鮮凍結血漿（FFP；fresh frozen plasma）による輸血と血液製剤の投与がある．FFPは通常は容量負荷と保険診療を考慮して，まず1日に8単位程度の輸血として行う．投与後のPT活性値30〜40%以上が治療目標となる．これが達成されなければ血漿交換（PE；plasma exchange）の導入が必要である．PEはFFP 30〜40単位を用いて行う．血液浄化療法の一端も担うが，重症例ではPEのみで覚醒を保つのは困難である．血液製剤としてアンチトロンビンIIIの投与を考慮する．

2）肝代謝能代償

急性肝不全に伴う意識障害は，肝臓で処理されるべき毒性物質，いわゆる脳症起因物質の異常な蓄積が中枢神経系に作用することが主たる機序と考えられ，代謝能代償治療はその除去を目的とする．アンモニアはこれらの物質のなかでもkey toxinと考えられ，脳症の重症度とアンモニア濃度の相関が報告されている．また，脳浮腫，頭蓋内圧亢進に関連し，動脈血アンモニア濃度が200 μg/dl以上は脳ヘルニアのハイリスクと指摘される．急速な転帰をとる劇症肝炎症例において，サイトカインやグルタミンなどの脳浮腫増強因子とともに，アンモニアは極めて重要な因子と考えられる．アンモニアを速やかに低下させること，上昇させないことが初期治療のポイントの1つである．急性肝不全症例に特殊組成アミノ酸製剤を投与するとアンモニアの上昇と脳症の増悪をきたすことがあり，劇症肝炎の全国集計でも生存率を低下させる可能性が示唆されている．急性肝不全においては慎重な検討が望まれる．

高アンモニア血症対策として，ラクツロース投与（60〜90 ml/日），カナマイシン投与（800〜1,600 mg/日）を行う．経口投与が困難なときや緊急時には注腸投与が考慮されるが，出血性の合併症に注意が必要である．一般的治療が奏功しない場合は意識レベルにかかわらず急性血液浄化療法の導入が必要である．肝性脳症I度以下の状況では持続的血液透析濾過法（continuous hemodiafiltration；CHDF）を選択し，アンモニア値のコントロールと電解質補正（特に血清ナトリウム値の維持）を行う．意識レベルの低下があれば早急な血液浄化療法の導入が必要である．特に劇症肝炎亜急性型の予後は不良で，早期からの強力な肝補助と肝移植の検討が必要である．

アンモニア値と意識障害の程度はしばしば相関せず，血液透析（hemodialysis；HD）は血流量，透析液流量，膜面積を適切に設定すれば小分子物質であるアンモニアの除去が可能であるが，肝性脳症の治療には不十分であることが判明している．このような経緯を経て，アンモニア以外の重要な肝性脳症起因物質は中分子領域に想定されている．HDのみでは覚醒効果に限界があり，中分子量物質除去と覚醒効果には濾過の優越性が主張され，本邦ではCHDFもしくは血液透析濾過法（hemodiafiltration；HDF）と，PEの併用が主流となるに至った．

CHDFの覚醒効果は極めて限定的であり，high flow HDFやon-line HDFが用いられる．on-line HDFはその絶大な置換量から，尿毒素のクリアランスの増大のみならず，循環の安定，免疫応答の改善，エリスロポイエチン必要量の低減に寄与するとされる．これらは各機能に抑制的に働く因子の除去効果の結果であると推測され，on-line HDFの特性ともいえるdose-dependent effectである．類似の効能が急性肝不全症例でも期待される．

■原疾患治療

旺盛な免疫反応が想定されるB型急性肝炎などに対しては，肝細胞破壊の進展阻止を目的にステロイド投与の検討が必要である．ただし，副作用も重大で，全体像としてはステロイド投与群の救命率が高いとはいえず，肝細胞破壊が急速に進行していると判断されるなど適応症例に熟慮が必要である．また，抗ウイルス治療として，インターフェロン，ラミブジンの投与が行われる．アセトアミノフェン過量内服に対してはN-アセチル

システインの早期投与が重要である．

■合併症予防

消化管出血，感染症に対策を要する．

予後

2002年の全国調査によれば，劇症肝炎の救命率は急性型で58.5%，亜急性型で40.6%であり，全体で半数近くが死亡している．いまだに重篤な病態である．B型肝炎に対する抗ウイルス治療が期待される以外は，現時点では肝炎の原疾患治療は限定されている．また，明らかに十分に肝再生を促進する治療はなく，肝が自力で再生するまでの肝補助が内科的治療の限界であり，肝再生あるいは移植までの良好な全身状態の維持が内科的治療の目標である．

肝補助治療の進歩から，肝再生徴候のない症例の死亡時期は，治療の経済的・時間的な制約で規定されるようになりつつあり，移植治療，肝再生治療の躍進までは最終的な生死は肝補助治療の成否を意味するものではないかもしれない．

> **ポイント**
> - 黄疸を見逃さず，適切な病歴聴取と採血検査を行う．
> - 軽微な意識障害を見落とさない．
> - 診察，画像検査，採血検査から凝固能と合成能の評価を行う．
> - 重症度や予後の予測に見合った早期の肝補助治療開始に努めるとともに，肝移植の検討を行う．

◆文献

1) 高橋善弥太, 他：劇症肝炎の全国集計「第12回犬山シンポジウム」. 中外医学社, 1982
2) 杉原潤一, 内藤智雄, 石木佳英, 他：わが国における劇症肝炎の予後予測と肝移植の適応に関する多施設研究：日本急性肝不全研究会1996年肝移植適応ガイドライン策定の経緯. 肝臓 42：543-556, 2001

11 急性腎不全

東京医科大学八王子医療センター 特定集中治療部 池田一美

病態

　急性腎不全(acute renal failure；ARF)とは、高度な腎機能障害を認めなかった患者に急激に起こる腎機能低下状態である。一般的には乏尿(1日尿量400 ml以下)、無尿(1日尿量100 ml以下)を伴うが、非乏尿性のものも少なくない。老廃物の貯留に加え、様々な不均衡状態(高窒素血症、高K血症、アシドーシス)、それによる尿毒症症状が出現する。適切な治療が行われれば、可逆性の経過をたどって治癒するが、原疾患、合併症により必ずしも予後が良好とはいえず、迅速な診断と治療開始が重要である。
　一般には腎前性、腎性(腎実質性)、腎後性に分類される。

1) 腎前性ARF

　腎血流量の減少によるARFである。原因としては、ショック、心不全、脱水、出血、動脈硬化、肝腎症候群などがあり、誘因としては老齢、利尿剤、降圧剤の投与もある。

2) 腎性(腎実質性)ARF

　腎実質の障害によるARFである。腎虚血、腎毒性物質による急性尿細管壊死(acute tubular necrosis；ATN)が最も多く、狭義のARFはこのATNを示す。ATNの原因については表Ⅶ-30に示した。ARFの発症機序は虚血性であっても腎毒性であっても尿細管細胞障害が主体であり、これには一酸化窒素や、浸潤白血球、活性酸素が関与しているといわれている。

3) 腎後性ARF

　腎以後の尿路の閉塞によるARFである。原因としては、尿管結石、骨盤内腫瘍、血腫による圧迫、膀胱結石、腫瘍、前立腺癌、肥大などがある。
　腎前性、腎後性ARFも適切な治療が行われなければ腎性ARFに移行する。またARFの分類により治療法が異なることから、その鑑別は重要である。

診断

■問診

　病歴の聴取は慢性腎不全との鑑別のためにも重要である。糖尿病、腎疾患、心臓病、肝障害、腎結石の有無、薬の投与は受けているか、また尿量、色調、その変化、いつから症状が出現したか、について聞く。

■身体所見(臨床症状)

- 乏尿、無尿、全身の浮腫、呼吸困難
- 不整脈
- 悪心、嘔吐、腹痛、消化管出血

表Ⅶ-30　急性尿細管壊死を起こしやすい原因

外因性	抗生剤：アシクロビル、アミノグリコシド、アムホテリシンB 抗炎症剤、免疫抑制剤：NSAIDs、シクロスポリン 抗癌剤：シスプラチン、イフォスミド その他：エチレングリコール、トルエン、造影剤、パラコート
内因性	外傷、低体温、高体温、悪性症候群、けいれん 感染症(インフルエンザ、伝染性単核球症) 多発性筋炎、皮膚筋炎 異型輸血、輸血反応、マラリア 人工弁、体外循環

- 不穏，興奮
- 全身倦怠感，傾眠傾向，昏睡

■検査所見

1) 血液検査

- 血清尿素窒素(BUN)，クレアチニン(Cr)の上昇(一般にはARFでは1日BUN 10〜30 mg/dl，Cr 0.5〜2.0 mg/dl上昇する)
- 代謝性アシドーシス(動脈血ガス)
- 低Na高K血症，低Ca高P血症
- 正色素性正球性貧血
- 血小板減少，出血傾向
- 低蛋白血症，白血球増加

2) 尿所見

- 蛋白尿，血尿
- 尿比重，尿浸透圧，尿中Na濃度，Na分画排泄率(fractional sodium excretion；FENa)．ARFの分類により異なるので後述する．

3) 胸部X線，心電図

胸部X線では心拡大，肺水腫，心電図では高K血症によるT波の増高，不整脈が認められる．

4) 超音波検査

心エコーは心機能，血管内脱水の評価，腹部エコーは腎の大きさ(ARFでは正常かやや大きい)，腎盂の拡張，尿管結石の確認に有用であり，ベッドサイドでできる非侵襲的検査でもあり行うべきである．慢性腎不全では腎は萎縮していることが多い．必要であれば，胸部，腹部，骨盤のCT検査を行う．

■ARF分類の鑑別

(1) 腎前性は循環血液量の低下を示す症状があるかどうかがポイントである．また腎前性では尿の濃縮，Naの再吸収が起こるために尿の浸透圧は上昇し，尿中Na濃度，尿中Na排泄率は低下する．

(2) 腎性では尿細管障害により尿の濃縮やNaの再吸収ができないために尿の浸透圧は低下し，尿中Na濃度は上昇する．また尿中 β_2 ミクログロブリンと尿中NAG濃度は上昇する．腎前性と腎性の鑑別診断については表VII-31に示したが，Na分画排泄率(fractional excretion of sodium；FENa)が有用である．腎前性では尿細管機能が保たれているためFENaは1%以下であり，腎性では尿細管機能が障害されNaの再吸収ができないため，2%以上のことが多い．

(3) 腎後性は骨盤腔内の手術や腫瘍，結石のある患者に起こりやすく，症状としては尿量が乏尿，無尿になったり，時に多尿になったりする変化がある．超音波検査やCTで両側腎盂や尿管の拡大があれば，腎後性ARFを考える．

表VII-31 腎性と腎前性ARFの鑑別

	腎性	腎前性
尿所見	尿蛋白，血尿 円柱細胞	異常所見はなし
尿浸透圧 (mOsm/kgH₂O)	<350	>500
尿中Na濃度 (mEq/l)	>40	<20
尿中Na排泄率 (FENa：%)	>1	<1

$$FENa = \frac{U\,Na/P\,Na}{U\,Cr/P\,Cr} \times 100$$

U Na＝尿中Na濃度　P Na＝血清Na濃度
U Cr＝尿中Cr濃度　P Cr＝血清Cr濃度

初期治療

■ARFの臨床経過

1) 発症期

腎血流の低下より数時間から数日で尿量が低下し，BUN，Crが上昇する．

2) 乏尿，無尿期

数日から数週間続き，尿量は減少し，高K血症，代謝性アシドーシスを呈する．

3）利尿期

数日から数週間続き，尿細管での再吸収障害により尿量が増加するが，等張尿または低張尿である．

4）回復期

腎機能が徐々に回復する時期であり，数カ月かかる場合もある．

■輸液療法

（1）腎前性 ARF は循環血液量を輸液や輸血で補うことで改善する．血圧，中心静脈圧（central venous pressure；CVP）をモニターしながら行い，高齢者では輸液速度に注意する．心エコーで上大静脈の径をモニターしながら行うのも望ましい．低蛋白血症があればアルブミンの投与も考慮する．

（2）腎性 ARF では原因と思われる腎毒性のある薬剤の投与はただちに中止する．腎血流の低下を補うために十分な輸液を行い脱水にならないようにする．利尿期であれば wash out 療法を行う．これは，低張尿であっても大量の尿量を確保し，残存する腎機能を利用することで腎機能の改善を図る治療法である．十分な輸液を行い，マンニトール 50〜100 ml/時の投与を併用し，フロセミド 100 mg/時を上限として目標尿量（1 日 2,000 ml）が得られるまで増量，静注または持続静注する．2〜4 時間毎に尿量，電解質，水分バランスをチェックして，3〜5 時間投与しても反応がなければ wash out 療法は中止する．

必要尿量の 80％ が確保できれば血液浄化療法は必要としないことが多いが，wash out 療法に反応しない場合は予後不良である．

以前は ARF に対する低容量ドパミンの投与が推奨されていたが，最近の研究では腎血流量の増加には無効であると報告されている．頻脈，不整脈などの副作用もあり，腎保護の目的での投与は推奨されてはいない．

（3）腎後性 ARF では尿道カテーテルを挿入して尿路を確保することで大部分が改善する．外科的処置が必要であれば，泌尿器科に相談すべきである．

（4）高 K 血症の治療

血清 K 濃度が 5.0 mEq/l 以上を高 K 血症としている．

血清 K 濃度が 6.0 mEq/l 以上で危険な不整脈（心室性期外収縮，心室細動），心電図上のテント T 波が出現したら，早急に治療が必要である．

① 10％ グルコン酸カルシウム 20 ml を 3〜5 分かけて，静脈内投与する．
② 代謝性アシドーシスであれば，重炭酸ナトリウムを投与して補正する．
③ グルコース-インスリン療法：50 g のブドウ糖に対してインスリン 10 単位を 1〜2 時間で持続静注する．
④ 利尿剤（フロセミド）の投与
⑤ イオン交換樹脂の投与：カリメート 20〜50 g を経口，または経腸投与する．

これでも高 K 血症が持続する場合は血液透析を考慮する．

■血液浄化療法

Bellomo の導入基準：尿量 30 ml/時以下，または BUN 80 mg/dl 以上かつ尿量 50 ml/時以下を満たせば，血液浄化を開始する．間歇的（intermittent renal replacement therapy；IRRP）か，持続的（continuous renal replacement therapy；CRRT）に行うかは循環不全，多臓器不全合併の有無で決める．血行動態の不安定，他の臓器不全，多臓器不全（multiple organ failure；MOF）の可能性があれば CRRT を行う．治療モードとしては，腎不全単独なら血液透析（hemodialysis；HD），他の臓器不全や高ミオグロブリン血症があれば血液濾過（hemofiltration；HF）または血液濾過透析 hemodiafiltration；HDF）を選択する．持続的血液濾過透析（continuous hemodiafiltration；CHDF）は，サイトカインなどの humoral mediator の除去に有効であるとの研究報告もあるが，この点については議論の分かれるところである．いずれにしろ初期治療としては安易に血液浄化療法に頼らず，十分な wash out 療法などを行うべきである．

■栄養

ARFでは体蛋白の異化亢進が起こり，急性の蛋白，エネルギー不足状態であり，肝臓への取り込みも低下する．投与エネルギーはグルコースを中心として1日30〜50 kcal/kgとし，高窒素血症に対して蛋白摂取量は1日1.0〜1.5 g/kgに制限する．また血糖値のコントロールも重要である．

予後

ARFの死亡率については20〜80%までの様々な報告があり，一定しない．ARF単独では，適切な治療が行われれば予後は良好であると思われるが，年齢，合併症の有無が予後を左右する．また救急領域では多臓器不全を伴うARFも多く，全身状態の改善が得られなければ，予後は不良である．

ポイント

- 急性腎不全の診断には全身の検索が必要である．
- 急性腎不全では，腎前性，腎性，腎後性の鑑別が重要である
- 腎前性では輸液，輸血により改善する．
- 腎性では，まずはwash out療法を行い，必要なら循環血液量(腎血流量)を十分保ったうえで，利尿剤(フロセミド)を投与すること．脱水で利尿剤投与を行うと腎機能を悪化させる．
- 様々な薬剤が腎障害を起こす可能性があり，ARFの原因に成りうる薬剤は直ちに投与を中止する．
- 低容量ドーパミンは腎保護の目的では投与しないが，腎血流を保つために体血圧の維持は必要である．その場合は患者の平常の血圧を保つ必要がある．
- 早期診断，早期治療開始が重要であり，腎疾患の診断にいたずらに時間をかけない．

12 急性感染症

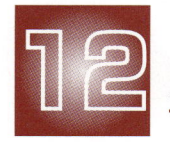

松戸市立病院 救急部 **渋谷正徳**

　急性感染症の中で集中治療を要する代表的なものとして，意識障害をきたす中枢神経系感染症（髄膜炎・脳炎），人工呼吸を要する重症肺炎，溶血性尿毒症症候群（hemolytic uremic syndrome；HUS）を合併した腸管出血性大腸菌感染症O157，重篤な軟部組織感染症などが挙げられる．また従来より特殊感染症として取り扱われてきた破傷風やガス壊疽も，集中治療を要する代表的な感染症である．本項では，破傷風やガス壊疽に加え，重篤な軟部組織感染症のうち毒素性ショック症候群と劇症型A群連鎖球菌感染症について解説する．

1. 破傷風 tetanus

　破傷風は嫌気性グラム陽性桿菌である破傷風菌（*Clostridium tetani*）による感染症である．挫創，刺創，開放性骨折，熱傷創などから体内に侵入して発病することが多い．痔核手術後や妊娠中絶後に発症したとする報告もある．ただ侵入部位が特定されていない報告例が約1/4（1999〜2000年）を占めている．

病態

　体内に侵入した破傷風菌は嫌気性条件下で発芽・増殖して，破傷風毒素（テタノスパスミン tetanospasmin）を産生する．血行性に身体各部の筋に運ばれた破傷風毒素は神経軸策末端から取り込まれ，逆行性軸策輸送によって中枢神経系の運動ニューロンへ運ばれる．そして介在性抑制ニューロンに達し，抑制性シナプスからの神経伝達物質（GABA）の放出を抑制する．抑制の遮断された運動神経細胞は常に活動することを強いられ，様々な筋肉の過緊張状態が出現する．最重症例では，自律神経系も障害され（autonomic overactivity），循環動態の急激な変動を呈する．一方，大脳皮質は侵されないため，意識は保たれるのが破傷風の特徴である．

症状・所見・検査

　臨床材料から破傷風菌が分離されるのは非常に稀で，血液検査でも白血球数がわずかに上昇する程度である．頭部・脊髄のMRIやCTスキャンでも異常を認めない．このため臨床症状の推移（図VII-14）が診断上極めて重要である．ほとんどの場合，開口障害（牙関緊急 trismus）が初発症状であり，同時に嚥下困難や項部硬直を訴えて来院する．診断上のポイントはこの開口障害の原因を鑑別することである．中枢神経系感染症や顔面・口腔の感染症などが否定され，7〜14日前に外傷の既往があれば破傷風の可能性が高い．全身の強直性けいれんから後弓反張（opisthotonus）をきたせば診断は確定的である．なお，初発症状から全身けいれんを起こすまでのonset timeが48時間以内のものでは，重症化する率が高く，死亡率も高いことが知られている．

対処・処置

1）創処置

　破傷風菌は嫌気性菌であり，創を嫌気状態から開放することが最も重要である．創を十分に開放し，徹底的なデブリドマンを行うとともに過酸化

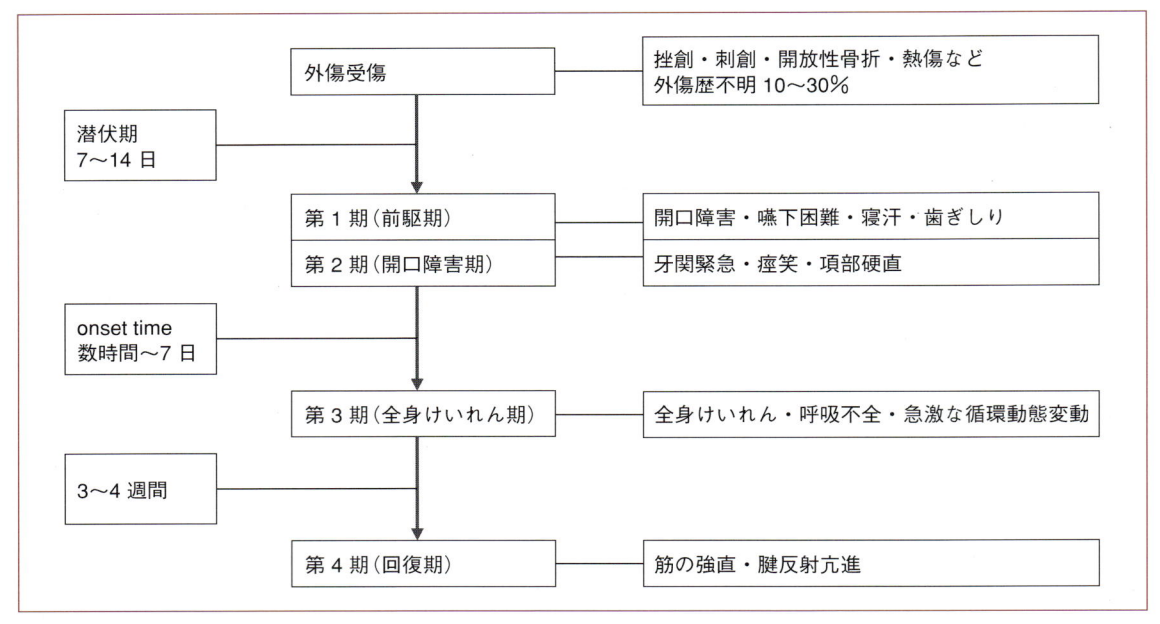

図VII-14 破傷風の臨床症状

水素水を用いて消毒する．砂や木屑などの小さい異物には特に注意を払い，完全に除去する．

2) 抗生剤の投与

ペニシリンG 2,000万単位/日を分2で7日間(重症例では14日間)投与する．ペニシリンアレルギーのある患者では，クリンダマイシンやエリスロマイシンを投与する．

3) 免疫療法

破傷風に対する能動免疫として破傷風トキソイドがある．外傷を受けた場合には，創の状態と接種歴を勘案して破傷風トキソイドを投与する．破傷風トキソイドは1回投与だけでなく，4〜6週後の第2回投与，6〜12か月後の第3回投与をもって血中抗毒素価を最小阻止濃度(0.01 IU/ml)以上に保つことが可能となる(図VII-15)．投与量は年齢に関係なく0.5 mlを皮下または筋肉内に注射する．

いったん破傷風が発現してしまえば能動免疫である破傷風トキソイドは無効である．受動免疫である抗破傷風ヒト免疫グロブリン(TIG)もすでに組織に結合した毒素は中和できないものの，血中

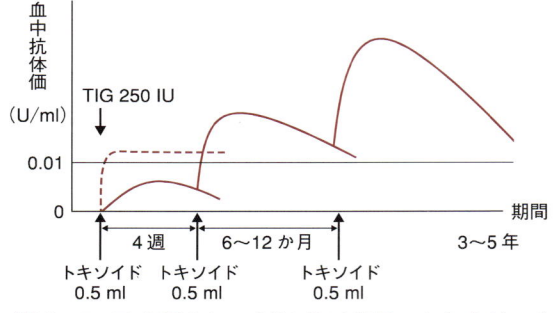

図VII-15 破傷風トキソイドと抗破傷風ヒト免疫グロブリン(TIG)の投与による血中抗体価の推移

の遊離毒素に対しては有効であり，破傷風が疑われたらただちに1,500単位を静注投与する．TIG投与により有効血中抗体価は数週間維持される．

4) 抗けいれん剤

第1選択はジアゼパムであり，症状に応じて1〜2時間ごとに10〜20 mgを静注投与する．ジアゼパムのみではけいれんの抑制が困難な場合，筋弛緩薬を用いる．

5) 呼吸管理

全身けいれんが持続する症例に対しては，早期

より筋弛緩薬を用いた人工呼吸を開始する．破傷風では些細な刺激でも強いけいれんを誘発してしまうため，気管挿管に際してはもちろん，人工呼吸管理中はミダゾラムやプロポフォールによる鎮静が必要である．

6）循環管理

最重症例にみられる急激な循環動態の変動に対しては，バルビツレートの持続投与が有効である．すなわちチオペンタール（3～5 mg/kg/時間）を投与することで，自律神経全体が中枢でブロックされ安定した循環動態が維持される．

> **ポイント**
> - 破傷風の診断は臨床症状から行う．
> - 治療の基本は，創の十分な開放と異物の除去，デブリドマンである．
> - 全身けいれんが持続すれば，筋弛緩薬の使用と人工呼吸管理が必要である．
> - 急激な循環動態の変動に対してはバルビツレートの持続投与を行う．

2. ガス壊疽 gas gangrene

ガス壊疽はガス産生を伴う壊死性軟部組織感染症（necrotizing soft tissue infection；NSTI）と定義される．これに対して，ガス産生を伴わないNSTIは壊死性筋膜炎と呼ばれる．さらにガス壊疽は嫌気性グラム陽性桿菌であるクロストリジウム属細菌によるクロストリジウム性ガス壊疽（clostridial gas gangrene；Cガス壊疽）とクロストリジウム属以外による非クロストリジウム性ガス壊疽（non-clostridial gas gangrene；nonCガス壊疽）に分類される．

Cガス壊疽の主体であるクロストリジウム属は動物の糞便や土壌のほかにも，健常人の下部消化管に常在している．このうちガス壊疽を引き起こす頻度が最も高いのは *C. perfringens*（*welchii*）である．外傷後の四肢汚染創に発生するものがほとんどであるが，下部消化管術後や流産後，筋肉注射後といった報告もある．一方，nonCガス壊疽の起炎菌は大腸菌，バクテロイデス，クレブシエラ，嫌気性連鎖球菌などである．初発創はう歯や扁桃炎，痔核，鶏眼，靴ずれなど，いずれも軽微な疾患が多い．そしてほとんどの場合，糖尿病，肝硬変，悪性腫瘍，ステロイド長期使用など，免疫機能の低下をきたす基礎疾患を持っている．

病態

クロストリジウム属は嫌気性条件下で発育し，ガスを産生するばかりでなく外毒素（phospholipase C，溶血毒素，collagenase，hyaluronidaseなど）を産生する．この外毒素が筋肉の激烈な壊疽を引き起こすため，初期に患部に強い疼痛がある．血管透過性の亢進により浮腫が増大し，循環血液量は減少する．さらに毒素による心筋抑制も加わって，循環不全や呼吸不全をきたしやすい．溶血によるヘモグロビン血症や筋崩壊によるミオグロビン血症のために腎不全を生じる危険性も高い．これらの病勢の進行は極めて早く，初期から重篤感が強いのがCガス壊疽の特徴である．

一方，nonCガス壊疽では好気性菌との混合感染が多い．筋膜に沿って炎症が拡大するという点では壊死性筋膜炎とほぼ同様である．時に皮膚や皮下組織も壊死に陥ることがある．Cガス壊疽に比較すると病状の進行は緩徐であるが，敗血症を合併することも多く，予後はむしろ不良である．

症状・所見・検査

ガス壊疽ではクロストリジウム性か非クロストリジウム性かによって初期治療が異なる．このため本症を疑った場合，まず膿汁や壊死組織の塗抹標本を作成し，グラム染色と検鏡を行う．その結果，グラム陽性桿菌や芽胞の存在を認めれば，ほ

表VII-32　ガス壊疽の鑑別

	クロストリジウム性	非クロストリジウム性
原因	汚染創，下部消化管術後，流産後など	う歯，扁桃炎，痔核，鶏眼，靴ずれなど
起炎菌	クロストリジウム属	大腸菌，バクテロイデス，クレブシエラ，嫌気性連鎖球菌など
疼痛	初期に激痛，後に消失	軽度
色調	黒色，暗赤色	通常の発赤
臭い	腐敗臭	感染臭
膿	ドブ水様	膿様
ガス像	皮下から筋肉内へ	皮下にとどまる
基礎疾患	特になし	糖尿病，肝硬変，悪性腫瘍，ステロイド長期使用など

ぼCガス壊疽と診断できる．ただ菌が検出されない例も少なくないので，臨床症状の詳細な観察によりnonCガス壊疽と鑑別することが求められる（表VII-32）．一般的にCガス壊疽では来院当初から重篤感が強いのに対し，nonCガス壊疽では，初期には疼痛も軽度で重篤感が少ないのが特徴である．ガスの広がりを正確に判断するにはCTスキャンが有用である．

対処・処置

1）創処置

創を十分に開放し，壊死組織や異物を完全に除去することが基本である．消毒は過酸化水素水を用い，嫌気性条件を離脱させる．頸部ガス壊疽ではCTガイド下の適切なドレナージにより十分な排膿を図ることで良好な成績が得られたとする報告もある．開放後は生理食塩水を用いて創洗浄を行う．

2）抗生剤

Cガス壊疽ではペニシリンG（2,000万単位/日）に加えて，混合感染を考え，セフェム系を併用する．ペニシリンが使えない場合はテトラサイクリンを用いる．nonCガス壊疽ではセフェム系，カルバペネム系など原因菌に応じた抗生剤を選択する．

3）高圧酸素療法

Cガス壊疽に対しては高圧酸素療法が有用である．3気圧2時間を1単位として，2～3単位/日を3日間行う．一方，nonCガス壊疽に対しては有用でない．

4）患肢切断

Cガス壊疽では壊死組織の分界線が明らかとなった時点で患肢切断を行う．これに対して，nonCガス壊疽では，全身状態が悪化したり，創傷治癒が遷延したりして，分界線が明らかになる前に切断を余儀なくされることが少なくない．

5）全身管理

いずれの場合も，呼吸管理，循環管理，DIC対策，腎不全対策などの集中治療を必要とすることが多い．

> **ポイント**
> - クロストリジム性か非クロストリジム性かの鑑別が重要である．
> - 非クロストリジム性では，免疫機能の低下をきたす基礎疾患をもつことが多い．
> - 治療の基本は，創を十分に開放し，異物や壊死組織を取り除くことである．
> - 四肢のガス壊疽で全身状態が悪ければ，患肢切断を早期に決断する．

3. 毒素性ショック症候群
toxic shock syndrome；TSS

　黄色ブドウ球菌（*Staphylococcus aureus*）は，化膿性疾患以外にも産生する毒素によって多彩な疾患を引き起こす．このうち，毒素性ショック症候群毒素-1（toxic shock syndrome toxin-1；TSST-1）によって引き起こされるのが TSS であり，ショック症状や多臓器障害を特徴とする重篤な病態である．TSS は 1980 年代にアメリカで生理用タンポンを使用していた女性に多発し，まず menstrual toxic shock syndrome として認識されるようになった．その後，生理に関係なく発症する TSS が増加しており，発熱，発疹，ショック，多臓器障害を呈する患者を診たときには，まず鑑別すべき疾患である．

表VII-33　TSS（toxic shock syndrome）の診断基準

1. 38.9℃ 以上の発熱
2. 発疹：びまん性斑状小紅斑，1～2 週後に落屑 典型的には手掌や足底
3. 収縮期血圧　90 mmHg 以下
   16 歳以下では 1 歳ごとに 5％ ずつ低下
4. 以下の 3 つ以上の臓器障害
   消化管：嘔吐，下痢
   骨格筋：激しい筋肉痛，CPK 正常値の 2 倍以上
   粘　膜：腟，口腔，咽頭，結膜の充血
   腎　臓：BUN，Cre 正常値の 2 倍以上，あるいは膿尿
   肝　臓：AST，ALT，T.Bil 正常値の 2 倍以上
   血　液：血小板 10 万/μl 以下
   中枢神経：失見当識または意識障害
5. 他の原因の除外
   麻疹，レプトスピラ症など

（Shands KN, Schmid GP, Dan BB, et al；Toxic shock syndrome in menstruating women．N Engl J Med 303：1436-1442, 1980 より転載）

病態

　TSST-1 はスーパー抗原の 1 種である．スーパー抗原は 1989 年に提唱された新しい概念の蛋白質性 T 細胞活性化因子であり，抗原提示細胞の MHC II クラス分子と直接結合し，T 細胞クローンの過剰な活性化を促す．その結果，種々のサイトカインが大量に産生され，発熱，発赤，発疹，血管透過性の亢進による血圧低下，多臓器障害を引き起こす．

症状・所見・検査

　TSS の特徴は発症からの経過が早いこと，皮膚病変として表皮剝離がみられること，ショックに陥りやすく多臓器障害を呈すること，などである．
　TSS の確定診断のためには，*S. aureus* を検出することであり，病巣ばかりでなく，明らかな感染徴候がなくても腟粘膜・子宮頸管を含めて培養検査を行う．臨床的な診断基準については表VII-33 に示した．

対処・処置

1）十分な輸液
　TSS のショックの原因は，透過性亢進による循環血液量減少性ショックであり，大量輸液が必要である．

2）抗生剤
　TSS の症状は毒素によるものであるが，その成立には感染も関与しており，*S. aureus* に感受性のある抗生剤の投与を行う．最近では MRSA が原因となることも多く，バンコマイシンの投与も考慮すべきである．

3）免疫グロブリン
　市販されている免疫グロブリン製剤には抗 TSST-1 抗体が含まれており，一定の効果が期待できる．

4）全身管理
　呼吸不全に対する人工呼吸，腎不全に対する血

液浄化法(CHDF)など敗血症性ショックの治療に準じて行う．

> **ポイント**
> - ショックを呈している発疹患者をみたら，まずTSSを疑う．
> - TSSの本体は循環血液量減少性ショックであり，その補正には十分な輸液が必要である．
> - メチシリン耐性黄色ブドウ球菌(MRSA)によるものが少なくない．

4. 劇症型A群連鎖球菌感染症
streptococcal toxic shock syndrome；STSS

A群連鎖球菌(group A *Streptococcus*；GAS)は咽頭炎，猩紅熱，軟部組織炎(丹毒，筋膜炎，筋炎)などの起炎菌であり，その免疫複合体は糸球体腎炎やリウマチ熱を引き起こす．さらに1980年代なかばにアメリカで重篤な敗血症性ショックを呈するGAS性筋膜炎の存在が確認された．同様の病態は1990年以降世界各国でも報告されるようになり，その死亡率の高さから，日本では「人喰いバクテリアによる感染症」として広く知られるようになった．黄色ブドウ球菌による毒素性ショック症候群に症状が類似しているため，TSLS(toxic shock-like syndrome)と呼ばれることも多いが，本項ではSTSSを用いる．

病態

STSSでは壊死性筋膜炎を合併する頻度が高い．小さな感染創が原因となることもあるが，単なる上気道炎症状に続発するもの，明らかな誘因が認められないものなどさまざまである．いずれにしてもGASが血行性に広がり筋炎・筋膜炎を引き起こすが，その進展速度は非常に早く，数時間で1肢全域に及ぶのも稀ではない．そして多臓器障害を伴った敗血症性ショックを引き起こす．

GASは，猩紅熱の原因となる発赤毒素(streptococcal pyrogenic exotoxin；SPE)やβ溶血を引き起こすストレプトリシンO(streptolysin O；SLO)，自らの莢膜の主成分であるヒアルロン酸を分解するヒアルロニダーゼなどのほかにも約20種類の菌外毒素を産生し，これらがあいまって強い組織障害を引き起こす．このうちSPEには多様なT細胞を賦活するスーパー抗原作用が確認されており，これにより誘導された高サイトカイン血症がショックや多臓器障害を引き起こしている可能性がある．ただ，TSSにおけるTSST-1ほどスーパー抗原作用は強くなく，高サイトカイン血症もSTSS全例でみられるわけではない．

STSSでは二次発症や集団発生はみられず，患者のGASに対する免疫機序の低下していることが発症の一因ではないかと考えられている．実際，GASによる従来の疾患は小児に好発するが，STSSは中高年齢者に多い．なかでも肝疾患，糖尿病，悪性腫瘍の術後など免疫機能の低下をきたす基礎疾患をもつ割合が高いのが特徴である．

症状・所見・検査

発熱，咽頭痛，筋肉痛などのかぜ症状から始まり，下肢の筋炎，壊死性筋膜炎を呈して来院することが多い．外傷の小さな創が初発創となることもある．稀ではあるが，妊娠末期に上気道炎から急性化膿性子宮筋炎を引き起こし，急激にショック，多臓器障害を引き起こすタイプもある．

STSSの確定診断は血中または壊死組織からGASを検出することである．ただTSSと同様に，病状の進行が極めて早いのが特徴であり，STSSを疑ったならば分泌物や末梢血のグラム染色を行い，検鏡により連鎖球菌を検索する．培養検査は確定診断には必要だが，迅速性という点において有用性は低い．同様に，抗ストレプトリジン抗体(ASLO)の測定も早期診断には無効である．最も重要なのは，壊死性筋膜炎や紅斑様皮疹

表Ⅶ-34　STSS (streptococcal toxic shock syndrome) の診断基準

Ⅰ項：A群連鎖球菌の検出
A．正常ならば無菌である部位（血液，脳脊髄液，胸水，腹水，生検組織，手術創など）から検出
B．正常でも菌の存在する部位（咽頭，痰，腟，皮膚表面など）から検出

Ⅱ項：臨床症状
A．収縮期血圧　成人：90 mmHg 以下
　　　　　　　小児：各年齢の血圧正規分布で下側確率分布5%に相当する値以下
B．以下の2項目以上を満たす臨床所見
　1．腎障害：Cre＞2 mg/dl（成人），Cre正常値の2倍以上（小児）
　　　　　　　腎不全の既往があれば，Creが従来値の2倍以上
　2．凝固障害：血小板＜10万/μlでDICの診断がなされるもの
　3．肝障害：AST，ALT，T.Bil正常値の2倍以上
　　　　　　　肝不全の既往があれば，従来値の2倍以上
　4．ARDS：急激に発症するびまん性肺浸潤と低酸素血症
　5．落屑を伴う全身性の紅斑様皮膚発赤疹
　6．軟部組織壊死：壊死性筋膜炎および筋炎を含む

＊Ⅰ項AおよびⅡ項を満たすとSTSSの診断が確立
＊Ⅰ項BおよびⅡ項を満たし，他の疾患が否定できるとSTSSの可能性が高い

(The working group on severe streptococcal infections : Defining the group A streptococcal toxic shock syndrome. JAMA 269 : 390-391, 1993 より転載)

といった臨床症状からSTSSを疑うことである（表Ⅶ-34）．なお，検鏡でグラム陰性桿菌を認め，数日～1週間前位に魚介類を生食していれば，原因菌として Vibrio vulnificus を考える必要がある．

対処・処置

1) 創処置
感染創や壊死性筋膜炎に対する外科的処置（切開・洗浄・デブリドマン・ドレナージ）が最優先である．コンパートメント症候群合併例では減張切開を行う．

2) 抗生剤
連鎖球菌に感受性のあるペニシリン系，セフェム系，カルバペネム系，マクロライド系などから，2剤併用療法を選択する．

3) 全身管理
呼吸不全に対する人工呼吸，腎不全に対する血液浄化法（CHDF）など敗血症性ショックの治療に準じて行う．

ポイント
- 壊死性筋膜炎を呈している発疹患者をみたら，まずSTSSを疑い，グラム染色と検鏡を行う．
- 免疫機能の低下する基礎疾患をもつことが多い．
- 壊死に陥った部分の筋膜は十分に切開し，洗浄・デブリドマン・ドレナージを行う．

◆文献
1) Krakauer T : Immune response to staphylococcal superantigens. Immunol Rev 20 : 163-173, 1999
2) Shands KN, Schmid GP, Dan BB, et al : Toxic shock syndrome in menstruating women. N Engl J Med 303 : 1436-1442, 1980
3) 清水可方：劇症型A群溶連菌感染症―グラム陽性菌による毒素性ショック病態．臨床麻酔 18 : 1409-1414, 1994
4) The working group on severe streptococcal infections : Defining the group A streptococcal toxic shock syndrome. JAMA 269 : 390-391, 1993

13 外傷

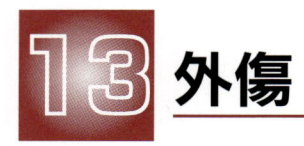

市立堺病院　横田順一朗

外傷患者の診察では，目にとまりやすい体表損傷や疼痛の訴えに関心が集まり，ややもすると全身の観察が疎かになる．また，救急搬送時の騒々しさや付添人のパニック状態に乗せられて，診察者も平常心を失いがちである．外傷患者の初期診療で，専門家集団が最良医療を展開しても救命できない例は確かにある．しかし，急性期死亡には気道の確保や緊張性気胸の解除など基本的な処置さえできていれば救命できた症例が数多く存在する．救急医療の場では医師なら誰にでも救命できる診療手順を踏襲することが求められる．ここに，標準化された診療指針が必要となる．その代表的なガイドラインの1つにJATEC™(Japan Advanced Trauma Evaluation and Care)がある．

JATEC™が推奨するガイドラインに沿って，外傷患者の病態と初期診療を解説する．

病態

1）外傷と生命危機

生命は大気中の酸素を体内に取り込み，全身に酸素を供給する一連の作業によって維持されている．ことに中枢神経への酸素供給がかなうことで，呼吸の命令（自発呼吸）が発せられ，呼吸，循環を介する生命の輪が形成されている（図Ⅶ-16）．この輪のいずれの場所が障害を受けても，生命維持は直ちに困難になる．

2）外傷と呼吸

外傷によって呼吸が危うくなり，生命を脅かす損傷は想像以上に生体の広い範囲に及ぶ．呼吸を司る生理学を基に外傷による呼吸障害を考えると理解しやすい（図Ⅶ-17）．頭頸部の損傷では呼吸様式の異常や呼吸抑制に加え，意識低下や上気道損傷で気道閉塞をきたしやすい．胸腹部への外傷でフレイルチェストや横隔膜破裂をきたすと換気

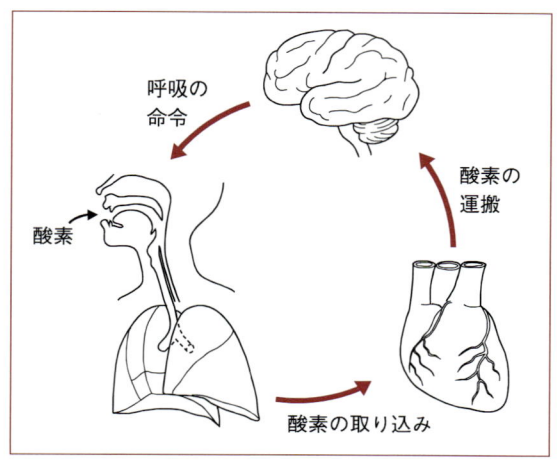

図Ⅶ-16　生命維持の仕組み

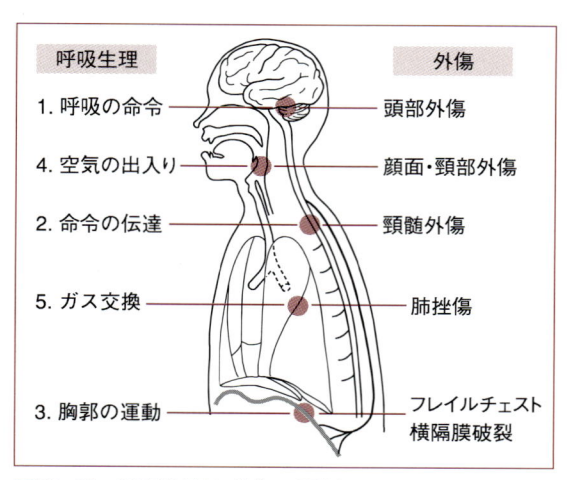

図Ⅶ-17　呼吸生理と外傷の関係

表VII-35 生命を危うくする損傷・病態

損傷・病態	主たる生理学的徴候の異常	必要な蘇生・処置
気道閉塞	気道・呼吸	気道確保
フレイルチェスト	呼吸	陽圧補助換気
開放性気胸	呼吸	胸腔ドレナージ，創閉鎖
緊張性気胸	呼吸・循環	胸腔穿刺，ドレナージ
大量血胸	呼吸・循環	胸腔ドレナージ，止血
心タンポナーデ	循環	心囊穿刺，止血
腹腔内出血	循環	止血
骨盤骨折・後腹膜出血	循環	止血
「切迫するD」*	中枢神経	二次性脳損傷の回避
低体温	体温調節	加温，保温

*：JATECでは，緊急度の高い中枢神経異常を「切迫するD」と表現し，具体的にはGCS合計点が8点以下（JCSが30以上）の場合，レベルが急速に悪化（GCSスコア2点以上）した場合，瞳孔不同やCushing現象から脳ヘルニアを疑う場合をさす．

を維持できず，肺挫傷では正常なガス交換が障害される．

3）外傷と循環

外傷による循環異常は主として出血性ショックである．早期に止血を図らなければ致命的となるため，緊急度，重症度ともに高い病態である．さらに，重要な病態として出血によらないショック，すなわち緊張性気胸と心タンポナーデがある．これら閉塞性ショックでは穿刺などの減圧で致命的な病態から離脱できるが，認知の遅れが防ぎうる外傷死を招きかねない．

4）外傷と中枢神経

外傷患者に不穏や意識レベルの低下を認めると，直ちに頭部外傷，とりわけ頭蓋内損傷に原因を求めがちである．確かに頭蓋内圧が亢進し，脳ヘルニアを起こすと致命的となる．このため，頭蓋内圧亢進を回避する処置の緊急度は高い．しかし，低酸素症や循環不全による脳灌流の低下，アルコールや薬物中毒の合併，極度の低体温などが原因となっていることもある．さらに重要なことは，呼吸と循環の異常が二次的に頭蓋内損傷を増悪させるため，治療上，意識障害の原因検索より呼吸・循環の安定化を優先することである．

生命を危うくする重篤な損傷，病態の代表的な例を表VII-35に示す．

表VII-36 外傷診療の戒律

- 最初に，生命を脅かす最も危険な状態を治療する．
- 生理学的徴候の異常から危険な状態を把握する．具体的な方法としてABCDEアプローチで行う．
- その際，確定診断はさほど重要ではない．
- 時間を重視する．
- 二次損傷を加えてはならない．

診療の理論的構成

■2つのステップ

命を守ることを最優先するために外傷診療で守るべき戒律がある（表VII-36）．すなわち，確定診断より生命危機の状態を早く認知することを重視する．実践しやすいように診療手順を2つのステップで構成し，それぞれを外傷診療のprimary surveyおよびsecondary surveyと呼ぶ．前者は蘇生の必要性を判断する目的で生理学的な徴候を把握することであり，後者は治療を必要とする損傷を検索することである（図VII-18）．いかなる状況でも第1のステップであるprimary surveyを省略してはいけない．

■primary survey—ABCDEアプローチ

primary surveyを，以下に述べる英語の頭文字の組み合わせ，ABCDEアプローチで行う．こ

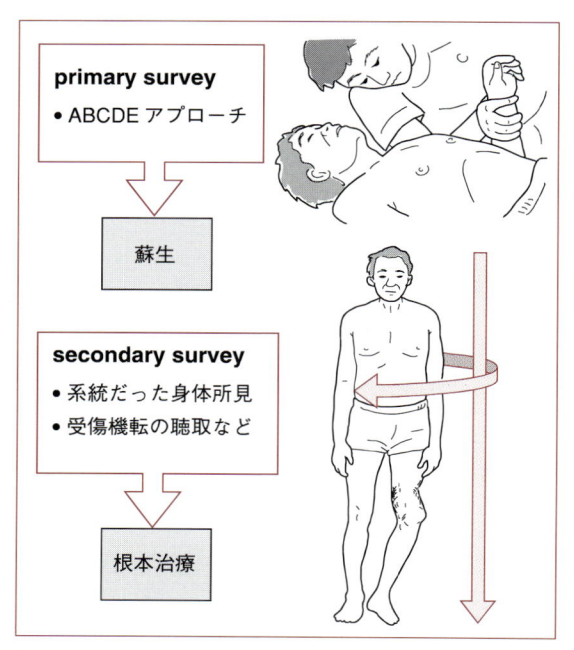

図VII-18 診療手順の構成

れは生命維持の仕組みと蘇生の観点から考案された線型のアルゴリズムであり，その誕生の背景は次の通りである．

　図VII-17に示す生命維持の輪が障害されたとき，直ちにこの連鎖を立て直さなければならず，支持療法を行う順番は酸素の流れに従うのが理論的である．よって空気を吸い込む気道が最初であり，次に呼吸器系，循環器系，中枢神経系といった順となる．現時点での医療レベルで支持療法が簡便かつ確実なのは，呼吸器系に対してであり，次に循環器系である．残念ながら中枢神経系の支持療法は発達していない．確実で迅速な方法という点でも，蘇生の順番が気道の開放(Airway)，呼吸管理(Breathing)，循環管理(Circulation)とするのが合理的である．当然，呼吸・循環の安定が，頭蓋外因子による中枢神経系の二次損傷を回避することにつながるため，A・B・Cを確保することが中枢神経系に対する支持療法そのものとなる．

　すなわち，有効な蘇生法はないものの，A・B・C(呼吸・循環)の安定に引き続き，頭蓋内占拠性病変による脳ヘルニアの徴候(dysfunction of central nervous system)を優先して把握すれ

ば，頭部に対する可及的早期の根本治療が可能となる．着衣を身につけたままでは，以上のA・B・C・Dの観察ならびに蘇生は困難であり，不十分なものとなる．したがって着衣をとり全身を露出(Exposure)する必要がある．しかし，脱衣により患者は外気温にさらされ，体温が低下しやすい．外傷患者は，脱衣などによる熱放射に加え，ショック時の熱産生の低下，大量輸液や輸血などが原因として加わり，容易に低体温に陥る．低体温に陥ると生理的な代償機構が破綻して蘇生に対する反応が低下し，生命予後が著しく悪くなる．したがって診療の初期より低体温の回避が不可欠であり，生理学的徴候としての体温の評価と保温(Environmental control)も重要となる．

　結果，A・B・Cに，外傷患者特有の脳ヘルニアの評価(D)と全身の露出と保温の重要性(E)を加えて，外傷初期診療におけるABCDEアプローチが定式化されている．

■secondary survey―系統的な損傷検索

　外傷初期診療の第2の目標は，見落としのない全身の損傷検索と根本治療の必要性を判断することである．このステップをsecondary surveyといい，生命危機の状態を脱していることが絶対条件となる．primary surveyが蘇生を必要とする病態を検索するために生理学的評価を用いるのに対し，secondary surveyは損傷を検索するために解剖学的評価に主眼をおく．具体的には，受傷機転などの情報の聴取と系統だった身体診察を中心に各種画像診断や諸検査を含める．

外傷初期診療の手順

■primary surveyと蘇生

1) 気道評価・確保と頸椎保護

　まず話しかけて気道の開放が確実かどうかを確認する．気道が開放されていれば100％酸素を10～15 *l*/分で投与する．同時にパルスオキシメータを装着する．気道の閉塞，意識低下，酸素化

が不十分なら気管挿管を行う．

並行して，すべての外傷患者には頸椎の損傷が隠れているものとして愛護的に扱い，カラー固定を続ける．

2）呼吸評価と致命的な胸部外傷の処置

頸胸部の視診，聴診，触診，打診を行い，呼吸様式の異常と胸部外傷を示唆する所見をとる．呼吸数とSpO_2をチェックする．異常があればポータブルで胸部X線を撮る．呼吸に異常をきたすものの多くは頭頸部や胸部外傷に由来する．例えば，気道出血，フレイルチェスト，緊張性気胸，開放性気胸，大量血胸などがあり，これらの存在を絶えず念頭に置く．処置として気道確保と人工呼吸，胸腔ドレナージなどが必要となる（表VII-35）．

3）循環評価および蘇生と止血

ショックの早期認知は脈拍，毛細血管再充満時間，皮膚所見，および意識レベルなどで総合的に判断する．もちろん，脈拍数と血圧をチェックし，心電図も連続的にモニターを開始する．収縮期血圧に異常がないからといって，ショックを否定できるわけではない．ショックなら出血部位と閉塞性ショックの有無を検索する（図VII-19）．同

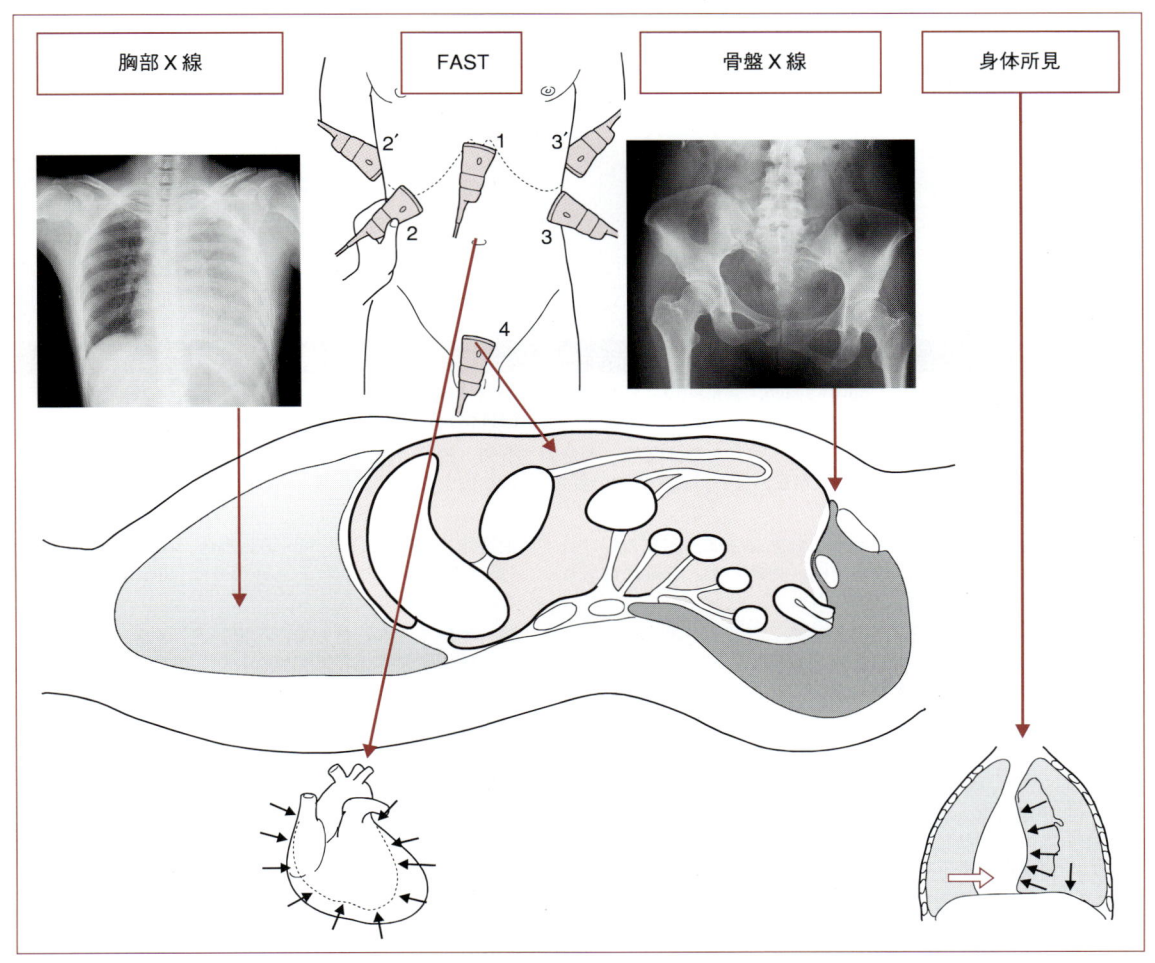

図VII-19　ショックの鑑別
身体所見から鑑別すべき緊張性気胸を除いては，胸部X線，骨盤X線，FASTで心タンポナーデ，大量血胸，腹腔内出血，骨盤骨折に伴う後腹膜出血を鑑別する．FASTについては本文参照のこと．

時に初期輸液療法を開始する．
(1) 外出血は直ちに止血．
(2) 静脈路の確保と初期輸液療法．保温した乳酸リンゲル液の急速投与（1〜2 l または 20 ml/kg）を開始し，循環の反応で治療方針を決定する．
(3) 出血源の検索と治療の選択．ショックに至る出血源は，外出血を除けば，主として胸腔，腹腔，後腹膜腔の3部位に多いため，胸部X線，骨盤X線および超音波検査（US）を駆使して検索と処置に精力を注ぐ．USは，腹腔内出血のみならず心タンポナーデ，血胸まで診断できる優れた検査であり，FAST（focused assessment with sonography for trauma）として初期診療での必須の手技である．
(4) 閉塞性ショックの検索と解除．出血と輸液療法で説明のつかないショックでは閉塞性ショックの発見に努め，緊張性気胸なら胸腔を脱気し，心タンポナーデでは心嚢穿刺を行う．

4）生命を脅かす中枢神経障害の評価

意識レベル，瞳孔径，対光反射，四肢運動を診る．GCS≦8，急速な意識低下，ヘルニア徴候などを「切迫するD」と位置づけ，脳外科医のコールまたは転送判断の基準とする．当然，状態の安定化が確認できない時点での頭部CT検査を行うべきではない．

5）脱衣と体温管理

着衣をとり，簡単な体表観察を行う．同時に体温を測定し，低体温なら保温に努める．

以上，状態の安定を確認すれば，secondary survey に移ってよい．ただし，自施設で対応が困難であると予測すれば，可能な限りの蘇生に努め，この時点で転院搬送の準備にかかる．

■secondary survey（表VII-37）

primary survey と蘇生が完了し，患者のバイタルサインが安定してから開始する．secondary

表VII-37 secondary survey の概要

	身体所見	検索すべき損傷	補助検査
頭・顔	創傷，raccoon eye，Battle's sign，頭部陥没，顔面骨の変形，眼，口鼻腔，外耳道（髄液漏）など	陥没骨折，頭蓋底骨折，顔面骨骨折，眼外傷，口・咽頭外傷	X線，CT
頸部	創傷，穿通創，増大する血腫，ベルト痕，圧痛，頸静脈怒張，血痰，嗄声，頸動脈雑音，皮下気腫，気管の変位，拍動する腫瘤など	喉頭・気管損傷，頸動脈損傷．閉塞性ショックの間接所見	X線，CT
頸椎	疼痛，運動痛，運動制限，棘突起圧痛，四肢のしびれ・麻痺，呼吸困難，腹式呼吸，持続勃起，神経原性ショックの所見（低血圧，徐脈）など	頸椎捻挫，頸椎脱臼骨折，頸髄損傷．〈頸椎カラーはクリアランスできるまで継続〉	頸椎X線3方向，CT，MRI
胸部	穿通創，呼吸困難，胸背部痛，打撲やベルト痕，呼吸様式，胸郭変形，胸郭動揺，軋轢音 呼吸音，鼓音，濁音およびこれらの左右差など	肺，大動脈，気管気管支，心筋，食道，横隔膜の損傷と血気胸など	X線，CT，透視，内視鏡など
腹部	創傷，打撲やベルト痕，膨満，呼吸様式など圧痛，反跳痛，筋性防御（直腸診）	腹腔内出血と管腔臓器損傷．特に消化管（後腹膜穿破），膵損傷，尿路損傷（溢尿）に注意	X線，CT，FAST（US），DPL
骨盤・会陰	腰殿部痛，股関節・大腿痛，股関節ROM，下肢長差，下肢の異常肢位，会陰の皮下血腫，外尿道出血，腫脹，仙腸関節部や恥骨上圧痛など	運動器としての骨盤骨折（寛骨臼骨折など）と骨折に伴う合併損傷（後腹膜出血，尿路，直腸損傷）	X線，CT，血管造影，尿路造影
四肢	疼痛，運動制限，しびれ，創傷，皮膚欠損，変形，腫脹，蒼白，圧痛，運動域，末梢脈拍，冷感など	開放性骨折，整復の遅れる脱臼，阻血障害，筋区画症候群，広範囲皮膚欠損	X線，CT，血管造影
神経	GCS，瞳孔所見，筋力評価，知覚検査，深部反射	頭蓋内損傷，頸髄損傷，末梢神経損傷	CT，MRI

survey は受傷機転や既往歴などの問診，"頭のてっぺんから足のつま先"までの身体所見，ABCDE の再評価からなる．

1) 受傷機転や既往歴の聴取

病歴聴取からアレルギー，常用薬，既往歴，妊娠，最終食事時間，受傷機転などを聞き出し，診察上の危険因子をチェックする．特に受傷機転は損傷部位を推定するのに役立つ．

2) 系統的に診る身体所見

頭，上顎顔面，頸部，胸部，腹部，会陰・直腸・腟，四肢および神経系など詳細に診察する．背面など体位で隠れた部位にも目を通す．また口腔，鼻腔，外耳道をはじめ，肛門，尿道や腟などの"孔"は内在する損傷を示唆する情報を与える．したがって，指診し，挿入したチューブ内の性状を観察する．画像診断など必要とされる諸検査を行うが，突発的な急変に対応できる設備や熟練した医療従事者のもとで行う．表VI-37 に要約する．

3) 切迫する D を優先

primary survey で前述した「切迫する D」を観察した場合，secondary survey を行う際には最優先して頭部外傷の精査を行う．頭部以外の系統的身体所見は CT 検査後に行ってよい．

■根本治療，またはそのための転院

損傷の部位や程度，集中治療の要否，手術適応などで専門診療科への転床や別の医療機関への転送が必要かどうかを判断する．

ポイント

Do！
- 最初に，生命を脅かす最も危険な状態を治療せよ！
- そのためには，生理学的徴候の異常から生命危機を把握せよ！

Don't！
- 確定診断に固執してはいけない！
- 余計な侵襲を加えない！
- 対応の限界を超えて診療を継続しない！

◆文献

1) 日本外傷学会・日本救急医学会(監修)：改訂外傷初期診療ガイドライン．へるす出版，2004

14 虐待と被虐待

大阪大学大学院 救急医学　嶋津岳士

虐待は救急を要する疾患の1つである．虐待の背景には強者と弱者の権力構造があり，小児，女性，老人などが弱者となる場合が多い．それぞれ小児虐待，ドメスティック・バイオレンス（domestic violence；DV），高齢者虐待と呼ばれ，いずれも近年増加傾向にあり重大な社会的問題として認識されている．

1. 小児虐待

被虐待児症候群（battered child syndrome）という名称がよく用いられてきたが，今日ではより包括的に小児虐待（child abuse）としてとらえられている．わが国では平成12年11月に「児童虐待の防止等に関する法律」が施行され，児童虐待の早期発見に努めること，および発見した際には速やかに通告することが医師の義務として明文化されている．

病態

小児虐待は①身体的虐待，②心理的虐待，③性的虐待，④ネグレクト（保護の怠慢ないし拒否）に分類される．ネグレクトは保護者としての責任を著しく怠ることを指し，放任によって家庭内の事故や薬の誤服用などが頻発するのみならず，衣食住，衛生，教育などを十分に与えないことによって心身の正常な発達が妨げられる．

診断

重大な傷病を負っている小児の場合でも，その保護者が虐待を主訴として医療機関を受診することはまずない．医療機関から届出された虐待は乳幼児に多く，約1/3が0歳児で，0から3歳で60％強を占める．児童相談所での虐待の相談件数は6歳以下の乳幼児が過半数であり，小学生（7～12歳）が約30％を占める．年長児であっても虐待を受けていることを申告しない場合が少なくない．そのため受傷機転が不明瞭であれば，常に虐待による傷害の可能性を念頭に置いて診療にあたることが重要である．

小児虐待の可能性を疑う必要があるのは，親の説明する病歴と外傷の病態が一致しない，外傷が多い，親の態度が通常でない（非協力的，落ち着きがない，攻撃的など），子供の反応が不自然（異様に泣き叫ぶ，無反応，攻撃的など），服装が不相応，衛生・栄養状態が不十分，低身長・低体重，予防接種や乳児健診が少ない，発達の遅れや情緒行動面での問題があるような場合である．

■被虐待児によくみられる身体的所見
（表Ⅶ-38）

1）皮膚症状
擦過傷，挫傷，打撲，皮下出血など多様な創傷がみられるが，多発性で新旧混在することが特色である．顔面，頭部に多くみられるが，衣類で被覆された部位にもタバコによる熱傷や爪痕，ひねり跡などがないか，よく観察することが必要である．

2）骨折
骨折は四肢長幹骨，頭蓋骨，顔面骨などに多

表VII-38 小児虐待によくみられる身体的所見

皮膚症状	擦過傷, 切傷, 挫傷, 打撲, 皮下出血, 爪あと, つねり跡 熱傷(タバコ, 熱した金属片, 熱湯など) 皮膚感染症
骨傷	骨折(多発, 新旧混合) 脱臼, 捻挫
頭部外傷	頭蓋骨骨折 頭蓋内出血(硬膜外血腫, 脳挫傷, 硬膜下血腫) 眼内出血(網膜出血)
胸腹部外傷	肋骨骨折, 血胸, 気胸 内臓損傷(実質臓器, 腸間膜, 管腔臓器)
その他	乳児揺さぶり症候群(慢性硬膜下血腫, 眼底出血) 薬物中毒 窒息, 脱水, 栄養不良, 低体温(ネグレクト) Münchausen syndrome by proxy

い. 皮膚所見と同様に多発性で新旧混在する骨折が特色である. また, 骨端線離解, 骨膜下出血, 骨膜の石灰化など通常の外傷では稀な所見がしばしばみられる.

3) 頭部外傷

頭蓋骨骨折, 頭蓋内血腫(特に硬膜外血腫)の頻度が高い. 2歳以下の乳幼児では頭部打撲による外傷がなくても, 強く揺さぶるだけで硬膜下血腫や眼底出血を生じる(乳児揺さぶり症候群)ので注意が必要である.

4) その他

体幹部の損傷では, 肋骨骨折, 気胸, 血胸, 腹腔内臓器損傷などがみられる. 窒息, 脱水, 栄養不良, 低体温, 薬物中毒などはネグレクトに伴って生じることに留意すべきである. また, 母親が子どもを病気に仕立てて, 病児の献身的な養育者を演じつつ, 小児に苦痛を伴う医療行為を加えさせるという形での虐待(Münchausen syndrome by proxy;身代わりミュンヒハウゼン症候群)もあり, 注意を要する.

■診察と検査

虐待が疑われる場合には全身を詳細に観察し, 身体計測を行い, 親子の行動を観察する. このとき, コメディカルスタッフによる診察室外での状況観察が有用である. また, 母子健康手帳から予防接種歴, 健診の受診状況, 成長曲線による発育の比較などが参考となる.

症状に応じて各種の血液検査(末梢血液像, 生化学検査)や画像検査(X線, CT, MRI, 超音波)などを行う. 虐待を疑った場合には, 全身の骨の単純X線撮影が必要となる(米国小児科学会指針). また, 意識障害, けいれん, 嘔吐などの症状がなくても, 頻回の頭部外傷歴などから虐待を疑った場合には, 頭部単純X線のみでなく頭部CTおよび眼底検査を行う. 性的虐待を疑った場合には産婦人科医に診察を依頼する.

初期治療と対応

受診の原因となった傷病に対しては通常の場合と同等の治療を行わなければならない. それに加えて, 虐待に対する対応として, 子どもの心身の安全を保つことに留意するとともに公的機関への連絡が必要となる.

虐待を疑った場合には入院させるのが原則である. しかし, 虐待が比較的軽度な場合や親が否定している場合には必ずしも容易ではない. 「虐待」ということで親を刺激したり, 非難する態度をとらずに, 子供の検査・治療のために必要であることを説明することが有用である. また, 子供を連れてきた母親自身が患者(父親による家庭内暴力など)である場合もあることに留意する.

入院後は各科の医師, 看護師, ケースワーカーらが協力して治療にあたる. 虐待の確定は児童相談所か家庭裁判所が行うが, 虐待を疑った場合は児童相談所に通告する. 早期発見と通告は医師の義務であると明文化されており, 守秘義務違反にも該当しない(児童虐待防止法第六条). なお, 親への告知は児童相談所と協議のうえで行うことが望ましい.

2. ドメスティック・バイオレンス

ドメスティック・バイオレンス（DV）を直訳すると「家庭内の暴力」となるが，通常は「配偶者（既婚，内縁関係を含む）間の暴力」の意味で用いられる．わが国では平成 13 年に「配偶者からの暴力の防止および被害者の保護に関する法律」（DV 防止法）が制定された．

病態

DV 法では「配偶者からの身体に対する不法な攻撃であって生命または身体に危害を及ぼすもの」と規定されているが，DV には身体的暴力のみならず，心理的・精神的暴力，性的暴力，経済的暴力などが含まれる．また，加害者は通常男性であるが，女性の場合もある．加害者には飲酒習慣のある場合が非常に多く，覚せい剤などの薬物使用も稀ではない．

■身体症状

身体的な暴力として，男性では平手で打つ，げんこつで殴る，足で蹴るなどが多く，女性では台所用品などを凶器として使用する場合が多い．強制的なセックスによる性病，性器・泌尿器の感染や外傷，（望まぬ）妊娠や多産，妊娠中の暴力による早産・胎児仮死なども認められる．また，精神的障害が身体化されて，頭痛などの慢性疼痛，食欲不振や機能性消化器疾患，高血圧，免疫低下による易感染性を呈する場合もある．

■精神・心理的障害

被害者には，怒りの感情を表わせない，怒りが長期間持続する，配偶者との関係において受身的な傾向が強い，暴力を受けることに対する罪悪感，無気力，信頼感の欠如などの精神症状がみられる．うつ病あるいは PTSD と診断されることがしばしばあり，アルコールや薬物の乱用も少なくない．

診断と対応

複数の打撲痕のある女性（男性）を診た場合には DV の可能性を考慮しなければならない．骨折，歯の損傷，鼓膜損傷などを伴う場合は特に注意を要する．また，被害者の説明する病歴が外傷の病態と一致しない，心理的な反応が不自然であるという特徴があり，暴力を受けたこと自体を否定することも稀ではない．病歴を聴取する際に，配偶者により身体的あるいは性的な暴力を受けていないか，また配偶者との現在の関係に安心しているかを尋ねる．

DV は多くの点で小児虐待と類似しており，被害者の保護を第 1 に考えなければならない．DV 法の規定によると，医師などの医療関係者は，配偶者からの暴力によって負傷または疾病にかかったと認められる者を発見したときは，配偶者暴力相談支援センターまたは警察官に通報することができる．通報を行っても守秘義務の違反とはならないが，被害者の意思を尊重しなければならない．また，配偶者暴力相談支援センターの利用について情報提供するように努めなければならない．

3. 高齢者虐待

高齢者の増加と家族制度の変化が急激に進行したため大きな社会問題となりつつあるが，高齢者虐待については本邦では未だ立法化されていない．家庭内の問題として潜在化している場合が多いが，要介護老人の発生を契機に顕在化しがちである．

病態

高齢者虐待には，身体的暴力による虐待，性的暴力による虐待，心理的虐待，経済的虐待，世話の放棄・拒否・怠慢による虐待（ネグレクト）が含まれる．被害者は男性よりも女性に多く，要介護度の高い場合，痴呆性疾患がある場合，家族介護にストレスを感じている場合に多くみられる．また，虐待を行うのはほとんどが親族であるという特徴がある．

診断と対応

高齢者虐待もまた多くの点で小児虐待と類似している．加害者も被害者も虐待の事実を隠そうとする傾向が強い．そのため，不自然な転倒や外傷が多い，多発性で新旧混在する創傷や骨折がみられる，衛生状態・栄養状態が悪い，着衣が不適切，家人の前での不自然な態度，などの所見があれば虐待を疑う必要がある．また，虐待を受けていないか，嫌なことをさせられていないか，家では1人でいることが多いか，家に帰りたいかなどを患者に尋ねることも参考となる．

虐待に伴う傷病に対しては適切な治療を行う．高齢者虐待は法的には発見，通告の義務はないが，福祉事務所，保健所，在宅支援センター，民間の専門相談機関などに相談することが必要である．

ポイント

- 虐待(小児，DV，高齢者)は身体的所見，心理的状態，状況証拠などからその疑いをもつことが重要である．
- 虐待を疑った場合には被害者の保護を第1に考え，安易に帰宅させてはいけない．
- 小児虐待を疑った場合には児童相談所に通告する義務があり，原則として入院とする．
- 突然死は外傷がなくても必ず警察に通報する．
- DVを疑った場合には配偶者暴力相談支援センターまたは警察官に通報することができる．このとき，被害者の意思を尊重しなければならない．
- 高齢者虐待には法的な発見，通告の義務はないが，福祉事務所，保健所などに相談する．

◆文献

1) 生井良幸：小児虐待の現状と対策．医学のあゆみ 206：695-699, 2003
2) 吉本 潤：救急医療を要する被虐待児童症候群への対応．小児科 44：342-347, 2003
3) American Academy of Pediatrics: Diagnostic imaging of child abuse. Pediatrics 105: 1345-1348, 2000
4) Campbell JC: Health consequences of intimate partner violence. Lancet 359: 1331-1335, 2002
5) 加茂登志子，他：ドメスティック・バイオレンスとPTSD．臨床精神医学(増刊号)：207-212, 2002
6) 安原正博：法医学からみたジェンダー――児童虐待，DV，高齢者虐待．医学のあゆみ 210：788-793, 2004

15 急性中毒

神戸大学大学院 災害・救急医学　前田裕仁

救急患者の6〜7%が急性中毒患者であるといわれている．中毒は外因性の化学反応または物理反応が体内で引き起こされるために起こる．また，中毒は全身のありとあらゆる症状を示すため，臓器別の診療にとらわれず，総合的な診療を行うべきである．急性中毒患者の初療に当たっては，どのような薬物が体内に侵入し，どのような薬物変化をきたしているのかを念頭に置きながら治療を開始することが重要である．

中毒総論

■経路

中毒の原因となる物質が体内に侵入する経路として，頻度的には経口，吸入，経皮などが挙げられる．

1) 経口

救急外来で直面する急性中毒としては，自殺企図による大量薬物服用や誤飲などの経口によるものが一番多い．

2) 吸入

成人では密閉環境で作業する機会もあり，吸入も比較的多い．サリンのように気化，飛散しやすい毒物の場合，除染して治療室に入れなければ二次災害を引き起こすため，初療の段階では必ず念頭に置く．

3) 経皮

パラコート，青酸カリなどは経皮的に吸収されうる．

以上のように吸入，経皮的な曝露による中毒患者の診療にあたる者は十分に自己の防護を行う意識が必要である．

■急性中毒の発生率

わが国の年間の中毒死亡例はおよそ5,000人で，死亡1人につき死に至らない中毒患者が200人発生しているとされており，この計算では年間の中毒患者数は約100万人となる．別の報告では軽症例を含めると地域人口の2〜3%という報告もあり，年間200〜300万人の発生と推定されている．

診断

意識障害で患者が搬入され，情報が少ない場合，内因性疾患と考えがちになるが，中毒には思い至らなくても常に外因性の可能性は念頭に置く．診断の多くは問診による状況把握である．一方，次の項で述べるとおりに各臓器症状から診断に至る場合も少なくない．また，診断もかねた拮抗薬の投与によりなされる場合もある．

［例］モルヒネ中毒に対する塩酸ナロキソン，ベンゾジアゼピン中毒に対するフルマゼニル（アネキセート®）投与など．

救急外来レベルで簡単に行える薬物判定キットとしてTriage 8®がある．

患者の尿，胃液，血液などで比較的容易に判定できる．しかし，偽陽性もありうる．また，後日，薬物判定を行うために患者血清，尿を冷凍保存しておく．遅発性に症状が出る場合もあるので，外来で数時間くらい，経過観察するほうがよい．帰宅させる場合は必ず家族などに説明を行っておく．

症状

1) 中枢神経系

急性中毒では，圧倒的に中枢神経系が多く，全般的な抑制あるいは興奮症状が中心で，いわゆる局所症状の片麻痺などは原則としてみられない．意識障害，精神症状，けいれんなど，一見脳血管障害と間違える場合も多い．逆に，次項に述べる低酸素状態や急性循環不全により脳血管障害，低酸素脳症をきたす場合もあり，重症患者は頭部CT検査を行っておいたほうがよい．

2) 呼吸器系

刺激性ガス吸入による急性中毒では，時に肺水腫に至ることがあるので注意を要する．また，非吸入曝露でもパラコートなどは重篤な肺線維症を引き起こす．しかし，多くは特異的な症状は少なく，咳，痰，咽頭痛など一般的な呼吸器の症状が主である．

3) 循環器系

循環器系に作用する物質は極めて多く，急性循環不全症状を呈するのが一般的である．三環系抗うつ薬，フェノチアジン系抗精神病薬などは心室性不整脈で来院する場合もあり，通常の不整脈患者との鑑別が必要であるが，難しい場合も多い．心電図にてQTcをチェックしておくことが必要である．

4) 消化器系

細菌性食中毒と同様に腹痛，嘔気，嘔吐，下痢などの胃腸炎の一般的な症状が中心である．しかし，刺激性，腐食性物質の場合，咽頭，胸部痛にて発症し，心臓，大血管病変と鑑別を要する場合もある．強酸性，強アルカリの腐食性物質の場合，胃洗浄は禁忌である．

5) 体表，皮膚，筋肉

視診上，チアノーゼを呈する場合，低酸素血症のほかにメトヘモグロビン血症も鑑別に置く．また，皮膚の紅潮を認める場合，CO中毒，シアン中毒を考える．

強酸性，強アルカリの腐食性物質の場合，皮膚や口腔内のびらんを呈する．

覚醒剤，抗精神病薬などの中毒は筋硬直（振戦）と代謝亢進を招き，高熱，および横紋筋融解が起こる．

治療

基本的に他の救急疾患の初期治療と大差はない．意識レベルの低下している場合や呼吸状態が悪い場合では，気道確保と呼吸・循環の維持を優先する．

次いで，①原因薬物の排除を試みる，②原因薬剤による影響を知り，それに対応した治療を行う．

■原因薬物の排除

内服の場合，原因物質の分布，局在により以下に分けられる．

1) 上部消化管にとどまっている場合

幽門より口側の場合，胃洗浄を行う．意識が比較的よい場合でも原則は左側を下にした回復体位にて行う．意識が悪い場合，具体的にはJapan coma scale（19頁参照）で2桁以下の場合は咽頭反射が低下しているため，気管挿管による気道確保を行ったほうがよい．胃洗浄は中毒物質の服用から1時間以内でないと有効ではないとの報告もなされているが，実際は服用から時間が経って来院する場合も多く，気道の問題がなければ，診断の意味も含め服用後6時間以内では実施する意義はあるものとされている．腐食性物質の場合は食道穿孔を，石油の場合は重篤な化学性肺炎をきたしやすく，胃洗浄は原則として禁忌である．

2) 幽門以下の消化管にとどまっている場合

胃洗浄に引き続き，下剤と吸着剤の投与を行

う．活性炭による薬物の吸着と下剤による体外への薬物の排出を図ることを目的として行われている．活性炭 50 g 前後と下剤（マグコロール P® 250 mg）を微温湯約 300 ml にて溶解し，胃管より投与する．近年，吸着剤の反復投与の重要性が言われており，さらに下剤と吸着剤を追加する場合もある．小腸からの吸収を少なくするためには小腸洗浄を行う．この場合はチューブの先端が幽門を越えることが条件であり，通常は透視下にてイレウスチューブを挿入して行う．現状としては金属類のように活性炭に吸着されにくい物質か，パラコートのようにほかに有効な治療手段のない致死的中毒の場合に行うべきであろう．

3）血中へ吸収された場合

体内へ原因物質が吸収されてしまった場合，いかにその血中濃度を下げて毒性を低くするかが治療の目標となる．

a）強制利尿

腎よりの排泄を促進するために輸液負荷と利尿薬の投与を行う．時間当たり 500 ml の細胞外液系の輸液を行うこともあるが，負荷の量は患者の全身状態や基礎疾患を考慮して決定すべきである．尿の酸化とアルカリ化でイオン化率の増加する物質の場合では，尿の酸性化あるいはアルカリ化を行う．しかし，理論的に有効性が期待できる物質は非常に少なく，臨床的効果が示された物質はさらにごく一部である（例：バルビタール，サリチル酸など）．

b）血液浄化法の適用

全身状態が障害された重症例では急性浄化法の適用を考慮する必要がある．単に意識が悪いだけで安易に使用してはならない．分子量により血液浄化法の種類を決定する．500 以下で透析，6,000 以下で濾過，2 万以下で吸着が 1 つの目安であり，頻度としては吸着が最も多く行われている．

■原因薬剤に対応した治療

上記の対症療法に加えて，中毒物質の拮抗薬の投与が主になる．表Ⅶ-39 に代表的な拮抗薬の組み合わせを挙げる．

表Ⅶ-39 代表的な中毒物質と拮抗薬

代表的な中毒物質	拮抗薬
ベンゾジアゼピン系睡眠剤	フルマゼニル（アネキセート®）
有機リン剤	アトロピン，PAM®
シアン	亜硝酸アミル，亜硝酸ソーダ，チオ硫酸ソーダ
メタノール	エタノール
麻薬	ナロキソン
クマリン系抗凝固薬，殺鼠剤	ビタミン K（ケイツー®）
アセトアミノフェン	N-アセチルシステイン（ムコフィリン®）
重金属	キレート剤
CO	純酸素

中毒各論

救急外来で比較的多く経験される急性中毒について述べる．

1）ベンゾジアゼピン系睡眠剤

極めて頻度は高い．毒性は低い．症状は意識レベルの低下，呼吸抑制，血圧低下など一般的な中毒症状である．通常どおりの胃洗浄，活性炭による吸着，下剤投与を行う．

2）三環系抗うつ薬

意識障害，けいれんなどの中枢神経症状と心室性不整脈などの心刺激伝導障害の症状．強制利尿や血液透析は無効．通常どおりの胃洗浄，活性炭による吸着，下剤投与を行う．

3）フェノチアジン系精神神経用剤

低血圧，心刺激伝導障害（QTc 延長）など．強制利尿や血液透析は無効．α アドレナリン受容体を遮断するため，エピネフリンを使用すると β 受容体のみが作動してさらに血圧が下がることがあり，注意を要する．

4) アセトアミノフェン

嘔気，悪心などの消化器症状が中心であり，遅発性（36～48時間後）肝障害が起こることがある．拮抗薬のN-アセチルシステイン（ムコフィリン®）の投与を行う．

5) 有機リン剤

縮瞳，徐脈，気道分泌亢進，気管支れん縮，流涎，呼吸筋麻痺などを呈する．拮抗薬のアトロピン，PAMなどを必要に応じ投与する．腸管からの再吸収により，遅発性の呼吸障害が発生する可能性があるので，念入りに胃洗浄，活性炭，下剤投与を行う．

6) パラコート剤

少量でも急速に吸収され，心，肺，肝，腎などの主要臓器に致死的な障害を与える．現在でも極めて救命率の低い中毒である．高濃度の酸素投与はスーパーオキサイドによる肺障害を進めるため，積極的には行わないが，実際には呼吸障害が急速に進むため，やむをえず投与する場合もある．

急性中毒は様々な原因物資により様々な症状が引き起こされるため，診断，治療に難渋することはよく経験される．しかし，治療の主なものは洗浄，活性炭投与などの原因物質除去，維持療法や対症療法である．また重症患者でも全身状態を長期間維持することができれば救命する可能性が高い良性疾患である．したがって診療にあたっては，中毒の原因物質の情報を速やかに得て，毒性や治療法に関する正確な理解と知識をもとに治療が始まることを念頭に置くことである．

ポイント
- 中毒は無数の原因物質から引き起こされる全身の物理的・化学的反応である．
- 治療の主なものは洗浄などの原因物質除去，維持療法や対症療法である．
- 中毒物質や曝露経路ごとに詳しい情報が必要不可欠である．
- 胃洗浄の際は気道確保を常に心がけて行う．決して誤嚥をさせてはならない．

参考：(財)日本中毒情報センター（Japan Poison Information Center）
　　　http://www.j-poison-ic.or.jp/

◆文献

1) 日本救急医学会(編)：標準救急医学. pp 389-402, 医学書院, 2003
2) 日本救急医学会(編)：救急診療指針. pp 309-315, へるす出版, 2003
3) 白川洋一：救急医学. pp 231-271, 金芳堂, 2004

16 誤嚥と誤飲

北里大学 救命救急医学　相馬一亥

　誤嚥と誤飲は両者とも広辞苑や大辞泉には収録されていないので一般的な用語ではなく，医学専門用語として使用されている．明確な定義付けはないが，本項では誤嚥とは気道内へ吸引することと定義，誤飲とは異物を飲み込むことであり，消化管異物と定義する．

A. 誤嚥

　誤嚥した物質の量，性状ならびに頻度，誤嚥物質に対する生体反応によって症状や病態が異なる．純粋な胃液の誤嚥は化学性肺炎であり，一方，口腔内貯留物の誤嚥では感染性の経過をたどるので別々に述べる．

1. Mendelson 症候群

病態

　Mendelson 症候群は産科的な手技に伴う全身麻酔中の合併症として報告されたものであるが，リスク因子は薬物中毒，けいれん，重症脳血管傷害による意識障害，そして全身麻酔である．重症度は胃液の量と pH に依存する．肺障害をきたす要素は pH<2.5，誤嚥容量では 0.3 ml/kg 以上といわれている．
　胃液の誤嚥による障害は動物実験では二相性の経過をとることが報告されている．誤嚥から最初の 1〜2 時間は酸による腐食性障害が生じ，4〜6 時間後には好中球の間質や肺胞腔内への浸潤による炎症性反応が主体となる．胃液の誤嚥による細菌感染症の発症は通常早期には認められない．実際の発症率は不明である．
　一方，胃液の pH が上昇している病態ではグラム陰性桿菌の定着率が増加することが報告されており（図VII-20），その際には細菌感染による炎症反応も伴うこととなる．

症状・所見・検査

　無症状から重症呼吸不全である急性呼吸促迫症候群（acute respiratory distress syndrome；ARDS）に至るまで様々である．喘鳴，咳嗽，呼吸困難，チアノーゼ，肺水腫，血圧低下，急性肺傷害（acute lung injury；ALI）などである．所見は重症度によるが，臨床的呼吸不全徴候，喘鳴や湿性ラ音の聴取，肺酸素化能の低下，胸部X線写真では気管支肺炎像から両側びまん性陰影まで多彩である．

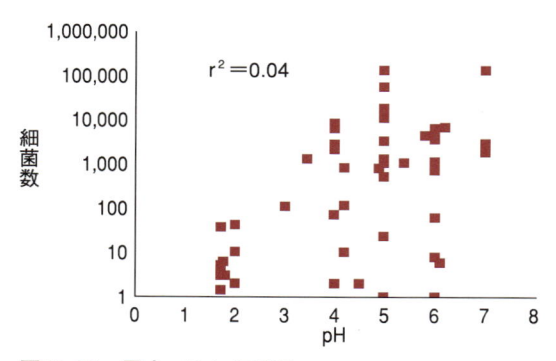

図VII-20　胃内 pH と細菌数
（Spilker CA, Hinthorn DR. Pingleton SK：Intermittent enteral feeding in mechanically ventilated patients. Chest 110：243-248, 1996 より転載）

初期治療

　気道の確保，換気の維持・改善が最優先される．必要により気管挿管による気道確保を行う．そのうえで循環の維持・改善である．抗菌薬の投与は純粋な胃液の誤嚥では原則として必要はない．化学性肺炎の症状・所見が 48 時間以降も持続する場合には抗菌薬を投与する．また，胃内での細菌の定着が推測される状況では，当初から経験的な広域抗菌薬投与が考慮されるべきであるが，投与継続期間については可能であれば気管支鏡などによる気道分泌物の侵襲的な採取と定量培養の結果などで判断されることが推奨される．臨床的にステロイドの有用性は確立されていないが，動物実験では酸による肺傷害に対してステロイドは無効であるといわれる．

2. 誤嚥性肺炎

病態

　細菌定着（コロニゼーション）した口咽頭貯留物の気道への吸引によって生じる．健康成人でも就眠中には約半数例で誤嚥例はあるといわれるが，局所的宿主防御能により肺炎に進展することはほとんどない．しかし，局所防御能の障害を有する患者では肺炎へと進展する．リスク因子を有する患者は神経疾患，食道胃接合部機能不全，上部消化管の解剖学的異常などを持つ場合である．高齢者では以上のようなリスクを有することが多く，また口腔ケアが不十分であることから，細菌定着が著しい．また，脳血管障害における嚥下障害は 40〜70％ に及ぶとも指摘されている．細菌定着した口咽頭貯留物による嚥下性肺炎はまさに感染性炎症像を呈する．

症状・所見・検査

　高齢者では呼吸器症状に乏しく，非典型的な症状を呈することも多く，早期診断が困難な場合があり，重症化して気付かれることも少なくない．胸部 X 線写真では誤嚥時の体位によって肺炎像の部位が異なる．仰臥位では S（区域）2,6，半座位では右側下葉（S 10）が好発部位である．治療が行われなければ気管支肺炎から空洞形成，肺膿瘍，膿胸へと進展する．腐敗臭の気道分泌物の存在は嫌気性菌の合併が示唆される．

初期治療

　Mendelson 症候群と変わることはないが，症状が非典型的であることを念頭に置き，注意深い観察によって早期診断を心掛けることが大切である．当初から抗菌薬を投与するが，その際に目標菌として嫌気性菌を考慮する必要性はない．ただし，胸部 X 線上，肺膿瘍，空洞形成，腐敗臭がある場合には嫌気性菌の合併と診断することが必要である．表VII-40 に Mendelson 症候群と誤嚥性肺炎の比較を示した．

B. 誤飲

病態の概説

　誤飲された異物の多くは自然に体外に排出されるが，10〜20％ は非手術的除去術，また 1％ 以下で外科的摘出術が必要とされる．死亡率は極めて低い．頻度は小児で多く，ピークは 18 カ月〜2 歳である．成人では精神疾患を有する患者，精神

表VII-40　Mendelson 症候群と誤嚥性肺炎の比較

	Aspiration pneumonitis（Mendelson 症候群）	Aspiration pneumonia（誤嚥性肺炎）
機序	胃液	口腔内貯留物
病態	酸による急性肺傷害	細菌による炎症反応
細菌学的所見	経過で感染に移行	GPC，GNB など
リスク因子	意識障害	消化管運動障害　嚥下障害
年齢	若年者	高齢者
誤嚥のイベント	多くは明らか	不明確
徴候	意識障害のある患者での胸部 X 線異常と呼吸器症状	下側肺の異常陰影
臨床症状	2〜5 時間後　軽症〜重症	肺炎症状

(Marik PE：Aspiration pneumonitis and aspiration pneumonia．N Engl J Med 344：666, 2001 より転載)

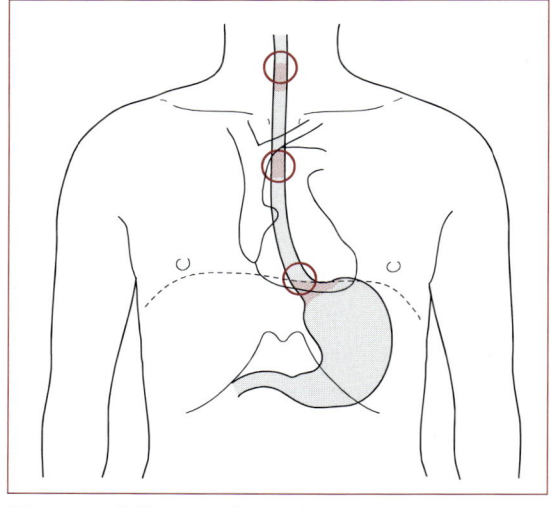

図VII-21　食道の生理学的狭窄部位

発達遅延者，アルコール依存者などである．多種類の異物服用も稀ではない．また，食道の病的障害によっても食物による嵌頓が生じる．嵌頓，穿孔，閉塞は屈曲の著しい部位あるいは生理的狭窄部位で生じる．輪状咽頭筋部と回盲弁が臨床的に重要である．食道の生理的狭窄部位を図VII-21 に示した．穿孔の危険性が高い異物は金属製鋭的物質，つまようじ，魚骨などが挙げられる．

年長児や意識明瞭な成人では異物誤飲の事実と異物存在部位までを指摘可能な症例もある．しかし，幼小児，精神発達遅滞や精神疾患を有する患者では以下に述べる何らかの症状出現が異物誤飲の推測の発端となる．

症状・所見・検査

異物の存在部位とその周辺の異物による障害によって症状や所見は異なる．幼小児，精神発達遅滞や精神疾患を有する患者では窒息所見，摂食障害，摂食拒否，嘔吐，喘鳴，流涎，血液を混じた唾液，呼吸困難などが注意しなければならない項目である．食道に穿孔を合併すれば縦隔・皮下気腫，頸部腫脹・発赤などを認める．腹部では腹膜炎，機械的消化管閉塞の有無に注意する．X 線撮影により X 線不透過な異物の部位診断が可能であり，また CT は異物による縦隔炎など重篤な合併症の診断にも有用である．

初期治療

呼吸循環管理が最優先される．誤飲と診断されれば何らかのインターベンションの必要性，そしてその緊急性について検討しなければならない．対処法は患者の年齢，臨床症状，異物の性状・形状と大きさ・長さ，解剖学的位置，内視鏡医の技術力などに影響される．一般的に食道内異物は除去か胃内への移動が推奨される．また，直径が 2.5 cm 以上は幽門輪を通過することは困難であり，長さ 6〜10 cm の異物は十二指腸を通過することは容易ではない．

> **ポイント**
> ● 明らかな胃液の誤嚥では初期は化学性肺炎である認識をもつことが重要である．日常臨床では発症早期から抗菌薬投与が行われることが多いが，不必要な抗菌薬投与は耐性菌の出現などか

- 誤嚥性肺炎は高齢者に多いことから，早期診断が困難であることを認識し，リスク因子を有する患者に，何らかの状態の変化が認められたときには，誤嚥性肺炎を常に鑑別診断に挙げることが大切といえる．
- 異物の誤飲は比較的診断が容易ではあるが，解剖学的位置と症状は必ずしも一致しないので，注意深い診療が重要である．インターベンション未施行では最終的に排泄されたことを確認する．

◆文献

1) Exarhos ND, Logan WD Jr, Abbott OA, et al : The importance of pH and volume in tracheobronchial aspiration. Dis Chest 47 : 167-169, 1965
2) Spilker CA, Hinthorn DR, Pingleton SK : Intermittent enteral feeding in mechanically ventilated patients. Chest 110 : 243-248, 1996
3) Marik PE, Brown WJ : A comparison of bronchoscopic vs blind protected specimen brush sampling in patients with suspected ventilator-associated pneumonia. Chest 108 : 203-207, 1995
4) Gleeson K, Eggli DF, Maxwell SL : Quantitative aspiration during sleep in normal subjects. Chest 111 : 1266-1272, 1997
5) Mier L, Dreyfuss D, Darchy B, et al : Is penicillin G an adequate initial treatment for aspiration pneumonia? A prospective evaluation using a protected specimen brush and quantitative cultures. Intensive Care Med 19 : 279-284, 1993
6) Hachimi-Idrissi S, Corne L, Vandenplas Y : Management of ingested foreign bodies in childhood : our experience and review of the literature. Eur J Emerg Med 5 : 319-323, 1998
7) Ginsberg GG : Management of ingested foreign objects and food bolus impactions. Gastrointest Endosc 41 : 32-38, 1995
8) Blaho KE, Merigian KS, Winbery SL, et al : Foreign body ingestions in the emergency department : case reports and review of treatment. J Emerg Med 16 : 21-26, 1998

17 熱傷

国士舘大学大学院 救急救命システムコース　田中秀治

広範囲熱傷は初期治療において気道確保や輸液といった適切な初期治療がなされれば，バイタルサインが安定し，多発外傷と異なり，2日目あるいは3日目には専門施設への転送が可能である．特に重症熱傷（およそ burn index 30 以上）では治療の専門性が高いために，長時間をかけて搬送しても（たぶん海外からであっても）生存率の改善，整容性修復を含め，リハビリテーションを考えると治療経験のある熱傷センター内で治療するほうが傷病者にとっては有益となることが多い．本項では，このような観点にたって，広範囲熱傷における初期治療，特に転送の判断や治療のステップについて述べる．

初期の病態

熱傷の病態は，熱傷ショック期（受傷後0～48時間），熱傷ショック離脱期（48時間から5日までの利尿期），敗血症期（5日目以降）と，大きく3つに分けられる．

1）熱傷ショック期の病態

熱傷早期の基本病態は血管透過性亢進である．熱傷を受けると，熱刺激によりその組織近傍の内皮細胞が傷害され，ヒスタミンが mast cell から放出され，セロトニン，ブラジキニンといったキニン類，プロスタグランジン類などのケミカルメディエータが次々と放出される．この過程では，ヒスタミンは各種活性酸素種を放出，熱傷部における細胞膜脂質の過酸化と血管内皮細胞の細胞膜を変質させ血管透過性亢進をきたす．熱傷が広範囲にわたるとケミカルメディエータや酸素ラジカルの全身性放出によって血管透過性が亢進する．

2）ショック離脱期（受傷後48時間～4日）の病態

この時期は浮腫が最大となったのち，ゆっくりと消退する時期である．浮腫液が循環系に再吸収されると，細胞外液増加と循環血液量過多の状態になる．このため血圧，中心静脈圧（CVP），肺動脈楔入圧（Pcwp）の上昇と大量利尿が始まる．これを refilling 現象という．心拍出量は増加し，肺水腫や心不全の危機をはらみながら，水，Na および K の大量排泄が続く．この時期の呼吸障害は，体液変動に一致して発生する静水圧上昇による呼吸障害で，PaO_2 低下，胸部 X 線上の心胸比の増加や肺水腫が認められる．ショック離脱のために用いられた大量の細胞外液投与が原因である．

3）敗血症期の病態

ショックを離脱する受傷後2～3日目頃から，心拍出量は正常の数倍に達し，いわゆる高心拍出量状態（hyperdynamic state）となる．この状態は熱傷創面が閉鎖するまで長期にわたり持続する．心拍出量は時として 10 l/分を超え，SVR は著しく低下する．PCWP，CVP ともに低値となり，一定の灌流圧を保てないと敗血症性ショック状態に陥り，多臓器不全（MOF）の引き金となる．この時期には呼吸障害も多く発生する．病態は熱傷創部感染によって放出されるエンドトキシンやエクソトキシン，各種ケミカルメディエータの放出から起こる septic ARDS である．皮肉なことに，この ARDS は植皮手術などの日常治療とデブリドマン，植皮手術，全身麻酔などが悪化の引き金となる．

初期治療

熱傷患者は，広範囲(30%以上)に及べば生命に危険を及ぼす重症外傷と認識すべきである．したがって全身の熱傷の治療を開始する前に，バイタルサインのチェックが優先される(緊急度の判定を優先)．外傷の初期診療と同様に，プライマリーサーベイで異常を呈する場合，あるいは他の部位の外傷や生命に危険を及ぼすような内科疾患・緊急事態を合併している場合には救命のための迅速な処置が必要である．

■primary survey(表Ⅶ-41)

緊急度の判断を行うために，以下のABCDサーベイを短時間で行う．熱傷の初期治療においてもprimary surveyはABCDEFのアルファベット順のアプローチで構成される．熱傷患者は多発外傷患者の1つであることを認識する．

- **A—Airway**：気道の確保

気道が開放しているか否かは極めて重要である．気道開放の判断は一般的に，ACLSで行われるprimary surveyやJPTECでの初期観察に準じる．熱傷において気道を閉塞しやすい特徴的な出来事は，気道熱傷の合併による呼吸不全の進行と，顔面熱傷による気道の閉塞である．通常の傷病者の基準で気道の閉塞を確認する．発声ができれば気道の開放は大丈夫であるが，かすれ声や痰にすすが混入する場合は気道熱傷を疑い気管挿管を実施する．顔面のⅢ度熱傷などで気管挿管が不可能な状態では外科的気道確保が実施される．

- **B—Breathing**：換気

次に呼吸状態の確認を行う．聴診・視診・打診，胸部の挙上や呼吸状態を確認する．また，気管の偏位や呼吸音の低下は緊張性気胸や大量血胸を示唆する所見である．熱傷では稀であるが，電撃症では，飛ばされて外傷を受けていることがあり，気胸の発生には十分な注意を払う．胸部の痛みの程度，また胸部の異常の確認，SpO_2のモニタリングなどから状態に合わせての補助呼吸や人

表Ⅶ-41 広範囲熱傷患者に対する初期治療と処置

初期治療(primary survey)と評価
1. 意識レベルの確認と気道閉塞の有無の確認
2. 気道熱傷や他部位合併損傷の評価と必要なら人工呼吸など換気の確保
3. 循環の確認，骨と内頸動脈の確認と四肢の血流の維持
4. 体温モニターの開始と保温
5. 初期輸液量の計算(Parklandの公式による24時間必要量の算出)，乳酸(酢酸)リンゲル液の開始と尿道カテーテルの挿入と尿量の測定
6. 現病歴，既往歴，家族歴などの聴取，受傷状況の把握
7. 熱傷面積の迅速評価と入院直後の体重測定
8. 胃・腹部の膨満があれば経鼻胃管による減圧と抗潰瘍剤の投与
9. 病歴，既往歴，家族歴の聴取とケアの開始
10. 四肢全周性のⅢ度熱傷では減張切開術が必要であるか評価する

工呼吸が行われる．

- **C—Circulation**：循環

循環のチェックの第一歩は詳細なバイタルサインの評価ではない．毛細血管の再充血時間(2秒以内)や顔色，冷汗などで総合判断する．これらのサインで循環動態が安定していることが判断できれば，毛細血管充血時間の遅延はなく，橈骨動脈の触知(SpO_2 90 mmHg以上)や足背動脈の触知が可能である．その際に血圧の測定に移る．

四肢に熱傷を受けている際には，熱傷を受けていない部分での測定を行う．四肢のすべてに熱傷が存在する場合，鼠径や内頸動脈などの体幹の動脈で脈拍を確認する．脈が触知できない場合はショックまたはコンパートメント内圧の上昇を示唆する所見であり，病院への迅速な搬送が望まれる．また，四肢の円周性Ⅲ度熱傷では，減張切開が必要となるので，病院への迅速な搬送を考える．

- **D—Disability and neurological status**：神経系の状態と異常

意識があり(応答可能)，四肢が指示どおり動けば，とりあえず重大な神経学的な障害はないと判断される．もし受傷機転から頸椎損傷の疑われる場合には，頸椎カラーと脊髄全固定による処置を行う．熱傷患者で意識障害を起こしうる原因のうち，最も重要なものは一酸化炭素中毒(CO中毒)

の合併である．これ以外には極めて稀であるが，脳血管障害の合併，低酸素症の進行などが考えられる．

- **E—Expose and examine**

熱傷面積の算定や程度には全身のくまない評価が煙である．このために衣服はすべて除去されなければならない．衣服は時として体表に繊維が溶けて密着していることが多いので，慎重に除去する．これらの物質が密着していると，時として皮膚に化学損傷を起こすことも念頭に置くべきである．

primary survey で緊急度の判断が終了したら，重傷度の判断のためにより詳細な全身観察を実施する

- **F—Fluid resuscitation**

血管透過性亢進により血管内の細胞外液と蛋白の減少，すなわち脱水や低蛋白血症が引き起こされる．持続的な細胞外液喪失の結果，低心拍出量となり，代償性に全血管末梢抵抗(SVR)を増加させ，血圧(BP)を維持するようになる．この意味でカテコールアミンの放出が著しい熱傷初期の血圧は輸液のよい指標とはなりえない．

熱傷後8時間を経過すると熱傷性浮腫は創部のみならず非熱傷部にも引き起こされるようになる．血管透過性が回復後も浮腫量が増加し続ける理由は，低蛋白血症が熱傷後二次的に生じるためである．このため血管透過性亢進が消退する12時間以後にはコロイド浸透圧を維持するべくコロイド輸液を開始するのが理想的である．両上肢から得た18G以上の太さの静脈路から，乳酸(酢酸)リンゲルを Parkland 公式に基づいて初期24時間の輸液を行う．

<u>Parkland の公式による24時間の初期輸液量の計算式＝熱傷面積(%)×体重(kg)×4 ml 乳酸加リンゲル液</u>

計算量の1/2を最初の8時間に，残りの1/2を残りの16時間で投与する．

■secondary survey

この観察では，primary survey で検出されなかった解剖学的な損傷を頭のてっぺんからつま先まで詳細に観察しつつ，かつ熱傷の重傷度を判断する．

1) 詳細な病歴の聴取

病歴の聴取は AMPLE または GUMBA を用いて行う(表Ⅶ-42)．一般の問診と同様であるが，特に大事なのは，①熱傷の原因，②熱傷の概要，③意識障害の病歴，④化学物質の存在の有無，⑤受傷した時間，⑥虐待の有無，⑦自殺企図の可能性，である．

表Ⅶ-42　AMPLE(GUMBA)の聴取

A：	アレルギー
M：	薬の服用
P：	既往歴
L：	最終食事
E：	熱傷が発生した原因

2) 全身の詳細な観察と循環の維持

外傷患者の初期診療と同様に，頸部・胸部・腹部・腰部・大腿・下肢・上肢・神経所見(運動，知覚)・背部を，聴診・視診・打診にて詳細に観察する．

3) 輸液投与の適応

輸液は熱傷面積の簡易算定から Parkland の公式に基づき実施する(詳細は輸液法，176頁を参照)．

迅速に静脈路を確保すべき状態として，以下の状態が挙げられる．

- 体表面積20%以上の熱傷で，もし転送する場合に60分以上の搬送時間がかかるもの
- 合併損傷によって hypovolemic shock を呈するもの
- 致死的な心室性不整脈(Vf pulseless VT)の合併
- 心肺停止に至るような上気道の閉塞が疑われるもの

4) 熱傷重傷度の判定

熱傷重症度の判定には，熱傷面積の算定，熱傷深度の判定が必須である．

a）熱傷面積の評価法

熱傷創の大きさは体表面積の何％を受傷したかで表わされる（熱傷面積）。成人と小児熱傷では体表総面積に対する四肢，頭部，体幹の割合がそれぞれ異なる。それを勘案した方法が必要となる。成人面積の算定には主に以下の3つの方法が用いられる。

面積算定法

- 9の法則：体表面積を9の倍数（％）に11に細分化して計算する。本法は成人熱傷に適応される。簡単に記憶しやすく，救急現場や入院直後の重症度判断に用いられている。幼小児ではBlockerの法則を用いる。
- 5あるいは10の法則（Blockerの法則）：体を5の倍数（％）に分けて評価する。年齢で幼児・小児・成人に分けるので，9の法則より正確であるが，やはり入院直後の簡便法である。
- Lund-Browderの法則：初療後の面積の再評価法として，また最も正確な面積判定法として広く用いられている。年齢別に頭部・四肢を細分しており，幼・小児から成人まで幅広く算定できる。初療で実施する9の法則に引き続き使用される。
- 手掌法：手掌と全指腹が体表面積の1％に相当することから，手を受傷部位にあてて概算する方法。受傷部位が小さく分散している熱傷の面積判定に用いる（手指までを含めると約1％，手掌のみであれば0.5％とする）。

b）重症度の判定

熱傷の重症度の判定には熱傷面積，熱傷深度以外に既往歴，受傷部位，年齢などを加味して総合的に判断する（表VII-43）。

① **熱傷指数**（burn index；BI）：重症度の判定法として生命予後を左右する熱傷面積に深度を加味したものが熱傷指数である。BIの計算式は1/2 II度熱傷面積＋III度熱傷面積で表される。I度や浅在性II度熱傷のみの広範囲熱傷では死亡は稀であるが，深在性II度熱傷ないしIII度熱傷の面積が増えるほど直線的に死亡率が高くなる。BIは実際熱傷患者の死亡率とよく相関するが，この数字が意味するところは，創感染を起こす面積で，ま

表VII-43 年齢・熱傷深度・熱傷範囲を考慮した重症度の分類

軽度熱傷（外来通院が可能なもの）
- 40歳以下で熱傷面積15％以下
- 40歳以上で熱傷面積10％以下
- 10歳以上で熱傷面積10％以下
- III度熱傷が熱傷面積2％未満でも形成外科的な障害が予測されるもの

中等度熱傷（大学病院または総合病院への入院が必要なもの）
- 40歳以下で熱傷面積15～25％
- 40歳以上で熱傷面積10～20％
- 10歳以下で熱傷面積10～20％または10％以下のIII度熱傷で顔や眼，耳，手，足，臀部などの整容的または機能的リスクを伴わないもの

重症熱傷（専門の熱傷治療施設への入院が必要なもの）
- 40歳以下で熱傷面積25％以上
- 40歳以上で熱傷面積20％以上
- 10歳以下で熱傷面積20％以上または熱傷面積10％ III度以上の熱傷が顔，眼，耳，手，足，陰部にあり，機能的または整容的な障害を残すもの
- 高圧電流による電撃症
- 体表熱傷に気道熱傷か重症の外傷を伴うもの

た，植皮手術にて治療しなければならない面積を示している。

② **熱傷予後指数**（prognostic burn index；PBI）：本法はburn indexに年齢因子を加味したものである。計算式は年齢＋熱傷指数で示される。いうまでもなく年齢が予後に与える影響は大きい。高齢者は生理機能の低下や易感染性からわずかな熱傷でも容易に死への転帰を取りやすい。PBIが100以上となる症例は予後不良であり，70以下では生存の可能性が高いと考えられている。しかし現在では集中治療が発達し，PBIが110を超える症例の救命例も報告されている。

c）転送の適応

搬送先に熱傷専門医師がいない場合には専門施設への転送を考える。救急車での搬送で30分以上かかる症例では，ヘリ搬送とすべきである。一般に，熱傷センター（熱傷専門治療施設）で治療すべき適応を以下に示す。

(1) 10歳未満または50歳以上の体表の10％以上のII度熱傷，またはIII度熱傷

(2) 10歳～50歳までの年齢で，20％以上のII度熱傷またはIII度熱傷

(3) どの年代においても5%以上の体表熱傷
(4) 機能的または整容的な結果を必要とする顔面，手，足，陰部，主要な部位の熱傷
(5) 化学損傷で，上記と同様の機能的・整容的に重要な部位の損傷
(6) 気道熱傷の合併
(7) 四肢や胸部・腹部の全周性III度熱傷
(8) 生命に影響を与えるような外傷の合併
(9) 熱傷の治療に影響を与える内科的疾患（糖尿病，肝硬変，慢性肺疾患，心臓疾患）

■輸液療法

1) 初期輸液の目的

熱傷初期輸液の目的は，ショックからの離脱を図り，組織灌流量を保ちつつ，臓器障害を予防することにある．必要最小限の輸液量で初期輸液を乗り切れれば，呼吸障害，四肢胸郭の減張切開を行うことなく，また早期創切除術を極めて容易にさせる大きなメリットがある．歴史的にもParkland法が熱傷輸液の主流であるが，輸液過剰ゆえの合併症で死亡する症例も少なくない．最近ではその反省から，高齢者，広範囲熱傷例，気道内熱傷例などでは輸液投与総量を減らすために，12時間後の透過性亢進消退後からコロイド輸液を開始している．

ごく限られた施設ではあるが抗酸化剤であるビタミンCを初期大量に用いている（96 g/日×2日間）．循環動態を安定させたまま，初期輸液量を減じ，全身の著明な浮腫を減少させることが知られている．初期輸液や浮腫の減少は早期手術可能とし，呼吸不全の発生を減らすことが報告されており，試みるべき方法として推奨されている．

2) 輸液療法の評価

輸液公式はあくまでも目安であり，患者1人ひとりの適正な輸液量ではない．それゆえ，適正に輸液がなされているかのモニタリングが必要となる．公式を盲信することにより患者の病態変化を逸し，予後を悪化させてしまう危険がある．いずれにしても，綿密なモニタリングを行い，適正に輸液量を増減することが肝要である．

表VII-44 初期輸液が適正であるかどうかの評価方法

- 意識が鮮明であること
- 心拍数が120回/分以下（成人）
- 心拍数が160回/分以下（2歳未満）
- 収縮期血圧が90 mmHg以上で平均血圧が65 mmHg以上（成人）
- 収縮期血圧が90 mmHg以上で平均血圧が40 mmHg以上（小児）
- 末梢の脈がよく触れること
- 成人では尿量が0.5～1.0 mg/kgを維持できていること
- 小児（体重30 kg以下）では尿量が1 ml/kgを維持していること
- 血清，尿中電解質が正常
- 代謝性アシドーシスやBE（-5以下）がない
- 中心静脈圧0～5 mmHg

■局所創管理

局所治療の方針，局所治療の原則を表VII-45に示す．熱傷における局所管理は全身管理とともに双方の管理がうまくかみ合ってこそ，効果的な治療となる．

I度～IIs度までの浅達性熱傷については自己治療の促進を，またIId～III度の深達性熱傷については主として局所感染防止と熱死組織下への浸透性に重点を置いたものが開発されている．シルバーサルファダイアジン軟膏（SSD）は深達性II度ないしIII度熱傷に対し最も有効な局所療法剤である．この軟膏療法と併行して早期の熱死組織（eschar）の除去や，シャワーなどの物理的療法を行い，創面の血流改善を図ることの意義は極めて高い．しかし，III度熱傷となると，皮膚の自己再生は望めないので，局所の軟膏療法はあくまでも熱傷創感染を予防ないしは遅延させるための補助療法となり，最終的には植皮手術が選択される．

■特殊部位の熱傷

特殊部位の熱傷は形成外科・熱傷専門医師によって整容性と救命の双方の観点から処置されねばならない．施設内に専門家がいない場合の応急処置と対策を示す．

1) 顔面

顔面熱傷はそれだけでも入院での治療が必要で

表VII-45 局所療法剤

局所治療剤	使用法	適応	利点	合併症
Silver sulfadiazine；SSD（ゲーベンクリーム®）	創面に直接塗布，1日1〜2回交換，閉鎖療法	IIdからIII度さらに熱死組織，肉芽創にまで広い適応ありIII度熱傷のfirst choiceの薬剤	抗菌力は最も強い創傷治癒をあまり妨げない真菌感染が少ない疼痛はない	時に白血球減少症（中止後2〜3日で正常化）．本剤の長期使用で緑膿菌耐性菌など出現
バラマイシン軟膏（塩酸フラジオマイシン軟膏）	創面に直接塗布するかトレックスガーゼなどに貼り閉鎖療法	I度からDDBまで小範囲のあらゆる深度の熱傷，軟膏よりクリームのほうが吸収効果大	ほとんど抗菌力がないかわりに耐性菌も少ない	
非固着性ガーゼトレックスガーゼソフラチュール®	創面に貼付，閉鎖療法に用いる創面に直接貼付	IIs以下，恵皮部（採皮面）	皮膚に粘着せず創傷治癒を妨げない無毒性	抗菌力がほとんどない
カルトスタット®	創面に貼付，閉鎖療法に用いる	IIs熱傷創面持皮創	上皮化を促進	感染に弱い新生表皮と一緒に剥がれやすい
ハイドロコロイドゲル製剤デュオアクティブCGF	創面に貼付，閉鎖療法に用いる	IIsからIIdまたは恵皮部（採皮面）	疼痛軽減，治癒創面はきれい，体液漏出防止，無毒性	抗菌力は全くない感染創面やIII度には使用できない

ある．また，気道熱傷の可能性が高い顔面は自己治療が期待できる．

2）眼

眼の熱傷は，受傷後できるだけ早く検査を行わないと浮腫で開眼できなくなることがある．染色液を用いて角膜，表層の損傷検査を行う．もし角膜損傷が疑われる場合には抗生物質含有軟膏を点眼する．

3）耳

熱傷後早期に外耳と鼓膜の検査を行うべきである．なぜなら，この部位も浮腫で検査が行いにくくなるからである．爆発で受傷した場合，鼓膜の損傷が疑われるので聴力に注意する．

4）手

手の浅いII度熱傷では一時的に機能低下を起こすのみであるが，手のIII度熱傷では長期的または永久的な手の機能喪失をきたす．手の熱傷で最も重要な観察点は血流の保持であり，このため減張切開の適応のためには極めて注意深い観察が必要である．この意味では指の脈波と超音波ドプラによる血流の確認を行う．また，橈骨，正中，尺骨神経領域の知覚神経の確認は極めて重要である．ゆえにこの時期の手指のドレッシングはできるだけ少なくしておきたい．

5）足

手と同様に足の熱傷でも機能の維持が問題となる．血流と神経学的な検査は経時的に行わなければならない．浮腫を軽減するために，四肢は挙上する．

6）陰部

陰茎の熱傷ではバルーンカテーテルを挿入し尿道の維持を図る．陰嚢浮腫は時々認められるが，特に治療は必要としない．肛門周囲の熱傷の治療ではカテーテルを使用して排便管理を行えば人工肛門は必要としない．

熱傷患者の初期死亡はこの20年間で激減した．その理由として，熱傷初期管理の改善，集中治療法の進歩などが挙げられる．適切な輸夜・循環管理を行い，まず臓器不全を発症させない細かい初期治療が救命率改善に重要であると思われる．

18 環境異常(日射病, 低体温など)

防衛医科大学校 救急部　齋藤大蔵

環境異常に曝されて発症する病態のうち,救急処置を必要とする日射病(熱射病),低体温,高山病,減圧症について述べる.

1. 日射病と熱射病

病態

高温環境下で体温調節機構に破綻をきたした障害を熱中症(heat illness)と総称し,その重症度によって熱けいれん(heat cramp),熱疲労(heat exhaustion),熱射病(heat stroke)に分類される.このうち,熱射病が最も重症で迅速な治療が必要とされる.熱けいれん,熱疲労は熱射病より軽症であり,前段階の状態といえる.また,この分類とは別に日光の暑熱によって発症する温熱障害を日射病という.

日射病は日光の直射を受けて発症し,特に頭部や項部への熱射で体温中枢が失調することにより発症する.炎天下における長時間の労作中に発症しやすい.直射日光による皮膚の血管拡張や運動による筋への血流増加によって,相対的に循環血液量が不足して発症するともいわれている.病態は熱中症と同一と考えてよいが,38℃以下の体温上昇にとどまる軽症例にこの診断名を用いることが多い.著明な発汗,顔面蒼白,冷感,眩暈,嘔気,嘔吐,脱力感などが出現するが,臥床,安静,補液処置で軽快し,予後良好である.本項ではより重症で,かつ緊急処置を必要とする熱射病についても記載する.

熱射病の3徴は高体温(直腸温40℃以上),意識障害,発汗停止とされ,体温調節中枢障害と臓器障害を特徴とする.高齢者や慢性疾患患者に多く,発症までに時間を要する古典的熱射病と,若年男子に多く,過激な運動の後に突然発症する労作性熱射病に分類される.労作性熱射病では筋強直や横紋筋融解が生じるが,発汗停止は起こらないことが多い.熱射病では著しい脱水により皮膚が乾燥し,紅潮する.呼吸循環不全,肝・腎機能障害,血液凝固障害,溶血,ヘモグロビン尿,ミオグロビン尿などをきたし,多臓器不全や播種性血管内凝固症候群(DIC)に進展すると集中治療を実施しても死亡率は高い.診断は暑熱曝露,過度の運動,40℃以上の高体温,循環障害,中枢神経症状があれば確定的である.

熱射病の治療

迅速な冷却が予後を決めるといって過言でない.体温は直腸温,膀胱温,鼓膜温などの深部体温で評価する.表面冷却と深部冷却を共に用いて,あらゆる手段で体温の冷却を目指す.表面冷却は,すべての衣服を除去して頸部,腋窩,鼠径部に氷嚢を置き,アルコールで濡らしたガーゼやタオルを体表に置いて扇風機で送風し,気化熱を利用して冷却を図る.クーリング・ブランケットの使用も有用である.深部冷却は,冷却した輸液を点滴するとともに,冷水による胃・膀胱洗浄を実施する.そのほか腹膜灌流や体外循環が有効な場合もある.体温が39℃になったら冷却をゆるめ,38℃まで低下したら冷却を中止する.これは体の熱容量の関係で,いったん冷え始めると体温の低下にブレーキが効かず,逆に低体温になることがあるからである.

熱射病の治療で難渋するのは,あらゆる細胞,

組織，臓器が障害されるためである．脳浮腫，肝不全，腎不全，DIC などをはじめとして，重篤な多臓器不全を呈することも稀ではなく，各々の障害に対応しなければならない．昏睡の場合には気管挿管し呼吸管理を行う．尿量と中心静脈圧を参考にして十分な輸液を行い，電解質の補正に努め，循環不全の場合にはドパミンやドブタミン($3〜15\ \mu g/kg/$分)を使用する．けいれんが起これば ジアゼパム($5〜10\ mg$)を静注し，横紋筋融解が著明な場合はダントロレンナトリウムを点滴静注する．肝不全には肝庇護療法や血漿交換を行い，多臓器不全では持続的血液濾過透析(CHDF)を実施し，集中治療をして生体の回復を待つ．

2. 低体温

病態

体温が低下することにより起こる全身障害を低体温症といい，生体が偶発的に寒冷環境に曝露され，深部体温が 35℃ 以下に低下した場合を偶発性低体温症という．本項では偶発性低体温症について述べる．

戸外での入眠，遭難，低栄養，疲労，アルコール酩酊，薬剤服用，甲状腺機能低下症，広範囲熱傷，脊髄損傷，糖尿病などで生じやすい．軽度(mild hypothermia, $35〜32℃$)，中等度($32〜28℃$)，高度($28℃$ 以下)へと進行すればより重症となる．体温計で腋窩温度を測定すればおおむね診断できるが，深部体温計(温度センサー付膀胱留置カテーテル，直腸温測定カテーテルなど)を用いた体温測定が基準となる．

救命処置を開始するとともに，既往歴や低体温になった状況を把握することが大切である．なぜならば，理由が明確でない場合にはアルコールや薬物摂取，基礎疾患が体温低下の原因になっている場合があり，治療方針に影響するからである．また，脳血管障害で意識を失い，放置されて低体温になることも少なくない．意識障害で一定の姿勢を長時間とっていた場合には褥創ができて，さらには筋肉の虚血・再灌流による高 CK 血症や高 K 血症を生じることがあるので，原因疾患や合併症に対する治療は大切である．

軽度の低体温ではシバリングなどのふるえ，末梢血管収縮による血圧上昇，心拍数上昇，高血糖，健忘，運動失調などを認めるが，中等度低体温になるとふるえは止まり，心電図変化(T 波の逆転，PR/QRS/QT の延長，J 波出現など)，不整脈(心房細動，心房粗動，房室ブロック，心室性期外収縮など)，血管透過性の亢進，低血糖，寒冷利尿(抗利尿ホルモン分泌抑制，尿細管再吸収障害などによる)，循環血液量減少，心拍出量・心拍数・血圧の低下，代謝性アシドーシス，低血糖，血液凝固障害，意識レベルの低下などが出現する．高度低体温になれば昏睡状態となり，心室細動を起こして心停止に至る．

治療

呼吸循環が不安定であれば，直ちに気管挿管して蘇生を開始する．仮死状態でも回復する可能性があり，決してあきらめてはならない．心電図，酸素飽和度，血圧，深部体温などをモニターし，復温を図る．寒冷利尿などで脱水傾向にあるので補液を行い，循環不全があればドパミン，ドブタミンを用いる．高度低体温では心室細動が起きやすく，除細動が必要となるが，効果がなければ心マッサージを続けながら急速な復温を図るか，経皮的心肺補助法(PCPS)を導入するしかない．

復温方法は保温，表面加温，中心加温に分けられる．呼吸・循環が安定している軽度低体温例では保温で十分である．すなわち，寒冷環境の排除，湿った衣服の除去，毛布での被覆などを行う．中等度低体温以下では電気毛布や温水ブランケットなどで表面加温を行う．頸部，腋窩，鼠径部などに温かいパッドを置くことも有用である．

高度低体温症例や循環の安定していない低体温症例では，中心加温を実施する．すなわち，加温輸液(37〜40℃)，気道加温，胃や胸腔などの体腔内への温水注入，血液透析やPCPSなどの体外循環を利用した加温が有用である．復温中に血管収縮改善による血圧低下(rewarming shock)が生じる場合があり，不整脈出現にも注意が必要である．低血糖があれば，50%ブドウ糖液20 ml静注を繰り返す．横紋筋融解による高CK血症や高K血症には，重症であれば血液浄化法が有用である．

3. 高山病

病態

高山病は高所で発症する生体の環境適応不順であり，高度2,500 m以上の高地で発症する．急性，亜急性，および慢性高山病に分類されるが，本項では急性高山病を主体に述べる．

急性高山病は高地に行った際に8〜48時間で発症し，到達するまでの時間と高度が関連する．比較的軽症で良好な経過をとるものから，重症化して肺水腫，脳浮腫へと進展して死亡する症例もある．症状は頭痛，嘔気，めまい，ふらつき感，食欲不振，不眠，疲労感，思考力低下などが挙げられ，通常は1〜3日で軽快する．しかしながら，重症化して肺水腫になると咳嗽，喘鳴，血痰，胸部圧迫感，呼吸困難などの症状が出現し，他覚的には頻脈，頻呼吸，ピンクの泡沫状喀痰，チアノーゼなどを認める．さらに，脳浮腫が出現すると強度の頭痛，見当識障害，傾眠，精神症状，幻覚，失禁，半身麻痺，運動失調，けいれん，昏睡などの症状を認め，他覚的には小脳性運動失調，眼底出血，うっ血乳頭，病的反射を認める．

予防と治療

予防のためには高地馴化が大切である．すなわち，急に高地に到達しないこと(高度2,500 m以上の場合は1日500 mのペースで登山)，高地に到達後，馴れるまでは激しい運動をしないこと，十分な水分摂取と睡眠をとること，アルコールを控えることなどが挙げられる．また，順応促進目的でアセタゾラミドの内服も有用といわれる．

治療は安静と酸素吸入が基本である．対症療法として，頭痛に鎮静剤，嘔気に制吐剤を投与し，補液する．高山での発病であるために患者は不安を感じることが多く，精神的に安心感を与える配慮が必要である．重症ならば速やかに低地にヘリコプターなどで搬送し，集中治療する．肺水腫にはアセタゾラミド(ダイアモックス®)，Ca拮抗薬(アダラート®)，脳浮腫にはステロイド(デカドロン®)や脳圧降下剤(グリセオール®)を使用する．

4. 減圧症

病態

レジャーダイビングの潜水，あるいは潜函内などでの高圧空気を用いた作業後に発症する．したがって，発症状況により潜水病，潜函病ともいう．水深10 m以上すなわち絶対2気圧以上から大気圧への復帰が早過ぎる場合に，体内の窒素が過飽和して気泡となり，血流阻害や組織圧迫をきたして症状が出現する．高圧環境下での圧力が高く，滞在時間が長いほど，不適切な減圧によって症状が重くなる．最近ではレジャーダイビングが流行し，過密な日程を組んで潜水後すぐに飛行機に搭乗したり，峠越えなど高所を移動したりして発症するケースが増加している．

減圧症発症の確率は1%程度であるが，発症には個人差があり，同じ個人でも不眠，疲労，飲酒などのコンディション不良で発症しやすくなる．減圧症は四肢の筋肉と関節に限局した疼痛を症状とするⅠ型（ベンズ），前胸部痛や呼吸困難などの呼吸循環系障害（チョークス），運動麻痺や感覚障害などの中枢神経系障害，さらにはめまいや嘔気などの内耳前庭障害を含む重症のⅡ型に分類される．診断は一般的な診察に加えて，潜水などの異常環境下の滞在，急速減圧などの既往を聞き出す問診が決め手となる．

治療

高気圧酸素治療の絶対適応である．発症後，再圧治療をいかに早く行えるかが治療効果に大きく影響する．治療装置の特殊性があるので，治療可能な病院への連絡と患者の迅速な移送が重要となる．高気圧酸素治療は気泡を消滅させ，血流を改善させることに有用性がある．

治療は米国海軍が作成した再圧治療表に基づいて行われることが多い．その概要は絶対3気圧まで空気加圧し，20分の酸素呼吸と5分の空気呼吸の組み合わせを3回，その後30分で絶対2気圧に減圧し，15分の空気呼吸と60分の酸素呼吸を2回行い，30分で大気圧に戻すというものである．治療中の症状によっては治療時間を変更し，ほかの再圧治療法に変えることもある．また，常圧下においても酸素投与を行い，生理食塩水，電解質溶液，あるいは低分子デキストランを補液する．局所の浮腫や炎症に対してステロイドを含む抗炎症薬，ビタミン，局所循環改善薬を使用している治療施設が多いが，有効性は確認されていない．

ポイント
- 異常環境下に曝された既往を聞き出す問診が重要である．
- 予防が大切であり，特に一度罹患した患者は具体的な対策をもつべきである．
- 重症例においては初期治療を迅速に行う．
- 特殊治療が必要な疾患には，治療可能な施設への搬送手段を考える必要がある．

19 精神科救急

東京医科大学病院 精神神経科　山城尚人

病態と診断

　精神科救急医療と一口にいっても，精神状態にだけ対応すればよいものから，緊急の身体的処置を要するものまである．また電話相談のレベルから行政処分としての強制入院（措置入院）に至るレベルまである．さらに患者の人権に配慮した精神保健福祉法を遵守した対処も求められる．

　いずれにしてもその主な役割は，①迅速な処置が求められる思考・感情・知覚・行動面の障害を有する患者，②身体疾患を基礎にして精神症状を呈している患者，③精神障害を原因として身体病変が引き起こされてしまった患者，④急性症状を呈した薬物の副作用，⑤物質の急性中毒〜離脱症状，などに対して，その時点で最も適切な医療は何かを判断し提供することにある．

■緊急性の高い状態像と診断の大筋

　特に表VII-46に示すようなものが緊急の対象となる．

　救急外来で初めて遭遇する患者に対して直ちに確定診断を得ることは困難である．まずは目の前の患者が示している精神症状をよく観察し，状態像を正確に把握すること（状態像診断）が肝要である．次に，①外因性（身体因性・物質因性）→②内因性→③心因性の順番に，現在の状態がどこに起因すると考えるのが最も妥当なのかを判断する．

　この際，患者本人から十分に病歴を聴取できればよいが困難な場合も多いので，家族など同伴者がいれば話をよく聞き，いなければ患者を保護した警察官や救急隊員などから通報の内容や保護時の状況を詳しく聞くことが大切である．

表VII-46　精神医学的緊急性の高い状態像

① 精神運動興奮状態
　統合失調症，急性一過性精神病性障害，統合失調感情障害，躁病，解離性障害，せん妄など
② 幻覚・妄想状態
　統合失調症，妄想性障害，急性一過性精神病性障害，覚せい剤精神病など
③ 昏迷状態
　統合失調症，うつ病，解離性障害など
④ 自殺企図，強い自殺念慮
　統合失調症，うつ病など
⑤ アルコールを含む物質中毒・離脱状態
　病的酩酊，振戦せん妄，覚せい剤中毒，フラッシュバックなど
⑥ せん妄などの意識障害
　器質性・症状性精神病
⑦ 向精神薬による急性の副作用
　アカシジア・ジストニアなどの急性錐体外路症状，けいれん，悪性症候群，水中毒，セロトニン症候群など
⑧ 不安発作（パニック発作）

　さらに可能であれば，あるいは鎮静処置後に，一般的な身体検査のほかに血液検査，脳波，頭部CTなどを施行し，①の可能性の有無を確かめる．

　この①②③の大雑把な分類のどこに当てはまるかまでたどり着けば，その後の患者の処遇の方法はおおむね決定する．

■精神症状を発現しうる身体疾患・物質

　救急で遭遇しやすい精神症状を呈する身体疾患と物質について，主なものを表VII-47にまとめておく．

　いずれにせよ，脳器質的なサインや身体疾患の見落としは生命に関わるので，躊躇せずに検査を行う．

■精神疾患に伴う身体病変

　精神疾患に伴う主な身体病変を表VII-48にまとめた．

表Ⅶ-47 精神症状を発現しうる主な身体疾患・物質

① 器質性精神病
　頭部外傷：脳挫傷，硬膜外血腫，急性硬膜下血腫，慢性硬膜下血腫など
　脳循環障害：脳出血，脳梗塞，高血圧性脳症，脳動脈瘤，脳動静脈奇形など
　感染症：ヘルペス脳炎，神経梅毒，HIV脳症，Creutzfeldt-Jacob病など
　脳腫瘍：原発性脳腫瘍，転移性脳腫瘍など
　変性疾患・脱髄疾患：Parkinson病，Huntington舞踏病，多発性硬化症など
　その他：正常圧水頭症，一酸化炭素中毒など
② 症状性精神病
　内分泌疾患：甲状腺機能亢進症，甲状腺機能低下症，副甲状腺機能亢進症，副甲状腺機能低下症，Cushing症候群，Addison病など
　代謝性疾患：低血糖，高血糖，低Na血症，水中毒など
　膠原病：SLE，Behçet病など
　肝疾患：ウイルス性肝炎，アルコール性肝障害
　腎疾患：急性腎不全，慢性腎不全
　ビタミン欠乏症：ビタミンB_1欠乏症，ニコチン酸欠乏症，ビタミンB_{12}欠乏症など
③ 物質関連障害
　鎮静系薬剤：アルコール，バルビツレート系薬剤，ベンゾジアゼピン系薬剤，アヘン類
　賦活系薬剤：アンフェタミン，コカイン，カフェイン，ニコチン
　幻覚剤：LSD，大麻
　有機溶剤：シンナー，トルエン，ボンド
④ 医原性精神障害
　治療薬剤によるもの：ステロイド精神病，エフェドリン精神病，インターフェロンによるうつ状態，結核治療薬（INAH，サイクロセリン）による精神症状，ドパミン作動薬による幻覚妄想状態，抗うつ薬などの抗コリン作用によるせん妄状態，抗けいれん薬の中断によるけいれん発作重積状態など
　治療行為によるもの：術後せん妄，ICU症候群，透析脳症など

　精神的問題や障害をかかえている患者は，自らの身体症状を正確に伝えられなかったり，訴えなかったり，また痛みに対しても鈍感なことがある．そのために身体病変が見落とされたり，患者が訴えたときには予想以上に重症であることも多い．また自殺目的や自傷行為の結果であることや，通常では予想しがたい行為を長期間にわたって行っていたりすることもあるので，患者の訴えだけで安易に判断せず，同伴者や家族からの情報も得て身体的検索を行っていく．
　幻覚・妄想状態や精神運動興奮状態を呈している患者を前にしたとき，医療者は見た目の奇異さに目を奪われたり，不安や緊張のあまり冷静で客観的な観察が疎かになってしまい，医学的な判断を飛び越して一刻も早くその患者を目の前から排除することに専心するようなことにならないように注意したい．

表Ⅶ-48 精神疾患に伴う主な身体病変

① 自傷行為・自殺企図による切創・刺創，熱傷，骨折，縊首，窒息，過量服薬などによる急性薬物中毒
② 感染症：誤嚥性肺炎，蜂窩織炎，敗血症
③ 消化器系疾患：麻痺性イレウス，虫垂炎，異物摂取，消化性潰瘍，腹膜炎，肝障害
④ 内分泌・代謝系疾患：低栄養，極度のるい痩，脱水，水中毒，高血糖，低血糖，貧血，Wernicke脳症（ビタミンB_1欠乏），甲状腺機能低下症（リチウムによる）
⑤ 高熱：悪性症候群
⑥ 呼吸・循環器疾患：肺梗塞，心電図異常（向精神薬によるQTc延長）
⑦ 神経系疾患：急性錐体外路症状，けいれん，意識障害，セロトニン症候群
⑧ その他
　横紋筋融解症，褥創

初期対応

■診療に入る前に

　まず，精神障害者の人権に配慮するように定められた精神保健福祉法を遵守しなければならない．精神科救急医療に限らず，一般救急外来を受診した患者に精神疾患が疑われる際にも，診療に際し以下の5点を確認しておくことが不可欠である．診察後に精神科医にコンサルトする際にも，精神症状や身体疾患の有無以外にこの5点は精神科医から確認される事項である．
(1) 患者単独で受診しているか，それとも同伴者はいるか．
(2) 同伴者は保護者(または扶養義務者)となれる人か．
(3) 患者は精神科受診を希望しているか．
(4) 保護者(または扶養義務者)は精神科受診を希望しているか．
(5) 患者は自傷・他害の可能性が高いか．

　もし患者も保護者も精神科受診を拒否した場合には，現行法では，その場で直ちに精神科医に診察させることは難しい．患者が自傷・他害の事実やその危険性が高いと判断された場合は，警察への通報を行い，患者を保護してもらう．そこから，警職法および精神保健福祉法にのっとって，各自治体で決められている精神科救急システムの中で処理していく方法をとる．図VII-22に精神科救急事例の処遇の流れを示す．

■主な状態への初期対応

　主要なものとして，1)精神運動興奮状態と2)自殺企図について述べる．

1) 精神運動興奮状態

　精神運動興奮状態を示す可能性のある疾患には，統合失調症，急性一過性精神病性障害，統合失調感情障害，双極性障害(躁うつ病)の躁状態，解離性障害，脳器質性疾患，中毒あるいは離脱状態にある物質乱用・依存症，せん妄，人格障害(境界性，妄想性，反社会性など)などがある．すでに診断がはっきりしていればよいが，通常はその切迫した状況の中で原因を想定していかなくてはならず，身体的検索を早急に施行することも必要になる．そのために，安全かつ確実な鎮静処置が必要となる．

　興奮が著しい場合には，まず医療者側が落ち着いた態度で対応することが肝心で，次いで患者と医療者双方の安全を確保することが大切である．双方の身体的安全が保証されていることは医療者側の心理的余裕となり，それは同時に患者に対しても鎮静的に作用する．拘束が必要なようであれば，十分な人員を確保する．少ない人数で拘束を行うことは患者にも医療者側にも事故が生じやすい．

a) 急速な鎮静を要する場合

　急速に確実な鎮静を図りたい場合には，ベンゾジアゼピン系薬剤を静注する．それでも無効な症例に対しては，バルビタール系薬剤の静注により入眠させる．これらの薬剤は呼吸抑制作用があるので呼吸状態を観察しながら(SpO_2 が90%を下回らないように注意)慎重に投与する．

　ベンゾジアゼピン系薬剤には拮抗剤が存在するので，呼吸抑制が出現した際には拮抗剤であるフルマゼニル(アネキセート®)を静注して回復を図る．フルマゼニルは半減期が50分と短いため，いったん呼吸回復した後に再度呼吸抑制に陥ることがあるので，呼吸回復後も観察を怠ってはならない．

　知識があやふやな薬剤や使用経験の乏しい薬剤を用いる際には，投与前に必ず添付文書にて禁忌や慎重投与，相互作用，投与量，投与経路などを確認する．

　睡眠を伴う鎮静処置後は心肺モニターの装着，静脈ラインの確保など，その後の万一の緊急事態に対応できる措置を講じる．

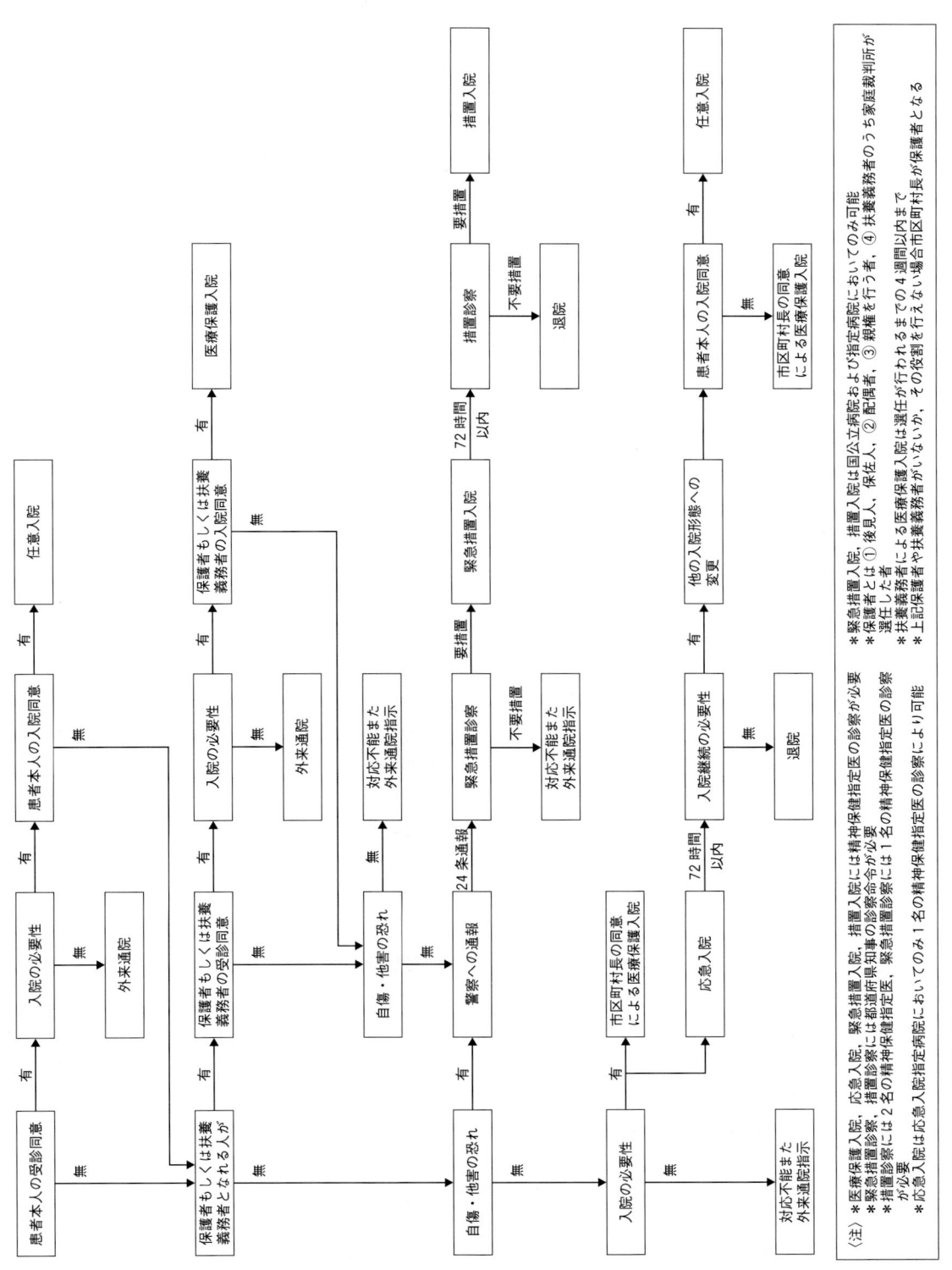

図VII-22 精神科救急事例の流れ

```
患者本人の受診同意
├─有→ 入院の必要性
│       ├─有→ 患者本人の入院同意
│       │       ├─有→ 任意入院
│       │       └─無↓
│       └─無→ 外来通院
└─無↓
保護者もしくは扶養義務者となる人が
├─有→ 保護者もしくは扶養義務者の受診同意
│       ├─有→ 入院の必要性
│       │       ├─有→ 保護者もしくは扶養義務者の入院同意
│       │       │       ├─有→ 医療保護入院
│       │       │       └─無↓
│       │       └─無→ 外来通院
│       └─無↓
│       自傷・他害の恐れ
│       ├─有→（24条通報）警察への通報
│       │       └→ 緊急措置診察
│       │           ├─要措置→ 緊急措置入院（72時間以内）→ 措置診察
│       │           │                                   ├─要措置→ 措置入院
│       │           │                                   └─不要措置→ 退院
│       │           └─不要措置→ 対応不能または外来通院指示
│       └─無→ 対応不能または外来通院指示
└─無↓
自傷・他害の恐れ
├─有→ 入院の必要性
│       ├─有→ 市区町村長の同意による医療保護入院
│       │       └→ 応急入院（72時間以内）→ 入院継続の必要性
│       │                               ├─有→ 他の入院形態への変更 →患者本人の入院同意
│       │                               │                           ├─有→ 任意入院
│       │                               │                           └─無→ 市区町村長の同意による医療保護入院
│       │                               └─無→ 退院
│       └─無→ 対応不能または外来通院指示
└─無→ 対応不能または外来通院指示
```

〈注〉
* 医療保護入院、応急入院、緊急措置入院、措置入院に は精神保健指定医の診察が必要
* 緊急措置診察には都道府県知事の診察命令が必要
* 措置診察には2名の精神保健指定医、緊急措置診察には1名の精神保健指定医の診察が必要
* 応急入院は応急入院指定病院においてのみ可能

* 緊急措置入院、措置入院は国公立病院および指定病院においてのみ可能
* 保護者とは①後見人、②配偶者、③親権を行う者、④扶養義務者のうち家庭裁判所が選任した者
* 扶養義務者による医療保護入院は選任が行われるまでの4週間以内まで
* 上記保護者や扶養義務者がいないか、その役割を行えない場合市区町村長が保護者となる

【投与例1】
診療を拒否し，精神運動興奮が著しく，直ちに鎮静を図らねばならず，モニター機器の使用が可能な場合

① フルニトラゼパム（サイレース®，ロヒプノール®）1〜4 mg（1/2〜2 A）＋生理食塩水 20 ml をゆっくり静注し，鎮静が得られたところで止める．
② フルニトラゼパム（サイレース®，ロヒプノール®）1〜4 mg（1/2〜2 A）＋生理食塩水 50〜100 ml を点滴静注し，鎮静が得られたところで止める．
③ ジアゼパム（ホリゾン®，セルシン®）10〜20 mg（1〜2 A）をゆっくり静注し，鎮静が得られたところで止める．なお，ジアゼパムは蒸留水でも混注すると析出しやすいので，原液で投与する．そのため投与速度には十分に注意する（10 mg の投与に1分間かけるのが目安）．
④ チオペンタール（ラボナール®）250〜500 mg（1/2〜1 A）＋生理食塩水 20 ml を入眠するまで静注．
⑤ ハロペリドール（セレネース®，リントン®）2.5〜10 mg（1/2〜2 A）を静注．鎮静が得られるまで30分から1時間おきに繰り返し投与する．ただし，35 mg/日を超える場合は心電図の確認が必要（QTc の延長に注意）．

上記いずれの場合も，鎮静後もモニターは必ず継続する．

【投与例2】
診療を拒否し，精神運動興奮が著しくても，モニター機器の使用が困難な場合

① ハロペリドール（セレネース®，リントン®）2.5〜10 mg（1/2〜2 A）の筋注．
② レボメプロマジン（ヒルナミン®，レボトミン®）12.5〜50 mg（1/2〜2 A）の筋注．

【投与例3】
せん妄の場合．呼吸器疾患などが前もってわかっており呼吸抑制の出現は避けなければならない場合

① ハロペリドール（セレネース®，リントン®）2.5〜10 mg（1/2〜2 A）を静注または点滴（生理食塩水 50〜100 ml などに混合）し，鎮静が得られるまで30分から1時間おきに繰り返し投与する．ただし，35 mg/日を越える場合は心電図の確認が必要（QTc の延長に注意）．

b）急速な鎮静を要さない場合

興奮が著しくなく，治療に同意が得られ，内服が可能な場合，以下を投与する．さらにいずれの場合も，必要に応じて睡眠薬も投与する．

【投与例1】
統合失調症や幻覚・妄想状態の場合
① 定型的抗精神病薬
- ハロペリドール（セレネース®，リントン®）0.5〜9 mg/日
- クロルプロマジン（コントミン®，ウインタミン®）12.5〜450 mg/日
- レボメプロマジン（ヒルナミン®，レボトミン®）5〜200 mg/日

② 非定型的抗精神病薬
- リスペリドン（リスパダール®）0.5〜12 mg/日
- クエチアピン（セロクエル®）25〜750 mg/日
- オランザピン（ジプレキサ®）5〜20 mg/日

【投与例2】
躁状態の場合
① 上記投与例1の①と同様
② 気分安定薬
- バルプロ酸ナトリウム（デパケン®，ハイセレニン®）200〜800 mg/日
- カルバマゼピン（テグレトール®，テレスミン®）200〜800 mg/日

【投与例3】
パニック障害や解離性障害など神経症性障害の場合
① 抗不安薬
- ロラゼパム（ワイパックス®）1.5〜6 mg/日
- ジアゼパム（ホリゾン®，セルシン®）6〜15 mg/日

2）自殺企図

自殺を図ったものの救命された人のうち，およそ10人に1人は将来自殺企図を繰り返し既遂に終わる．したがって，すべての自殺未遂者には精神医学的評価を行わなければならない．また，うつ病〜うつ状態にある患者には必ず自殺念慮が存在すると考えて対処する．自殺企図直後の患者が

表VII-49 自殺未遂者に対する評価項目
① 自殺の理由
② 自殺の意図の明確さ
③ 現時点で自殺行為を反復する危険性
④ 精神疾患の有無と，治療状況，今回の自殺未遂との関係
⑤ 援助組織（家族，友人など）の有無

◆ポイント
- 前景にある精神症状に惑わされることなく，身体病変が原疾患としてある可能性を忘れない（症状性精神病）．
- 内因性～心因性の精神障害が疑われる場合にも，必ず身体的診察・検査は行う．
- 興奮患者に対する際には，冷静さを保つことを心がけ，患者・医療者双方の安全を確保してから診療に望む．
- 急速な鎮静処置を行う際には，必ず心肺モニターや蘇生処置が行える準備を整えてから行う．
- 自殺の危険因子の第一は過去の自殺企図の既往である．
- うつ状態にある患者には必ず自殺念慮が存在すると考えて対処する．
- 精神保健福祉法を遵守する．

外見上は決して抑うつ的には見えないこともある．そのため，自殺の意図の深刻さや自殺企図の手段には関係なく，自殺未遂者は等しく再企図の危険性をもつものとして扱わなくてはならない．自殺未遂者に対する評価項目を表VII-49に挙げる．

院内での再企図が行われないように安全な場所で面接を行い，患者に対し「また死にたい気持ちがあるのか」と問うことをためらってはならない．自殺についての質問が自殺念慮を強めることは通常なく，直截的な聞き方が最も有効とされる．

自殺企図直後の治療では心理面の支持と危機介入が中心となるが，何らかの精神疾患が認められる場合にはその治療が重要であることはいうまでもない．自殺・自傷の危険性がないと確信できない限りは，原則として救急外来から帰すべきではなく，身体的治療後，精神保健福祉法に照らし適切な処遇を検討する．

◆文献
1) 山城尚人, 桝屋二郎, 伊藤健太郎, 他：第3章他科との連携　精神科. In 特集：臨床研修医のための救急診療マニュアル. 救急医学 27：1553-1558, 2003
2) 日本精神科救急学会：精神科救急医療ガイドライン. 2003年9月9日版, 2003
3) 堀川直史：自殺念慮, 自殺未遂. In 松下正明（総編集）：臨床精神医学講座, 第17巻リエゾン精神医学・精神科救急医療. pp 381-390, 中山書店, 1998

VIII

災害時医療

1 トリアージ

杏林大学 救急医学　山口芳裕

　日常の診療では，ひとりひとりの患者に対して必要なだけ十分の医療資源を投入して最良の医療を提供することができる．しかし，災害時には，傷病者の数や重症度に対して，医療スタッフや医薬品などの医療資源が圧倒的に不足する．そこで重要なのは，限られた医療資源を最大限に活用して，可能な限り多数の傷病者の治療を行い，1人でも多くの命を救うこと，すなわち「最大多数に最良の医療(Best for the Most)」である．そのためには，傷病者の傷病の緊急度や重症度に応じて優先順位を決定し，その優先順位に従って救護，搬送，治療を滞りなく行うことが必要となる．この，傷病の緊急度や重症度に応じて傷病者をいくつかのクラスに分ける作業がトリアージである．

　トリアージ(Triage)は，治療(Treatment)，搬送(Transport)とともに，災害現場で最も重要な3つのTの1つと言われ，救急医療や災害医療において欠くことのできないものに位置づけられている．

■トリアージとは

　トリアージとは，複数患者の緊急度・重症度を評価し，救護，搬送および治療の優先順位を決定する手法である．もともと，トリアージ(triage)という言葉は，フランス語の"trier(選び出す，選り分ける)"に由来し，収穫されたコーヒー豆やぶどうを選別する際や，繊維商人が羊毛をその品質からいくつかのクラスに仕分けする際に用いられた．これがナポレオンの時代に，戦場において，傷ついた多くの戦傷者の中から，治療により兵士として再活用できる見込みの軽症者を選別することに使われるようになり，時代の変遷を経て，第一次世界大戦以降，ほぼ現在のトリアージの概念が確立されたといわれる．今日では，災害現場のみならず，日常の救急現場や医療機関の受付など様々な状況で実施されている．

■誰が，いつ，どこで施行するか？

　トリアージは，災害発生現場，救護所，医療機関の3カ所を基本に，必要に応じて何度でも繰り返し行われる．決して1回の評価で絶対的に判定されるわけではない．これは，患者の病態が時間の経過とともに変化するという理由からだけでなく，利用できる医療資源が刻々変化することや，医療需要と供給のバランスがトリアージの判定基準そのものに影響を及ぼす可能性があるためである．

　災害発生現場のトリアージは，主として救急隊(救急救命士を含む)によって行われる．その主な目的は，現場から救護所への搬送順位の決定である．傷病者が比較的少ない場合には，直接医療機関へ搬送するための順位づけを行うこともある．

　救護所におけるトリアージは，医療救護班の医師の責任のもとに，看護師や救急救命士などの協力で行う．その目的は，救護所での応急処置の優先順位と医療機関への搬送順位を決定することにある．

　医療機関でのトリアージは，医師により手術などの治療の順位を決定するために行われる．医療機関に重大な被害が発生していたり，対応できる医師がいない，傷病者の数が多すぎるなどの理由から，必要な医療が提供できない場合には，被災地外の後方医療機関への転送の順番を決める作業になることもある．

　トリアージは，優先順位を決定する一方で，順位の低い患者に対しては医療の機会を奪う，すなわち切り捨てる作業でもある．このためトリアージにはかなりの苦痛と，時に非難を伴う．また，一度決定したトリアージ結果に異議や異論がとなえられると，それ以降の救出救助・医療体制に支

障が生じかねない．そのためトリアージの実施者には，強い決断力・リーダーシップなどの資質が求められる一方で，その権限を公的に保証する必要がある．

■トリアージの区分

トリアージの原則は，歩行可能な軽症と，すでに死亡している者を除外し，治療を必要とする者を，最も迅速な医療を必要とする重症と待機的に治療すればよい中等症とに分けることにある．

トリアージの区分は，国により若干の相違がある．また，災害の規模によりその運用を適宜変更しなければならない場合も少なくない．わが国では，表Ⅷ-1に示す区分が用いられている．

黒のトリアージ区分は，比較的傷病者が少ない場合には医師により死亡確認された傷病者のみに適用されるが，圧倒的に傷病者が多い災害発生現場では，気道を確保しても呼吸がない場合には，原則として黒に区分される．さらに欧米では，そのように医療資源が圧倒的に不足している状況下にあっては，赤のカテゴリーの傷病者であっても，理想的な治療を受けても死亡する可能性が高い患者をExpectant（候補：青）群として，後回しにするという運用もなされている．

■トリアージタッグ

災害時には多数の医療従事者や医療救護班をはじめ，警察，消防，自衛隊などさまざまな機関が現場で活動している．そこで，トリアージの結果をだれが見てもひとめでわかるように，明確に表示する必要がある．この目的で使用されるのがトリアージタッグである．わが国では，阪神・淡路大震災を契機としてトリアージタッグの標準化が検討された．図Ⅷ-1にこの標準的形式に合わせた東京都の統一トリアージタッグを示す．

統一トリアージタッグは，3枚つづりで，医療救護活動の場面（トリアージ，応急措置，搬送および治療）で一貫して使用される．トリアージ結果を第三者が容易に認知できるように，順位に応じた番号（Ⅰ，Ⅱ，Ⅲ，0）のみならず，色区分を付け，区分と一致する色が残るようにもぎ取る．

表Ⅷ-1　トリアージの区分

順位	分類	識別色	傷病状態および病態
第1順位	最優先治療群（重症群）	赤（Ⅰ）	生命を救うため，ただちに処置を必要とするもの．窒息，多量の出血，ショックの危険のあるもの．
第2順位	待機的治療群（中等症群）	黄色（Ⅱ）	(ｱ)多少治療の時間が遅れても，生命には危険がないもの．(ｲ)基本的には，バイタルサインが安定しているもの．
第3順位	保留群（軽症群）	緑色（Ⅲ）	上記以外の軽易な傷病で，ほとんど専門医の治療を必要としないものなど．
第4順位	死亡群	黒色（0）	すでに死亡しているもの，または明らかに即死状態であり，心肺蘇生を施しても蘇生の可能性のないもの．

例えば，待機的治療群（Ⅱ：黄）なら黄色の部分が識別票に残るように，緑の部分を切り離すのである．

トリアージタッグは原則として右手首につけ，負傷，切断などにより不可能な場合には，以下左手首→右足首→左足首→首の順番でつける場所を変える．衣服につけてはならない．

■トリアージの判定基準

1）一次トリアージ（災害発生現場でのトリアージ）

災害発生現場でのトリアージは，最初に到着した少人数のスタッフによって短時間に実施されなければならない．そこで，トリアージの要件として，①血圧計，聴診器などの医療備品を使用しないで行えること，②短時間に行えること．③講習を受ければ一般の人でも施行できること，などが考慮されなければならない．国際的に認知されている一次トリアージの基準として，START，Triage Sieve and Sort，Careflightなどがある．

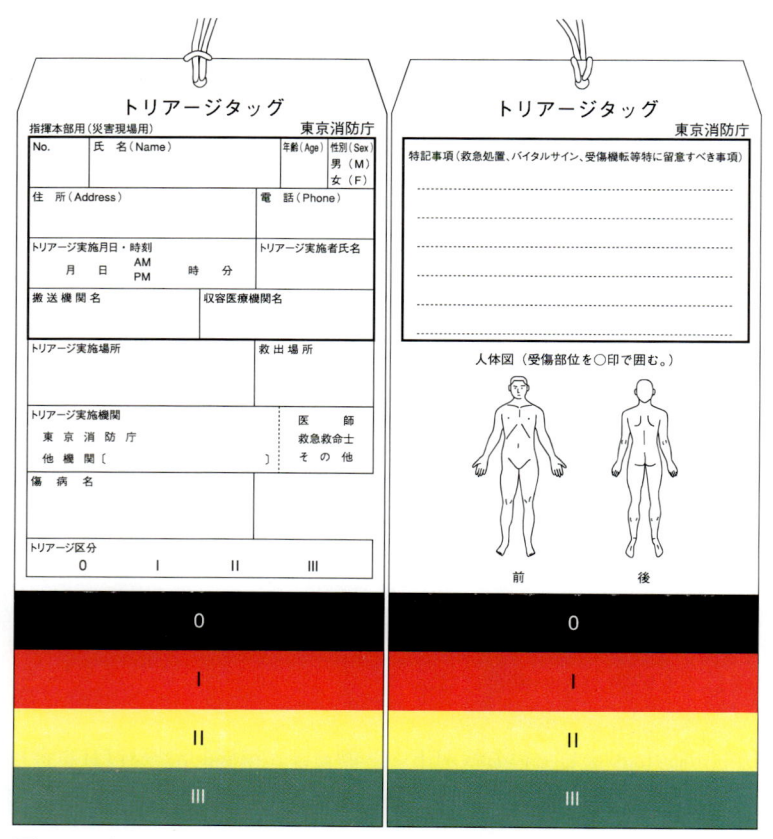

図Ⅷ-1　トリアージタッグ

- START
 (simple triage and rapid treatment)

　1983年，カリフォルニアのHoag病院で考案された，歩行，呼吸，循環，意識の評価のみで短時間に行えるトリアージの方法である．当初は地域自衛団や消防士向けに開発されたが，列車・バスなどの事故現場で使用され，改良されてきた．現在，米国，フランス，サウジアラビア，イスラエルおよびわが国で採用されている．

　具体的な方法は，生理学的評価を呼吸→循環→意識レベルの順に行う（図Ⅷ-2）．1人の傷病者に費やす時間は30～60秒である．原法では，循環の評価をcapillary-refilling timeで行うのに対し，変法（modified START）では，寒冷地や夜間，暗所での実施を考慮して，脈拍数や橈骨動脈の触知によって行う．

2）二次トリアージ
　（救護所および医療機関でのトリアージ）

　救護所や医療機関におけるトリアージでは，一次トリアージに比べ，より正確な生理学的指標や解剖学的損傷の評価を加味したトリアージが要求される．そこで二次トリアージには，①血圧計やペンライトなどの医療備品を活用してよい，②再現性がある，③感度，特異度が高い，などの条件が考慮される．

- 緊急度・重症度評価と病院選定基準

　二次トリアージ判定基準の1例を表Ⅷ-2に示す．4つのステップで構成されている．第1段階では，呼吸，循環，意識レベルなどの生理学的評価を行い，異常のある傷病者を最優先治療群（Ⅰ：赤）と判断する．第2段階は，解剖学的評価である．頭のてっぺんから足の先まで身体所見を観察し，記載されているような損傷のある患者を

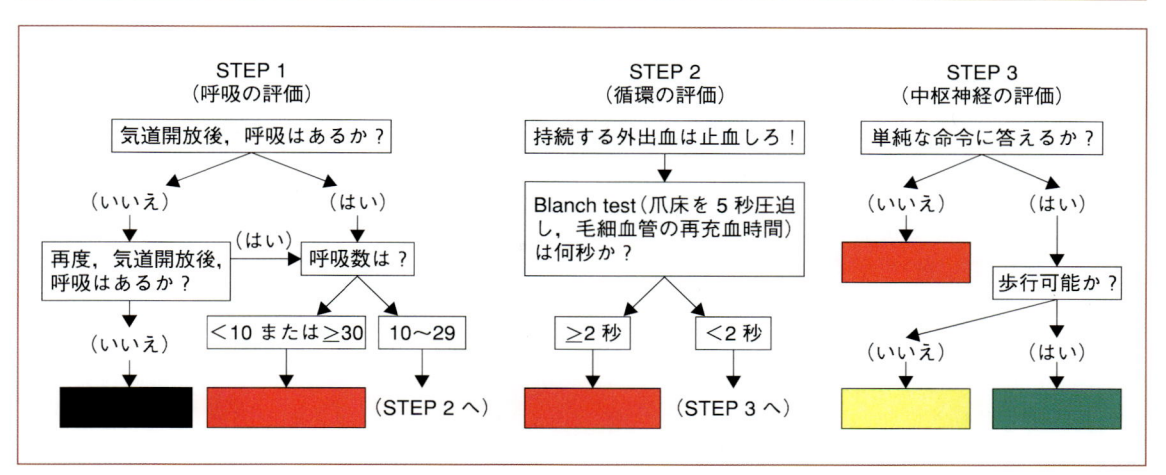

図VIII-2 STARTの方法

STEP 1（呼吸の評価）
- 気道開放後，呼吸はあるか？
  - （いいえ）→ 再度，気道開放後，呼吸はあるか？
    - （いいえ）→ ■（黒）
    - （はい）→ ■（赤）
  - （はい）→ 呼吸数は？
    - ＜10 または ≧30 → ■（赤）
    - 10〜29 → （STEP 2 へ）

STEP 2（循環の評価）
- 持続する外出血は止血しろ！
- Blanch test（爪床を5秒圧迫し，毛細血管の再充血時間）は何秒か？
  - ≧2秒 → ■（赤）
  - ＜2秒 → （STEP 3 へ）

STEP 3（中枢神経の評価）
- 単純な命令に答えるか？
  - （いいえ）→ ■（赤）
  - （はい）→ 歩行可能か？
    - （いいえ）→ ■（黄）
    - （はい）→ ■（緑）

表VIII-2 二次トリアージ判定基準（緊急度・重症度評価と病院選定基準）

区分	評価等	傷病状態および病態
第1段階	生理学的評価	意識　JCS II桁以上 呼吸　10回/分未満または30回/分以上 　　　呼吸音の左右差 　　　異常呼吸 脈拍　120回/分以上または50回/分未満 血圧　収縮期血圧90 mmHg未満または収縮期血圧200 mmHg以上 SpO_2　90%未満 その他　ショック症状・低体温（35℃以下）
第2段階	解剖学的評価	・開放性頭蓋骨陥没骨折 ・外頸静脈の著しい怒張 ・頸部または胸部の皮下気腫 ・胸郭の動揺，フレイルチェスト ・開放性気胸 ・腹部膨隆，腹壁緊張 ・骨盤骨折（骨盤の動揺，圧痛，下肢長差） ・両側大腿骨骨折（大腿の変形，出血，腫脹，圧痛，下肢長差） ・四肢の切断 ・四肢の麻痺 ・頭部，胸部，腹部，顔面，頸部または鼠径部への穿通性外傷（刺創，銃創，杙創など） ・デグロービング損傷 ・15%以上の熱傷，顔面または気道の熱傷を合併する外傷
第3段階	受傷機転	・体幹部の狭圧 ・1肢以上の狭圧（4時間以上） ・爆発 ・高所墜落 ・異常温度環境 ・有毒ガスの発生 ・汚染（NBC）
第4段階	いわゆる災害弱者	・小児 ・高齢者 ・妊婦 ・基礎疾患（心疾患，呼吸器疾患，糖尿病，肝硬変，透析患者，出血性疾患など） ・旅行者

最優先治療群（Ⅰ：赤）と判断する．第3段階は，受傷機転からの評価である．受傷機転から重症の可能性があれば，一見して軽症のようでも待機的治療群（Ⅱ：黄）以上に分類する．最後に，第4段階で高齢者，小児，妊婦，重篤な基礎疾患を有する患者などのいわゆる災害弱者を，必要に応じて待機的治療群（Ⅱ：黄）にすくい上げる．

■トリアージ実施上の留意点

一般的注意事項としては，トリアージされていない傷病者を移動させない．トリアージエリア内には傷病者以外の者を入れない．傷病者の動線が一方通行になるようレイアウトする．そして必要に応じて何度でも繰り返す，などが挙げられる．

繰り返すまでもなく，優先されるべきは，最も緊急度が高くかつ迅速な搬送・治療を必要とする救命の可能性のある傷病者である．しかしながら，傷病者やその家族は突然の災害に恐れ，悲嘆し，混乱している．そのような状況の中で，トリアージの結果を冷静に受け入れられないのはむしろ当然である．われわれはそのことを十分に認識し，災害の状況，傷病者の状況を真摯に説明し，可能な限り理解を得るよう努めなければならない．ただし，本当に大切なのは，『災害が起こる前に，一般市民にトリアージの考え方を啓蒙しておく』ことなのである．

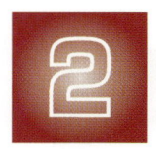

2 災害時の救急医療体制と医師の役割

日本医科大学 救急医学　山本保博

日本には，「災害は忘れたころにやってくる」という諺がある．しかし，近年，阪神淡路大震災や地下鉄サリン事件，東海村臨界事故，中越地震など大災害が多発し，「忘れないうちにやってくる災害」への対応の必要性が問われるようになっている．

S. W. A. Gunn 博士によると，災害とは，「人と環境との生態学的な関係における広範な破壊の結果，被災社会がそれと対応するのに非常な努力を要し，非被災地域からの援助を必要とするほどの規模で生じた深刻かつ急激な出来事」と定義されている．実際的には，災害時には医療の需要と供給のバランスが急激に崩壊することを指している．

災害にはいろいろな種類があるが，その原因により自然災害と人為災害に大別される．自然災害には，インパクトが短期に起こる地震や竜巻などの短期型の災害，緩徐に起こってくる洪水や旱魃などの長期型の災害がある．また，人為災害には，大規模な交通事故，火災，化学災害，放射線災害，紛争や難民，テロなどがある．これら災害の種別により被災者の医療ニーズは異なる．また，災害発生後の時期によっても異なる．被災直後の急性期においては外傷診療，被災後数週間の亜急性期においては避難所における衛生・健康管理，復興期には精神的ケアが課題となる．

このような災害の被害，リスクは近年増加しているといわれている．その背景として，全世界的に進みつつある都市化，産業化があり，具体的には，人口集中による都市の過密化，交通機関の発達，石油化学工場の発達，核物質の利用，環境破壊による自然災害の増加，冷戦後の地域紛争などが挙げられる．

災害医療体制

阪神淡路大震災の教訓を受け，日本では，災害医療体制が整備されてきた．その核となるのが，災害拠点病院である．西日本と東日本に1つずつの災害医療センターを頂点とし，県に若干数の基幹災害拠点病院を，二次医療圏を目安に災害拠点病院を指定した．この災害拠点病院は，以下の要件を満たす必要があるとされている．
(1) 高度の診療機能
(2) 地域の医療機関への応急用資器材の貸し出し
(3) 自己完結型の医療救護チームの派遣機能
(4) 傷病者の広域搬送への対応
(5) 要員の訓練・研修機能

(1)〜(4)までは，すべての災害拠点病院に期待される機能であり，(5)の訓練・研修機能は基幹災害拠点病院に期待される機能である．実際の災害時には，この災害拠点病院を中心に，被災地における応急処置，患者の広域搬送，医療支援チームの派遣が行われることが想定されている(図Ⅷ-3)．

災害現場の医療と搬送

災害現場においては，被害現場における救出救助，現場救護所での応急処置，後方医療機関への搬送が行われる．災害時は，手持ちの資源に比して医療ニーズが拡大している状態であるため，これらの処置を行う前に，優先順位をつける「トリアージ」を行う必要がある．トリアージには，災害現場での救出救助の優先順位をつける現場トリアージ，現場救護所での応急処置の優先順位をつける救護所トリアージ，後方医療機関への搬送の

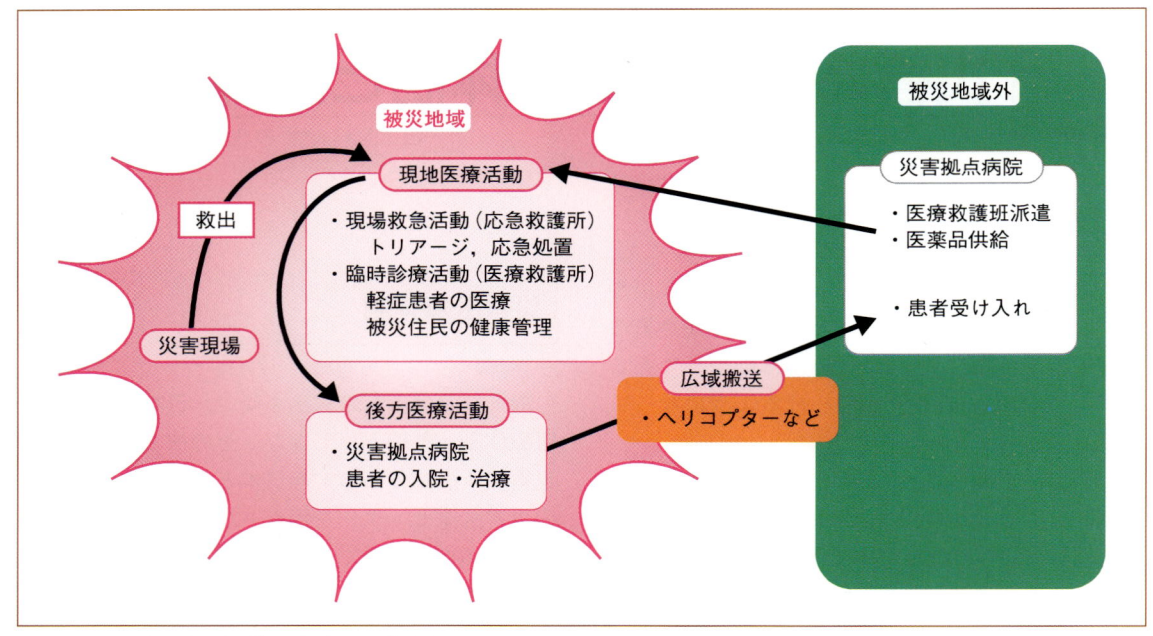

図VIII-3　被災地域・被災地域外の医療連携

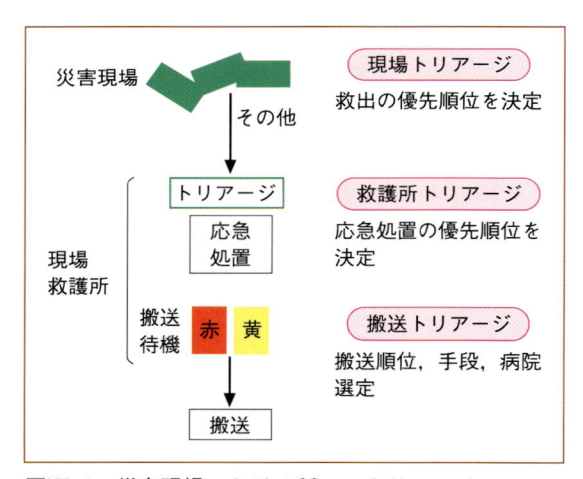

図VIII-4　災害現場における種々のトリアージ

優先順位をつける搬送トリアージがある（図VIII-4）．

災害現場のマネージメントにおいては，活動を開始する前に，情報を収集し，対応計画の立案，周知を図ることが重要である．必要な情報としては，被害状況，周辺の環境，安全性，周囲の状況などが挙げられる．対応計画には，立ち入り禁止区域や重点活動区域などの設定（ゾーニング），トリアージポストや救護所，搬送待ち区域などの救護活動を行う場所，および患者の動線の設定，担当する人員と役割分担の決定などが必要とされる．また，これらの計画においては現場で対応する消防，警察，医療の連携が必要である．

広域搬送体制

阪神淡路大震災の教訓の1つに被災地外への患者の搬送の問題がある．地震は広域に被害が及ぶ災害である．被災地では，多くの患者が発生する反面，病院の診療能力も低下している．一方，1つの地震で日本の全域が被害にあうわけではなく，被災地の外では平常どおりの機能を持っている病院が存在する．そこで，迅速かつ広域な患者搬送により，平時の救急医療にできるだけ近いレベルの医療を供給するのは，災害医療の大きな目的の1つといえる．

阪神淡路大震災以降，インターネットを用いた全国的な情報システムである広域災害救急医療情報システムの整備，自衛隊や消防のヘリコプター

などを用いた広域搬送手段の確保，災害拠点病院を中心とした広域患者受入体勢の整備が図られてきた．現在，震災の訓練や災害対応において一定の成果が確認されてきている．

病院における医師の役割

被災地の病院においては，災害発生時には，災害担当医師は院内が被災した場合の対応，大量の患者の受け入れが必要とされる．

■被災状況の把握

地震や火災などの災害が起こった場合，まず，院内の被災状況を把握する必要がある．火災などの広がり，危険物の管理状況，避難路の状況，入院患者の被害，スタッフの被害と数，水道，電気，ガスなどのライフラインの被害状況，医療用ガスや医療資機材の被害状況などは，必須の情報である．これらの情報を効率的に収集するためには，計画・マニュアルにチェックリストを載せておくことが重要である．また，被害時の院内の情報収集の方法についても平時に決定しておく必要がある．被災時には，あらかじめ決められているチェックリスト，情報収集計画によって，被害状況を把握し，残存診療能力について判断することになる．

■病院の脆弱性

病院が地震に対し脆弱であるということは，阪神淡路大震災の反省点の1つである．建物としての構造的な脆弱性，様々な医療資機材の配置方法の問題，ライフラインの途絶による診療機能の低下などが指摘されている．建物の耐震性の強化や，資機材の配置の工夫，適切な避難路の確保，ライフライン途絶時の代替手段の確保は，事前の準備として不可欠である．更に，構造上脆弱な部分や想定される被害についても，計画に盛り込み，対応について検討しておくことが重要である．

■病棟避難

火災や危険物の充満，建物崩壊の危険など，病棟の安全が確保できない場合は，担当医師は入院患者を病棟より避難させる必要がある．この際の要員の確保，避難経路，はしご車などの消防車両のアクセス，避難先の臨時病棟などについても，あらかじめ計画しておくことが必要である．

■災害対策本部

発災時点で病院の災害担当最高責任者（院長など）は，病院や近隣地域の被災状況を把握し，災害対策本部を立ち上げる必要があるか判断しなければならない．この判断は，通常モードから災害モードへのスイッチの入れ替えを意味しており，重要な決断である．災害対策本部には，院内外の情報を収集し，必要な人員を召集し，必要な役割を付与する責任がある．ここで受け入れ体制の整備や病棟避難などについて決断される．災害対策本部の構成メンバー，担当者がいない場合の代行制度，情報収集と指示の方法，決定すべき事項については，計画・マニュアルに記載すべきである．

■診療継続の判断

地震・火事などの災害時には，院内の危険度，診療機能の被災状況から，入院患者への診療が継続可能であるか判断する必要がある．診療の継続が不可能であると判断した場合には，被災地外の病院へ後方搬送する必要がある．また，災害に伴い，大量の患者が発生する可能性がある場合には，病院の被害が甚大でない場合でも，通常の外来を継続するか，予定の手術，検査をそのまま実施するか決断する必要がある．これらの事項についても，平時に計画しておかなければならない．

■患者の受け入れ

1）病院フロントにおける対応

地震や大規模交通事故などが発生し，大量の患者が病院のある地域に発生した場合，これらの患者を受け入れる必要がある．患者は救急車，自家用車，徒歩などで来院するものと考えられる．こ

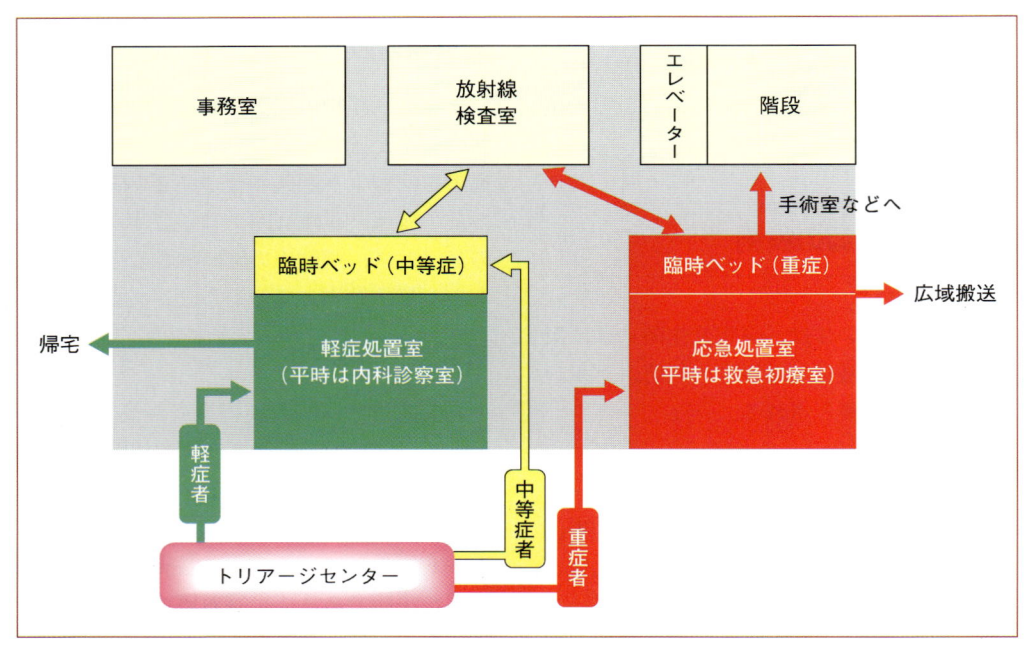

図VIII-5 病院における患者対応

れらの患者の受け入れに際しては，平時の診療と同じように受け入れると，大量の患者による混乱が生じる．そこで，院内に患者を入れる前に，病院フロントのトリアージが必要になる．病院フロントにトリアージポストを設置し，医師，看護師，事務職員などからなるトリアージチームでトリアージ，受付業務などが行われる．このトリアージポストは外来や病棟など院内に作るべきではなく，病院のフロントなど外に設置し，軽症患者を院内に入れない配慮をする．トリアージで優先順位の高い患者から院内に入れ，診療していくことが必要である．トリアージチームの編成と数，トリアージタッグの書き方などについても平時に計画しておくべきであろう．

また，化学災害や放射線災害，NBCテロなどで危険物による汚染を伴う患者を受け入れる場合には，除染が必要となる．除染エリアの設置方法，資機材の使用法，除染方法についても計画が必要である．

2) 院内での対応

大量の患者が院内に搬送された場合，院内は混乱することが想定される．重症者の応急処置所，重症，中等症患者の一時待機用の臨時ベッドを設ける必要がある．これらの施設は，従来の院内の施設(救急処置室，広い廊下や会議室など)を最大限に利用しつつ，放射線検査や手術室などへのアクセスや患者の動線を混乱させないことを考慮し，設営の計画を立てておく必要がある．1例を図VIII-5に示す．

3) 後方搬送の考慮

入院患者の診療継続が困難な場合，重症患者が病院のキャパシティーを超えた場合などは，後方搬送をする必要がある．特に大規模災害時には，大量の患者が殺到する可能性もあり，早期からの広域搬送の検討が必要となる．入院，外来患者ともに軽症で帰宅可能なものは帰宅させ，そのうえで，搬送トリアージを行い，搬送手段と搬送順位，搬送先の病院を選定する必要がある．広域搬送には，ヘリコプターが有効である．また地域によっては船舶，列車などの利用を考慮すべきである．これらの事項についても，病院間連携も含め，平時に計画しておくことが重要である．

IX 付録

1 救急医療に必要な法的知識

東京慈恵会医科大学 法医学　髙津光洋

　救急医療では外傷患者やCPAOA(cardiopulmonary arrest on arrival)患者が多いなどの特徴から，一般診療に比べて法医学的問題に直面する機会が多い(表IX-1)．この中で特に注意を要する点について述べる．

表IX-1　救急医療で問題となる主な法医学的問題

1. 救急医療が適切か
   説明と同意（インフォームドコンセント）
   診療録の適切な記載
   診断書類の適切な記載
   良心的輸血拒否患者への対応
   CPAOA 患者への対応
2. 臓器移植法への対応
3. 異状死体への対応
4. 死体検案への対応
5. 患者情報や試料の捜査機関への提供
6. 各種照会，賠償問題への対応
7. 突然死への対応

重要な届出義務

　救急医療で特に重要であり，違反すると罰則があるものは以下の通りである．

■異状死体

1）法的規制

　医師法21条には，医師が異状死体（妊娠4カ月以上の死産児を含む）を検案した時には，24時間以内に所轄の警察署に届け出なければならないと規定され（異状死体等の届出義務），罰則は罰金刑である．異状とは，病理学的異常ではなく法医学的異状とされている．また，病死と診断し病理解剖したところ外傷や中毒などの異状が発見されたら，解剖執刀者は24時間以内に解剖地の警察署長に異状死体届出の義務がある（死体解剖保存法11条）．異状死体の頻度は東京都23区内で全死亡者数の約17％を占める．

2）どのような死体が異状死か

　医師法では，どのような死体が異状死体かの具体的な記載がなく医師の判断に委ねているため，医療サイドで混乱している．このため日本法医学会が異状死ガイドラインを作成した．このガイドラインでは，診療を受けていた患者が診断されていた疾患で死亡し担当医が死因を医学的に説明できる場合を「ふつうの死」とし，これ以外のすべての死を異状死と定義している．このガイドラインによる重要な異状死は以下の通りである．

a）外因死

　明らかな外因死のほか，その合併症や続発症による死亡も異状死である．また，受傷機転や臨床症候から外因死が疑われるものも異状死に含まれる．中毒死の多くは臨床診断が難しいが，少しでも疑いがあれば異状死と考える．破傷風やガス壊疽は創傷感染であり外因死に分類される．

b）死因が不明の場合

　病死であることが明らかでも，CPAOA患者や初診後短時間で死亡した患者で死因が医学的に説明できなければ異状死であり，死因を医学的に説明できれば異状死体届出の必要がない．乳幼児急死は事故死や虐待に原因していることも少なくないので，安易に乳幼児突然死症候群（SIDS；sudden infant death syndrome）と診断せず異状死として届け出る．法医学的には死体で発見された場合はすべて異状死である．また，死因は診断できても病死か外因死か不明な場合も異状死である．

c）医療関連死

　診療行為中はもちろん，診療行為直後や診療行為に関連している疑いのある予期しない死亡も異状死とされている．明らかに誤った診療行為やそ

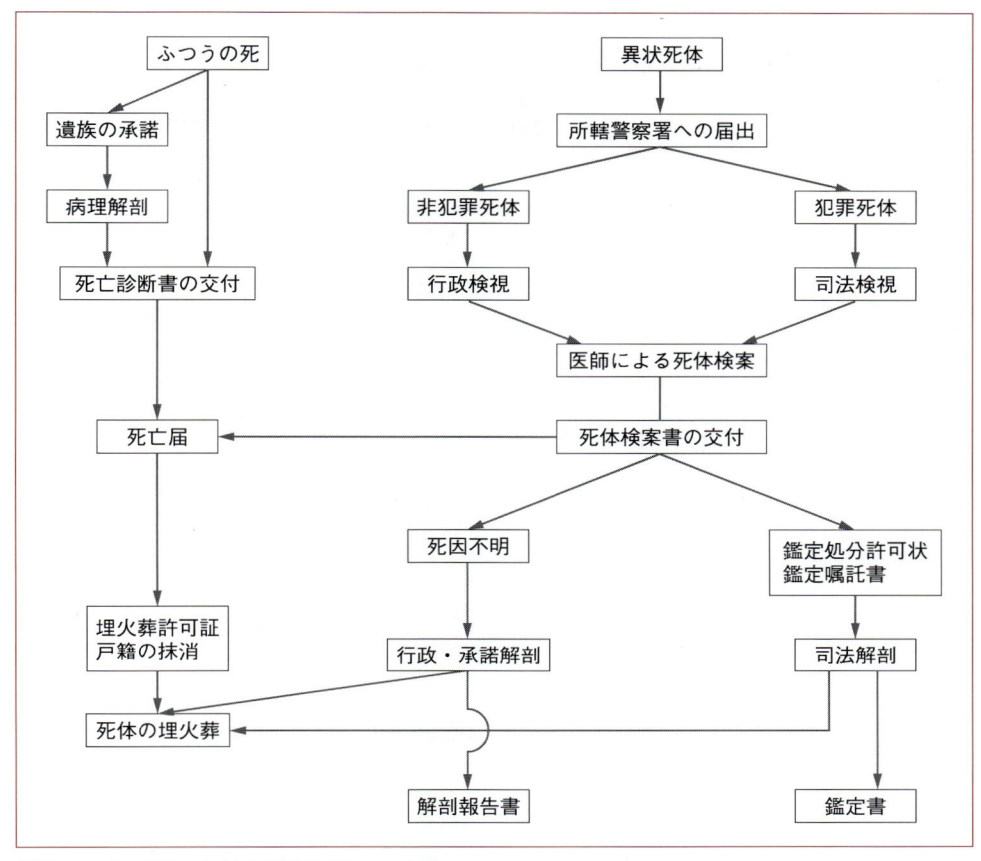

図IX-1 わが国における異状死体への対応

の疑いが強い場合は異状死とすることに異論はないが，その他の医療関連死と異状死の判断について臨床的にも議論されている．現在，警察の捜査の問題点，専門家による医療事故の原因究明と再発防止などの観点から，厚労省主導で中立的専門機関を設立し医療関連死の届出と解剖を行う制度のモデル事業が計画されている．医療関連死を医師が届出しなくても実際には患者家族が診療に疑問をもち警察に届け出ることも少なくないので，医療関連死への対応は社会や患者家族の納得が得られるものでなければならない．

3）届出方法と注意点

異状死体と判断したら医師自らが警察へ届出する必要はない．届出方法は電話でよい．救急診療では，初診患者の発症や受傷の正確な情報が少ない，あるいは誤った情報が提供されることもあるので，異状死体の届出を躊躇すべきではない．参考までにわが国における異状死体への対応について図IX-1に示す．異状死体の届出をすると法医解剖されるが，執刀者から解剖結果を積極的に救急診療の現場にフィードバックするシステムがない．警察が法医解剖の必要なしと判断した場合は，遺族の承諾のもとに病理解剖できる．

■食中毒患者の届出

食品衛生法には，医師は食品のみならず，添加物，器具，容器包装などに起因した中毒を診断したり疑われた場合，直ちに最寄りの保健所長に届出する義務があり，違反すると懲役や罰金の罰則がある．細菌性食中毒による死亡は病死に属し，異状死体の届出義務はないが，保健所長への届出

表IX-2 感染症法の対象疾患

類型	感染症名
一類	エボラ出血熱，クリミア・コンゴ出血熱，重症急性呼吸器症候群（病原体がSARSコロナウイルスであるものに限る），痘そう，ペスト，マールブルグ病，ラッサ熱
二類	急性灰白髄炎，コレラ，細菌性赤痢，ジフテリア，腸チフス，パラチフス
三類	腸管出血性大腸菌感染症
四類	E型肝炎，ウエストナイル熱（ウエストナイル脳炎を含む），A型肝炎，エキノコックス症，黄熱，オウム病，回帰熱，Q熱，狂犬病，高病原性鳥インフルエンザ，コクシジオイデス症，サル痘，腎症候群出血熱，炭疽，つつが虫病，デング熱，ニパウイルス感染症，日本紅斑熱，日本脳炎，ハンタウイルス肺症候群，Bウイルス病，ブルセラ症，発しんチフス，ボツリヌス症，マラリア，野兎病，ライム病，リッサウイルス感染症，レジオネラ症，レプトスピラ症
五類	（全数把握疾患）アメーバ赤痢，ウイルス性肝炎（E型肝炎及びA型肝炎を除く），急性脳炎（ウエストナイル脳炎及び日本脳炎を除く），クリプトスポリジウム症，クロイツフェルト・ヤコブ病，劇症型溶血性レンサ球菌感染症，後天性免疫不全症候群，ジアルジア症，髄膜炎菌性髄膜炎，先天性風しん症候群，梅毒，破傷風，バンコマイシン耐性黄色ブドウ球菌感染症，バンコマイシン耐性腸球菌感染症 （定点把握疾患） 小児科定点：RSウイルス感染症，咽頭結膜熱，A群溶血性レンサ球菌咽頭炎，感染性胃腸炎，水痘，手足口病，伝染性紅斑，突発性発しん，百日咳，風しん，ヘルパンギーナ，麻しん（成人麻しんを除く），流行性耳下腺炎 インフルエンザ定点：インフルエンザ（高病原性鳥インフルエンザを除く） 眼下定点：急性出血性結膜炎，流行性角結膜炎 性感染症定点：性器クラミジア感染症，性器ヘルペスウイルス感染症，尖圭コンジローマ，淋菌感染症 基幹定点：クラミジア肺炎（オウム病を除く），細菌性髄膜炎，ペニシリン耐性肺炎球菌感染症，マイコプラズマ肺炎，成人麻しん，無菌性髄膜炎，メチシリン耐性黄色ブドウ球菌感染症，薬剤耐性緑膿菌感染症

義務がある．

■麻薬中毒者の届出

麻薬および向精神薬取締法に規定されている届出の対象はアヘンアルカロイド（モルヒネ，コデイン，ヘロイン），コカアルカロイド（コカイン），合成麻薬（ペチジン）およびLSD（lysergic acid diethylamide），向精神薬（バルビタール，ジアゼパムなど）の急性および慢性中毒患者である．診断した医師は速やかに患者の居住地の知事まで届け出る義務があり，違反すると懲役や罰金の罰則がある．届け出先は患者の居住地の知事であるが，居住地が不明な場合は所轄の保健所でよい．なお，覚せい剤は麻薬ではないので中毒患者の届出義務はない．届け出ると守秘義務違反が問題となる．

■結核患者の届出

結核予防法によって，結核患者を診断した医師は2日以内に，入退院時には病院管理者が7日以内に文書で所轄の保健所長に届け出る義務があり，違反すると罰金の罰則がある．

■感染症法による届出

これまでの伝染病予防法，性病予防法，らい予防法，後天性免疫不全症候群の予防に関する法律が廃止され，1998年に感染症法が制定され，2003年に改訂された．感染力，重篤性などから5類型に分類されている（表IX-2）．一～四類感染症は直ちに，五類感染症は7日以内に最寄りの保健所に届け出る．届出義務違反のほか，患者の秘密を漏らしても罰則が科せられる．国立感染症研究所では感染症関連情報を提供している（http://idsc.nih.go.jp）．

診療に関する書類の適切な記載

救急診療でも診断書類，診療録，処方箋など多くの書類が作成されるが，これらの書類の注意すべき法律的問題について述べる．

■診断書類

主な診断書類は一般的な診断書のほか死亡診断書と死体検案書がある．死亡診断書（死体検案書

は人の死亡を医学的・法律的に証明し，わが国の死因統計の資料になる重要な書類である．このため医師は死亡に関する医学的事実を客観的に正確に記載しなければならない．死亡者の死亡届には必ず死亡診断書（死体検案書）を添付することが法律で規定されている．

1）交付の義務

診療や死体の検案をした医師は，患者や遺族の交付の要求に対し，正当な理由がない限りこれを拒否できない（医師法，応招義務等）．医師法には交付を拒否できる正当な理由の記載はないが，不正使用の恐れ，患者や死亡者の秘密漏示の恐れ，患者や遺族の委任状もなく第三者が交付を求める場合などは正当な理由と考えられている．警察から死体検案を依頼された場合，積極的に協力することが望ましいが，これを拒否しても医師法の応召義務違反にはならない．

2）交付の禁止

自ら診療せず死亡診断書や診断書を，自ら検案せず死体検案書を交付してはならない（医師法，無診療治療等の禁止）．例えば，非常勤医師が診察した患者の死亡診断書を診察していない常勤医師や院長が交付することはできない．違反すると罰金の罰則がある．ただし例外規定があり，診療中の患者が受診後24時間以内に死亡したとき，担当医は死亡に立ち合わなくても死亡診断書を交付してよい．例えば，癌末期患者の在宅死が典型的である．しかし，異状のないことが条件であるので，一度死体を検案することをすすめる．

3）虚偽記載の禁止

故意に偽りの記載をすることは刑法で禁止されている．他人名義の診断書類を偽造した場合も当てはまる．誤診による記載は含まれない．

■診療録

医師法では，診療したすべての医師は診療録を記載し，管理者が5年間これを保存する義務がある．この記載・保存義務のほかに，診療録は業務記録として重要な書類であるので，診療後速やかに正確に記載する．加除・訂正は改ざんやねつ造と誤解されないように日付や訂正者を記載しておく．記載は補助者でもかまわないが，記載内容の責任は医師にあるので必ず内容を確認しておく．

守秘義務

医療では患者の個人情報は重要であり，医師を含む医療関係者は患者やその家族の秘密を知る機会が多い．刑法は医師や医療関係者に対し，仕事のうえで知り得た秘密を正当な理由なく漏らしてはならないとしている（いわゆる医師の守秘義務）．刑法以外でも特に患者の秘密を守る必要のある場合は衛生法規で守秘義務と罰則を設けている（感染症予防法，母体保護法，精神保健福祉法など）．また，この守秘義務はその職を離れた後も守らなければならない．ここで秘密とは患者本人や家族が秘密にしたいと思っていることの一切をいい，病名，症状，身体的特徴や形状，体質，遺伝的疾患，手術，妊娠など広範である．患者や死亡者の家族の承諾がない場合，第三者への診断書類の交付，報道関係者への報告，保険会社や弁護士からの照会に対する回答などは守秘義務に違反する．ただし，患者の秘密に優先する社会的利益があれば秘密を漏らしても罰せられない．例えば，各種届出義務の履行，裁判所での証言などである．「児童虐待の防止等に関する法律」には児童虐待を発見した場合に福祉事務所や児童相談所に通報する義務があるが，この義務を果たしても刑法の秘密漏示にならない．一方，裁判所での証言や犯罪捜査への協力に対し証言拒絶権（刑事訴訟法）も認められている．また，電話の相手は誰かわからないので，患者の承諾があっても電話での応答は避け，必ず患者や死亡者の家族の委任状や同意書のもとに文書で問答する．なお，刑法上の守秘義務は親告罪であるので告訴されなければ問題とならないが，公務員の守秘義務は親告罪ではないので，秘密を漏らした事実があれば罪を構成する．

患者の承諾

　患者の承諾は医療行為の合法化の要件として重要で，医学的に適正であっても患者の承諾のない治療は医療行為とは認められない．また，患者は診療には承諾しても，輸血，リスクを伴う処置や手術の際には個別に文書による患者の承諾を得る．意識不明者では家族が本人の意思を推定し，小児では親権者（両親）の意思が本人の意思とみなされる．ただし，意識が戻れば本人の意思に従う．CPAOA 患者や緊急時には救命が最優先であり，緊急避難として第三者の承諾も必要ない．

　宗教的あるいは良心的輸血拒否のように，判断能力のある患者が自由意思で医療を拒否した場合，患者の意思を無視して医療を行ってはならない．ただし，乳幼児では両親が診療を拒否しても救命を優先させるべきである．患者が治療を拒否した場合，医師の説明文書，患者の拒否の意思を記載した文書を残しておく．

患者の意思と診療契約

　法的に診療契約は準委任契約と考えられており，患者が受診すれば契約が成立する．しかし，救急診療では意識不明患者や診療を拒否する自殺企図者とは診療契約を結ぶことができない．患者の意思を代弁できる人が診療を望めば診療契約は成立する．診療契約が結べない状況下で医師が行う医療行為は民法上「事務管理」あるいは「緊急事務管理」に該当し，契約上の義務がないのに患者を診療することをいう．すなわち，医療機関や医師は，診療契約が成立している場合と同様に患者に対して最善の医療を施さなければならない（善良な管理者の注意）．ただし，患者の家族に連絡をとる努力は最大限する．自殺企図は公序良俗に反する行為であるので，自殺企図者の意思に反して診療しても法的責任を追及されない．

患者に関する情報や試料の警察への提供

1）情報や試料の提出

　犯罪捜査や事故処理の目的で，警察から患者に関する情報，着衣，身体の付着物，手術で摘出された弾丸などの異物，検査済みの血液や尿などの試料の提供を求められることがあるが，患者の承諾がない限り応じてはならない．また，患者から委託されて保管しているもので患者の秘密に関するものについては警察の押収を拒否することができる（刑事訴訟法，業務上の秘密と押収）．また，意識不明患者では法的手続きを踏まない限り患者の情報や試料を警察に提供しない．

2）採血・採尿

　捜査の必要上，患者からの採血や採尿を依頼された場合，この採血や採尿は患者の診療を目的としたものではないので，改めて患者の承諾を得る必要がある．承諾しない患者から強制的に採血・採尿する場合は法的手続きによる．法的手続きは強制採血と強制採尿とで異なる．犯罪被疑者に対しての採血・採尿も同様である．強制採血は警察からの採血嘱託書とともに，裁判官の鑑定処分許可状と身体検査令状の両方が必要とされる．一方，強制採尿は肉体的および精神的苦痛を与えるので，警察からの採尿嘱託書とともに，裁判官の（条件付）捜査差押令状（いわゆる採尿令状）が必要である．身体検査令状だけでは強制採尿はできない．

3）その他の検査

　救急医が加害者や被害者の創傷検査を依頼された場合，裁判官の鑑定処分許可状と身体検査令状の両方が必要である．強姦の被害者など女性の身体を検査するときは必ず成人女子を立ち会わせる．

◆文献

1) 高津光洋：検死ハンドブック．南山堂, 1996
2) 高津光洋：救急医療に関する法的問題. In 日本救急医学会（編）：標準救急医学, 第 3 版. pp 11-19, 医学書院, 2002

2 医療事故

昭和大学 救急医学 **有賀 徹**

医療事故に関する概要

米国における大規模研究によれば，入院患者における医療的処置に関連した有害事象の発生率は3.7％，2.9％などで，医療過誤ないしエラーに起因するものは各々の58％，53％を占め，後者による米国の死亡は少なくとも年に44,000人となる．これをそのままわが国に当てはめれば，年に約20,000人が医療過誤で死亡していることとなり，それは交通事故による年間死亡数の倍を数えることとなる．このように"医療事故"に関する報告ないし統計を得ようとするときには，使用される言葉の定義が重要となる．

■医療事故とは

医療従事者が行う業務上の事故のうち，過失の存在を前提とした医療過誤と，不可抗力による偶発的な事故といわれるものの両方を含めたもので，患者に対して何らかの損害(上記にいう有害事象)を与えた場合をいう．障害とは，生命に関わる，または症状の悪化などの身体的なことのみでなく，不必要な不安や苦痛などの精神的なものも含む．

以上により医療事故については次のようにまとめられる．

1) **医療従事者が行う業務に関連した事故**
   a) 「過失のある医療事故」＝医療過誤
      例) 異型輸血，投薬ミス，腹腔内ガーゼ取り残し，手術部位の間違い
   b) 「過失のない医療事故」＝偶発事故
      例) 内視鏡後の腸管穿孔，手術合併症，抗癌剤治療による死亡

2) **医療行為と直接的に関係しない事故**
   例) 廊下で転倒，患者が外泊した折に交通事故にあうなど

■医療過誤とは

医療事故において医療従事者ないし医療機関に法的な責任が問われる程度の過失があったと認められる場合をいう．医療従事者(当事者)が故意に事故を起こすことはないという前提からみれば，法的責任が問われるかどうかは"過失の有無"によるということである．

■医療事故の種類

上記より理解できるように，法的責任の有無を問うとは，多分に相対的な価値観の入り込む余地があることを理解しなければならない．例えば「術後に合併症が生じた」や「外泊中に自殺した」となれば，予見できたかどうかという医学的な判断の妥当性が問われる．そこで，過失の有無という価値観から医療事故を分類すれば以下の通りであろう．

1) **病院および病院職員が被告として訴追される可能性が高い事故**
   a) 治療中の事故
   例) 誤薬，誤注射，機器の誤操作，身体拘束による傷害，リハビリ中の事故，麻酔事故，副作用事故，合併症発見の遅れなど
   施設(ベッド，扉，窓，廊下，階段など)の不備による事故
   b) 院内の偶発事故(転倒，転落，窒息，発作など)
   c) その他(人権侵害，諸手続き上の問題，医療廃棄物による問題など)

表IX-3 昭和大学病院におけるインシデント件数
（平成15年度）

内容	件数（割合%）
誤薬（内服）	727 (22)
誤薬（注射）	678 (21)
チューブトラブル	807 (25)
転倒	408 (13)
転落	126 (4)
離院（棟）	23 (1)
食事	106 (3)
その他	352 (11)
合計	3,299 (100)

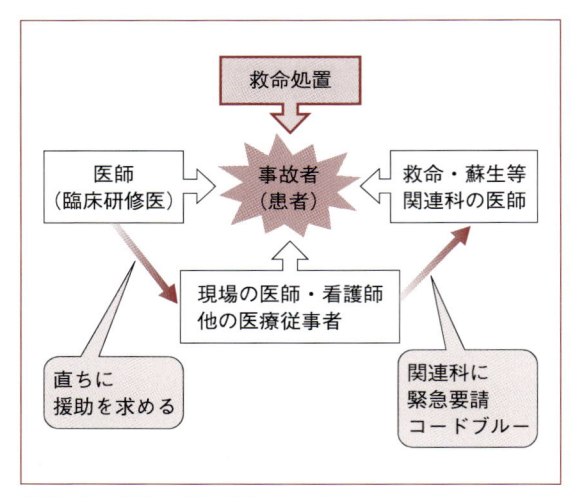

図IX-2 事故の発生現場における対応

2) 病院および病院職員が被告として訴追される可能性が低い事故

例）患者の無断離院（行方不明，交通事故）
患者による暴行傷害，傷害致死（対患者，対職員，対家族，対第三者）
患者による器物破損（対病院，対患者，対第三者）
院内患者による窃盗，万引き
院内患者の自殺，自傷行為
院内患者による失火，放火，弄火

■インシデントとアクシデント

これらは医療事故の類語としてしばしば用いられる．アクシデントは通常「医療事故」に相当する用語である．

インシデントは日常診療において，誤った医療行為などが患者に実施される前に発見されたもの，あるいはそれが実施されたが結果として患者に影響を及ぼすに至らなかったものをいう．「ヒヤリとした」「ハットした」事例，"ヒヤリ・ハット事例"の報告がインシデントレポートである．

昭和大学病院におけるそれらについて類型別の実数と割合とを表IX-3に示す．投薬と胃管などのチューブに関するものが圧倒的に多いことが理解される．1,000床弱の入院患者と900人の職員を擁する施設において9〜10件/日である．

医療事故発生時の対応

卒後初期臨床研修プログラムに従って研修をしているときに，研修医が事故に遭遇した場合を想定すると以下の対応が求められる．

1) 事故発生現場における対応（図IX-2）

a) 救命処置・コードブルー（支援を求める緊急放送）

医学的に必要な処置を行う．コードブルーを通じて他の医療従事者の支援を得る．

b) 指導医への連絡

自らの指導医または上級医へ連絡し，その指導下に入る．

2) 事故発生に引き続く診療科長（所属長）を中心とした対応（図IX-3）

a) 診療科長による説明と判断

家族らに説明する担当者を決め，情報のやり取りを一元化するので，それに従う．

b) 診療科長への報告

事故に遭遇し，指導医の指揮下にある現在までの経過を伝える必要がある．

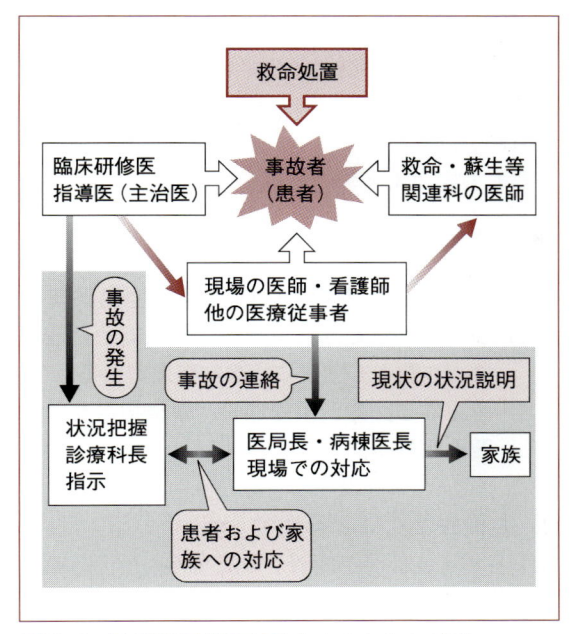

図IX-3　診療科長（所属長）を中心とした対応

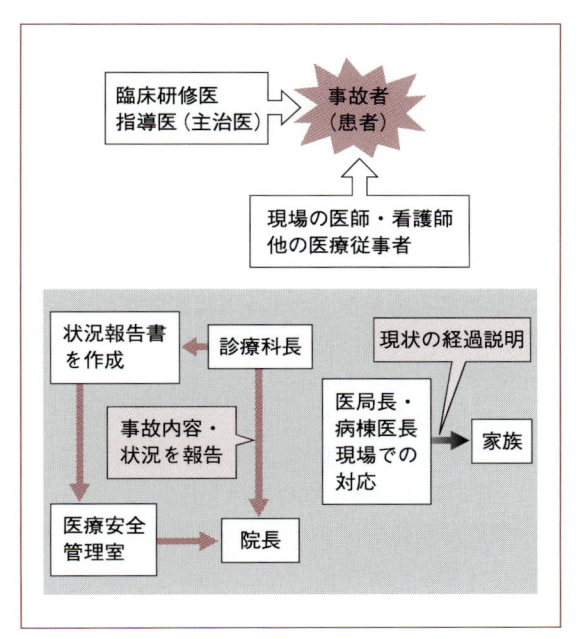

図IX-4　治療の続行と院長への報告

3）治療の続行と院長への報告（図IX-4）
a）真摯な治療の継続
救命努力などの説明のために家族らを現場に導くこともある．
b）院長への報告・病院組織としての対応
病院組織の一員として院長（医療安全管理室などを含む）への報告を行う．

4）不幸な転帰となった場合の対応（図IX-5）
a）診療録への記載と解剖の準備
資料を整理し，診療録に遅滞なく記載し，解剖の準備を行う．
b）誠意をもった対応
指導医の指示下に誠意をもって対応する．以後の説明も基本は科長の責任で行う．

5）解剖についての注意事項
以下のいずれの場合においても，病院の組織的な対応が問われるので，指導医の指揮下に病院のルールに従って院長（医療安全管理室などを含む）への報告を行う．警察への報告が必要な場合も少なくない．これについては警察とは異なる中立的

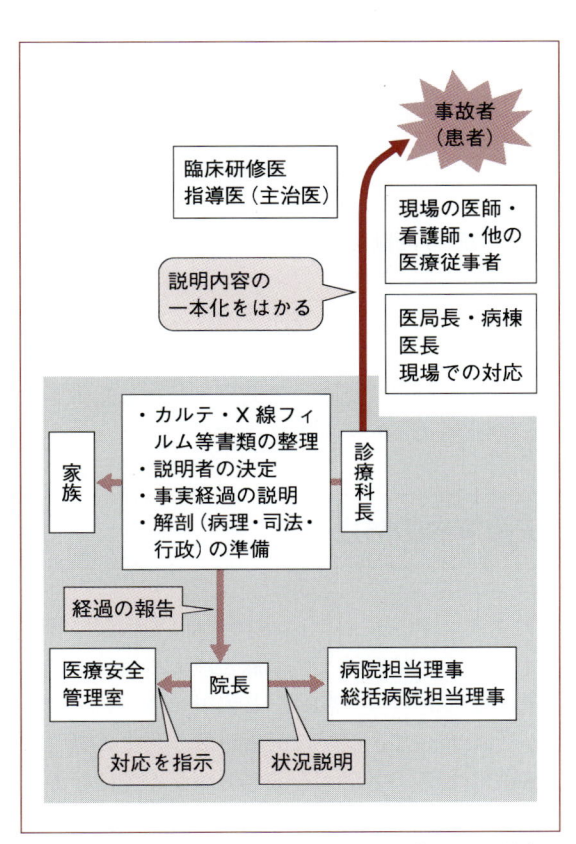

図IX-5　不幸な転帰となった場合の病院全体の対応

な組織への報告体制を早急に構築すべきという考えもあるが、現時点では構想の段階で、当面は財団法人日本医療機能評価機構に2週間以内に届け出ることが決められている。基本的には異状死体としての位置づけを考慮するか否かが焦点である。

a）異状死体であることが明白な場合
（1）警察に連絡をとり、主治医は警察への説明を行う。
（2）監察医制度のある地域では監察医による行政解剖となる場合もある。

b）遺族が死因に疑問を感じており、同一施設での解剖を望まない場合
（1）警察に連絡をとり、主治医は警察への説明を行う。下記dに準じる。
（2）監察医制度のある地域では監察医による行政解剖となる場合がある。

c）診療の過程での予期せぬ死亡に至った場合
（1）原則として、病理解剖を遺族（家族ら）に依頼する。
（2）医学的に積極的に死因を究明する姿勢を示す。
（3）拒否された場合はその旨を診療録に記載する。

d）遺族が医師の業務上過失致死を疑い、警察に連絡した場合
（1）司法解剖となりうる。主治医は警察への説明を行う。
（2）司法解剖に先立って診療録などを参照するので、それらのコピーを手許に残す。

医療事故の防止

リスクマネージメント（危機管理）を広義に解釈すれば、それは医師と他職種とによる業務そのものの基盤である「医療の質」と表裏一体の関係にある。したがって、病院は医療事故の防止に関する組織的な対応システムを備えていなくてはならない。研修医を含むすべての職員は医療事故の防止と不可分の関係にある「良質な医療」の実践に努めなくてはならない。

これらは医療従事者として医学的かつ倫理的に正しいことを行うという原則に立脚している。臨床研修を行うにあたって、これらのことについて是非とも確認すべきである。

■医療事故の防止のための組織的な活動

1）医療事故防止のための担当者・担当部署
a）多くの病院では院長直属の医療安全管理室などを置き、室長に権限を与えている。
b）専従する医療安全管理者、事務担当者が必要とされる。

2）委員会などによる活動
（1）各科・各部署を横断する該当の委員会を設ける。
（2）インシデント・アクシデントの事例の収集と分析を行う。
（3）分析の結果から対応手順を検討する。
（4）委員長ならびに院長の責任において対応手順などを院内に周知させる。
（5）上記を実践したことによる効果などについてさらに評価を行う。

3）各部署へのリスクマネージャーの配置
（1）各種伝達事項の現場への周知・徹底を行う。
（2）インシデントレポートの作成に当たって当事者を補佐する。
（3）各部署における医療安全に関する啓蒙、士気の高揚に寄与する。

4）医療安全管理に責任を負う者（医療安全管理室長・医療安全管理者）のリーダーシップ
（1）院内の様々な事象に臨機応変に対応せねばならない。
（2）しばしば各部署の業務に立ち入るので、対人関係を良好に保つ能力が求められる。

■良質な医療を行うために研修医が理解すべきこと

1) チーム医療の重視
(1) 各専門領域・各職域の間で診療計画を進めるための合同のカンファランスに積極的に参加する．
(2) パス法の導入などにより，チーム医療のシステム化を図り，実践する．

2) 診療の責任体制
(1) 担当医(研修医)と主治医(指導医など)とを常に明確にする．
(2) 内容ある診療録の記載に努め，診療録開示などの運営に協力する．
(3) 担当医(研修医)らの処方・診療録記載などへのチェック・指導の体制・ルールに従う．
(4) 事故の防止や報告の制度を遵守する．積極的にレポートを提出する習慣を身につける．

3) 倫理性の確保
(1) 職業倫理に関する知識の向上を図る．
マナー・モラル，守秘義務，説明と同意，患者の人権
(2) 倫理上の問題点をチェックできる素養を培う．
手術，検査，薬剤の使用，麻酔，輸血，院内感染，職域間の連携

4) 医療連携
(1) 院内の各専門分野・各職域の間で協力する．
(2) 院外の諸機関と連携し，継続的かつ包括的な医療の提供に寄与する．
(3) 診療上の問題について患者ないし家族と連携・協働し，協力関係を構築する．

5) 専門診療と綜合診療
これらのバランスをとることが救急診療では特に重要である．

医療事故と「生命倫理4原則」の関係

生命倫理の原則的な考え方は，われわれの基本的な行動規範である．医療事故に遭遇した場合，事故を防ぐ手順を検討する場合，そのほか診療のいかなる場合においてもこの基本に立ち帰ることが解決への契機となりうる．4つの原則とは以下の通りである．

1) 自律の尊重(respect for autonomy)
(1) 患者の自己決定権を尊重する．
(2) 判断能力のない患者を保護する．ここに代諾者・代理権の問題が生じる．
(3) 以上のことからインフォームドコンセントの原則が生じる．

2) 善行の原則(beneficence)
(1) 医学的に正しい，または"よかれ"と思うことを行う．
(2) 宗教上の輸血の拒否などはこの原則と上記1)との間の葛藤である．

3) 無危害の原則(non-maleficence)
(1) 「危害を与えない」という原則は基本的な医学的規範である．
(2) 病気の治癒を目的にする場合に限って「患者に危害を与えること」が正当化される．

4) 公正・正義の原則(justice)
(1) 人々を公正に扱う．例えば，医療へのアクセスは平等でなければならない．
(2) 社会の中で医療費はどの程度か，など"公正な医療資源の配分"の問題もこの原則から議論されうる．
(3) 自己決定に関わる"公正な医療情報"のあり方なども同様である．

倫理的な規範ないし原則については，それらが総論的であることを否めない．しかし，多くの各

論的なテーマにおいて言及されることが少なくない．患者の生命ないし健康は患者の人権の最たるものであるということが可能であるなら，医療事故は患者の人権を正に侵害するものである．したがって，医学的かつ倫理的に正しい医療を行う規範として，上記 1)～4)について再確認をされたい．

◆文献

1) 米国医療の質委員会，医学研究所(医学ジャーナリスト協会訳)：人は誰でも間違える—より安全な医療システムを目指して．pp 31-58, 日本評論社, 2000
2) 病院と医師の関係に関する検討会：病院機能と医師の体制．pp 25-49, (財)日本医療機能評価機構, 2000
3) 有賀　徹：リスクマネージメント．*In* 島崎修次, 他(編)：Emergency Bible 改訂版—救急診療のすべて．pp 262-265, メジカルビュー社, 2001
4) 長島　隆：生命倫理とは何か．*In* 生命倫理と法編集委員会(編)：資料集生命倫理と法．pp 5-14, 太陽出版, 2003

3 救急研修の自己評価チェックリスト

山口大学医学部附属病院 高度救命救急センター　**笠岡俊志**

　本チェックリストは，救急部門における研修到達目標の達成度を研修医が自己評価するために使用する．評価項目は，日本救急医学会が作成した卒後医師臨床研修における必修救急研修カリキュラムに準拠している．また評価基準は，多くの研修病院で採用されているオンライン臨床研修評価システム（EPOC；エポック）と同様である．救急部門における研修の自己評価が主であるが，内科や外科研修中に行う項目も多数含まれているため，2年間の臨床研修を修了した時点で最終的な自己評価を行う．

1. 救急診療の基本的事項

	研修医の自己評価		
（1）バイタルサインの把握ができる．	□十分できる	□できる	□要努力
（2）身体所見を迅速かつ的確にとれる．	□十分できる	□できる	□要努力
（3）重症度と緊急度が判断できる．	□十分できる	□できる	□要努力
（4）二次救命処置（ACLS）ができ，一次救命処置（BLS）を指導できる．	□十分できる	□できる	□要努力
（5）頻度の高い救急疾患・外傷の初期治療ができる．	□十分できる	□できる	□要努力
（6）専門医への適切なコンサルテーションができる．	□十分できる	□できる	□要努力
（7）大災害時の救急医療体制を理解し，自己の役割を把握できる．	□十分できる	□できる	□要努力

2. 救急診療に必要な検査

	研修医の自己評価		
（1）必要な検査（検体，画像，心電図）が指示できる．	□十分できる	□できる	□要努力
（2）緊急性の高い異常検査所見を指摘できる．	□十分できる	□できる	□要努力

3. 経験しなければならない手技

	研修医の自己評価		
（1）気道確保を実施できる．	□十分できる	□できる	□要努力
（2）気管挿管を実施できる．	□十分できる	□できる	□要努力
（3）人工呼吸を実施できる．	□十分できる	□できる	□要努力
（4）心マッサージを実施できる．	□十分できる	□できる	□要努力
（5）除細動を実施できる．	□十分できる	□できる	□要努力
（6）注射法（皮内，皮下，筋肉，点滴，静脈路確保，中心静脈路確保）を実施できる．	□十分できる	□できる	□要努力
（7）緊急薬剤（心血管作動薬，抗不整脈薬，抗けいれん薬など）が使用できる．	□十分できる	□できる	□要努力
（8）採血法（静脈血，動脈血）を実施できる．	□十分できる	□できる	□要努力

（つづく）

3. 経験しなければならない手技(つづき)

（9）導尿法を実施できる．	□十分できる	□できる	□要努力
（10）穿刺法(腰椎,胸腔,腹腔)を実施できる．	□十分できる	□できる	□要努力
（11）胃管の挿入と管理ができる．	□十分できる	□できる	□要努力
（12）圧迫止血法を実施できる．	□十分できる	□できる	□要努力
（13）局所麻酔法を実施できる．	□十分できる	□できる	□要努力
（14）簡単な切開・排膿を実施できる．	□十分できる	□できる	□要努力
（15）皮膚縫合法を実施できる．	□十分できる	□できる	□要努力
（16）創部消毒とガーゼ交換を実施できる．	□十分できる	□できる	□要努力
（17）軽度の外傷・熱傷の処置を実施できる．	□十分できる	□できる	□要努力
（18）包帯法を実施できる．	□十分できる	□できる	□要努力
（19）ドレーン・チューブ類の管理ができる．	□十分できる	□できる	□要努力
（20）緊急輸血が実施できる．	□十分できる	□できる	□要努力

4. 経験しなければならない症状・病態・疾患

4-A. 頻度の高い症状(自ら診療し鑑別診断を行うこと)

	研修医の自己評価	
（1）発疹	□診療済	□未診療
（2）発熱	□診療済	□未診療
（3）頭痛	□診療済	□未診療
（4）めまい	□診療済	□未診療
（5）失神	□診療済	□未診療
（6）けいれん発作	□診療済	□未診療
（7）視力障害,視野狭窄	□診療済	□未診療
（8）鼻出血	□診療済	□未診療
（9）胸痛	□診療済	□未診療
（10）動悸	□診療済	□未診療
（11）呼吸困難	□診療済	□未診療
（12）咳・痰	□診療済	□未診療
（13）嘔気・嘔吐	□診療済	□未診療
（14）吐血・下血	□診療済	□未診療
（15）腹痛	□診療済	□未診療
（16）便通異常(下痢,便秘)	□診療済	□未診療
（17）腰痛	□診療済	□未診療
（18）歩行障害	□診療済	□未診療
（19）四肢のしびれ	□診療済	□未診療
（20）血尿	□診療済	□未診療
（21）排尿障害(尿失禁・排尿困難)	□診療済	□未診療

4-B. 緊急を要する症状・病態（初期治療に参加すること）

	研修医の自己評価 （初期治療に参加したか？）	
（1）心肺停止	□済	□未
（2）ショック	□済	□未
（3）意識障害	□済	□未
（4）脳血管障害	□済	□未
（5）急性呼吸不全	□済	□未
（6）急性心不全	□済	□未
（7）急性冠症候群	□済	□未
（8）急性腹症	□済	□未
（9）急性消化管出血	□済	□未
（10）急性腎不全	□済	□未
（11）急性感染症	□済	□未
（12）外傷	□済	□未
（13）急性中毒	□済	□未
（14）誤飲，誤嚥	□済	□未
（15）熱傷	□済	□未
（16）流・早産および満期産	□済	□未
（17）精神科領域の救急	□済	□未

5. 救急医療システム

	研修医の自己評価		
（1）救急医療体制を説明できる．	□十分できる	□できる	□要努力
（2）地域のメディカルコントロール体制を把握している．	□十分できる	□できる	□要努力

6. 災害時医療

	研修医の自己評価		
（1）トリアージの概念を説明できる．	□十分できる	□できる	□要努力
（2）災害時の救急医療体制を理解し，自己の役割を把握している．	□十分できる	□できる	□要努力

7. その他

	研修医の自己評価	
ACLS基礎コースを受講する．	□受講済	□未受講
JATECの研修コースを受講する．	□受講済	□未受講

索引

3種混合ワクチン　156
3つのT　30
3-3-9度方式　19, 277
5点聴診法　90
9の法則　355
12誘導心電図　68, 196

【和文】

あ

アクシデント　386
アシドーシス　310
アスピリン　215, 307
アセタゾラミド　203, 360
アセトアミノフェン　318, 347
アセトン臭　22
アタラックスP　251
アダラート　285, 360
アテローム血栓性脳梗塞　288
アデノシン三リン酸　170
アデホス　170
アドレナリン　140
アトロピン　170, 347
アナフィラキシー　181
アナフィラキシーショック　274
アネキセート　344, 364
アミオダロン　169, 265
アミサリン　168
アミノフィリン　172, 223
アムリノン　167, 300
アラセナA軟膏　182
アルガトロバン　288
アルロイドG　229
アレビアチン　171, 200
アンカロン　169
アンジオテンシンII拮抗薬　302
アンジオテンシン変換酵素阻害薬
　　　　　　　　　　　　301
アンモニア濃度　321
あえぎ呼吸　17
あご先挙上法　87

い

亜急性肝炎　318
亜硝酸アミル　346
亜硝酸ソーダ　346
圧迫止血法　137

イソフルラン　172
イソプロテレノール　170
イレウス　311
　──のX線像　50
イレウス管　234, 237
イレウスチューブ　346
インシデント　386
インターフェロン　321
インデラル　169
医師法　380
医療安全管理室　388
医療過誤　385
医療関連死　380
医療機関のトリアージ　370
医療事故　385
医療保護入院　365
胃液の誤嚥　348
胃管　229, 234
　──の挿入　134
胃管挿入方向　135
胃洗浄　136, 229, 345
異状死体　380, 388
異常Q波　69
異常T波　70
異常ガス像　64
異物　256
異物誤飲　350
異物除去　155, 293
異物摘除術　257
意識障害　275
意識消失　261
意識評価スケール　19
意識レベル　19
息切れ　219
一次ABCD評価　261
一次救命処置　2
一次心肺蘇生法　98

一次性脳障害　275
一次的縫合閉鎖　146
一次トリアージ　371
一酸化炭素中毒　354
一方弁シール　94
糸結び　151
陰性U波　70

う

ウイルス性急性肝炎　319
ウインタミン　366
ウェルシュ菌　156
ウロキナーゼ　288
うっ血性心不全のX線像　46
うつ病　366
右室梗塞　295
　──の心電図　75
右心不全　295
運動機能　109
運動失調性歩行　243

え

エコノミークラス症候群　214
エスクレ坐薬　171
エダラボン　288
エナラプリル　302
エピネフリン　166, 223, 265
エピネフリン投与　8
エリスロマイシン　328
エンドセリン　297
壊死性筋膜炎　329, 332
壊死性軟部組織感染症　329
栄養補給剤　177
液体貯留　52
　──の超音波像　53
腋窩温　18
炎症性腎疾患の超音波像　55
塩酸オルプリノン　167
塩酸オンダンセトロン　225
塩酸グラニセトロン　225
塩酸クロルプロマジン　225
塩酸ジルチアゼム　285
塩酸ドパミン　167, 266

塩酸ドブタミン 167
塩酸ナロキソン 344
塩酸フラジオマイシン軟膏 357
塩酸メトクロプラミド 192
塩酸モルヒネ 215, 285

お

オザグレルナトリウム 288
オランザピン 366
オルプリノン 300
黄色ブドウ球菌 331
嘔吐 224
横隔膜損傷のX線像 48
横隔膜破裂 48
横紋筋融解 359

か

カイトリル 225
カウンターショック 102
カタクロット 288
カテーテル挿入法 122
カテコールアミン 300
カテコールアミン製剤 166
カナマイシン 321
カフェルゴット 189
カリメート 325
カルジオバージョン 102
カルトスタット 357
カルバマゼピン 366
カルブンケル 142
カルベジロール 302
カルペリチド 300
カンデサルタン 302
ガーゼ被覆 151
ガス壊疽 156, 329
下顎挙上法 86, 87
下顎呼吸 17
下顎骨骨折のX線像 43
下壁梗塞の心電図 74
加温装置 174
加温輸液 360
仮面様顔貌 22
家庭裁判所 341
過酸化水素水 330
過敏性腸症候群 237
過量内服，アセトアミノフェンの 318
牙関緊急 327
回旋枝閉塞の心電図 74
回転性めまい 191
開眼機能 19
開口障害 327
開腹術 233

開放式ドレナージ 162
外因死 380
外頸静脈 111
外傷 334
外傷初期診療 336
外傷初期診療ガイドライン 32
外傷性血尿 252
外毒素 329
咳嗽 222
拡散障害 290
拡張型心筋症 296
拡張期血圧 17
覚せい剤 382
喀痰検査 40
喀血 226
片手EC法 95
活性炭 346
肝移植ガイドライン 320
肝性昏睡 318
肝性脳症 319
—— の昏睡度分類 320
肝損傷の超音波像 54
肝膿瘍の超音波像 54
肝不全 318
肝補助治療 321
冠インターベンション 300
冠状動脈造影 299
冠れん縮性狭心症の心電図 76
換気 353
換気血流比 290
間欠性跛行 243
間接圧迫止血法 137
寒冷利尿 359
感覚性歩行障害 243
感染症関連情報 382
感染症検査 41
感染症法 382
感染性ショック 274
感染性腸炎の超音波像 56
関連性耳痛 206
環境異常 358
環行帯 158
鑑定処分許可状 384
眼圧降下薬 203
眼球突出 22
眼球マッサージ 203
眼振 192
眼痛 204
顔面骨撮影 43
顔面熱傷 353, 356

き

キサントクロミー 286

キシロカイン 168
気管支喘息治療薬 171
気管支喘息のX線像 46
気管支ファイバー 91
気管切開 92
気管挿管 8, 89, 264
気管損傷のX線像 45
気管チューブ 89
気管内チューブ 264
気胸 116
—— のX線像 47
気道異物 86, 222, 293
気道確保 86, 263, 277, 292, 353
気道熱傷 353
気道の開放 336
気道閉塞 86
気泡除去装置 175
奇怪歩行 242
奇脈 17
起座呼吸 17, 297
起立試験 196
起立性低血圧 192
機械的人工呼吸 96
拮抗薬，中毒物質の 346
亀甲帯 158
虐待 340
逆行性内視鏡的胆管ドレナージ 311
丘疹 180
休日・夜間急患センター 9
急性胃粘膜病変の超音波像 56
急性化膿性胆管炎 234
急性肝炎の超音波像 54
急性冠症候群 232, 303
急性感染症 327
急性肝不全 318
急性期クリッピング術 286
急性硬膜下血腫のCT像 60
急性硬膜外血腫のCT像 60
急性呼吸不全 290
急性出血性膀胱炎 251
急性腎炎症候群 252
急性心筋梗塞 213, 303
—— の心電図 69
急性進行性腎炎症候群 252
急性心不全 295
急性腎不全 323
—— の超音波像 55
急性心膜炎の心電図 81
急性膵炎のCT像 66
急性膵炎の超音波像 54
急性大動脈解離 214
—— のX線像 46
急性胆嚢炎の超音波像 54

急性虫垂炎の超音波像　55
急性中毒　344
急性腸間膜動脈閉塞　233
急性尿細管壊死　323
急性尿閉　254
急性肺塞栓症　214
急性腹症　231, 309
── の CT 像　64
急性閉塞性化膿性胆管炎　310
急性膀胱拡張　311
救急医療システム　6
救急医療情報システム　9
救急外来　28
救急救命士制度　7
救急診療システム　8
救急病院の基準　9
救急ヘリコプター　8
救護所のトリアージ　370
救命救急センターの基準　9
救命の連鎖　263
虚血許容時間　260
虚血性腸炎の超音波像　56
共同偏視　284
狭心症　295
胸腔穿刺　126
胸腔ドレナージ　128
胸腔ポンプ説　98
胸骨圧迫部位　100
胸水　127
── の超音波像　53
胸椎 X 線検査　45
胸痛　212
胸部 X 線検査　45
胸部外傷の CT 像　63
強制採血　384
強制採尿　384
強制利尿　346
橋出血　287
行政解剖　388
局所浸潤麻酔　140
局所麻酔法　139
局所麻酔薬　139
筋炎　332
筋性防禦　231
筋肉注射　110
筋膜炎　332
緊急開腹術　233, 312
緊急措置診察　365
緊急措置入院　365
緊急度　26, 370
緊急度判断の重みづけ　27
緊急内視鏡　229
緊急内視鏡検査　316

緊急薬剤　166
緊急輸血法　173
緊張性気胸　126, 221, 274, 294
── の X 線像　47

く

クエチアピン　366
クモ状血管腫　22
クリンダマイシン　328
クロストリジウム性ガス壊疽　329
クロルプロマジン　366
グリセオール　281, 285, 288, 360
グルコース-インスリン療法　325
グルコン酸カルシウム　325
くも膜下出血　124, 285
── の CT 像　58
── の心電図　82
空気塞栓　116
偶発事故　385
偶発性低体温症　359
口対口人工呼吸　94
群発頭痛　189

け

ケイツー　346
ゲーベンクリーム　357
けいれん　196, 199
けいれん重積状態　199
けいれん性便秘　237
下血　226, 314
下痢　235
刑法　383
経胸腔インピーダンス　107
経口気管挿管　89
経皮経肝胆管ドレナージ　311
経皮経肝胆囊ドレナージ　311
経皮的冠動脈インターベンション
　　　　　　　　　　　　215
経皮的人工心肺　307
経皮的心肺補助　215, 293
経皮的心肺補助装置　301
経皮的ペーシング　307
経皮的膀胱穿刺　255
経鼻挿管　91
痙笑　22
痙性対麻痺性歩行　243
痙性片麻痺歩行　242
頸静脈怒張　298
頸椎 X 線検査　44
頸椎脱臼骨折の X 線像　44
劇症型 A 群連鎖球菌感染症　332
劇症肝炎　318
── の X 線像　50

── の診断基準　318
石灰化陰影　51
血圧　17
血液加温　173
血液ガス分析　119
血液凝固機能検査　40
血液交叉適合試験　41
血液浄化法　346
血液浄化療法　321, 325
血液生化学検査　39
血液透析　321
血液分布異常性ショック　274
血液濾過　325
血液濾過透析　325
血管雑音　22
血管性間欠跛行　243
血管性頭痛　187
血管透過性亢進　352
血胸の X 線像　48
血漿交換　321
血性髄液　286
血性腹水　131
血栓溶解療法　288
結核患者の届出　382
結核予防法　382
検査計画　32
検体検査　38
嫌気的代謝　268
顕微鏡的血尿　250
言語機能　19
原発性脳障害　275
減黄術　311

こ

コードブルー　386
コーヒー豆徴候　311
コカイン　382
コデイン　382
コメガーゼ　144
コルホルシンダロバート　300
コロイド輸液　354
コンサルテーション　13
コントミン　225, 366
コンビチューブ　264
呼気終末陽圧　293
呼吸　17
呼吸管理　336
呼吸困難　219
呼吸停止　260
呼吸不全　290
呼吸モード　293
鼓膜温　18
鼓膜体温計　18

誤飲 348,349
誤嚥 348
誤嚥性肺炎 349
口咽頭エアウェイ 87
口腔温 18
口臭 22
広域搬送体制 376
広範囲熱傷 352
叩打痛 23
交感神経 297
交差試験 175
抗けいれん薬 170
抗破傷風ヒト免疫グロブリン 328
抗不整脈薬 168
拘束型心筋症 296
後下壁梗塞の心電図所見 75
後弓反張 327
後腹膜血腫 312
―― のX線像 50
後方搬送 378
紅斑 181
高圧酸素療法 330
高カリウム血症 310,325
高気圧酸素治療 361
高血圧 18
高血圧性脳出血 287
高血圧性脳症 190
高サイトカイン血症 332
高山病 360
高心拍出量状態 352
高体温 19
高炭酸ガス血症 310
高地馴化 360
高度救命救急センター 9
高ナトリウム血症 310
高熱 183
高齢者虐待 342
梗塞責任冠動脈 71
絞扼性イレウス 233,312
―― のCT像 65,66
喉頭蓋炎 221
喉頭鏡 89
喉頭展開 91
膠質液 177
膠質浸透圧 177
骨髄内輸液 108
骨盤骨折のX線像 51
骨盤撮影 51
骨盤腹膜炎の超音波像 57
混合静脈血酸素飽和度 272

さ

サイアザイド 301
サイレース 366
サンプドレーン 162
サンリズム 169
左室縮小形成術 302
左心不全 295
鎖骨下静脈 113
鎖骨下静脈穿刺法 114
坐骨骨折のX線像 51
再圧治療表 361
災害医療体制 375
災害現場 28
災害発生現場のトリアージ 370
採血嘱託書 384
採血法 117
採血令状 384
細胞外液 176
細胞内液 176
酢酸リンゲル液 176
猿手 118
三角巾 158
三環系抗うつ薬 346
酸素運搬量 268
酸素吸入 292
酸素消費量 272
酸素投与 277

し

シガレットドレーン 161
ショック 18,268
―― の鑑別 337
ショック指数 226,273
ショック離脱期 352
シルバーサルファジアジン軟膏 356
シンビット 169
ジアゼパム 170,192,200,225,285, 328,359,366,382
ジギタリス 302
ジゴキシン 302
ジソピラミド 168
ジプレキサ 366
子宮外妊娠の超音波像 57
止血 316
止血帯法 138
止血法 137
止痢剤 236
四肢X線 51
四肢の運動障害 245
四肢の診察 25
四肢麻痺 245
司法解剖 388
弛緩性便秘 237
弛緩性麻痺 242

死体検案書 382
死亡診断書 382
視床出血 287
視野狭窄 203
視力検査 202
視力障害 201
紫斑 181
試験開腹 313
自己導尿法 123
自殺企図 366,384
自動体外式除細動器 6,102,261
自発性喪失 19
耳痛 206
児童虐待防止法 341
児童相談所 341
持続的血液濾過透析 325
持続濾過透析 301
時間尿量 273,310
失禁 19
失神 194
失神性めまい 191
失調性歩行 243
湿性被覆 146
瀉血 301
手掌法 355
守秘義務 383
収縮期血圧 17
収縮性心膜炎 296
周囲浸潤麻酔 139,141
臭化ベクロニウム 284
十二指腸潰瘍穿孔 313
重症度 26,370
重炭酸ナトリウム 325
縦隔気腫のX線像 48
宿便 237
出血性ショック 137,314,335
循環 353
循環管理 336
循環血液量減少性ショック 273,314
循環動態 268
循環のサイン 260
初期救急医療機関 8
除細動 6,8,102,264
除細動器 104
除染 378
除脳硬直 284
除皮質硬直 284
徐脈 17
小腸洗浄 346
小腸損傷，腹腔穿刺の適応 131
小児虐待 340
小児救急 9
小児のバイタルサイン 19

小脳出血　287
小脳性歩行障害　243
消化管出血　313,314
消化管穿孔の超音波像　56
症候性血尿　250
症度別救急医療システム　8
紹介　14
証言拒絶権　383
硝酸イソソルビド　168,300
硝酸薬　168,307
上顎骨骨折のX線像　43
上室性頻拍　217
上腸間膜血管閉塞症　56
状況性失神　194
情報ドレーン　161
静脈血採血法　117
静脈性出血　137
静脈注射　108
静脈留置針　111
静脈路確保　111,264
食中毒患者の届出　831
食道異物　257
食道挿管　93
食品衛生法　381
心移植　302
心エコー　298
心音　23
心外閉塞・拘束性ショック　274
心胸郭比　46
心筋炎　296
心筋虚血の心電図　69
心筋梗塞　295
　──の心電図　69
心筋症　296
心筋傷害の心電図　69
心筋シンチ　299
心血管作動薬　166
心原性ショック　274
心原性脳塞栓　288
心室細動　77,102,217,265
心室頻拍　77
心静止　265
心臓再同期療法　302
心蔵性失神　194
心臓性突然死　303
心臓喘息　297
心臓ポンプ説　98
心タンポナーデ　274,296
心停止　260
心電図　68
心嚢開窓術　274
心嚢穿刺　130
心嚢ドレナージ　274

心肺機能停止　6
心肺蘇生術　6
心肺蘇生法　260
心肺停止　98,260
心肺脳蘇生法　260
心拍出量　268,269
心拍出量減少性ショック　274
心房細動　217
心マッサージ　98,263
心膜炎の心電図　69
伸縮包帯　158
身体検査令状　384
身体所見　21
神経学的検査　279
神経学的診察　24
神経原性ショック　274
神経ブロック　241
浸潤麻酔　139
浸透圧利尿剤　281
進行性筋ジストロフィー　243
深昏睡　19
診断的腹腔穿刺　132
診断的腹腔内洗浄法　131
診療契約　384
診療録　383,389
新鮮凍結血漿　321
人工呼吸　94,263,293
人工呼吸器　97
人工肺補助　293
腎盂拡張　311
腎外傷　252
腎後性急性腎不全　323
腎実質性急性腎不全　323
腎腫瘍破裂の超音波像　55
腎前性急性腎不全　323
腎損傷の超音波像　55

す

スーパー抗原　331
ストレス潰瘍　316
ストレプトリシンO　332
スピロノラクトン　300,301
スリット入いりのエアウェイ　92
スロンノン　288
頭→「とう」を見よ
水泡　180
垂直マットレス縫合　151
膵損傷の超音波像　54
髄液圧の測定　126
髄液検査　40
髄液所見　126
髄膜炎の鑑別　126

せ

セボフルラン　172
セリック手技　96
セルシン　170,192,200,225,285,366
セルフカテーテル　123
セレネース　366
セロクエル　366
正常血圧　18
正常体温　19
正中動脈　119
正中皮静脈　111,117
生命倫理4原則　389
生理食塩水　176
性行為感染症　319
精神運動興奮状態　364
精神科救急　362
精神保健指定医　365
精神保健福祉法　362,364
咳　222
脊髄性間欠跛行　243
切開・排膿法　142
切迫するD　338
折転帯　158
癤　142
舌根沈下　86
仙骨骨折のX線像　51
専門医へのコンサルテーション　13
専門職支配　11
閃輝暗点　201
穿刺法　124
潜水病　360
前立腺肥大症　251,254
喘鳴　17

そ

ソセゴン　285
ソフラチュール　357
ゾビラックス　182
ゾフラン　225
組織プラスミノーゲンアクチベーター　288
措置診察　365
措置入院　365
蘇生限界点　173
早期再分極の心電図　82
創感染　152
創傷処置　153
創縫合　155
僧帽弁逸脱症　217
僧帽弁狭窄症　217
側腹線条　49
続発性脳障害　275

た

ダイアップ坐薬　171
ダイアモックス　203, 360
ダントロレンナトリウム　359
ダンボコール　169
たこつぼ心筋症　296
立ちくらみ　191
多発硬化症，腰椎穿刺の適応　124
多発性骨髄腫の心電図　83
多発肋骨骨折のX線像　48
代謝性失神　194
体位ドレナージ　229
体温　18
体外限外濾過　301
対光反射　202
大量輸血　175
大腿静脈穿刺法　115
大腿動脈　119
大動脈解離のCT像　63
大動脈解離の超音波像　56
大動脈内バルーンパンピング　300, 307
大動脈瘤のCT像　63
大動脈瘤破裂の超音波像　56
第二次救急医療機関　8
第三次救急医療機関　8
脱水　178, 185, 310
炭酸水素ナトリウム　192, 265
単純X線検査　41
単純性イレウス　311, 313
単純縫合　151
単麻痺　246
胆道拡張　310
胆道閉塞の超音波像　54
胆嚢蓄膿症　311
胆嚢捻転の超音波像　54
痰　222
弾性包帯　158

ち

チーム医療　11, 389
チオペンタールナトリウム　171, 329, 366
チオ硫酸ソーダ　346
チューブ型ドレーン　162
チョークス　361
チラージン　304
地域医療計画　9
治療的ドレーン　161
中隔梗塞の心電図　72
中心暗点　201
中心加温　360

中心静脈留置カテーテル　113
中心静脈路　113
中枢性嘔吐　224
中枢性前庭障害　192
中枢性めまい　191
中毒　344
中毒死　380
注射　108
注射器　108
昼盲　201
腸管壊死，腹腔穿刺の適応　131
腸管気腫性嚢胞症のX線像　50
腸管減圧　237
腸管内ガス像　49
腸管壁内ガス像　64
腸間膜血管閉塞　65
腸重積症　311
腸蠕動音　24
腸閉塞の超音波像　56
腸腰筋陰影　49
聴診　23
直接圧迫止血法　137
直腸温　18
直腸指診　24, 233, 237
直腸性便秘　237
鎮咳薬　223

つ

対麻痺　245

て

ティルトテスト　315
テグレトール　366
テタノスパスミン　327
テトラサイクリン　330
テレスミン　366
ディプリバン　285
デカドロン　360
デキストラン　140
デパケン　366
デブリドマン　148
デュオアクティブ　357
デルマトーム　246
低カリウム血症の心電図　78
低血圧　18
低血圧ショック　310
低血糖　200
低酸素血症　310
低体温　19, 359
　　──の心電図　82
低体温療法　266
低張液　176
低容量ドパミン　325

摘便　237
点滴　110
電解質異常　310
電解質輸液剤　176
電気的除細動　102
電子体温計　18

と

トリアージ　370
トリアージタッグ　371
トリアージポスト　378
トリプルマニューバー　87
トレックスガーゼ　357
トロップT　213
トロップTセンシティブ　305
トロンビン末　229
ドパミン　167, 215, 223, 359
ドブタミン　215, 223, 300, 359
ドブトレックス　300
ドメスティック・バイオレンス　342
ドルミカム　284, 285
ドレーン　161
ドレーン挿入　163
ドンペリドン　225
吐血　226, 314
等張液　176
頭蓋骨陥没骨折のX線像　43
頭蓋骨線状骨折のX線像　42
頭蓋底撮影　42
頭蓋内圧　281
頭蓋内圧亢進　187
頭頸部X線検査　42
頭痛　187
頭部外傷のCT像　60
頭部後屈あご先挙上法　86
橈骨動脈　16
動悸　216
動脈血アンモニア濃度　321
動脈血ガス分析　40, 291
動脈血採血法　119
動脈血酸素含量　269, 272
動脈血酸素飽和度　272
動脈性出血　137
動揺視　201
動揺歩行　243
導尿　252, 255
導尿法　121
毒素性ショック症候群　331
特科救急　9

な

ナウゼリン　190, 225
ナロキソン　346

内頸静脈　113
内頸静脈穿刺法　115
内視鏡的止血　316
内視鏡的止血術　229
難聴　192

に

ニカルジピン　285
ニトログリセリン　168, 215, 300
ニフェカラント　169
ニフェジピン　285
二次 ABCD 評価　264
二次救命処置　2, 87
二次性脳障害　275
二次トリアージ　372
日射病　358
乳酸アシドーシス　272
乳酸加リンゲル液　176, 274, 354
乳児揺さぶり症候群　341
乳幼児突然死症候群　380
尿管結石　311
尿検査　40
尿臭　22
尿潜血反応　250
尿道外傷　252
尿道カテーテル　252, 325
尿道カテーテル挿入法　121
尿道粘膜麻酔　121
尿道閉塞　311
尿閉　254
尿路結石　251
　——の超音波像　55

ね

ネオミノファーゲンシー　182
ネグレクト　340
ネズミ臭　22
ネット包帯　158
ネラトンカテーテル　121
ネンブタール　171
熱型　183
熱けいれん　358
熱死組織　356
熱射病　358
熱傷　352
熱傷指数　355
熱傷重症度　354
熱傷ショック期　352
熱傷性浮腫　354
熱傷センター　355
熱傷面積　354
熱傷予後指数　355
熱中症　358

熱疲労　358

の

ノータッチルール　116
ノルアドレナリン　300
ノルエピネフリン　166
脳灌流圧　281
脳血管障害　283
脳梗塞　288
　——の CT 像　59
脳性失神　194
脳損傷の CT 像　60
脳内出血の CT 像　58, 59
脳ヘルニア　281
　——の CT 像　60
膿疱　180

は

ハイセレニン　366
ハロペリドール　366
バイタルサイン　16
バソプレシン　265
バッグ・バルブ　264
バファリン　189
バルーンカテーテル　121
バルサルタン　302
バルビタール　382
バルビタール系薬剤　364
バルビツレート　329
バルプロ酸ナトリウム　366
バンコマイシン　331
パーキンソン歩行　242
パラコート　345, 347
パラマイシン軟膏　357
破傷風　156, 327
破傷風トキソイド　156, 328
破傷風免疫ヒトグロブリン　156
跛行　243
馬尾性間欠跛行　243
肺音　23
肺血栓塞栓症　221
肺高血圧症　295
肺挫傷の X 線像　48
肺水腫　221, 360
肺塞栓　295
　——の心電図　80
肺動脈血栓塞栓症　294
　——の CT 像　62, 63
肺内シャント　290
肺胞低換気　290
背側広範囲無気肺の CT 像　62
配偶者暴力相談支援センター　342
敗血症期　352

排尿困難　254
排膿　144
排便介助　237
麦穂帯　158
発熱　183
抜糸　152
針刺し事故　116, 119
反射性嘔吐　224
反射性失神　194
反跳痛　231
反覆帯　158
汎発性腹膜炎　232, 312
斑　180
搬送順位　370
瘢痕　152
瘢痕形成　149

ひ

ヒアルロニダーゼ　332
ヒドロコルチゾン　172
ヒヤリ・ハット事例　386
ヒルナミン　366
ビタミン B_6 欠乏症　200
ビタミン C　356
ピルジカイニド　169
ピレチア　189
びまん性脳損傷の CT 像　61
皮下注射　109
皮質下出血　287
皮疹　180
皮内注射　109
皮膚切開　154
皮膚蒼白　273
皮膚縫合法　146
非医療従事者による除細動　6
非開放性損傷　153
非機能性 ECF　176
非クロストリジウム性ガス壊疽
　　　　　329
肥大型心筋症　296
被殻出血　287
被虐待児症候群　340
被災地域・被災地域外の医療連携
　　　　　376
脾梗塞の超音波像　55
脾損傷の超音波像　55
鼻咽頭エアウェイ　88
鼻骨撮影　43
鼻出血　209
左冠動脈前下行枝閉塞の心電図　71
表在静脈　111
表皮剝離　331
標準 12 誘導心電図　68

標準予防策　116
病院前救護システム　6
病院選定基準　372
病棟避難　377
病理解剖　388
頻呼吸　17
頻拍性不整脈　216
頻脈　17

ふ

フィルム型ドレーン　161
フェニトイン　171,200
フェノチアジン系精神神経用剤　346
フェンタニル　92,190,285
フェンタネスト　285
フラット・ライン・プロトコール　264
フルニトラゼパム　366
フルマゼニル　344,364
フルンケル　142
フレイルチェストのX線像　48
フレカイニド　169
フロセミド　223,300,301,325
ブスコパン　251
ブプレノルフィン　215
プリンペラン　192,225
プレホスピタルケア　28
プロカインアミド　168,265
プロタノール　170
プロプラノロール　169
プロポフォール　92,190,285
不安定狭心症　303
不穏状態　19
不整脈　17
　──の診断　77
不適合輸血　175
浮腫　297
浮動性めまい　191
副子固定　160
副鼻腔撮影　43
腹腔穿刺　131
腹腔内出血　312
腹腔内貯留液　131
　──の鑑別　131
腹腔内遊離ガス　53
腹腔内遊離ガス像　49,64
腹水のX線像　50
腹水の超音波像　53
腹痛　231,309
腹部X線検査　48
腹部外傷のCT像　65
腹部出血　312
腹部大動脈瘤破裂　233

腹部の触診　24
腹膜炎　232
腹膜刺激症状　231
粉瘤　142

へ

ヘパリン　215
ヘモグロビン　272
ヘモグロビン血症　329
ヘモグロビン尿　250
ヘリコプターによる搬送　8
ヘルベッサー　285
ヘロイン　382
ベネトリン　171
ベラパミル　169
ベロテック　171
ベンズ　361
ベンゾジアゼピン系睡眠剤　346
ベンゾジアゼピン系薬剤　364
ベンゾジアゼピン中毒　344
ベンチュリーマスク　293
ペーシング　301
ペチジン　382
ペニシリンG　328,330
ペルジピン　285
ペンタジン　251,285
ペントバルビタール　171
ペンレステープ　117
ペンローズドレーン　161
平均血圧　18
閉鎖式ドレナージ　162
米国救急医協会の倫理綱領　13
片頭痛　189
片麻痺　245
片麻痺性歩行障害　242
変形性股関節症　243
変形性膝関節症　243
変視症　201
弁膜症　296
便通異常　235
便秘　236

ほ

ホスホジエステラーゼⅢ阻害薬　167
ホリゾン　170,192,200,366
ポララミン　182
歩行障害　242
保温　336
母子健康手帳　341
包帯法　158
縫合　149
縫合離解　43
乏尿　298,323

房室結節リエントリー性頻拍　216
傍結腸溝　49
膀胱拡張　311
膀胱穿刺　122,255
膀胱破裂　252
膀胱留置カテーテル　255
膀胱瘻造設　122
膨疹　180
発疹　180
発赤毒素　332

ま

マーロックス　229
マギール鉗子　293
マグコロールP　346
マグネゾール　170
マスキュラックス　284
マッキントッシュ型ブレード　89
マンニトール　281,285,287,325
麻薬中毒者の届出　382
末梢血検査　39
末梢静脈穿刺法　111
末梢静脈路　111
慢性心不全　295
慢性腎不全の心電図　83

み

ミオグロビン血症　329
ミオブロック　190
ミダゾラム　190,284,285
ミトコンドリア脳筋症，腰椎穿刺の適応　124
ミラー型ブレード　89
ミリスロール　190
ミルリノン　167,300
身代わりミュンヒハウゼン症候群　341
右冠動脈閉塞の心電図　74
耳鳴り　192
脈拍　16

む

ムロフィリン　347
無気肺のCT像　61
無呼吸　17
無症候性血尿　252
無動性無言　19
無尿　323
無脈性心室頻拍　265
無脈性電気活動　260
霧視　201

め

メイロン　192
メチルジゴキシン　302
メチルプレドニゾロン　172, 223
メディカルコントロール体制　8
メトクロプラミド　225
メプチン　171
めまい　191

も

モーニング頭痛　187
モニター　32
モルヒネ　215, 307, 382
モルヒネ中毒　344
毛細血管性出血　137
毛包炎　142
網膜中心動脈閉塞症　203
門脈内ガス像　64

や

夜間頻尿　298
夜間発作性呼吸困難　297
薬剤性肝障害　319
薬疹　180

ゆ

輸液　110
輸液計画　178
輸液法　176
輸血　110
輸血拒否　384
輸血後肝炎　175
輸血ルート　173

有機リン剤　347
遊離ガス　53
遊離ガス像　49
優先順位　370

よ

予防的ドレーン　161
用手的気道確保　86
腰椎X線検査　45
腰椎穿刺　124, 286
腰痛　238
癰　142

ら

ラ音　23
ラクツロース　321
ラクナ梗塞　288
ラジカット　288
ラピチェック　213, 305
ラベタロール　190
ラボナール　171, 366
ラミブジン　321
ラリンゲアルマスク　264
らせん帯　158
卵巣過剰刺激症候群の超音波像　57
卵巣出血の超音波像　57
卵巣腫瘍茎捻転の超音波像　57
卵巣腫瘍破裂の超音波像　57

り

リキャップ　119
リスクマネージャー　388
リスパダール　366
リスペリドン　366

リスモダン　168
リドカイン　92, 168, 265
リントン　366
良肢位　160
良性発作性頭位めまい　192
留置カテーテル　121
硫酸アトロピン　265
硫酸マグネシウム　170, 265
両心不全　295
両手EC法　95
両手拇指丘法　95
倫理綱領　13
輪状甲状間膜切開　93, 293

る

ルプラック　301

れ

レニン・アンジオテンシン　297
レボトミン　366
レボメプロマジン　366

ろ

ロサルタン　302
ロヒプノール　366
ロペラミド　236
ロラゼパム　366
露出　336
労作性熱射病　358
肋骨横隔膜角　47

わ

ワイパックス　366
ワソラン　169

【欧文】

A

A 型肝炎　319
A 群連鎖球菌　332
ABCDE アプローチ　335
ACE 阻害薬　302
ACLS；advanced cardiac life support　2,261
ACLS コース　12
ACS；acute coronary syndrome　303
active ドレナージ　162
acute abdomen　231
acute coronary syndrome；ACS　303
acute renal failure；ARF　323
acute tubular necrosis；ATN　323
advanced cardiac life support；ACLS　2,261
advanced life support；ALS　86,87
AED；automated external defibrillator　6,102,105,261
AGML の超音波像　56
AHA；American Heart Association　98
Airway　277,336,353
akinetic mutism　19
ALS；advanced life support　86,87
ALT　319
American Heart Association；AHA　98
AMPLE　354
antero-posterior 法　105
AOSC　310
apallic state　19
apex-base 法　105
ARB　302
ARF；acute renal failure　323
AST　319
ATN；acute tubular necrosis　323
automated external defibrillator；AED　6,102,105,261
AVNRT；atrioventricular nodal reentrant tachycardia　216
AVPU 法　276

B

β ブロッカー　302
β₂ 吸入薬　171
B 型肝炎　319
Backward Upward Rightward Pressure；BURP　90
bag valve mask；BVM　95
basic life support；BLS　2,86,98,261
Batista 手術　302
battered child syndrome　340
Battle's sign　22
Bellomo の導入基準　325
BI；burn index　355
black eye　22
Blanch test　373
Blocker の法則　355
BLS；basic life support　2,86,98,261
Blumberg 徴候　24,231
Breathing　277,336,353
breathlessness　219
Brown-Séquard 症候群　246
Brugada 症候群の心電図　79
burn index；BI　355
BURP；Backward Upward Rightward Pressure　90
BVM；bag valve mask　95
by-stander CPR　6

C

C 型肝炎　319
CAG　299
Caldwell 撮影　43
capillary-refilling time　25
Cara の曲線　26
cardiac output；CO　269
cardiac resynchronization therapy；CRT　302
cardiopulmonary arrest；CPA　6,260
cardiopulmonary cerebral resuscitation；CPCR　260
cardiopulmonary resuscitation；CPR　6
cardioversion　102
CASS；Coronary Artery Surgery Study 分類　71
CCU；coronary care unit　303
cerebral perfusion pressure；CPP　281
Chain of Survival　12
Charcot の 3 徴　310
CHDF；continuous hemodiafiltration　301,325
Cheyne-Stokes 呼吸　17
child abuse　340
Circulation　277,336,353
closed drainage　162
clostridial gas gangrene　329
Clostridium perfringens　156,329
Clostridium tetani　156,327
CO；cardiac output　269
Code Blue　263
continuous hemodiafiltration；CHDF　301,325
continuous renal replacement therapy；CRRT　325
contracoup injury　60
Cormack の分類　91
Coronary Artery Surgery Study 分類；CASS　71
coronary care unit；CCU　303
costophrenic angle　47
counter shock　102
coup injury　60
CO 中毒　354
CPA；cardiopulmonary arrest　6,260
CPCR；cardiopulmonary cerebral resuscitation　260
CPP；cerebral perfusion pressure　281
CPR；cardiopulmonary resuscitation　6
CRRT；continuous renal replacement therapy　325
CRT；cardiac resynchronization therapy　302
CT 検査　57
Cullen 徴候　024,232

D

deadly triad　173
defibrillation　102
delayed closure　146
delayed primary closure　156
delayed primary suture　155
diagnostic peritoneal lavage；DPL　132
Disability　277,353
dizziness　191
Dog's ear sign　49
domestic violence；DV　340
Dor 手術　302
down regulation　297
DPL；diagnostic peritoneal lavage　132
DV；domestic violence　340
DV 防止法　342

E

ECC；Emergency Cardiovascular Care 98
ECC ガイドライン 98
ECF；extracellular fluid 176
ECLA；extra-corporeal lung assist 293
ECUM；extracorporeal ultrafiltration method 301
Emergency Cardiovascular Care；ECC 98
emergency medical service system；EMSS 6
emergency room；ER 28
empiric therapy 184, 236
endoscopic retrograde biliary drainage；ERBD 311
Environmental control 277, 336
ER；emergency room 28
ERBD；endoscopic retrograde biliary drainage 311
eschar 356
examine 354
Exposure 277, 336, 354
extra-corporeal lung assist；ECLA 293
extracellular fluid；ECF 176
extracorporeal ultrafiltration method；ECUM 301
eye opening 19

F

faintness 191
FAST；focused assessment with sonography for trauma 52, 153, 338
FBAO；foreign body airway obstruction 257
FENa；fractional excretion of sodium 324
FFP；fresh frozen plasma 321
field triage 28
flank stripe 49
Floating sign 49
Fluid resuscitation 354
focused assessment with sonography for trauma；FAST 52, 153, 338
foreign body airway obstruction；FBAO 257
Forrester 分類 274
Fowler 位 299

fractional excretion of sodium；FENa 324
free air 53

G

GABA 327
gas gangrene 329
GCS；Glasgow Coma Scale 19, 277
giant negative T 305
Glasgow Coma Scale；GCS 19, 277
golden hour 27
Grey Turner 徴候 24, 232
group A *Streptococcus* 332
Guillain-Barré 症候群，腰椎穿刺の適応 124

H

hANP；human atrial natriuretic peptide 300
hayfork sign 056
HD；hemodialysis 321, 325
HDF；hemodiafiltration 325
head-up tilt test 196
heat cramp 358
heat exhaustion 358
heat illness 358
heat stroke 358
hematemesis 226
hemodiafiltration；HDF 325
hemodialysis；HD 321, 325
hemofiltration；HF 325
hemoptysis 226
Hepatic angle sign 49
HF；hemofiltration 325
HLS；hypertonic lactate saline 177
hospital CPR 6
human atrial natriuretic peptide；hANP 300
Hunt and Hess の重症度分類 286
Hunt and Kosnik の重症度分類 286
HUT 試験 196
hyperacute T 305
hyperdynamic state 352
hypertonic lactate saline；HLS 177
hypothermia 359

I

IABP；intraaortic balloon pumping 300, 307
ICF；intracellular fluid 176
ICP；intracranial pressure 281

incontinence 19
infiltration anesthesia 139
injured R 305
intermittent renal replacement therapy；IRRP 325
intra-osseous infusion 108
intraaortic balloon pumping；IABP 300, 307
intracellular fluid；ICF 176
intracranial pressure；ICP 281
IRRP；intermittent renal replacement therapy 325

J

Jacoby 線 125
Japan Advanced Trauma Evaluation and Care；JATEC 2, 334
Japan Coma Scale；JCS 19, 277
JATEC；Japan Advanced Trauma Evaluation and Care 2, 32, 334
JCS；Japan Coma Scale 19, 277
JNC 7；Seventh Joint National Committee 18

K

keyboard sign 56
Kiesselbach 部位 209
Killip 分類 298
Korotkoff 音 17
Kussmaul 大呼吸 17

L

Langer 割線 143
Lanz 点 24
lateral decubitus view 49
LeFort 分類 43
local anesthesia 131
LSD 382
Lund-Browder の法則 355

M

MAP；mean arterial pressure 269
Marcus-Gunn 瞳孔 202
McBurney 点 24
mean arterial pressure；MAP 269
melena 226
Mendelson 症候群 348
Ménière 症候群 192
menstrual toxic shock syndrome 331
monitor 32
motor response 19
mouth to mouth breathing 94

MRCP；MR cholangiopancreato-
 graphy　311
multiple concentric ring sign　56
Münchausen syndrome by proxy
　　　341
Murphy 徴候　24

N

N-アセチルシステイン　321, 347
Na 分画排泄率　324
necrotizing soft tissue infection；
 NSTI　329
neurological status　353
non-clostridial gas gangrene　329
NSTI；necrotizing soft tissue infec-
 tion　329

O

off-line control　8
on-line control　8
onset (OPQRST)　304
open drainage　162
opisthotonus　327
OPQRST　304
Osborn wave　83

P

PAD；public access defibrillation
　　　103
PAM　347
paracolic gutter　49
parallel channel sign　54
paramedic CPR　6
Parkinson 病　242
Parkland の公式　354
passive ドレナージ　162
PBI；prognostic burn index　355
PCI；percutaneous coronary inter-
 vention　215
PCPS；percutaneous cardiopul-
 monary support　215, 293, 301, 307
PDE-III阻害薬　167
PE；plasma exchange　321
PEA；pulseless electrical activity
　　　260, 265
PEEP；positive end-expiratory
 pressure　293
percutaneous cardiopulmonary sup-
 port；PCPS　215, 293, 301, 307
percutaneous coronary interven-
 tion；PCI　215
percutaneous transhepatic biliary
 drainage；PTBD　311

percutaneous transhepatic cholan-
 giodrainage；PTCD　311
percutaneous transhepatic gallblad-
 der drainage；PTGBD　311
positive end-expiratory pressure；
 PEEP　293
prehospital care　6
preventable death　28
primary closure　146
primary survey　28, 32, 335, 353
prognostic burn index；PBI　355
provocation (OPQRST)　304
psoas shadow　49
PTBD；percutaneous transhepatic
 biliary drainage　311
PTCD；percutaneous transhepatic
 cholangiodrainage　311
PTGBD；percutaneous transhepatic
 gallbladder drainage　311
public access defibrillation；PAD
　　　103
pulseless electrical activity；PEA
　　　260, 265

Q

QT 延長　78
QT 延長症候群　77
quality (OPQRST)　304

R

radiation (OPQRST)　304
Ramsay Hunt 症候群　207
referral　14
refilling　352
restlessness　19
rewarming shock　360
Romberg 徴候　243

S

S-B tube　230
salt and pepper appearance　60
Schellong 試験　192, 196
secondary closure　156
secondary survey　28, 335, 354
Seldinger 型　113
self inflating bag　95
Sengstaken-Blakemore tube　230
sensory march　243
Seventh Joint National Committee；
 JNC 7　18
severity (OPQRST)　304
shock index　273
shotgun sign　54

SIDS　380
silver sulfadiazine；SSD　357
simple triage and rapid treatment；
 START　372
SLO；streptolysin O　332
sniffing position　89
SPE；streptococcal pyrogenic
 exotoxin　332
SSD；silver sulfadiazine　357
ST 上昇　70
ST 偏位　69
standard precautions　116
Staphylococcus aureus　331
START；simple triage and rapid
 treatment　372
START 式トリアージ　30
streptococcal pyrogenic exotoxin；
 SPE　332
streptococcal toxic shock syn-
 drome；STSS　332
streptolysin O；SLO　332
STSS；streptococcal toxic shock
 syndrome　332
Swan-Ganz カテーテル　299
swinging flashlight テスト　202
syncope　194

T

t-PA　288
target sign　56
TdP；torsades de pointes　78
tertiary survey　28
tetanospasmin　156, 327
tetanus　327
Through the cannula 型　114
TIG　328
time (OPQRST)　305
to and fro movement　56
torsades de pointes；TdP　78
Towne 撮影　42
toxic shock-like syndrome；TSLS
　　　332
toxic shock syndrome；TSS　331
Trendelenburg 体位　115
Triage 8　344, 370
trismus　327
TSLS；toxic shock-like syndrome
　　　332
TSS；toxic shock syndrome　331

V

ventricular assist system；VAS
　　　302

ventricular fibrillation ; VF　102
verbal response　19
vertigo　191
VF ; ventricular fibrillation　102
Vibrio vulnificus　333
vital sign　16

wash out 療法　325
Waters 撮影　43
Wernicke-Mann 肢位　242
Westermark sign　214
wet dressing　146
wet lung　293

WFNS 重症度分類　287
whirl sign　66
wrinkle line　149

X

X 線検査　41